全国高级卫生专业技术资格考试习题集丛书

内分泌学习题集

主　审　宁　光

主　编　童南伟　王卫庆　翁建平

副主编　郭立新　夏维波　杨　涛　李延兵

人民卫生出版社

·北京·

图书在版编目（CIP）数据

内分泌学习题集 / 童南伟，王卫庆，翁建平主编

. —北京：人民卫生出版社，2022.6（2025.6重印）

（全国高级卫生专业技术资格考试习题集丛书）

ISBN 978-7-117-29767-7

Ⅰ. ①内⋯ Ⅱ. ①童⋯ ②王⋯ ③翁⋯ Ⅲ. ①内分泌学 - 资格考试 - 习题集 Ⅳ. ①R58-44

中国版本图书馆 CIP 数据核字（2021）第 272437 号

人卫智网	www.ipmph.com	医学教育、学术、考试、健康，购书智慧智能综合服务平台
人卫官网	www.pmph.com	人卫官方资讯发布平台

全国高级卫生专业技术资格考试习题集丛书

内分泌学习题集

Quanguo Gaoji Weisheng Zhuanye Jishu Zige Kaoshi Xitiji Congshu

Neifenmixue Xitiji

主　　编：童南伟　王卫庆　翁建平

出版发行：人民卫生出版社（中继线 010-59780011）

地　　址：北京市朝阳区潘家园南里 19 号

邮　　编：100021

E - mail：pmph @ pmph.com

购书热线：010-59787592　010-59787584　010-65264830

印　　刷：北京盛通数码印刷有限公司

经　　销：新华书店

开　　本：787 × 1092　1/16　印张：22

字　　数：494 千字

版　　次：2022 年 6 月第 1 版

印　　次：2025 年 6 月第 3 次印刷

标准书号：ISBN 978-7-117-29767-7

定　　价：119.00 元

打击盗版举报电话：010-59787491　E-mail: WQ @ pmph.com

质量问题联系电话：010-59787234　E-mail: zhiliang @ pmph.com

编　委

出版说明

根据《关于深化卫生事业单位人事制度改革的实施意见》(人发〔2000〕31号)、《关于加强卫生专业技术职务评聘工作的通知》(人发〔2000〕114号),全国高级专业技术资格采取考试和评审结合的办法取得,国家卫生健康委人才交流服务中心组织开展高级卫生专业技术资格考试。目前高级卫生专业技术资格考试开考专业共计114个,全国每年参加考试的人数近30万,并有逐年增长的趋势。

为进一步指导高级卫生人才评价工作,满足对医学创新理念、高精技术总结的需求,国家卫生健康委人才交流服务中心《中国卫生人才》杂志社与人民卫生出版社共同组织全国的权威专家,编写出版了全国高级卫生专业技术资格考试指导和习题集丛书。

"考试指导"在介绍基本理论知识和常用诊疗技术的基础上更注重常见病防治新方法、疑难病例综合分析、国内外学科前沿进展,不仅能指导拟晋升高级职称的应试者进行考前复习,还可以帮助医务工作者提高临床综合服务能力。

"习题集"的内容紧扣考试大纲,题型与真实考试保持一致,包括单选题、多选题和案例分析题。同时附有两套模拟试卷,以帮助考生熟悉考试形式,掌握题型特点。

全国高级卫生专业技术资格考试指导和习题集丛书由各专业知名专家编写,确保了内容的权威性、先进性、实用性和系统性。内容密切结合临床,既能满足考生备考的需求,又能指导广大医务工作者提高临床思维能力和处理疑难病症的能力,以高质量的医疗服务助力健康中国建设。

考生在使用本套丛书时如有任何问题和建议,欢迎将反馈意见发送至邮箱 zcks@pmph.com。

题型介绍

国家卫生健康委人才交流服务中心为各省、自治区、直辖市提供高级卫生专业技术资格考试服务。考试多以计算机形式进行。副高级专业技术资格考试题型包括单选题、多选题、共用题干单选题和案例分析题 4 种；正高级专业技术资格考试题型包括多选题和案例分析题 2 种。

每个专业的具体考试题型和各题型所占比例在每次考试中会略有不同。考生在答题前应仔细阅读答题说明，以便在考试时能顺利作答。每个常见题型的格式相对固定，现简介如下。

一、单选题

单选题简称"A 型题"。每道考题题干下面有 5 个备选答案。备选答案中只有 1 个正确答案，选对得分，选错不得分。

【机考示例】

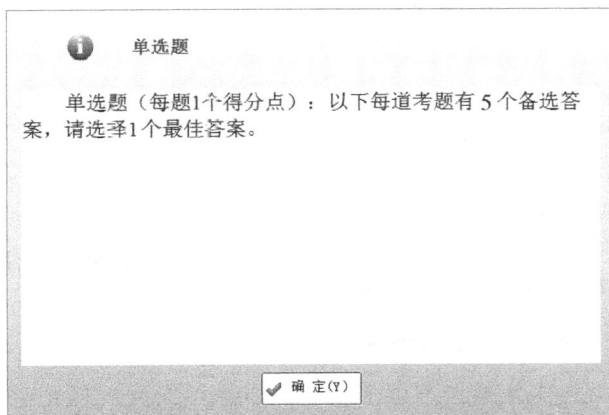

> **① 单选题**
>
> 单选题（每题1个得分点）：以下每道考题有 5 个备选答案，请选择1个最佳答案。
>
> ✔ 确 定(Y)

（一）A1 型题（单句型最佳选择题）

每道考题由 1 个题干和 5 个备选答案组成。备选答案中只有 1 个正确答案，其余 4 个均为干扰选项。干扰选项可以完全不正确或部分正确。

1. 与膀胱癌预后关系最密切的是

    A. 肿瘤的大小   B. 肿瘤的复发时间和频率

    C. 肿瘤的数目   D. 肿瘤的部位

    E. 肿瘤的病理分级和分期

【答案】E

【解析】膀胱癌的预后主要与肿瘤分级分期、肿瘤的大小、肿瘤复发时间和频率、肿瘤数目，以及是否存在原位癌等因素密切相关。其中肿瘤的病理分级和分期是影响预后的重要因素。

(二) A2 型题（病历摘要型最佳选择题）

    每道考题由 1 个简要题干、1 个引导性提问和 5 个备选答案组成。备选答案中只有 1 个正确答案，其余 4 个均为干扰选项。干扰选项可以完全不正确或部分正确。

    2. 患者男，50 岁。突然畏寒、发热、咳嗽、咳脓性痰，痰黏稠带血。血白细胞 18×10^9/L。X 线片示右上肺大片实变影，叶间隙下坠。经青霉素治疗无效。诊断可能为

    A. 肺炎球菌性肺炎   B. 肺炎克雷伯菌肺炎

    C. 葡萄球菌肺炎   D. 肺结核

    E. 渗出性胸膜炎

【答案】B

【解析】肺炎克雷伯菌肺炎的临床特点是起病急，高热、咳嗽、咳痰、胸痛，痰量较多，呈黏稠脓性，可带血，黄绿色或砖红色胶冻样。X 线片表现多样，为大叶实变，多见于右肺上叶，有多发性蜂窝状脓肿，叶间隙下坠。对庆大霉素及第三代头孢菌素敏感。

二、多选题

    多选题简称"X 型题"。每道考题题干下面有 5 个备选答案。备选答案中至少有 2 个正确答案，选对得分，多选、少选、漏选均不得分。

【机考示例】

> **ⓘ 多选题**
>
> **提示：进入此部分后不能修改上一部分已答题目。**
>
> 多选题（每题2个得分点）：以下每道考题有 5 个备选答案，每题至少有2个正确答案，多选、少选、漏选均不得分。
>
> **您是否进入多选题部分？**
>
> ✔ 确 定(Y)   ✖ 取 消(N)

3. 关于单纯疱疹病毒性脑炎发病和病理变化的描述,正确的是
    A. 病变累及颞叶、岛叶、扣带回
    B. 大脑凸面、枕叶后部也可受累,基底节正常
    C. 双侧发生,但也可不对称
    D. 豆状核常受累
    E. 病程缓慢

【答案】ABC

【解析】单纯疱疹病毒性脑炎多数由Ⅰ型单纯疱疹病毒感染引起。临床常急性起病,伴发热、意识障碍、癫痫发作、弥漫性脑功能损害,通常有前驱期,多有上呼吸道感染的症状。病灶常位于双侧颞叶、岛叶及扣带回,呈对称或非对称性分布,以累及皮层灰质多见,亦可累及枕叶后部、脑干、小脑、丘脑,豆状核常不受累,岛叶病变与豆状核间有清楚的界限,凸面向外,如刀切样,是本病较具特征性的表现。

三、共用题干单选题

每组考题以 1 个叙述专业实践活动情景的题干作为共用题干,供下列多道考题使用。每道考题就共用题干进行提问,提问下面有 5 个备选答案。备选答案中只有 1 个正确答案,选对得分,选错不得分。其余 4 个均为干扰选项。干扰选项可以完全不正确或部分正确。

【机考示例】

> **共用题干单选题**
>
> 提示:进入此部分后不能修改上一部分已答题目;本部分在答题过程中不能回退。
>
> 共用题干单选题(每个提问有1个得分点):以下每道考题有 2~6 个提问,每个提问有 5 个备选答案,请选择 1 个最佳答案。
>
> **您是否进入共用题干单选题部分?**
>
> ✔ 确 定(Y)   ✖ 取 消(N)

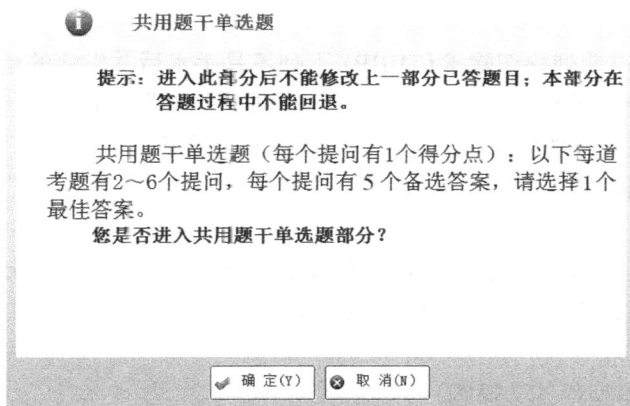

(一) A3 型题(病历组型最佳选择题)

每组考题的共用题干后面分别有 2~3 个提问,每个提问考查的要点之间相互独立。

(4~6 题共用题干)

患者男,72 岁。排尿困难 5 年,近 2 个月加重伴食欲缺乏。直肠指检前列腺明显增大,为 5cm×6cm;叩诊示膀胱已达脐下 3 横指。血 BUN 36mmol/L,Cr 340μmol/L。B 超示双肾中度积水。

4. 下列治疗措施最为合理的是
    A. 经尿道前列腺切除术
    B. 经尿道前列腺热疗

    C. 耻骨上经膀胱前列腺切除术

    D. 留置导尿管或耻骨上膀胱穿刺造瘘

    E. 服用 α 受体拮抗剂和 5α- 还原酶抑制剂

【答案】D

【解析】该患者患有严重的前列腺增生症,并出现并发症,即慢性尿潴留、双肾积水和肾功能不全。此时应立即行留置导尿管或耻骨上膀胱穿刺造瘘引流膀胱,缓解肾功能不全,待肾功能不全缓解后再行进一步处理。目前行外科手术治疗危险性大,不宜进行。此患者已经出现了严重的并发症,仅用药物治疗难以有效,药物治疗应在膀胱引流的基础上作为辅助治疗方法。

  5. 良性前列腺增生(BPH)患者**不宜**行手术治疗的情况是

    A. 伴有长期的、反复的下尿路感染　　　B. 伴有反复肉眼及镜下血尿

    C. 合并腹股沟斜疝　　　　　　　　　　D. 有急性尿潴留病史

    E. 伴有尿道括约肌功能障碍

【答案】E

【解析】尿道括约肌功能障碍是手术的禁忌证,而其他选项均为前列腺增生症的手术适应证。前列腺增生症的手术适应证可分为 3 类:①症状明显,严重影响生活质量并且药物治疗效果不佳;②最大尿流率小于 10ml/s 和 / 或残余尿大于 60ml;③伴有并发症,如急、慢性尿潴留,膀胱结石,尿路感染及肾功能不全等。

  6. BPH 行经尿道前列腺切除术(TURP),下列**不是**手术后并发症的是

    A. 膀胱颈瘢痕挛缩　　　　　　　　　　B. 尿道括约肌损伤

    C. 短暂的尿失禁现象　　　　　　　　　D. 尿路感染

    E. 术后高钠血症

【答案】E

【解析】TURP 手术的并发症包括 A、B、C、D 选项。手术时采用大量的非离子液体灌注冲洗,患者术后会出现稀释性低钠血症,而不是高钠血症。

(二)A4 型题(病历串型最佳选择题)

    每组考题的共用题干后面分别有 4~6 个相互独立的提问,每个提问可随情景的发展逐步增加部分新信息,以考查考生综合思考和应用的能力。

    (7~10 题共用题干)

    患者男,25 岁,农民。面色苍白、疲乏无力 1 年。血常规:RBC 2.0×10^{12}/L,Hb 60g/L,WBC 7.6×10^{9}/L,N 0.50,L 0.26,E 0.14;SF 10μg/L;血涂片中成熟红细胞中央淡染区扩大。拟诊为缺铁性贫血。

  7. 给患者口服硫酸亚铁,0.3g/ 次,3 次 /d,治疗 1 个月效果不佳,其原因为

    A. 诊断不正确　　　　　　　　　　　　B. 病因未去除

    C. 所给铁剂剂量不够　　　　　　　　　D. 未合并应用维生素 C

    E. 未使用注射铁剂

【答案】B

【解析】患者有面色苍白、疲乏无力表现,Hb 60g/L,SF 10μg/L,血涂片中成熟红细胞中央淡染区扩大,支持缺铁性贫血诊断。经口服补铁治疗无效,其原因为病因未去除。

8. 该患者可能的病因为
   A. 营养不良
   B. 吸收障碍
   C. 消化性溃疡
   D. 肠道钩虫病
   E. 胃肠道肿瘤

【答案】D

【解析】患者为男性,农民,嗜酸性粒细胞明显增高,提示该患者可能的病因为肠道寄生虫病。

9. 假设患者为女性,病史方面应补充的内容是
   A. 现病史
   B. 个人营养史
   C. 月经生育史
   D. 婚姻史
   E. 家族史

【答案】C

【解析】对于女性缺铁性贫血患者,病史方面应补充月经生育史,以了解是否存在慢性失血。

10. 假设此患者查出有胃肠道肿瘤,需手术治疗。手术前拟行铁剂注射,若患者体重50kg,其需铁剂总量约为
    A. 990mg
    B. 1 150mg
    C. 1 320mg
    D. 1 485mg
    E. 1 650mg

【答案】D

【解析】注射铁剂的总需要量(mg)=(需达到的血红蛋白浓度−患者的血红蛋白浓度)×患者体重(kg)×0.33。此患者注射铁剂的总量=(150−60)×50×0.33=1 485mg。

四、案例分析题

每个案例分析题以 1 个叙述专业实践活动的情景为题干,后面至少有 3 个提问,每个提问有 6~12 个备选答案,其中正确答案有 1 个或几个。在所有备选答案中又分为正确选项、关键选项、无关选项和错误选项。每选择 1 个正确选项得 1 个得分点,每选择 1 个关键选项得 2 个得分点,每选择 1 个错误选项扣 1 个得分点,选择无关选项不得分也不扣分,直至扣至本提问得分点为 0,即每个提问无得负分的情况。

【机考示例】副高级考试从 11 个案例中任选 8 个案例作答;正高级考试从 15 个案例中任选 12 个案例作答。

> ⓘ 案例分析题
>
> **提示:进入此部分后不能修改上一部分已答题目;本部分在答题过程中不能回退。**
>
> 案例分析题:请从11个案例中任选8个案例作答。每个案例至少有3个提问,每个提问有6~12个备选答案, 其中正确答案有1个或几个,每选择1个正确答案得1个得分点,每选择1个错误答案扣1个得分点,扣至本提问得分点为0。
> **您是否进入案例分析题部分?**
>
> ✔ 确定(Y)   ⊗ 取消(N)

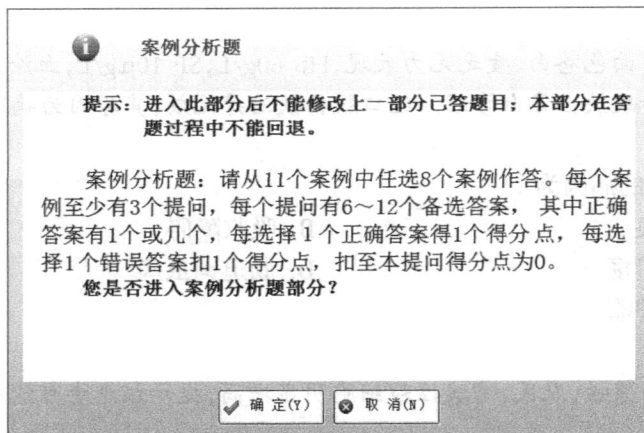

【案例1】患者女,14岁。偶然发现腹部包块。既往有急性胰腺炎病史。腹部超声发现胰尾部低回声包块,建议进一步检查。

第1问:患者下一步应进行的检查是

A. 腹部 X 线平片 　　　　　　　　B. 腹部 CT

C. 腹部增强 CT 　　　　　　　　　D. 腹部 MRI

E. 腹部增强 MRI 　　　　　　　　F. 超声内镜

G. 立位腹部 X 线平片

【答案】C

【解析】患者超声检查发现低回声包块,说明有实性成分,应行腹部增强 CT 检查,发现病变及其强化方式,以判断病变性质。MRI 为进一步的影像学检查。

[提示]患者行腹部增强 CT 检查发现,胰腺尾部有 $4cm \times 4cm$ 的囊实性肿块,边界较清,病变实性成分和囊性成分分界清,实性成分增强可见强化。

第2问:该患者首先考虑的疾病是

A. 胰腺假性囊肿 　　　　　　　　B. 胰腺黏液性囊腺瘤

C. 胰腺实性假乳头状瘤 　　　　　D. 胰腺浆液性囊腺瘤

E. 胰腺神经内分泌肿瘤 　　　　　F. 胰腺转移瘤

【答案】C

【解析】根据患者发病年龄及影像学表现,考虑为胰腺实性假乳头状瘤。

第3问:关于胰腺实性假乳头状瘤的描述,正确的是

A. 良性病变

B. 好发于年轻女性

C. 好发于胰体

D. 病变实性成分表现为明显强化

E. 可以有局部浸润,但远处转移极少发生

F. 同时具有实性和假乳头两种组织学特点

G. 多见胰管扩张

H. 出血较常见

【答案】BEFH

【解析】胰腺实性假乳头状瘤好发于年轻女性,为低度恶性肿瘤。病变实性成分多表现为渐进性强化,可见局部浸润,但远处转移少见。胰腺实性假乳头状瘤同时具有实性和假乳头两种组织学特点,而实际上乳头状结构是由于肿瘤细胞的退行性变及细胞的黏着力下降和囊腔所形成的假乳头。病变引起胰管和胆管扩张少见,出血较常见。

第4问:最终患者确诊为胰腺实性假乳头状瘤,下一步应采取的治疗有

A. 定期随诊

B. 手术治疗

C. 放疗

D. 化疗

E. 放化疗

F. 放弃治疗

G. 手术+术后放化疗

H. 先放化疗后手术治疗

【答案】B

【解析】胰腺实性假乳头状瘤为低度恶性肿瘤,会发生恶变,手术是其首选的治疗手段。该患者现病变较大,需及时行手术治疗。

温馨提示

多数考试机构在进行人机对话考试设计时,设置了"进入下一个题型模块后不能再修改上一部分已经提交的试题选项"的限定。希望考生考试时分配好各个模块的考试时间。

有些题型因为考试内容和目的决定了"没有机会反悔",从而设置了"同一组试题内答题过程不可逆"的限定。请考生认真阅读每个模块中的提示。

前　言

　　《全国高级卫生专业技术资格考试指导　内分泌学》和《全国高级卫生专业技术资格考试习题集丛书　内分泌学习题集》系国家卫生健康委人才交流服务中心《中国卫生人才》杂志社与人民卫生出版社共同组织全国的权威专家编写出版，编者均从事临床医疗、教学、科研工作多年，具有丰富的临床经验，保证了本套书的编写质量。

　　近年来，分子生物学、分析遗传学、分子诊断学、分子影像学、表观遗传学等不断引入临床，对疾病的发病机制认识、临床诊断起到了极大的推动作用，也为治疗也带来了很多变化，新型药物不断推出。基于此，《全国高级卫生专业技术资格考试指导　内分泌学》不仅覆盖了考试大纲要求的病种，而且还依据学科发展增加了一些病种，如多囊卵巢综合征等；同时也对一些过去认识有误的疾病进行了调整，如目前认为 Gitelman 综合征是成人不伴高血压的单基因致病性低钾血症最常见的病因，而 Bartter 综合征在成人反而少见，因此将Gitelman 综合征作为单独疾病来写。每种疾病从解剖、病理、生理到临床表现、诊断、治疗，系统地阐述，同时引用最新的、公认度高的临床指南，能够对规范临床诊疗行为、促进医疗水平同质化、提高临床服务质量起到积极的作用。本书也融入了专家的临床实践经验、研究成果以及对该疾病的未来展望，以便开阔读者思维。总之，我们期望《全国高级卫生专业技术资格考试指导内分泌学》既能满足参加高级职称晋升考试医师的备考需求，也能成为内分泌科医师的案头必备参考书。

　　《全国高级卫生专业技术资格考试习题集丛书　内分泌学习题集》紧扣考试大纲，并按照实际考试题型进行编写，针对性强，有助于进一步巩固理论知识。书后附副高级及正高级职称考试模拟试卷各一套，以便进行考前模拟训练。

　　全体编者为完成编写任务付出了巨大的努力，在此对他们表示衷心的感谢。由于编写内容较多，编者水平有限，难免存有不足之处，敬请读者提出宝贵建议，以便不断完善。欢迎将意见或建议发送至邮箱：tongnanwei@aliyun.com。

2022 年 5 月

目 录

第一章　下丘脑综合征

一、单选题

1. 下丘脑对垂体前叶具有抑制作用的激素是
    A. 促性腺激素释放激素
    B. 促甲状腺激素释放激素
    C. 促肾上腺皮质激素释放激素
    D. 抗利尿激素
    E. 多巴胺

2. 患者女,30 岁。产有 2 子,2 年前行结扎手术。近半年视力明显下降并停经、溢乳,近 2 个月饮水量和尿量明显增多。最可能的诊断是
    A. 卵巢功能早衰
    B. 宫外孕
    C. 糖尿病
    D. 鞍区占位病变
    E. 尿崩症

二、多选题

1. 下丘脑综合征最常见的临床表现有
    A. 头痛
    B. 视力减退
    C. 性功能亢进
    D. 闭经溢乳
    E. 多饮多尿

2. 下丘脑的主要生理功能是
    A. 体温调节
    B. 摄食行为调节
    C. 水平衡调节
    D. 生物节律
    E. 钙、磷代谢调节

三、共用题干单选题

（1～3 题共用题干）

患者女,30 岁。因多饮、多尿,伴视力减退 3 个月,右眼失明 1 天就诊。最近每天尿量约为 8 000ml,精神尚可,食欲缺乏。

1. 为明确诊断,首先需要的检查是
    A. 葡萄糖耐量试验
    B. 地塞米松抑制试验
    C. 皮质醇 -ACTH 检测
    D. 禁饮、加压素试验
    E. 卡托普利试验
    【解析】患者存在明显的尿崩症,应该首先明确是中枢性尿崩症还是肾性尿崩症。

2. 经禁饮、加压素试验后确诊为中枢性尿崩症,进一步检测鞍区 MRI 提示鞍区占位性病变,瘤体大小为 3cm×5cm,压迫视交叉。该患者首先需要的治疗是
    A. 手术切除肿瘤
    B. 放疗

答案： 1. E　2. D
    1. ABDE　2. ABCD
    1. D　2. A

C. 化疗

D. 大剂量地塞米松冲击治疗

E. 大剂量溴隐亭治疗

【解析】患者肿瘤大，压迫视神经导致失明1天，必须迅速解除压迫，争取恢复视力。如果没有明显的视神经压迫症状，而鞍区肿瘤以分泌催乳素为主，可以先使用溴隐亭治疗。

3. 术后1个月，每天尿量仍大约是6 000ml，影响夜间休息，最好的治疗方案是

A. 口服氢化可的松片

B. 口服氢氯噻嗪片

C. 口服氯磺丙脲

D. 口服弥凝片

E. 口服卡马西平片

【解析】虽然选项B、C、D、E都有减少尿量的作用，但抗利尿激素药弥凝片最具有针对性，其他几种药物虽然有效但副作用也明显，不宜长期使用。

（4～7题共用题干）

患者男，55岁。进行性消瘦半年，食欲明显减退，呈恶病质。查体：精神萎靡，皮肤白，贫血貌。

4. 该患者首先需要进一步检查的是

A. 骨髓穿刺

B. PET-CT

C. 葡萄糖耐量试验

D. 皮质醇 - 促肾上腺皮质激素检测

E. 甲状旁腺功能检测

【解析】皮肤白提示可能存在黑色素减少；食欲减退、贫血貌、恶病质提示可能存在肾上腺皮质功能减退，恰与黑色素减少相呼应。

5. 根据题干所提供的线索，下一步需要检查的是

A. 甲状腺功能

B. 血钙

C. 血钠

D. 血钾

E. 血清铁

【解析】虽然甲状腺功能减退也可以出现贫血、食欲减退，但诸如乳晕部位颜色不会变浅，而是两颊鼻根区域皮肤颜色变黄。而血钠检查简单便宜快捷，如果检查结果血钠低，则诊断更指向肾上腺皮质功能减退，因为低钠导致神经肌肉兴奋性降低，胃肠蠕动差，食欲减退，精神萎靡。贫血、恶病质都常在肾上腺皮质功能减退疾病中出现。

6. 经检查如果最终诊断为腺垂体功能减退症，首先需要补充治疗的是

A. 左甲状腺素钠片

B. 氢化可的松片

C. 硫酸亚铁片

D. 维生素C片

E. 抗利尿激素片

【解析】虽然腺垂体功能减退同时存在甲状腺功能减退和肾上腺皮质功能减退，但应先补充氢化可的松，治疗1周后再给予甲状腺制剂，反之则容易诱发腺垂体功能减退性危象（简称垂体危象）。

7. 如果该患者生命体征平稳，经检查又发现血钠为122mmol/L，为避免出现精神异常，治疗上应该尽量**排除**

A. 静脉输注氢化可的松

B. 静脉补充血浆

C. 给予极化液

D. 静脉给予营养支持

E. 口服氢化可的松片

【解析】长期的糖皮质激素缺乏后，一旦静脉滴入氢化可的松，有少数患者会突然出

现兴奋过度等精神异常。因此,如果生命体征平稳,应该给予口服氢化可的松片;如果生命体征不平稳则需在静脉使用氢化可的松前与患者家属充分沟通。

四、案例分析题

【案例】患者女,50 岁。闭经 6 年,进行性消瘦半年,食欲明显减退,呈恶病质。无明显多饮多尿。查体:精神萎靡,皮肤白,贫血貌。实验室检查:血常规提示正细胞正色素性贫血;血浆白蛋白和血钠偏低,其他未见明显异常。

第 1 问:该患者首先需要进一步检查的是

    A. 骨髓穿刺
    B. PET-CT
    C. OGTT
    D. 皮质醇 - 促肾上腺皮质激素检测
    E. 甲状腺功能检测
    F. 肿瘤标志物检测

[提示]检查结果回报显示皮质醇 - 促肾上腺皮质激素水平低下,甲状腺激素和促甲状腺素水平正常。

第 2 问:该患者考虑诊断为

    A. 希恩综合征
    B. 垂体前叶功能减退症
    C. 胃癌
    D. 恶性贫血
    E. 单纯性促肾上腺皮质激素缺乏症
    F. 下丘脑肿瘤

第 3 问:该患者确立诊断需要

    A. 追问病史
    B. 检测雌二醇和卵泡刺激素、黄体生成素
    C. 促肾上腺皮质激素兴奋试验
    D. TRH 刺激试验
    E. 鞍区 MRI 扫描
    F. 血生长激素检测

第 4 问:检查结果提示患者卵巢功能衰竭,患者希望恢复月经,治疗首选

    A. 对症治疗
    B. 地塞米松
    C. 氢化可的松
    D. 泼尼松
    E. 人工周期
    F. 卡麦角林

【解析】如果患者要求可行人工周期。

答案:【案例】 1. D　2. E　3. ABCE　4. CE

第二章　尿　崩　症

一、单选题

1. 中枢性尿崩症常常表现为
   A. 尿量多，尿比重高
   B. 尿量多，血渗透压低
   C. 尿量多，尿比重低
   D. 精氨酸加压素（AVP）治疗后不敏感
   E. 禁水试验后尿比重明显增加

【解析】中枢性尿崩症患者体内 AVP 缺乏，表现为尿量多，尿比重低，而血渗透压往往是正常或者偏高的，禁水试验后尿比重不会明显增加，而精氨酸加压素治疗后尿比重和尿渗透压明显增加，对 AVP 是敏感的。

2. 患者男，30 岁。口干、多饮、多尿 18 天，乏力、纳差 4 天。查尿分析示：尿糖（阴性），尿酮（阴性），尿比重 1.004。该患者的诊断可能为
   A. 尿崩症
   B. 糖尿病
   C. 干燥综合征
   D. 原发性烦渴
   E. 低钾血症

【解析】突发烦渴、多饮、多尿，尿比重低于 1.005，需要首先考虑尿崩症。糖尿病患者尿比重不低，干燥综合征也是口干多饮，但尿比重往往减低比较轻，还有原发病的表现。原发性烦渴可以低比重尿，程度较轻，

症状多随情绪波动而变化。长期低钾血症可以引起肾脏浓缩功能受损，但还有低钾血症相应的其他表现。

二、多选题

1. 关于尿崩症，下列说法正确的有
   A. 是由于体内抗利尿激素严重缺乏引起的一类疾病
   B. 垂体前叶功能减退经常合并尿崩症
   C. 常有多尿及多饮
   D. 低渗尿（尿渗透压为）50～200mOsm/L
   E. 尿比重常在 1.005 以下

【解析】尿崩症由于 ADH 的减少（中枢性）或是肾脏对 ADH 不敏感（肾性）引起，而且缺乏里面也分严重和部分缺乏。抗利尿激素储存在垂体后叶，垂体前叶功能减退一般不合并尿崩症。

2. 肾性尿崩症的主要特点有
   A. 有多饮多尿及低比重尿
   B. 患者体内抗利尿激素水平正常或者升高
   C. 患者体内抗利尿激素水平减低或者缺乏
   D. 是一种遗传性疾病
   E. 精氨酸加压素治疗效果不佳

【解析】肾性尿崩症是一种家族性隐形遗传性疾病，肾小管对 AVP 不敏感，精氨酸

答案：　1. C　2. A
　　　　1. CDE　2. ABDE

加压素治疗无明显效果。

三、共用题干单选题

（1～2题共用题干）

患者男，35岁。头部外伤10天，多饮、多尿2天。每天尿量为8L，否认糖尿病、高血压家族史。就诊时随机血糖9.9mmol/L，入院后查[Na^+]147mmol/L。

1. 引起该患者多尿的原因最可能是
   A. 糖尿病
   B. 中枢性尿崩症
   C. 肾性尿崩症
   D. 电解质紊乱
   E. 头部外伤
   【解析】有头部外伤史，突发多饮、多尿，尿量达8L，随机血糖水平与多饮、多尿不符合。

2. 为明确诊断，后续需要完善的检查项目可**不包括**
   A. 尿比重
   B. 尿渗透压
   C. 糖化血红蛋白
   D. OGTT
   E. 脑脊液检查
   【解析】为明确诊断，后续检查包括尿比重、尿渗透压、血渗透压，本病例尚需要相关检查评估糖代谢。

（3～6题共用题干）

患者女，47岁。口渴、多饮、多尿4年。每天饮水量约为7L，尿量约为6L，否认糖尿病家族史。

3. 如入院后查空腹血浆血糖为11.6mmol/L，需要考虑的疾病为
   A. 肾病尿崩症
   B. 中枢性尿崩

C. 糖尿病
D. 干燥综合征
E. 慢性肾脏疾病
【解析】有烦渴、多饮、多尿症状，空腹血糖≥7.0mmol/L，首先考虑是糖尿病。

4. 如空腹血糖及糖化白蛋白均在参考范围内，还需要补充以下病史，但**不包括**
   A. 颅脑外伤手术史
   B. 眼干、皮肤干燥
   C. 精神创伤史
   D. 多饮多尿家族史
   E. 胃肠道肿瘤病史
   【解析】除糖尿病外，引起烦渴、多尿的其他原因是本病例后续诊治过程中需要关注的重点。

5. 患者的尿比重为1.004，有头部外伤史，考虑为尿崩症，若进一步行禁水加压试验，在试验过程中可能出现的情况是
   A. 禁水过程中尿量明显减少
   B. 禁水过程中尿比重明显提高，可以达到正常
   C. 禁水过程中血加压素明显升高
   D. 注射加压素后尿渗透压明显升高
   E. 注射加压素后尿渗透无明显变化
   【解析】中枢性尿崩症患者禁水过程中尿量仍多，血加压素水平仍然低，尿比重可能有轻度增加，但不会超过1.010，注射加压素后尿量明显减少，尿比重和尿渗透压明显提高。

6. 如考虑完全性中枢性尿崩症，首选的治疗方案是
   A. 醋酸去氨加压素
   B. 氯磺丙脲
   C. 卡马西平

答案：1. B 2. E 3. C 4. E 5. D 6. A

D. 氢氯噻嗪

E. 溴隐亭

【解析】完全性中枢性尿崩症患者宜用醋酸去氨加压素的替代治疗方案。

四、案例分析题

【案例1】患者女，29 岁。反复口干、多饮 1 年，夜尿 5～6 次，同时伴手小关节隐痛及活动障碍，无明显眼泪减少，多次尿比重低。查体：血压 129/83mmHg，其他检查无明显异常。

第1问：该患者诊断要考虑的疾病是

A. 糖尿病

B. 慢性肾脏疾病

C. 原发性醛固酮增多症

D. 尿崩症

E. 干燥综合征

F. 原发性骨质疏松

【解析】糖尿病的多尿为渗透性利尿，尿比重不低，患者不是原发性骨质疏松的好发年龄，且骨质疏松尿比重一般正常，且无明显多尿，慢性肾脏疾病、原发性醛固酮增多症、尿崩症、干燥综合征均可出现低比重尿。

第2问：为明确诊断，进一步检查应该是

A. 头颅 MRI

B. 尿常规

C. 电解质测定

D. 肾功能测定

E. 血、尿渗透压测定

F. 自身抗体及抗核抗体谱测定

G. 关节肌骨彩超

【解析】在一个低比重尿患者的初步检查中应该首先了解其基本病因，再完成定位检查，所以头部 MRI 和肌骨彩超可以再下一步进行。

第3问：该患者目前检查提示尿比重为 1.005，尿渗透压为 58mOsm/L，自身抗体谱正常，考虑为尿崩症，确诊性诊断的检查包括

A. 葡萄糖耐量试验

B. 禁水加压试验

C. 立卧位醛固酮测定

D. 精氨酸兴奋试验

E. 高渗盐水试验

F. 测定血清 AVP

G. 胰岛素低血糖试验

【解析】患者以低比重尿和多尿为主要表现，糖尿病患者为渗透性利尿，虽然可能多尿，但尿比重不低，所以糖尿病依据不足，葡萄糖耐量试验可以暂时不做；原发性醛固酮增多症可以多尿，但患者血压正常，醛固酮测定可以暂时不做，胰岛素低血糖试验一般用于了解肾上腺皮质功能、精氨酸兴奋试验主要用于判断生长激素的储备；高渗盐水试验可以用于尿崩症的诊断，虽然对高血压和心脏病患者有一定风险，目前已比较少用，但该患者年轻，不存在相关风险，因此考虑尿崩症，该患者可以做的确诊性试验为禁水加压试验、高渗盐水试验、测定血清 AVP。

第4问：经过禁水加压试验，初步考虑为中枢性尿崩症，需要进一步完善的是

A. 蝶鞍区 CT 或 MRI

B. 颈动脉超声检查

C. 垂体激素检测

D. 基因检测

E. 脑血管超声检查

F. 视力、视野检查

【解析】中枢性尿崩一旦确诊，需尽可能明确其病因，包括蝶鞍区 CT 或者 MRI，视野、视力检查，明确或者除外是否有垂体或

答案：【案例1】 1. BCDE 2. BCDEF 3. BEF 4. ACDF

附近的肿瘤导致的局部压迫症状，同时腺垂体功能也应评估是否受累。脑血管超声和双侧颈动脉超声及对中枢性尿崩症的病因及影响无意义。针对 AVP 基因突变分析，有助于玥确遗传性病因。

第5问：中枢性尿崩症，可以选择的治疗药物为

A. 精氨酸加压素
B. 呋塞米
C. 卡马西平
D. 氯磺丙脲
E. 格列本脲
F. 氢氯噻嗪

【解析】精氨酸加压素为人工合成的加压素类似物，其抗利尿作用强，而收缩血管作用弱，是目前治疗 CDI 的首选药物。卡马西平能刺激 AVP 分泌，减少尿量。氯磺丙脲同样能刺激 AVP 分泌并增强 AVP 的水重吸收。氢氯噻嗪可使尿排钠增加，体内缺钠，肾近曲小管重吸收增加，到达远曲小管原尿减少，因而尿量减少。呋塞米及格列本脲无上述作用。

【案例2】患者男，38 岁。口干，多饮，多尿30 年，同时伴夜尿增多，每天饮水量可多达15L，无明显食量增加，体重无明显改变，当地医院予以氢氯噻嗪治疗。患者病情好转，饮水量减少至用药前一半，最近 1 个月口渴多饮明显加重，外院查血糖高（具体不详）。患者目前查体 BP 94/56mmHg，其他查体无特殊。

第1问：该患者目前考虑的疾病有

A. 中枢性尿崩症
B. 肾性尿崩症
C. 原发性烦渴
D. 糖尿病

E. 慢性肾脏疾病
F. 糖尿病酮症

【解析】患者病程中尿量增加显著，既往无多食和体重减轻，且氢氯噻嗪有效，故而考虑尿崩症诊断存在。氢氯噻嗪可使尿排钠增加，体内缺钠，肾近曲小管重吸收增加，因而尿量减少。患者使用氢氯噻嗪可以减少尿量，对中枢性及肾性尿崩症均有效，因此，中枢性尿崩及肾性尿崩都有可能。患者近 1 个月口渴多饮加重，有血糖增高，糖尿病应考虑，原发性烦渴多为精神，且症状不明显，患者发病年龄小，且症状明显，故暂不考虑精神性多尿。多种慢性肾脏疾病可影响肾脏浓缩功能导致多尿、口干症状，单元相应原发疾病临床表现，且多尿程度较轻，该患者血压也偏低，所以慢性肾脏疾病可排除。

第2问：患者入院检查随机血糖 31mmol/L，糖化血红蛋白 12.4%，尿比重 1.016，血浆有效渗透压 331mOsm/L，尿渗透压 129mOsm/L，血尿素氮 22mmol/L，肌酐 77μmol/L。该患者可能的诊断有

A. 糖尿病诊断成立，排除了尿崩症
B. 糖尿病高渗状态
C. 患者先有尿崩症，最近发生了糖尿病
D. 骨质疏松
E. 慢性肾脏疾病
F. 原发性烦渴

【解析】患者有多尿，血糖及糖化血红蛋白增高，血渗透压增高，糖尿病高渗状态诊断明确，但患者在高渗状态下尿渗透压和尿比重偏低，结合病史尿崩症依然要考虑。骨质疏松一般无多尿；慢性肾脏疾病可以多尿，患者虽然尿素氮，但血肌酐不高，考虑脱水引起，可排除。

答案： 5. ACDF **【案例2】** 1. ABD 2. BC

第3问：患者入院后迅速纠正高渗，并将血糖降至 10mmol 以下，为明确诊断为尿崩，进一步确诊的检查是
  A. 立卧位醛固酮测定
  B. 禁水加压试验
  C. 复查血、尿渗透压
  D. 精氨酸兴奋试验
  E. 高渗盐水试验
  F. OGTT

【解析】针对该患者尿崩症的确定性试验是 B、C。因为患者近日才出现了高渗状态，高渗盐水试验不适合本患者。立卧位醛固酮测定，精氨酸兴奋试验及 OGTT，均不是尿崩的确诊试验。

第4问：该患者禁水结束后注射加压素后尿比重及尿渗透压无明显变化，考虑为
  A. 中枢性尿崩症
  B. 肾小管损害
  C. 肾性尿崩
  D. 精神性烦渴
  E. 部分中枢性尿崩症
  F. 抗利尿激素分泌失调综合征

【解析】注射标准剂量加压素后尿比重及尿渗透压无明显变化，说明肾小管对 AVP 无反应，而肾小管损害和肾性尿崩症肾小管对 AVP 没有反应。因此，考虑该患者为肾性尿崩或者肾小管受损。

第5问：如果该患者为肾性尿崩，可以选择的药物有
  A. 去氨加压素
  B. 尿崩停粉剂
  C. 氢氯噻嗪
  D. 卡马西平
  E. 氯磺丙脲
  F. 优甲乐

【解析】去氨加压素、尿崩停粉针为 AVP 替代疗法，适用于中枢性尿崩，对肾性尿崩疗效不佳，卡马西平及氯磺丙脲均通过刺激 AVP 分泌发挥作用。氢氯噻嗪可使尿排钠增加，体内缺钠，肾近曲小管重吸收增加，到达远曲小管原尿减少，对中枢性及肾性尿崩均有效。氯磺丙脲本身也有增强 ADH 对肾小管的作用。

答案： 3. BC   4. BC   5. CDE

第三章　抗利尿激素分泌失调综合征

一、单选题

1. 引起 SIADH 的常见原因**不包括**
   A. 小细胞肺癌
   B. 颅脑外伤
   C. 肺结核
   D. 肾上腺皮质功能亢进症
   E. 癫痫患者使用卡马西平

   【解析】引起抗利尿激素分泌失调综合征（SIADH）的常见原因包括药物（催产素、卡马西平、氯磺丙脲、环磷酰胺等）、中枢系统疾病（肿瘤、感染、外伤等）、肺部疾病、肿瘤（肺癌、胰腺癌等）、手术、应激等。部分肾上腺皮质功能减退患者在血容量不足时也会出现抗利尿激素释放增多，造成低钠血症，但是肾上腺皮质功能亢进症引起的水钠潴留是由于肾上腺皮质激素本身的作用。

2. 患者男，50岁。消瘦、食欲缺乏、咳嗽、咯血半年。查体无明显色素沉着，肺部未闻及干湿啰音，双下肢轻度水肿。实验室检查示血钠显著降低，BNP 正常。院外给予补钠治疗后，血钠无明显上升。该例中引起低钠血症的直接原因最可能是
   A. 原发性肾上腺皮质功能减退
   B. 肺部肿瘤
   C. SIADH
   D. 肺结核

   E. 心功能不全

   【解析】根据患者症状，可以初步判断为肺部疾病，肺结核、支气管扩张、肺癌可能，肺部疾病可导致 SIADH，低钠血症的直接原因应该是 SIADH。心功能不全可以引起稀释性低钠血症，但往往有原发疾病，且 BNP 正常，故可能性较小。原发性肾上腺皮质功能减退往往也可引起低钠血症，但是同时具有皮肤色素沉着。

二、多选题

1. SIADH 的诊断依据是
   A. 低钠血症（血钠<135mmol/L）
   B. 低血浆渗透压（<270mOsm/L）
   C. 尿钠>30mmol/L
   D. 尿渗透压>血渗透压
   E. 高容量性低钠血症

   【解析】SIADH 为等容量性低渗性低钠血症，高容量性低钠血症常见于心力衰竭、肝硬化、肾病综合征、肾衰竭等。

2. 下列关于 SIADH 治疗的说法正确的是
   A. 限制水的摄入
   B. 积极治疗原发病，例如肺部感染或肿瘤
   C. 氢化可的松
   D. 托伐普坦
   E. 呋塞米

答案：　1. D　2. C
　　　　1. ABCD　2. ABDE

【解析】SIADH 的治疗包括：原发疾病的治疗，限制摄入水量，药物治疗（地美环素、呋塞米、苯妥英钠、托伐普坦等）。氢化可的松为临床常用的糖皮质激素，具有一定的盐皮质激素活性，并有保水、保钠及排钾作用，不适合于 SIADH 治疗。

三、共用题干单选题

（1～3 题共用题干）

患者男，65 岁。咳嗽、消瘦半年。入院查胸部 X 线提示右下肺有团块影，血钠 123.2mmol/L。

1. 该病例血钠偏低的最可能的诊断是
   A. 甲状腺功能减退症
   B. 肾上腺皮质功能减退症
   C. 抗利尿激素分泌不当综合征
   D. 摄入不足
   E. 肺结核

【解析】肺部疾病（炎症、肿瘤等）是引起 SIADH 的常见原因之一，该病例初步检查结果提示有肺部疾病，完善检查提示血钠偏低。

2. 为进一步明确低钠血症的原因，下列**不必要**的检查是
   A. 甲状腺功能
   B. 肾上腺皮质激素
   C. 血和尿渗透压
   D. 尿生化
   E. 性激素检查

【解析】除性激素检查外，其余各项是明确 SIADH 低钠血症所需的必要项目。

3. 关于该病例的处理，**不正确**的是
   A. 行胸部 CT 检查
   B. 积极限制水的摄入
   C. 可给予小剂量糖皮质激素治疗

D. 给予 3%NaCl 纠正低钠血症
E. 给予托伐普坦治疗

【解析】后续的处理包括原发疾病的进一步诊治，同时积极处理合并的低钠血症，包括限液、严重低钠血症的处理、相关药物治疗纠正低钠血症。

（4～7 题共用题干）

患者男，54 岁，农民。恶心、呕吐 3 个月余。3 个月前患者无明显诱因出现恶心、呕吐，呕吐物为内容物，未见血凝块，恶心与进食无明显关系。当地医院门诊胃镜检查提示"慢性胃炎"，给予抑酸、保护胃黏膜等处理，症状无明显缓解，为求进一步治疗收治入院。

4. 该患者入院后查血钠 115.8mmol/L，下列处理正确的是
   A. 立即给予 0.9%NaCl 静脉注射，检测 3 小时，改善不明显再补充 3%NaCl
   B. 给予高盐饮食，使其血钠尽快达到正常
   C. 静脉输注 3%NaCl，频繁监测血钠，24 小时内血钠的上升不超过 10～12mmol/L
   D. 输注 3%NaCl 溶液，24 小时内使血钠水平达到参考值范围
   E. 给予 KCl 溶液口服

【解析】血钠<125mmol/L 为重度低钠血症，需要积极处理，给予 3%NaCl 溶液静脉滴注，注意 24 小时内血钠的上升不超过 10～12mmol/L。

5. 入院后进一步检查血渗透压 271mOsm/L，尿渗透压 512mOsm/L，为明确诊断需要进一步完善检查，下列选项**不必须**的是
   A. 24 小时尿生化
   B. 血糖和糖化血红蛋白

答案： 1. C　2. E　3. C　4. C　5. B

C. 甲状腺功能

D. 肾素 - 醛固酮水平

E. 血浆皮质醇水平

【解析】血渗透压低,尿渗透压>血渗透压,合并低钠血症,需要考虑 SIADH 诊断。选项 B 的检查主要是排除糖尿病,糖尿病严重时通常是引起血渗透压升高而不是降低。

6. 如果考虑 SIADH,还需要进一步完善的是

A. ACTH 兴奋试验

B. 低血糖兴奋试验

C. 禁水加压试验

D. 限水试验

E. GnRH 兴奋试验

【解析】SIADH 患者经过限水后低钠血症会明显缓解,其他试验都不是 SIADH 的试验。ACTH 兴奋试验用于原发性肾上腺皮质功能减退症,低血糖兴奋试验经常用于生长激素缺乏的评估,禁水加压试验是尿崩症的诊断,GnRH 兴奋试验用于低促性腺功能减退症的诊断。

7. 如若患者有长期大量的吸烟史,胸部 CT 提示右肺下叶见一分叶状软组织肿块,关于该病例的后续处理及相关分析,以下说法**不正确**的是

A. 限制液体摄入

B. 进一步检查明确肺部结节的性质,并采取手术或放化疗的方式积极处理

C. 戒烟

D. 该患者的消化道症状与肺部疾病关系不大

E. 给予托伐普坦处理

【解析】消化道症状与低钠血症互为因

果,形成恶性循环;肺部病变是引起低钠血症的原因。

四、案例分析题

【案例 1】患者男,70 岁。双下肢反复乏力 3 周。血糖波动在 12～20mmol/L,查体:生命体征平稳,双下肢无明显水肿,血钠 125mmol/L,胸部 CT 提示周围型肺癌。

第 1 问:目前考虑患者低钠的原因有

A. 糖尿病

B. 抗利尿激素分泌失调综合征

C. 尿崩症

D. 脑性耗盐综合征

E. 甲状腺功能减退症

F. 顽固性心力衰竭

【解析】糖尿病、SIADH、脑性耗盐综合征、甲状腺功能减退症及顽固性心衰都可能出现低钠血症,尿崩症一般不伴低钠血症。甲状腺功能减退症往往合并黏液性水肿,结合甲状腺功能测定不难诊断,顽固性心衰常伴血容量增加、水肿、腹水症状。脑性耗盐综合征合并低钠,高尿钠,低血容量,限水无效。肺癌常常是 SIADH 的病因。

第 2 问:为明确患者是否诊断抗利尿激素分泌失调综合征,下列检查需考虑的是

A. 血电解质测定

B. 尿渗透压测定

C. 血渗透压测定

D. 肾功能 BUN、Cr 测定

E. 甲状腺功能测定

F. 血清皮质醇测定

【解析】SIADH 的诊断标准为:①血钠降低;②尿钠增高;③血浆渗透压降低;④尿渗透压>100mOsm/L;⑤无低血容量临床表

答案: 6. D 7. D

【案例 1】 1. AB 2. ABCDEF

现；⑥除外甲状腺功能及肾上腺功能减退原因。

第3问：该患者血钠 125mmol/L，明确采取的治疗措施正确的有

A. 因为抗利尿激素分泌失调，需要限制水的摄入

B. 因为抗利尿激素分泌失调，不需要限制水的摄入

C. 输注 3%NaCl，24 小时迅速纠正低钠血症

D. 输注 3%NaCl，48 小时激素纠正低钠血症

E. 可口服补钠纠正血钠

F. 不需要处理

【解析】该患者为轻症患者，SIADH 轻症的低钠血症的处理主要为通过限水量，口服补钠药物纠正低血钠。

第4问：可用于治疗抗利尿激素分泌失调综合征的药物有

A. 赖氨酸加压素

B. 地美环素

C. 利尿酸钠

D. 苯妥英钠

E. 氢氯噻嗪

F. 托伐普坦

【解析】治疗 SIADH 的药物：地美环素，可拮抗 AVP 作用于肾小管上皮细胞受体中的腺苷酸环化酶的作用抑制肾小管重吸收水分；苯妥英钠可抑制下丘脑释放 AVP，严重患者可使用利尿酸钠排出水分；托伐普坦是抗利尿激素受体拮抗剂，可以特异性拮抗精氨酸，改善低钠血症。而氢氯噻嗪、赖氨酸加压素主要针对尿崩治疗。

【案例2】患者男，43 岁。因脑外科手术后出现乏力，并逐渐出现神志障碍，血钠 115mmol/L，诊断为抗利尿激素分泌失调综合征。

第1问：该患者的抢救措施包括

A. 输注 3%NaCl，24 小时迅速纠正低钠血症到参考值范围

B. 输注 3%NaCl，12 小时迅速纠正低钠血症到参考值范围

C. 输注 3%NaCl，血钠达到 120～125mmol/L 后减慢速度

D. 输注 3%NaCl，血钠达到 120～125mmol/L 后加快速度

E. 纠正低钠血症，血钠提升速度控制到每小时 0.5～1.0mmol/L

F. 纠正低钠血症，血钠提升速度控制到不低于每小时 0.5～1.0mmol/L

【解析】严重低钠血症时，需输注 3%NaCl，血钠达到 120～125mmol/L（安全水平）后减慢速度，低钠血症中血钠提升速度控制到每小时 0.5～1.0mmol/L。

第2问：如果该患者需排除脑性耗盐综合征，鉴别需检测的最重要指标是

A. 血电解质

B. 尿生化

C. 尿渗透压

D. 血渗透压

E. 血细胞比容

F. 肾功能

【解析】脑性耗盐综合征主要为颅脑疾病导致肾脏不能保存钠，致使钠从尿中进行性大量流失，并带走过多的水分。抗利尿激素分泌失调是正容量，而脑耗盐综合征是低血容量，这是二者最大的区别。

答案：　3. AE　4. BCDF　【案例2】1. CE　2. E

第 3 问：抗利尿激素分泌失调综合征治疗中，关于治疗正确的观点有

　　A. 一旦确诊，轻症患者也需要积极使用呋塞米

　　B. 禁止使用呋塞米

　　C. 轻症主要通过限水，停用阻碍水排泄的药物纠正低血钠

　　D. 注意补钠的速度，防止血钠增高过快

　　E. 托伐普坦使用时可不必限水

　　F. 治疗中需频繁监测血钠，2～4 小时 1 次

【解析】SIADH 治疗中，轻症治疗原则为主要通过限水，停用阻碍水排泄的药物纠正低血钠。注意补钠的速度，防止血钠增高过快，严重低血钠时，需要积极使用呋塞米，排出水分，但轻症患者不必使用呋塞米。治疗中需频繁监测血钠，2～4 小时 1 次。托伐普坦使用时可不必限水。

第 4 问：患者经过积极补充 3%NaCl 后，出现发音困难、吞咽困难，进而昏迷，其最可能的原因为

　　A. 顽固性低钠血症

　　B. 垂体危象

　　C. 中枢性脑桥脱髓鞘病变

　　D. 脑卒中

　　E. 脑性耗盐综合征

　　F. 低血糖症

【解析】严重低钠血症积极补充 3%NaCl，如果血钠补充过快，会导致患者出现中枢性脑桥脱髓鞘病变，临床表现为发音困难、吞咽困难，进而昏迷和死亡。

答案： 3. CDEF　4. C

第四章 成人腺垂体功能减退症

一、单选题

1. 成人腺垂体功能减退症的最常见原因是
   A. 希恩（Sheehan）综合征
   B. 颅内感染后遗症
   C. 原发性空泡蝶鞍症
   D. 糖尿病血管病变
   E. 各种腺垂体瘤

   【解析】无功能的肿瘤可以导致腺垂体坏死。希恩综合征是产后大出血导致的垂体坏死，并不多见。

2. 患者女，36 岁。体重进行性增加 1 年余，向心性肥胖且血皮质醇水平升高。垂体 MRI 示：微腺瘤，以下首选的治疗方法是
   A. 垂体放射治疗
   B. 经蝶窦切除垂体微腺瘤
   C. 肾上腺切除
   D. 应用影响神经递质药物治疗
   E. 应用肾上腺皮质激素合成阻滞药物治疗

   【解析】除 PRL 瘤外，其他垂体瘤的首选治疗仍为手术治疗。该患者考虑为促肾上腺皮质激素瘤（ACTU 腺瘤）且已经出现 ACTH 分泌增多的临床症状，如体重进行性增加，呈向心性肥胖，血皮质醇升高，故更需要手术彻底切除肿瘤，尽力保留正常的腺垂体组织，避免术后出现腺垂体功能减退症。

二、多选题

1. 关于腺垂体功能减退症，下列说法正确的是
   A. 腺垂体功能减退症时，血浆皮质醇浓度降低，节律消失
   B. 由垂体病变引起的是原发的
   C. 由下丘脑病变引起的是继发的
   D. 腺垂体功能减退可表现为单个激素的缺乏，也可表现为多个激素同时缺乏
   E. 希恩综合征患者临床表现常为全垂体功能减退症

   【解析】腺垂体功能减退症时，血浆皮质醇浓度降低，节律正常。

2. 关于成年男性腺垂体功能减退症激素补充 / 替代治疗方案的叙述，正确的是
   A. 糖皮质激素可使用氢化可的松，最大剂量不超过 30mg/d
   B. 糖皮质激素可使用泼尼松不超过 7.5mg/d
   C. 可肌内注射丙酸睾酮，每周 2 次
   D. 只要有生育需求者都可以使用 GnRH 脉冲治疗
   E. 腺垂体功能减退症采用相应靶腺激素替代治疗能取得满意效果，但需要长期、甚至终身维持治疗

   【解析】腺垂体病变导致的促性腺激素功能低下型性腺功能减退症用 GnRH 无效。

答案： 1. E 2. B
    1. BCDE 2. ABCE

三、共用题干单选题

（1～2题共用题干）

患者女，38岁。10年前分娩后出现无乳、闭经、食欲减退、怕冷、面色苍白、毛发脱落。

1. 对该患者最可能的诊断是
   A. 希恩综合征
   B. 原发性甲状腺功能减退症
   C. 神经性厌食症
   D. 肾上腺皮质功能减退症
   E. 卵巢功能早衰症

【解析】希恩综合征（Sheehan syndrome）是由于围生期前置胎盘、胎盘早剥、胎盘滞留、子宫收缩无力等引起大出血、休克、血栓形成，可使垂体大部分缺血坏死和纤维化而致的腺垂体功能减退。该患者分娩后出现性腺、甲状腺功能减退的表现。故考虑为希恩综合征。

2. 首选给予治疗的药物是
   A. 胰岛素
   B. 奥曲肽
   C. 溴隐亭
   D. 甲状腺素
   E. 泼尼松

【解析】腺垂体功能减退症的治疗包括病因治疗和激素替代治疗。在激素替代治疗时，应首先补充糖皮质激素，因为甲状腺激素替代治疗会加剧 ACTH 缺乏的临床表现。

（3～6题共用题干）

患者男，48岁。因腹胀、腹泻2天，昏迷、血压降低1小时入院。此次入院前2天无明显原因出现腹胀、腹泻，1小时前突然出现昏迷，伴面色苍白、全身大汗。既往有高血压病史，规律服用厄贝沙坦片150mg，q.d.，血压控制尚可。有垂体生长激素瘤、肢端肥大症10年，行放射治疗后，未定期评估内分泌腺功能。查体：体温36.5℃，血压80/40mmHg。神志不清，口唇发绀，颈软，双肺未闻及干、湿啰音。心率112次/min，律齐，心尖部可闻及3/6级收缩期杂音，腹软，无压痛，肝脾肋下未触及，移动性浊音阴性，肠鸣音3次/min。四肢厥冷，双下肢无水肿。生理反射存在，病理反射未引出，心电图示：窦性心动过速，心电图不正常 T 波。经治疗后血压很快恢复正常。

3. 假设测指尖血糖9.3mmol/L，白细胞总数及中性粒细胞百分比无异常，该患者昏迷的原因是
   A. 心源性休克
   B. 脑血管意外
   C. 垂体性低血糖
   D. 垂体性低钠血症
   E. 垂体卒中

【解析】垂体功能减退性危象（简称垂体危象），指在全垂体功能减退症基础上，各种应激如感染、败血症、腹泻、呕吐、失水、饥饿、寒冷、急性心肌梗死、脑血管意外、手术、外伤、麻醉及使用镇静药、安眠药、降血糖药等均可诱发垂体危象。垂体危象存在多种表现形式：垂体性低血糖昏迷、垂体性低血压与休克昏迷、垂体性低钠血症昏迷、垂体性水中毒昏迷、垂体卒中昏迷等。其中垂体性低血压与休克昏迷少见，且为顽固性低血压状态，该患者有垂体生长激素瘤放射治疗病史，此次有腹泻的诱因，考虑是垂体性低钠血症昏迷。

4. 假设需要完善激素水平检测，下列对诊断腺垂体功能减退症**无意义**的是
   A. 甲状旁腺素测定

答案：　1. A　2. E　3. D　4. A

B. 甲状腺素测定

C. 性腺激素测定

D. 皮质醇测定

E. 催乳素测定

【解析】腺垂体功能减退症可出现性腺、甲状腺和肾上腺功能减退的症状，相应器官的激素水平低下有助于本病的诊断。腺垂体功能减退症不影响甲状旁腺的激素分泌。

5. 假设患者为成年女性，则关于其激素补充/替代治疗方案，**错误**的是

A. 补充糖皮质激素最重要

B. 补充甲状腺激素需从小剂量开始

C. 对于育龄期女性，需采用人工月经周期治疗

D. 禁用或慎用麻醉剂

E. 垂体危象应首先补充大剂量糖皮质激素

【解析】首先给予静脉推注 50% 葡萄糖液 40～60ml 以抢救低血糖，继而补充 10% 葡萄糖盐水，每 500～1 000ml 中加入氢化可的松 50～100mg 静脉滴注，以解除急性肾上腺危象。

6. 在治疗垂体前叶功能减退中最重要的措施是

A. 高热量、高蛋白、高维生素饮食

B. 积极控制感染

C. 针对肿瘤治疗

D. 维持水、电解质平衡

E. 激素替代治疗

四、案例分析题

【案例1】患者女，26 岁。3 年前因胎盘前置大出血，产出一男婴，未成活。当时患者即出现昏迷，给予及时输血、抢救后出院，后出现闭经，无乳，怕冷，面色苍白，阴、腋毛脱落，体质每况愈下，无力，不能从事体力劳动。3 天前因感冒送至当地卫生院治疗，予 10% 葡萄糖 500ml+ 胰岛素 12U+10% 氯化钾 15ml 静脉滴注，输液过程中出现昏迷，经静脉注射葡萄糖后清醒，遂转入我院。

第 1 问：该患者首先考虑的疾病是

A. 腺垂体功能减退症

B. 原发性甲状腺功能减退症

C. 神经性厌食症

D. 肾上腺皮质功能减退症

E. 卵巢功能早衰症

F. 低血糖

【解析】患者女，有产后大出血病史，逐渐出现 LH、FSH 缺乏的表现如闭经，无乳，阴、腋毛脱落；有 GH、TSH、ACTH 缺乏的表现，如怕冷，面色苍白，阴毛、腋毛脱落，体质每况愈下，无力，不能从事体力劳动等。故考虑诊断为腺垂体功能减退症，病因为希恩综合征。

第 2 问：该患者出现昏迷的常见原因是

A. 脑血管意外

B. 糖尿病酮症酸中毒

C. 垂体性低血压与休克

D. 垂体性低血糖

E. 垂体卒中

F. 脑膜炎

【解析】垂体分为腺垂体和神经垂体，腺垂体合成和分泌的肽类和蛋白质激素共 7 种，即促甲状腺激素（TSH）、促肾上腺皮质激素（ACTH）、卵泡刺激素（FSH）、黄体生成素（LH）、生长激素（GH）、催乳素（PRL）和黑色素细胞刺激素（MSH）。其中 GH 和 ACTH 与糖代谢有关，当缺乏时会引起低血

糖。当注射大量葡萄糖后，引起内源性胰岛素分泌，诱发和加重低血糖昏迷。

第3问：腺垂体受损时最易出现缺乏的激素是

A. 生长激素

B. 促肾上腺皮质激素

C. 促甲状腺激素

D. 抗利尿激素

E. 生长抑素

F. 促性腺激素

【解析】GH 分泌减少在腺垂体功能减退中最易出现。

第4问：进一步抢救措施有

A. 糖皮质激素静脉滴注

B. 5% 葡萄糖氯化钠注射液持续静脉滴注

C. 抗感染

D. 10% 葡萄糖注射液持续静脉滴注

E. 手术治疗

F. 同时补充 L- 甲状腺素片

G. 心电监护

H. 放射治疗

I. 如出现抽搐可使用镇静安眠药

【解析】垂体性昏迷的处理包括：心电监护。治疗前留取血标本测相关激素。纠正低血糖：先静脉注射 50% 葡萄糖 40～60ml 继以 10% 葡萄糖溶液静脉滴注，为避免内源性胰岛素分泌再度引起低血糖，除继续静脉滴注葡萄糖外，还需静脉滴注氢化可的松，因患者多有血容量不足，故最好静脉滴注 5% 葡萄糖氯化钠注射液。不宜同时补充 L- 甲状腺素片，以免发生严重肾上腺皮质功能不足。过量使用镇静安眠药可诱发垂体危象。

【案例2】患者男，39 岁。因"反复头痛伴视力下降 1 年余，加重 10 天"就诊。近 1 年来常有头痛、性欲下降、逐渐出现阳痿等。已经进行经蝶窦手术与开颅手术 1 次，并服用溴隐亭 15mg/d。实验室检查：血清 PRL>1 000ng/ml（参考值为 1.90～25.00ng/ml），TT_3 30.48nmol/L（参考值为 0.89～2.44nmol/L），TT_4 41.43nmol/L（参考值为 62.68～150.80nmol/L），TSH 1.173μU/ml（参考值为 0.500～4.940μU/ml）GH 0.003rg/ml（参考值为 0～10ng/ml）。血浆皮质醇小于 10ng/ml（8AM）。睾酮水平 0.56ng/ml（成年男性参考值为 3.5～8.6ng/ml），鞍区 MRI 示：31mm×19mm×16mm 占位，包裹左侧海绵窦 2/3 以上。

第1问：该患者首先考虑的疾病是

A. 颅咽管瘤

B. 甲状腺功能减退症伴垂体病理性增生

C. 催乳素侵袭性大腺瘤

D. ACTH 瘤（促肾上腺皮质激素腺瘤）

E. GH 瘤（生长激素瘤）

F. 混合瘤

G. TSH 瘤（促甲状腺激素腺瘤）

【解析】根据题干信息，患者为男性，39 岁，此次因"反复头痛伴视力下降 1 年余，加重 10 天"入院。有性激素减退的临床表现，曾行经蝶窦手术与开颅手术 1 次，查血催乳素明显升高，鞍区 MRI 示：31mm×19mm×16mm 占位，包裹左侧海绵窦 2/3 以上。瘤体直径≥10mm，故考虑为催乳素侵袭性大腺瘤。

第2问：腺垂体组织受损时，最早出现缺乏表现的激素是

A. 促性腺激素

B. 生长激素

答案：　3. A　4. ABCDG　【案例2】1. C　2. A

C. 催乳素

D. 促甲状腺激素

E. 促肾上腺皮质激素

F. 促黑激素

【解析】促性腺激素在垂体功能减退中最早出现。

第3问：多巴胺激动剂溴隐亭起始治疗的原则是

A. 开始即达有效治疗剂量

B. 小剂量开始，每天服用5次

C. 先给予有效治疗量的1/2

D. 小剂量开始，个体化逐渐增加至有效治疗剂量后分次服用

E. 先给予有效治疗量，若不耐受再减量

F. 小剂量开始，达有效治疗剂量后一次性服用

【解析】溴隐亭常见的不良反应有恶心、头痛、眩晕、疲倦、腹痛、呕吐及直立性低血压，也可有外周循环障碍、异动症、运动障碍及精神症状等，其不良反应呈剂量依赖且

有个体差异，故应从小剂量开始，个体化逐渐增加至有效治疗剂量后分次服用。

第4问：可进一步采取的处理措施是

A. 再次经蝶窦微创手术治疗

B. γ刀立体定向外科治疗

C. 新型多巴胺激动剂卡麦角林治疗

D. 糖皮质激素与甲状腺激素替代治疗

E. 生长激素替代治疗

F. 仅定期随访复查相关激素指标

【解析】该患者有视交叉压迫症状，有手术指征，但患者既往曾行开颅手术效果欠佳，且导致垂体前叶功能减退，故不建议再次经蝶窦微创手术治疗，可以使用γ刀立体定向外科治疗。该患者溴隐亭剂量已使用15mg/d，但催乳素水平未有效控制，可考虑换用新型多巴胺激动剂卡麦角林治疗，卡麦角林治疗效果要强于溴隐亭且不良反应小。该患者实验室检查显示甲状腺激素及皮质醇水平降低，故可予以糖皮质激素与甲状腺激素替代治疗。

答案：　3. D　4. BCD

第五章　空泡蝶鞍综合征

一、单选题

1. 患者女，35 岁。既往反复头痛 5 年，停经溢乳 3 年。连续服用溴隐亭两年，视力左 3.0，双颞侧盲，PRL>200mg/m'。X线：蝶鞍扩大；CT：鞍膈有低密度区。目前该患者考虑诊断为
   A. 空泡蝶鞍综合征（ESS）
   B. 垂体卒中
   C. 多囊卵巢综合征（PCOS）
   D. 颅内高压
   E. PRL 瘤
   【解析】影像学结果支持，X 线提示蝶鞍扩大，支持 ESS 诊断。

2. 空泡蝶鞍综合征患者首选的治疗是
   A. 手术（经鼻蝶手术 TSS）
   B. 药物
   C. γ 刀
   D. 靶向治疗
   E. 无任何症状者不必治疗，但需严密观察和随访
   【解析】空泡蝶鞍综合征患者如无任何症状不必治疗，但需严密观察和随访。

3. 评估空泡蝶鞍综合征的影像学检查最好选择
   A. 头颅侧位 X 线片
   B. 蝶鞍区 MRI 平扫
   C. 蝶鞍区增强 MRI
   D. 气脑造影
   E. 核素现象
   【解析】空泡蝶鞍综合征的影像学检查推荐首选增强 MRI 检查，对于 MRI 检查有禁忌的患者可行头颅 CT 检查。

二、多选题

1. 空泡蝶鞍综合征的常见原因包括
   A. 垂体瘤手术后
   B. 垂体肿瘤梗死
   C. 女性的反复妊娠
   D. 接受蝶鞍区反射治疗
   E. 脑膜瘤术后
   【解析】空泡蝶鞍综合征的常见原因：颅内压升高，垂体的手术、放射治疗、卒中 / 出血。女性的反复妊娠和多次生产也可导致空泡蝶鞍综合征。

2. 下列关于空泡蝶鞍综合征的说法，正确的是
   A. 原发性空泡蝶鞍综合征往往无病因可寻
   B. 继发性空泡蝶鞍综合征可因鞍内或鞍旁手术或放疗造成
   C. 空泡蝶鞍综合征的英文全称是 empty sella syndrome，简称是 ESS

答案：1. A　2. E　3. C
　　　 1. ABCD　2. ABC

D. 激素替代疗法，可明显收效，症状迅速改善

E. 如果患者心力衰竭，不宜进行抗心衰治疗

【解析】空泡蝶鞍综合征的英文全称是empty sella syndrome，简称 ESS，1969 年由 Colby 首次报道，ESS 分为原发性空泡蝶鞍综合征和继发性空泡蝶鞍综合征，原发性空泡蝶鞍综合征往往无病因可寻，继发性空泡蝶鞍综合征可由鞍内或鞍旁手术或放疗造成。如果存在激素缺乏则补充相应激素，激素替代疗法可明显改善相关激素缺乏的症状，若存在心力衰竭，则采取抗心衰治疗。

3. 关于原发性空泡蝶鞍综合征的临床表现，说法正确的是
   A. 多见于女性（约占 90%）
   B. 头痛是最常见的症状，有时剧烈，但缺乏特征性
   C. 多数患者有视力减退和视野缺损，可呈向心性缩小或颞侧偏盲
   D. 少数患者伴有垂体功能减退，可呈轻度性腺和甲状腺功能减退，及高催乳素血症
   E. 垂体后叶功能一般正常

【解析】原发性空泡蝶鞍综合征多见于女性（约占 90%），尤以中年以上较胖的多产妇为多。头痛是最常见的症状，有时剧烈，但缺乏特征性，可有轻、中度高血压。少数患者有视力减退和视野缺损，可呈向心性缩小或颞侧偏盲。少数患者有良性颅内压增高症（假性脑肿瘤），可伴有视神经乳头水肿及脑脊液压力增高。部分患者有脑脊液鼻漏，发生原因可能是脑脊液压力短暂升高，引起蝶鞍和口腔之间胚胎期留下的通道开放，少数患者伴有垂体功能减退，可呈

轻度性腺和甲状腺功能减退，及高催乳素血症。垂体后叶功能一般正常，但在个别小儿中可出现尿崩症。儿童中可伴有骨骼发育不良综合征。

三、共用题干单选题

（1～3 题共用题干）

患者女，51 岁。双眼视力下降 6 年余，加重 1 年。2 年前当地眼科治疗后症状亦无改善，渐至视物困难。患病以来睡眠不佳，食欲差，大小便未见异常。既往无手术或放射治疗史。月经生育史：12 岁初潮，月经不规律，46 岁闭经，22 岁结婚，育有 2 女 1 子。查体：T 36.8℃，P 80 次 /min，R 20 次 /min，BP 154/85mmHg。神志清，精神一般，发育正常，营养中等，BMI 25.8kg/m²。视力：R 数指 /50cm，L 0.1，视野：右眼管状视野，左眼下方视野部分缺损。无其他症状、体征。实验室内分泌六项检查示：FSH 2.17IU/L，LH 1.17IU/L，PRL 37.57μg/L，E_2 1 888.6pmol/L，P<0.09nmol/L，T<0.06nmol/L。鞍区 MRI（图 1）：①脑实质 MRI 及 MRA 平扫未见异常。②空泡蝶鞍。③双侧筛窦、左侧上颌窦炎症。

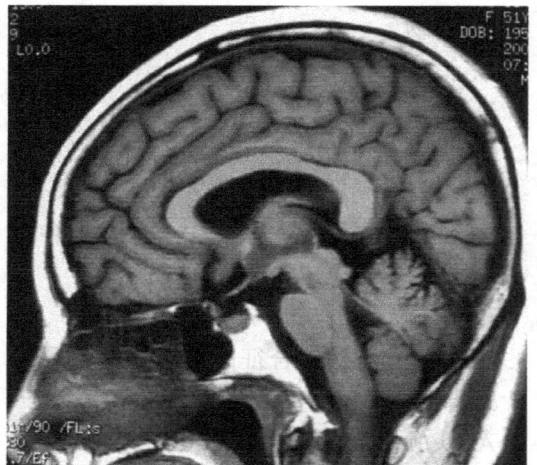

图 1   鞍区 MRI

答案： 3. ABDE

1. 下面关于患者可能的诊断，最倾向考虑的是
   A. 垂体无功能腺瘤
   B. 空泡蝶鞍综合征
   C. Rathke 囊肿
   D. 垂体催乳素细胞瘤
   E. 肢端肥大症

【解析】题干中有提及 MRI 呈空泡蝶鞍，结合患者临床症状和目前的影像报告，符合空泡蝶鞍综合征的初步诊断。没有信息提示为 Rathke 囊肿、垂体功能性腺瘤、PRL 瘤或肢端肥大症。

2. 下面关于本病可能的发病原因，说法**不正确**的是
   A. 鞍区的蛛网膜粘连是本病发生的重要因素之一
   B. 多见于原发性内分泌靶腺（性腺、甲状腺、肾上腺）功能减退者，垂体可增生肥大，用相应靶腺激素替代治疗后使增生的垂体回缩，从而产生空泡蝶鞍
   C. 多见于多胎妊娠的中年女性，可能与妊娠期垂体呈生理性肥大，多胎妊娠时垂体继续增大有可能把鞍膈孔及垂体窝撑大，而分娩后垂体体积逐渐回缩，进而导致空泡蝶鞍
   D. 空泡蝶鞍综合征往往在鞍内或鞍旁肿瘤经放射治疗或手术治疗后发生
   E. 脑脊液压力下降导致空泡蝶鞍综合征的发生

【解析】鞍区的蛛网膜粘连是本病发生的重要因素之一，可能因鞍区局部粘连使脑脊液引流不畅，另外，原发性空泡蝶鞍综合征多见于多胎妊娠的中年女性，可能与妊娠期垂体增大而产后垂体体积缩小有关，原发性空泡蝶鞍综合征还见于原发性内分泌靶腺（性腺、甲状腺、肾上腺）功能减退者治疗后或鞍内或鞍旁肿瘤经放射治疗或手术后。

空泡蝶鞍综合征的发生是由于脑脊液压力升高，而非下降。

3. 关于患者可能出现的临床症状、实验室检查及影像结果，叙述正确的是
   A. 男性较女性多见，儿童较成人多见
   B. 本病的临床表现缺乏特异性，其诊断很大程度上依赖于实验室检查而不是影像学检查
   C. 内分泌功能检查可发现腺垂体激素的水平或储备降低，但靶腺激素水平往往不低
   D. 不少患者腺垂体的分泌功能降低，但有明显临床症状的少见，不伴有血催乳素（PRL）水平升高
   E. 空泡蝶鞍综合征预后取决于及时诊断和合理治疗，总体预后不佳

【解析】空泡蝶鞍综合征临床表现：女性（80%～90%）较男性多见，肥胖者较非肥胖者多见，成人较儿童多见。临床表现缺乏特异性，其诊断很大程度上依赖于影像学检查。不少患者腺垂体的分泌功能降低，但有明显临床症状的少见。有些患者出现血催乳素（PRL）水平升高，可能为垂体柄受损所致。先天性鞍膈缺损引起的空泡蝶鞍综合征约有 15% 的患者有高 PRL 血症，原因未明。神经垂体一般不受影响，故患者无尿崩症的表现。实验室检查：可发现腺垂体激素的储备降低，严重者靶腺激素水平亦可降低。头颅 CT 或鞍区 MRI 显示蝶鞍扩大，典型者呈所谓"气球状"蝶鞍。空泡蝶鞍综合征预后评价：预后取决于及时诊断和合理治疗，总体预后良好。

四、案例分析题

【案例】患者女，37 岁。因"间断头痛 5 年，溢乳 4 年，经量减少 2 年"入院。自述体检

答案：1. B　2. E　3. D

查头颅 MRI 异常（具体不详）。5 年前患者无明显诱因出现间断头痛。4 年前出现乏力，挤压乳房可见乳白色乳汁溢出。2 年多前患者自觉头痛较前加重，发作频繁，为胀痛、隐痛，以右半侧为著，伴有失眠、心慌、胸闷，多于午睡后发作，并逐渐出现经量较前减少，经期缩短（由 4～5 天缩短至 3 天），月经周期延长（由 28 天延长至 35 天），月经颜色发黑，有血块，未应用药物治疗。2 周前门诊查性激素（采血日期为 10 月 28 日，末次月经为 11 月 6 日）：PRL 49.70ng/ml，LH 1.5IU/L，FSH 2.7IU/L，E2 117.0pg/mL，PRO 5.19ng/ml，T 0.255ng/ml。查体：挤压双侧乳房可见少量乳白色液体溢出；腋毛、阴毛未见明显异常。既往史：甲状腺功能减退症病史 4 年，间断乏力不适，曾应用优甲乐替代治疗，入院前 1 年余，患者复诊时发现甲状腺结节，于外院行"甲状腺次全切除术"，自诉术后诊断为甲状腺乳头状癌。

第 1 问：患者实验室检查示：TSH 0.074mU/L，HTG 0.40μg/L，T_3 1.42nmol/L，FT_3 4.01pmol/L，T_4 107.00nmol/L，FT_4 17.20pmol/L，抗 TG Ab 135.00IU/ml，抗 TPO Ab<9.00IU/ml, PRL 40.70ng/ml。为明确溢乳原因最应进行的检查是

 A. 甲状腺超声检查

 B. 垂体高分辨增强 MRI 检查

 C. 头颅 CT 检查

 D. 妇科超声检查

 E. 复查卵泡期性激素

 F. 肾上腺 CT 检查

【解析】患者 PRL 轻度增高，同时有少量溢乳表现，应积极寻找高催乳素血症原因，结合患者实验室检查和头颅 MRI 异常病史，应进行垂体 MRI 检查。

第 2 问：患者垂体 MRI 示：蝶鞍内充填液性信号影，垂体变薄，贴于鞍底，高度约 0.16cm。垂体柄居中，形态及位置未见异常。鞍上池未见异常信号影。结合患者临床表现，首先考虑的疾病是

 A. 催乳素瘤

 B. 月经不调

 C. 偏头痛

 D. 空泡蝶鞍综合征

 E. 肾上腺功能减退

 F. 无功能垂体瘤

【解析】空泡蝶鞍综合征指因蝶鞍缺损或垂体萎缩，蛛网膜下腔在脑脊液压力冲击下突入蝶鞍内，致蝶鞍扩大，垂体受压，导致在 10%～17% 的病例中出现高催乳素血症，可能由微催乳素瘤或功能性高催乳素血症引起。空泡蝶鞍综合征的确诊除结合病史和临床表现外，主要依赖影像学检查，与 CT 相比，MRI 准确性更高，垂体受压移位于鞍底是直接征象。无功能垂体腺瘤的表现与本病相似，可通过影像学检查加以鉴别。

第 3 问：该患者还需完善的激素检查有

 A. ACTH

 B. PTC

 C. GH

 D. IGF-1

 E. 儿茶酚胺

 F. 胰岛素

【解析】空泡蝶鞍综合征患者在大多数情况下，垂体功能正常（尽管垂体外观异常），但在某些情况下（约 20%），部分或全部垂体激素可能受到影响。高催乳素血症和生长激素缺乏是空泡蝶鞍综合征最常见的两种症状。2%～32% 的患者存在促性腺激素缺乏，而促肾上腺皮质激素、促甲状腺

答案：【案例】 1. B　2. D　3. ABCD

激素和抗利尿激素缺乏的发生率较低,各约为 1%。

第 4 问:对此患者应进行的处理为

A. 一般无症状的成年患者无需特殊处理

B. 应加强随访,监测垂体前叶功能、性激素水平

C. 手术治疗

D. 健康教育,告知患者规律作息,保持健康生活方式,适当增加户外活动,避免熬夜,保持愉快的心情

E. 监测甲状腺功能,定期复查甲状腺彩超

F. 补充糖皮质激素

【解析】空泡蝶鞍综合征不会改变预期寿命,通常是一种良性的情况。在激素缺乏或过多的情况下,激素替代治疗的效果决定预后。如无症状的成年患者,一般无需特殊处理,但由于理论上有发生空泡蝶鞍综合征的风险,如无临床指征,应在 24~36 个月后进行随访,以早期发现内分泌紊乱或眼科改变。患者有甲状腺癌手术史,术后应定期监测甲状腺功能,复查甲状腺彩超。

答案:　4. ABDE

第六章 垂体性矮小症

一、单选题

1. GHD 与 ISS 的鉴别主要根据是
   A. 基因筛查
   B. 只是身材矮小，没有生长速度缓慢和骨龄落后及内分泌激素异常
   C. 智力降低
   D. 是否同时有多垂体功能异常
   E. 甲状腺功能减退

2. 患儿男，3 岁。出生时因产位异常母亲接受剖宫产手术分娩，分娩后婴儿有一过性低血糖。最近体检发现身高低于同性别同年龄小孩。儿童身高**低于**多少才应怀疑 GHD 要进行筛查
   A. 同性别、同年龄儿童平均身高的 -2.5SD
   B. 同性别、同年龄儿童平均身高的 -3.0SD
   C. 同性别、同年龄儿童平均身高的 -2.0SD
   D. 同性别、同年龄儿童平均身高的 -2.3SD
   E. 同性别、同年龄儿童平均身高的 -2.8SD

二、多选题

1. 可疑生长激素缺乏的临床表现是
   A. 身高矮于同性别同年龄正常人标准 -2SD
   B. 生长速度明显低于同性别、同年龄儿童生长速度

C. 骨龄明显落后
D. 智力低下，学习成绩差
E. IGF-1 低于参考范围
【解析】生长激素缺乏性侏儒症智力是不受影响的。

2. 生长速度在诊断 GHD 中非常关键，以下说法正确的是
   A. 2 岁前生长速度 >7cm/ 年
   B. 2～4 岁生长速度 >6.5cm/ 年
   C. 年龄 4～6 岁生长速度 >5cm/ 年
   D. 6 岁～青春期男生生长速度 >4.3cm/ 年
   E. 6 岁～青春期女生生长速度 >4.5cm/ 年
【解析】诊断生长速度缓慢的标准是：年龄 <2 岁，生长速度 <7cm/ 年；2～4 岁，生长速度 <5.5cm/ 年；4～6 岁，生长速度 <5cm/ 年；6 岁至青春期，男生生长速度 <4cm/ 年，女生生长速度 <4.5cm/ 年。按此标准阳性者需进一步筛查垂体性矮小症（GHD）。

三、共用题干单选题

（1～3 题共用题干）
患儿女，5 岁。出生时正常分娩，出生后发现有生长缓慢，骨龄延迟，符合 GHD 表现。

1. 确诊 GHD 前鉴别诊断**不需要**考虑的病因是
   A. Turner 综合征

答案： 1. B 2. C
　　　 1. ABCE 2. ACE
　　　 1. C

B. 慢性乳糜泻

C. 经常感冒抵抗力下降

D. 维生素 D 缺乏性软骨症

E. 甲状腺功能减退

【解析】诊断 GHD 前首先应排除如甲状腺功能减退症，慢性全身性代谢性疾病，Turner 综合征，和骨骼发育障碍性疾病，但一般感冒不在此列。

2. GHD 最重要的临床表现是

A. 个子矮小

B. 生长速度缓慢、骨龄延迟

C. 认知功能减退

D. 合并甲状腺功能减退

E. 垂体有占位病变

【解析】GHD 最关键的临床表现是与同性别、同年龄相比较，生长速度与骨龄明显落后。

3. 在拟诊 GHD 时，测 IGF-1 指标的优势是

A. 呈脉冲式分泌，高峰时测敏感性好

B. 与 GH 测定值完全一致

C. 测定值稳定性好，任何时间抽血均可

D. 不需要按同性别、同年龄比较

E. 是一种由肾脏分泌的促生长介质

【解析】IGF-1 是由肝脏分泌的促进生长的介质。IGF 血清半衰期为 12～16 小时，白天稳定性好。但在营养不足、生长激素不敏感性（GHI）、甲状腺功能减退、糖尿病、肾衰竭和癌症时测定值会偏低。

（4～6 题共用题干）

患儿男，6 岁。父亲身高 1.7m，母亲身高 1.55m，与同年龄、同性别儿童相比身高为 -2SD，生长速度小于 4cm/ 年，否认有智力障碍、睡眠正常，否认有营养代谢性疾病、否认有慢性肠道疾病与骨骼疾病。

4. 如确诊为 GHD，需要进一步做的检查是

A. 甲状腺功能测定、IGF-1 测定、IGFBP-3 测定、垂体 MRI，必要时做 GH 兴奋试验

B. 微量元素测定、甲状腺功能测定、IGF-1 测定、垂体 MRI

C. GH 兴奋试验、肾上腺皮质功能测定、生长激素测定、IGF-1 测定、IGFBP-3 测定、铜蓝蛋白测定

D. IGF-1 测定、IGFBP-3 测定、垂体 MRI、催乳素、血羟基丁酸测定

E. GH 兴奋试验、IGF-1 测定、IGFBP-3 测定、*PIT-1* 基因筛查

5. 实验室检查发现 GH 参考范围，但 IGF-1 很低，最需要**排除**的情况是

A. 可能有皮质功能减退

B. 糖尿病

C. 慢性肠道疾病

D. 生长激素受体不敏感综合征

E. 轻度营养不良

6. 生长激素受体不敏感综合征的治疗方法是

A. 大剂量生长激素皮下注射

B. 生长激素替代加上促性腺素治疗

C. 重组人 IGF-1 替代治疗

D. 生长激素替代加上甲状腺素替代

E. 目前尚无好的治疗手段

四、案例分析题

【案例 1】患儿男，12 岁。矮小，生长速度缓慢 5 年余。足月臀位出生，出生体重是 2 400g，身长 46cm，出生后 10 分钟 Apgar 评分 7 分。母乳喂养，8 个月出牙，1 岁会走路。6 岁较同龄儿童矮小，年生长速度不足 4cm。无第二性征发育，食欲尚可，体力一

答案：　2. B　3. C　4. A　5. D　6. C

般,无口干、多饮等症状,视力好。父母非近亲结婚,母亲身高为160cm,父亲身高为172cm。体检:矮小,前额略突出,圆脸,轻度向心性肥胖,无多血质,水牛背等,无骨骼异常,身高130cm(矮于同性别、同年龄平均值-2SD),血压110/65mmHg,心肺无殊,阴毛Ⅰ期,睾丸2ml。实验室检查:肝、肾功能正常,甲状腺功能正常。

第1问:为明确诊断最有价值的检查是

A. 骨龄评估

B. 垂体MRI

C. 胃肠镜检查

D. 动态生长激素测定

E. IGF-1、IGFBP-3测定

F. 24小时尿游离皮质醇测定

【解析】根据患者人体测量数据符合GHD,但要实验室证据需要做IGF-1、IGFBP-3测定。

第2问:患者IGF-1、IGFBP-3低于同性别同龄人参考值-2SD,垂体MRI没有发现有肿瘤,垂体后叶信号可见,皮质醇及甲状腺功能正常。为确诊,还需要做的检查是

A. 生长激素兴奋试验

B. 基因筛查

C. 核素扫描

D. PET-CT

E. 骨龄评估

F. 动态GH测定

【解析】患者因垂体没有明确病变,垂体其他激素没有明显缺乏。因此,要确诊GHD还需要做兴奋试验。

第3问:该患者应接受的药物治疗是

A. 十一酸睾酮

B. 促性腺激素释放激素拮抗剂

C. 绒毛膜促性腺激素

D. 优甲乐

E. 重组人生长激素

F. 氢化可的松

第4问:治疗过程中滴定剂量监测的最重要的指标是

A. 身高、体重

B. IGF-1水平

C. 甲状腺功能

D. 性激素水平

E. 骨骺端是否闭合

F. GH动态变化

【解析】使用人重组生长激素后使IGF-1调整到参考值范围的上半部分是最佳状态。

【案例2】患儿女,15岁。顺产,母乳喂养,营养良好。生长缓慢7年,月经没有来潮,第二性征不发育,染色体核型正常,生长速度明显减慢、身高矮于同龄人平均值-2.5SD,垂体MRI示垂体偏小,垂体后叶信号可见。

第1问:该患者在诊断GHD时最重要的筛查是

A. 垂体其他内分泌功能

B. 骨骼系统疾病

C. 消化系统疾病

D. 营养不良性疾病

E. 糖尿病

F. 肿瘤性疾病

第2问:该患者经检查同时有中枢性甲状腺功能减退。皮质功能正常,促性腺激素水平低下,性激素水平低下,该患者应该**不需要**做的检查是

A. 骨龄评估

B. 生长激素兴奋试验

C. 全套电解质测定

答案:【案例1】 1. E 2. A 3. E 4. B   【案例2】 1. A 2. B

D. 肝、肾功能

E. IGF-1、IIGFBP-3 测定

F. 营养状态评估

【解析】因为此患者垂体 MRI 示垂体小，同时有中枢性甲状腺功能与促性腺激素下降，所以应该不需要做生长激素兴奋试验。

第3问：针对该患者情况在启动生长激素治疗前应首先接受的治疗是

A. 应该先补钙

B. 应该先增加全身营养

C. 应该先调整甲状腺功能至正常

D. 应该补充多种维生素

E. 应该先行促性腺激素替代

F. 应该先行性激素替代

【解析】甲状腺功能减退会影响生长激素缺乏严重程度评估，所以应先行纠正甲状腺功能后再进行生长激素替代治疗。

第4问：重组生长激素替代治疗皮下注射时机最好在

A. 空腹早餐前

B. 早餐后或中餐前

C. 任意时间均可

D. 晚上睡前

E. 主餐后

F. 午睡时

【解析】因为生理性生长激素脉冲分泌与睡眠有关，进入深睡眠时生长激素脉冲高峰出现，所以建议生长激素替代治疗在睡前注射更佳。

答案： 3. C　4. D

第七章　巨人症与肢端肥大症

一、单选题

1. 肢端肥大症最常见的原因是
   A. 异位 GH 分泌瘤，如胰腺癌、肺癌
   B. GHRH 分泌瘤，如下丘脑错构瘤
   C. 垂体腺瘤
   D. 多内分泌腺瘤病 I 型
   E. 垂体 Rathke 囊肿

   【解析】肢端肥大症是由于生长激素过多分泌所造成，其中垂体性占 90%，以腺瘤为主（占垂体瘤的 25%～30%）；垂体外性少见，包含异位 GH 分泌瘤（如胰腺癌、肺癌），GHRH 分泌瘤（如下丘脑错构瘤、胰岛细胞瘤、支气管和肠道类癌等）。

2. 患者男，18 岁。从幼时起生长较同龄儿童高大，目前身高 192cm，14 岁至今无青春期启动，3 年前确诊为糖尿病，实验室检查示 GH 水平明显升高、LH、FSH、T 水平明显降低，垂体 MRI 示腺瘤，该患者最可能的诊断是
   A. 促性腺激素功能低下型性功能减退症
   B. 腺垂体功能减退症
   C. 巨人症
   D. DAX-1 基因缺陷所致的先天性肾上腺发育不良症
   E. 垂体催乳素瘤

   【解析】巨人症常始于幼年，生长较同龄儿童高大，持续长高直到性腺发育完全，骨骺闭合，身高可达 2m 或以上。若缺乏促性腺激素，性腺不发育，骨骺不闭合，生长激素可持续加速长高。血生长激素、IGF-1 增高，过多生长激素可拮抗胰岛素作用，在葡萄糖负荷后可呈糖耐量减低或糖尿病曲线，且升高的生长激素水平不为糖负荷所抑制。

二、多选题

1. 下列药物可用来治疗肢端肥大症的是
   A. 奥曲肽
   B. 兰瑞肽
   C. 米托坦
   D. 卡麦角林
   E. 培维索孟

   【解析】奥曲肽和兰瑞肽作为第一代生长激素受体配体、培维索孟作为基因工程重组生长激素受体拮抗剂、卡麦角林作为多巴胺受体激动剂，均为治疗肢端肥大症的药物。而米托坦则是肾上腺皮质癌的治疗药物。

2. 可表明肢端肥大症处于活动期的指标有
   A. 头痛症状明显
   B. 进行性视野缺损
   C. 血磷升高
   D. 基础 GH 水平明显升高
   E. IGF-1 升高

答案：　1. C　2. C
　　　　1. ABDE　2. ABCDE

【解析】肢端肥大症是一种缓慢进展的疾病，其实验室诊断主要标准为 GH 及 IGF-1 的升高。其次，可有头痛、视野缺损及视力下降等因瘤体占位所引起的体征和症状。同时，也可有因生长激素分泌过多所导致的心血管、代谢和骨骼关节肌肉的疾病。另外，肢端肥大症患者可存在血 1,25-$(OH)_2D_3$ 水平升高，而有肠道钙吸收增加和尿钙增加，肾小管重吸收磷增加导致高磷血症。因此，以上这些指标均可作为肢端肥大症的筛选和疾病活动性指标。

三、共用题干单选题

（1～2 题共用题干）

患者男，45 岁。因"唇肥厚、鞋码增大 3 年，伴乏力及性功能减退"就诊，既往糖尿病病史 6 年。

1. 该患者最可能的诊断是
   A. 肢端肥大症
   B. 促性腺激素功能低下型性功能减退症
   C. 垂体功能减退
   D. *DAX-1* 基因缺陷所致的先天性肾上腺发育不良症
   E. 原发性睾丸功能不全

【解析】肢端肥大症是由于生长激素分泌过多导致，临床表现取决于垂体瘤本身大小、发展速度、生长激素分泌情况以及对正常组织压迫的影响。该患者存在唇肥厚和鞋码增大的典型症状，且合并有促性腺激素分泌不足的表现，故考虑为肢端肥大症。

2. 为明确诊断需进一步完善相关检查，下列**不必要**的是
   A. GH
   B. IGF-1
   C. PRL、FSH/LH、TSH、ACTH
   D. 垂体 MRI

E. 降钙素

【解析】肢端肥大症通过典型面容、肢端肥大、内分泌代谢紊乱和影像学检查异常做出诊断。辅助检查包括血 GH 及 IGF-1 的升高，下丘脑垂体区 MRI 对诊断有较大帮助。为明确肢端肥大症患者是否还有腺垂体其他功能改变需要做整个垂体的功能检测，如 PRL、FSH/LH、TSH、ACTH 及相应靶腺功能测定。

（3～6 题共用题干）

患者男，38 岁。因"手脚粗大、增厚，声音变粗 5 年，伴乏力、毛发脱落及性功能减退"就诊，身高 177cm。

3. 假设该患者的实验室检查示：GH 12.83ng/ml，IGF-1 1 335ng/ml，ACTH 27.97pg/ml，LH 0.21mIU/ml，FSH 0.39mIU/ml，T 0.12ng/ml，TSH 2.35μIU/ml，PRL 23.14ng/ml。则该患者最可能的诊断是
   A. 垂体功能减退症
   B. 促性腺激素功能低下型性功能减退症
   C. *DAX-1* 基因缺陷所致的先天性肾上腺发育不良症
   D. 肢端肥大症
   E. 原发性睾丸功能减退

【解析】该患者实验室检查示 GH 及 IGF-1 显著升高，结合患者典型临床症状，肢端肥大症诊断不难得出，且该患者合并有垂体 - 性腺轴功能异常，考虑垂体正常组织受压所致。

4. 假设为明确诊断，对该患者进行高糖抑制试验（75g 葡萄糖负荷试验），其结果最符合肢端肥大症诊断的是
   A. GH 最低值 0.5ng/ml
   B. GH 最低值 0.1ng/ml
   C. GH 最低值 0.2ng/ml

答案： 1. A 2. E 3. D 4. D

　　D. GH 最低值 1.0ng/ml

　　E. GH 最低值 10.9ng/ml

【解析】75g 葡萄糖的 OGTT 试验被认为是诊断肢端肥大症的金标准，目前广泛使用的 OGTT 后的 GH 截断值是 1.0ng/ml。

5. 假设该患者进一步行垂体 MRI，检查结果示：垂体 1.2cm 腺瘤。此时，首选的治疗是

　　A. 手术治疗

　　B. 放射治疗

　　C. 化疗

　　D. 药物治疗

　　E. 临床观察

【解析】垂体生长激素瘤的主要治疗方式有 3 种，分别为手术治疗、放射治疗、药物治疗，其中手术治疗应作为首选。

6. 假设该患者行垂体瘤切除术后 3 个月，临床症状无明显缓解。垂体 MRI 复查肿瘤残留甚少，但血中 GH 值为 12ng/ml。此时，宜采用的治疗是

　　A. 经蝶手术

　　B. 开颅手术

　　C. 放射治疗

　　D. 药物治疗

　　E. 临床观察

【解析】在肢端肥大症的治疗方法中，目前手术治疗排在第一位，药物治疗排在第二位，放射治疗排在第三位。该患者已行手术，但肿瘤有残余，若再次手术效果欠佳，且易导致垂体前叶功能减退，故不建议使用，可考虑使用药物治疗。

四、案例分析题

【案例 1】患者男，43 岁。因"反复头痛伴视力下降 2 年，加重 10 天"入院。患者近 2 年常有头痛，视力逐步变差，买鞋时脚码较前增大一码，家属代诉患者声音变得低沉，皮肤变得粗糙，鼻头增宽，下颌增大前突。实验室检查：GH 28.83ng/ml，IGF-1 2 338ng/ml，ACTH 25.67pg/ml，LH 0.18mIU/ml，FSH 0.49mIU/ml，T 0.11ng/ml，TSH 2.75μIU/ml，PRL 20.14ng/ml。垂体 MRI：28mm×19mm×16mm 占位，包裹右侧海绵窦 2/3 以上。

第 1 问：该患者首先考虑的疾病是

　　A. GH 瘤

　　B. ACTH 瘤

　　C. TSH 瘤

　　D. LH/FSH 瘤

　　E. PRL 瘤

　　F. 混合瘤

【解析】该患者 GH 及 IGF-1 显著升高，垂体 TSH、ACTH、PRL 基本正常，LH/FSH 及靶腺功能均显著降低，结合症状和体征，以及垂体 MRI 表现，可考虑是垂体 GH 瘤。

第 2 问：该患者首选治疗方式是

　　A. 放射治疗

　　B. 手术治疗

　　C. 溴隐亭或卡麦角林治疗

　　D. 奥曲肽治疗

　　E. 培维索孟治疗

　　F. 临床观察

【解析】该患者垂体 GH 大腺瘤诊断明确，且有压迫症状，并侵犯周围组织，目前首选治疗方式仍为手术治疗，若术后评估未缓解，可进一步考虑药物或放射治疗。

答案：　5. A　6. D
【案例 1】　1. A　2. B

第 3 问：该患者术后 3 个月复查，GH 及 IGF-1 仍高于参考范围，垂体 MRI 示肿瘤有残余，下一步考虑药物治疗，以下**不能**用于治疗肢端肥大症的是

A. 长效奥曲肽

B. 兰瑞肽

C. 长效帕瑞肽

D. 培维索孟

E. 卡麦角林

F. 溴隐亭

G. 米托坦

【解析】奥曲肽、兰瑞肽、帕瑞肽作为生长激素受体配体、培维索孟作为基因工程重组生长激素受体拮抗剂、卡麦角林、溴隐亭作为多巴胺受体激动剂均为可用于治疗肢端肥大症的药物。而米托坦则作为肾上腺皮质癌的治疗药物。

第 4 问：在使用了兰瑞肽后患者发生了副反应，下列副反应可能出现

A. 恶心

B. 呕吐

C. 腹泻

D. 便秘

E. 胆汁淤积

F. 心动过缓

G. 胃出血

【解析】在使用生长激素受体配体类药物兰瑞肽后可能会发生恶心、呕吐、腹泻、便秘、腹痛、胆汁淤积、腹胀、心动过缓、疲劳、头痛、脱发、低血糖等副作用。

【案例2】患者女，37 岁。因"发现血糖升高 2 年，偶然发现垂体微腺瘤 1 个月"入院。患者 2 年前体检发现血糖升高，进一步行 OGTT 检查确诊为糖尿病，1 个月前因偶发头晕行头颅 MRI 示鞍区异常信号，进一步行垂体 MRI 示垂体微腺瘤可能。

第 1 问：为明确微腺瘤性质，以下激素水平检测**非必须**的是

A. GH

B. ACTH

C. 17-OHP

D. PRL

E. LH/FSH

F. TSH

【解析】该患者为偶发垂体微腺瘤，因此需明确肿瘤有无内分泌功能，则需完善垂体激素水平，如 GH、ACTH、PRL、LH/FSH、TSH 以及靶腺激素水平的测定，如皮质醇、T_3/T_4、E_2 等。而 17-OHP 为先天性肾上腺皮质功能减退症诊断及鉴别诊断的指标。

第 2 问：该患者 GH 10.8ng/ml，IGF-1 831ng/ml，高糖抑制试验 GH 未能被抑制到 1rg/ml 以下，考虑肢端肥大症，以下关于肢端肥大症的描述**不正确**的是

A. 既有生长激素分泌增加，又可有促性腺激素、促甲状腺激素、促肾上腺皮质激素分泌不足

B. 可伴有催乳素分泌增加

C. 葡萄糖负荷后可呈糖耐量减低或糖尿病曲线

D. 可有 1, 25-$(OH)_2D_3$ 水平升高，引起肠道钙吸收增加和尿结石增加

E. 肠道可有息肉样增生表现

F. 常见的原因为异位 GH 分泌

G. 可并发心血管疾病

【解析】肢端肥大症是一种缓慢进展的疾病，其实验室诊断主要标准为 GH 及 IGF-1 的升高。其次，可有头痛、视野缺损及视力下降等因瘤体占位所引起的体征和症状，并导致垂体其他激素水平低下。同时，也可有因生长激素分泌过多所导致的心

答案： 3. G　4. ABCDEF　【案例2】1 C　2. F

血管、胃肠道和骨骼关节肌肉的疾病。另外,肢端肥大症患者可存在血 $1,25-(OH)_2D_3$ 水平升高,而有肠道钙吸收增加和尿钙增加,肾小管重吸收磷增加导致高磷血症。从病因角度来分析,肢端肥大症以垂体性腺瘤为主,垂体外性少见。

第3问:该患者垂体 GH 微腺瘤诊断明确,首要治疗方式是

    A. 放射治疗

    B. 多巴胺受体激动剂

    C. 生长激素受体配体

    D. 生长激素受体拮抗剂

    E. 观察

    F. 经蝶鞍手术治疗

    G. 开颅手术治疗

【解析】临床上治疗生长激素瘤,一是解决占位性疾病引起的体征和症状,如头痛、视力改变;二是生长激素分泌转为正常,尽可能保存垂体功能。主要治疗措施有3种,手术、放疗、药物,手术应作为首选治疗。该患者垂体瘤较小,经蝶窦显微外科操作下,可直接看到肿瘤组织,并避开视交叉和视神经,将肿瘤完全切除,并避免触碰到垂体正常组织,导致术后垂体功能减退发生。

第4问:该患者行经蝶鞍手术治疗后3个月复查,以下指标反映患者预后良好的是

    A. 随机 GH<2.5ng/ml

    B. 葡萄糖负荷后 GH<1ng/ml

    C. 垂体 MRI 示肿瘤无残余

    D. OGTT 结果显示患者血糖恢复正常

    E. IGF-1 仍超过 800ng/ml

    F. 患者出现乏力、食欲缺乏、毛发脱落、闭经等症状

【解析】评估 GH 瘤患者是否治愈需考虑4方面内容,首先,临床症状是否缓解,该患者有糖尿病病史,经手术治疗 GH 微腺瘤后糖代谢恢复正常;其次,影像学无肿瘤残余;第三,GH 及 IGF-1 降低并恢复正常,糖负荷后 GH 能被显著抑制;第四,无继发性垂体功能减退发生。

答案: 3. F 4. ABCD

第八章　催乳素细胞腺瘤

一、单选题

1. 能够抑制催乳素分泌的是
   A. 多巴胺
   B. 促甲状腺激素释放激素
   C. 促性腺激素释放激素
   D. 雌激素
   E. 孕激素

   【解析】下丘脑弓状核结节漏斗多巴胺系统合成分泌多巴胺，经轴突达正中隆起，由垂体门脉系统输送到垂体前叶催乳素细胞，结合 D_2 受体，抑制催乳素的合成与分泌，是最主要的生理性催乳素抑制因子。

2. 患者女，25 岁。闭经 3 个月，伴有双侧乳腺泌乳，测定血催乳素为 300ng/ml。最可能的诊断为
   A. 垂体无功能肿瘤压迫垂体柄
   B. 原发性甲状腺功能减退症
   C. 多囊卵巢综合征
   D. 垂体催乳素瘤
   E. 胸壁外伤

   【解析】催乳素（PRL）>250ng/ml 常表明存在催乳素瘤，其他备选答案提示的情况虽有催乳素升高，但是罕有达到 250ng/ml 以上。

二、多选题

1. 引起高催乳素血症的生理原因有

   A. 妊娠
   B. 哺乳
   C. 运动
   D. 睡眠
   E. 应激状态

   【解析】引起催乳素升高的生理性因素包括妊娠、哺乳、应激、运动、睡眠等。

2. 催乳素瘤的临床表现有
   A. 女性月经稀发或闭经
   B. 男性性功能减退或不育
   C. 泌乳
   D. 垂体前叶功能减退
   E. 性早熟

   【解析】高催乳素血症可致性腺功能减退，若青春期前起病，可表现为原发性性腺功能减退，女孩原发性闭经，男孩无青春期发育。育龄期女性可表现为月经稀发或闭经，引起不孕。男性患者雄激素水平下降可导致性欲减退、阳痿、不育等。高催乳素血症还可以导致自发或者触发的泌乳。由于垂体催乳素大腺瘤压迫正常垂体组织还可引起其他垂体前叶功能受损表现。

三、共用题干单选题

（1～2 题共用题干）

患者女，42 岁。闭经 2 年，近 8 个月伴有双侧乳腺泌乳。查体发现腋毛、阴毛脱

答案：　1. A　2. D
　　　　1. ABCDE　2. ABCD

落,蝶鞍区核磁共振增强扫描提示垂体左侧占位,大小为 1.1cm×1.0cm,垂体柄稍右偏,无视交叉受压。测定血催乳素为 320ng/ml。

1. 下面诊断最可能的是
   A. 垂体无功能性腺瘤
   B. 垂体催乳素瘤
   C. 垂体增生
   D. 垂体 Rathke 囊肿
   E. 多囊卵巢综合征
   【解析】该患者有闭经、腋毛和阴毛脱落等性腺功能减退的表现,伴有双侧乳腺泌乳,测定血催乳素水平超过 250ng/ml,提示严重高催乳素血症,同时核磁共振发现垂体占位,强烈提示患者为垂体催乳素瘤可能。

2. 该患者首选的治疗方案是
   A. 使用多巴胺激动剂
   B. 开颅垂体肿瘤切除手术
   C. 经蝶垂体肿瘤切除手术
   D. 建立人工周期
   E. 暂观察,不用药
   【解析】患者为育龄期女性,国内外指南均推荐首选使用多巴胺激动剂来降低催乳素水平,控制垂体瘤体积,恢复患者的性腺功能。

（3～6 题共用题干）

患者男,45 岁,农民。性功能下降、乏力 8 年。检查示: LH 1.2IU/L(参考值为 1.7～8.6IU/L)、FSH 2.1IU/L(参考值为 1.5～12.1IU/L)、T 2.45ng/ml(参考值为 2.5～9.08ng/ml)、PRL 789ng/ml(参考值为 4.6～21.4ng/ml)、TSH 5.89mU/L(参考值为 0.27～4.2mU/L)、FT$_4$ 9.68pmol/L(参考值为 12～22pmol/L)。主诊断为甲状腺功能减退症。

3. 此患者给予优甲乐 50μg/ 次,1 次 /d,口服,治疗 1 个月后症状无明显好转,其原因为
   A. 主诊断不正确

B. 使用优甲乐剂量不够
C. 使用优甲乐疗程不够
D. 未合并使用十一酸睾酮
E. 未使用泼尼松
【解析】病历资料提示患者 FT$_4$ 降低时,TSH 仅轻度升高,故并非原发性甲状腺功能减退,且伴有严重高催乳素血症,要考虑垂体催乳素瘤所致性腺功能减退及中枢性甲状腺功能减退,该患者经口服优甲乐效差,其原因是主诊断有误。

4. 根据题干所提供的线索,该患者可能的病因为
   A. 原发性甲状腺功能减退
   B. 雄激素缺乏
   C. 垂体催乳素瘤
   D. 垂体生长激素瘤
   E. 低 T$_4$ 综合征
   【解析】患者有性功能减退,血催乳素明显升高超过 250ng/ml,从病历资料反映该患者可能的病因为垂体催乳素瘤,且伴有垂体前叶压迫所致中枢性甲状腺功能减退。

5. 检查方面最应补充的是
   A. 蝶鞍区增强核磁共振
   B. 检测脱氢表雄酮
   C. 检测雌二醇
   D. 检测孕激素
   E. 检测反 T$_3$
   【解析】患者拟诊垂体催乳素瘤,检查方面最应补充蝶鞍区增强核磁共振。

6. 假设此患者核磁共振检查提示为垂体肿瘤,拟治疗,根据病情应首选
   A. 补充十一酸睾酮
   B. 开颅垂体肿瘤切除手术
   C. 经蝶垂体肿瘤切除手术

答案: 1. B 2. A 3. A 4. C 5. A 6. D

D. 应用多巴胺激动剂

E. 增加优甲乐剂量

【解析】根据患者病情，要考虑诊断垂体催乳素瘤，推荐首选多巴胺激动剂来降低催乳素水平，控制垂体瘤体积，恢复患者的性腺功能，同时由于合并存在中枢性甲状腺功能减退症，需适当补充优甲乐。

四、案例分析题

【案例 1】患者男，18 岁。因性发育迟缓，视力下降就诊。门诊检查 LH 0.4IU/L（参考值为 1.7～8.6IU/L）、FSH 0.6IU/L（参考值为 1.5～12.1IU/L）、T 0.45ng/ml（参考值为 2.5～9.08ng/ml）、PRL 580ng/ml（参考值为 4.6～21.4ng/ml）。

第 1 问：该患者下一步应进行的检查是

A. ACTH

B. 皮质醇

C. 双眼视野

D. TSH

E. FT₄

F. 蝶鞍区增强核磁共振

【解析】该患者 18 岁，性发育迟缓，初步检查提示中枢性性腺功能减退，严重高催乳素血症 PRL 超过 250ng/ml，高度怀疑垂体催乳素瘤，伴有视力下降，下一步应完成视野检查及蝶鞍区增强核磁共振，评估肿瘤大小，有无视交叉受压。完善 ACTH、皮质醇、TSH、FT₄ 评估有无合并垂体前叶功能减退。

第 2 问：蝶鞍区增强核磁共振提示垂体占位，大小为 3.6cm×2.8cm，结合患者病史，对该患者要首先考虑的疾病是

A. 生殖细胞瘤

B. 垂体无功能性肿瘤

C. 垂体催乳素瘤

D. 颅咽管瘤

E. 淋巴细胞性垂体炎

F. 垂体脓肿

【解析】根据患者性发育迟缓病史、催乳素水平明显升高及影像学表现，考虑为垂体催乳素瘤。

第 3 问：关于性发育迟缓，描述正确的是

A. 严重高催乳素血症和肿瘤压迫所致

B. 主要口服十一酸睾酮治疗

C. 要尽快切除肿瘤改善性发育

D. 首先给予绒毛膜促性腺激素治疗

E. 由于可能伴有生长激素缺乏，应首先补充生长激素

F. 肌内注射十一酸睾酮治疗

【解析】患者严重高催乳素血症，抑制性腺轴功能，同时垂体肿瘤压迫，可能合并垂体前叶功能减退。通过使用多巴胺激动剂降低催乳素水平，缩小肿瘤，可改善性发育迟缓。

第 4 问：若最终患者确诊为垂体催乳素瘤，下一步应采取的治疗有

A. 定期随诊

B. 开颅垂体肿瘤切除手术

C. γ 刀治疗

D. 全脑放疗

E. 雄激素替代治疗

F. 多巴胺激动剂治疗

G. 手术＋术后放疗

【解析】国内外指南均推荐使用多巴胺激动剂来降低催乳素水平，控制垂体瘤体积，恢复患者的性腺功能。

【案例 2】患者女，24 岁。因闭经就诊，普通核磁共振检查发现垂体可疑占位。3 年前有甲状腺功能亢进病史，在院外行 ¹³¹I 治疗。

答案：【案例 1】 1. ABCDEF 2. C 3. A 4. F

第1问：该患者下一步应进行的检查是

　　A. 检测 TSH

　　B. 检测 FT_3、FT_4

　　C. 检测 LH、FSH、

　　D. 检测 E_2、P

　　E. 蝶鞍区增强核磁共振

　　F. 检测 PRL

　　G. 甲状腺彩超

【解析】根据患者有甲状腺功能亢进病史，在院外曾行 ^{131}I 治疗，应完成 TSH、FT_3、FT_4 检查，以排除 ^{131}I 治疗所致甲状腺功能减退。由于患者闭经，应完成 LH、FSH、E_2、P、PRL 检测。院外检查提示可疑垂体占位，应完善蝶鞍区增强核磁共振进一步了解占位性质及其强化方式。

第2问：蝶鞍区增强核磁共振结果提示不排除垂体增生可能，结合患者病史，对该患者要首先考虑的疾病是

　　A. 垂体催乳素瘤

　　B. 原发性甲状腺功能减退症

　　C. 垂体无功能性肿瘤

　　D. 颅咽管瘤

　　E. 淋巴细胞性垂体炎

　　F. 垂体转移瘤

【解析】根据患者甲状腺功能亢进行 ^{131}I 治疗病史及影像学表现，考虑为原发性甲状腺功能减退症。

第3问：关于原发性甲状腺功能减退症所致高催乳素血症，描述正确的是

　　A. 使用优甲乐治疗导致高催乳素血症

　　B. 原发性甲状腺功能减退症可致催乳素释放因子增多

　　C. 促甲状腺激素是催乳素释放因子

　　D. 甲状腺抗体造成高催乳素血症

　　E. 淋巴细胞性垂体炎导致高催乳素血症

　　F. 催乳素抑制因子减少

【解析】原发性甲状腺功能减退症可致催乳素释放因子增多，导致高催乳素血症，可通过左甲状腺素治疗减少促甲状腺激素释放激素而恢复催乳素水平。

第4问：最终患者确诊为甲状腺功能亢进，^{131}I 治疗后所致原发性甲状腺功能减退，下一步应采取的治疗有

　　A. 定期随诊

　　B. 手术治疗垂体增生

　　C. γ 刀治疗垂体增生

　　D. 全脑放疗

　　E. 甲状腺激素替代治疗

　　F. 溴隐亭治疗

　　G. 手术 + 术后放疗

【解析】原发性甲状腺功能减退需要补充甲状腺激素，经过甲状腺激素替代治疗后，催乳素下降，同时垂体增生逐渐好转。

答案：【案例2】　1. ABCDEF　2. B　3. B　4. E

第九章　促性腺激素功能低下型性腺功能减退症

一、单选题

1. 与促性腺激素功能低下型性腺功能减退症**不相关**的致病基因是
   A. *FGFR1*
   B. *KAL1*
   C. *SRD5A2*
   D. *PROKR2*
   E. *GnRHR*
   【解析】*SRD5A2* 基因是 5α- 还原酶缺乏症的致病基因。

2. 患者男，15 岁。青春期无男性第二性征发育，伴有嗅觉障碍。FSH 0.2U/L，LH 0.4U/L。诊断可能为
   A. 促性腺激素功能低下型性腺功能减退症
   B. 卡尔曼综合征
   C. 克尼格征
   D. 先天性肾上腺皮质增生
   E. 青春期发育延迟
   【解析】卡尔曼综合征除了促性腺激素功能低下外还有嗅觉障碍。

二、多选题

1. 促性腺激素功能低下型性腺功能减退症的主要表现包括

   A. 尿道下裂
   B. 小阴茎、隐睾
   C. 身材瘦长
   D. 闭经
   E. 无喉结、胡须
   【解析】男性患者出生时主要表现为小阴茎、隐睾，青春期无喉结、胡须等第二性征发育，由于患者缺乏雄激素，骨骺不能闭合，身材瘦长；女性患者青春期表现为无月经、乳房发育。

2. 中枢神经系统病变会导致促性腺激素功能低下型性腺功能减退症，主要包括的疾病是
   A. 空泡蝶鞍
   B. 头部外伤
   C. 颅咽管瘤
   D. 垂体瘤
   E. 朗格汉斯组织细胞病

三、共用题干单选题

（1～3 题共用题干）
患者男，18 岁。青春期无男性第二性征出现，8 年前有颅咽管瘤手术病史，术后行放疗，现口服泼尼松及优甲乐替代治疗。
1. 该患者的诊断考虑为
   A. Kallman 综合征

答案：　1. C　2. B
　　　　1. BCDE　2. ABCDE
　　　　1. C

B. 特发性促性腺激素功能低下型性腺功能减退症

C. 继发性促性腺激素功能低下型性腺功能减退症

D. 特发性性腺功能减退症

E. 继发性性腺功能减退症

【解析】颅咽管瘤术后导致继发性促性腺激素功能低下型性腺功能减退症。

2. 下面治疗最适合的是

A. 雄激素

B. hCG

C. hMG

D. GnRH

E. hCG+hMG

【解析】hCG 100～2 000U，每周 2～3 次，6 个月后加用 hMG 75U，每周 3 次诱导生精。

3. 该患者长期随访的检查项目包括

A. TSH、ACTH、LH、FSH

B. TSH、ACTH、睾酮

C. TSH、皮质醇、睾酮

D. FT$_3$、FT$_4$、皮质醇

E. FT$_3$、FT$_4$、皮质醇、睾酮

【解析】颅咽管瘤术后放疗损伤垂体，导致垂体分泌的激素缺失，应当监测甲状腺、肾上腺、性腺激素。

（4～7 题共用题干）

患者男，16 岁。青春期无喉结、胡须发育。查体：嗅觉正常，小阴茎，无阴毛、腋毛发育。实验室检查提示：FSH 0.1U/L，LH 0.2U/L。考虑为促性腺激素功能低下型性腺功能减退症。

4. 下面治疗最接近生理治疗的是

A. 雄激素

B. hCG

C. hMG

D. GnRH

E. hCG+hMG

【解析】GnRH 脉冲治疗可以模拟人体下丘脑激素的分泌。

5. 若采用 hCG+hMG 治疗常规剂量为

A. hCG 2 000U+hMG 75U b.i.w.

B. hCG 2 000U+hMG 25U b.i.w.

C. hCG 1 000U+hMG 25U b.i.w.

D. hCG 200U+hMG 75U b.i.w.

E. hCG 200U+hMG 25U b.i.w.

【解析】hCG 1 000～2 000U+hMG 75U b.i.w.。

6. 若患者进行基因检测，最常见的突变基因是

A. *GnRHR*

B. *FGFR1*

C. *KAL1*

D. *GnRH*

E. *DAX1*

【解析】*KAL1* 基因突变能解释 10%～20% 的 HH 病例。

7. 假设此患者合并身体矮小，骨龄为 15 岁，父亲第二性征发育时间较晚，GnRH 兴奋试验提示 FSH、LH 正常。需要考虑的疾病是

A. 垂体功能减退

B. 生长激素缺乏

C. 先天性肾上腺皮质增生

D. 体质性青春期发育延迟

E. 功能性促性腺激素缺乏

【解析】体质性青春期发育延迟是正常青春发育的变异类型，青春期发育启动时间晚于普通人群。

答案： 2. E 3. E 4. D 5. A 6. C 7. D

四、案例分析题

【案例1】患者女，16岁。青春期无乳房发育及月经来潮，伴有嗅觉异常，建议进一步检查。

第1问：患者下一步应进行的检查是

　　A. 检测FSH、LH、雌激素

　　B. 头颅CT

　　C. 骨龄评估

　　D. 妇科B超

　　E. 盆腔MRI

　　F. 剖腹探查

【解析】FSH、LH、雌激素检查可以明确垂体及卵巢分泌激素情况。

第2问：需要考虑的内分泌试验是

　　A. hCG兴奋试验

　　B. GnRH兴奋试验

　　C. ACTH兴奋试验

　　D. 盐水试验

　　E. 立卧位试验

　　F. Captopril试验

【解析】GnRH兴奋试验可以观察垂体FSH、LH的分泌情况。

第3问：若患者行垂体MRI会发现

　　A. 无显著异常

　　B. 嗅球发育不良

　　C. 垂体柄中断

　　D. 嗅沟发育不良

　　E. 垂体微腺瘤

　　F. 嗅束发育不良

　　G. 小脑发育不良

【解析】卡尔曼综合征患者可观察到嗅球嗅沟发育不良。

第4问：与促性腺激素功能低下型性腺功能减退相关的基因突变产生的影响包括

　　A. 影响FSH的生成

　　B. 影响GnRH的释放

　　C. 影响LH的生成

　　D. 影响GnRH的作用

　　E. 影响LH的释放

　　F. 影响GnRH神经元的移行

【解析】基因突变影响GnRH的释放和作用，GnRH神经元的移行均会导致促性腺激素功能低下型性腺功能减退。

【案例2】患者男，20岁。青春期无男性第二性征出现，查睾酮0.3ng/ml，近2年间断出现头痛。

第1问：为明确诊断，患者下一步应进行的检查是

　　A. 头颅MRI

　　B. 检测GH

　　C. 检测TSH

　　D. 检测FSH、LH

　　E. 检测PRL

　　F. 检测ACTH

【解析】FSH、LH、PRL、GH、TSH、ACTH检测可以明确垂体激素分泌情况，头颅MRI明确是否存在占位性病变。

第2问：若头颅MRI提示垂体占位性病变，最多见的为

　　A. FSH瘤

　　B. LH瘤

　　C. PRL瘤

　　D. ACTH瘤

　　E. TSH瘤

　　F. GH瘤

第3问：若检查PRL显著升高，需要继续补充与疾病诊断相关的病史包括

答案：【案例1】 1. A　2. B　3. BD　4. BDF　【案例2】 1. ABCDE　2. C　3. ABDE

A. 家族史

B. 头部外伤史

C. 出生后是否存在外生殖器异常

D. 嗅觉情况

E. 生长发育情况

F. 传染病史

【解析】家族史、头部外伤史、嗅觉情况、生长发育情况的询问有助于明确促性腺激素减低的病因。

第 4 问：若患者 FSH 及 LH 降低，TSH、GH 及 ACTH 正常，下一步治疗首先采取

A. 应用 GnRH

B. 应用 hCG+hMG

C. 应用溴隐亭

D. 应用优甲乐

E. 应用泼尼松

F. 手术治疗

【解析】溴隐亭治疗催乳素瘤。

第十章　甲状腺功能亢进症

一、单选题

1. 以下关于抗促甲状腺激素受体抗体(anti-TRAb)的描述**错误**的是
   - A. 主要包括抗甲状腺刺激抗体(anti-TS Ab)和抗甲状腺刺激阻断抗体(anti-TSB Ab)
   - B. 高碘饮食对抗 TR Ab 的测定有较大影响
   - C. 抗 TR Ab 一般不作为判断抗甲状腺药物治疗 Graves 病的疗效判定指标
   - D. 抗 TR Ab 在甲状腺功能正常的甲状腺相关性眼病的患者中可能升高
   - E. 抗 TR Ab 可能通过胎盘进入胎儿体内

   【解析】抗 TR Ab 为体内一种自身免疫性抗体,目前的检测方法中,高碘饮食以及含碘的造影剂等对于抗 TR Ab 的测定结果无明显影响。

2. 患者男,53 岁。甲状腺功能亢进症病史 8 年,整个治疗期间患者用药不规律,目前使用甲巯咪唑 10mg,q.d.。近半年来患者自觉双上臂和双侧大腿乏力,伴有抬肩、登楼梯以及蹲位时起立困难;查体发现双上臂和双侧大腿肌肉轻度萎缩。该患者目前症状产生最可能的原因是
   - A. 伴发重症肌无力
   - B. 甲巯咪唑的不良反应
   - C. 慢性甲状腺功能亢进性肌病
   - D. 伴发多发性肌炎
   - E. 伴发进行性肌营养不良

   【解析】该患者甲状腺功能亢进症病程长,平时用药不规律,甲状腺功能亢进治疗效果不佳,目前主要为近端肌肉的乏力、运动障碍以及肌肉萎缩,符合慢性甲状腺功能亢进性肌病的表现。

二、多选题

1. hCG 相关性甲状腺功能亢进可见于
   - A. 绒毛膜癌
   - B. 子宫颈癌
   - C. 正常妊娠
   - D. 葡萄胎
   - E. 侵蚀性葡萄胎

   【解析】hCG 相关性甲状腺功能亢进可见于能引起 hCG 升高的生理或病理情况下,如正常妊娠、绒毛膜癌、葡萄胎以及侵蚀性葡萄胎等,单纯子宫颈癌时,hCG 无升高,因此一般不会引起 hCG 相关性甲状腺功能亢进。

2. 在临床上,患者服用甲巯咪唑后可能出现的不良反应有
   - A. 肝功异常
   - B. 血管炎
   - C. 血小板增加

答案：　1. B　2. C
　　　　1. ACDE　2. ABDE

D. 粒细胞减少

E. 游走性关节痛

【解析】抗甲状腺药物常见的副作用主要包括过敏、肝功能异常、血白细胞／中性粒细胞减少或缺乏，ANCA 相关性血管炎及游走性关节痛相对较少见。抗甲状腺药物可能会引起血小板减少，而不是增加。

三、共用题干单选题

（1～2 题共用题干）

患者男，25 岁。晨起后突然出现双下肢无力，被送往急诊科。进一步询问病史，患者诉既往体健，2 个月前无明显诱因逐渐开始出现心悸伴体重下降。

1. 目前患者首先需要考虑进行的检查为

　　A. 血糖检查

　　B. 血气分析

　　C. 血常规

　　D. 血电解质检查

　　E. 心电图

【解析】患者为 25 岁男性，此次为发作性双下肢无力，无明显诱因。低血糖的可能性较小，血气分析和血常规检查帮助不大，患者无心脏病史，发作特点也不像心脏疾患。因此，该患者应进行血电解质检查，排除有无发作性低钾血症。

2. 下列检查中，对于进一步明确该患者的病因最有帮助的是

　　A. 下肢肌电图

　　B. 双下肢血管彩超

　　C. 甲状腺功能检查

　　D. 头颅 CT

　　E. 心脏彩超

【解析】根据患者既往曾出现不明原因的心悸伴体重下降，结合患者年龄以及发作性的双下肢无力，应进一步进行甲状腺功能检查，以排除甲状腺功能亢进以及相关的低钾性周期性麻痹。

（3～6 题共用题干）

患者女，35 岁。近半年来无明显诱因出现心悸、多汗及体重下降，查体：全身皮肤潮湿，心律齐，心率 108 次／min，双小腿下段前部可见棕红色不规则片状结节，表面不平，质地硬。

3. 该患者最可能的诊断为

　　A. 糖尿病

　　B. 亚急性甲状腺炎

　　C. 桥本甲状腺炎

　　D. 毒性弥漫性甲状腺肿

　　E. 无痛性甲状腺炎

【解析】根据患者症状和体征，患者目前存在甲状腺毒症的可能，双小腿处病变考虑胫前黏液性水肿的可能性大，而这是 Graves 病（毒性弥漫性甲状腺肿）相对特异性的体征，因此该患者最可能的诊断是毒性弥漫性甲状腺肿。

4. 若该患者目前正准备妊娠，则最合理的治疗方案为

　　A. 甲巯咪唑治疗

　　B. 丙硫氧嘧啶治疗

　　C. β 受体拮抗剂治疗

　　D. 放射性碘治疗

　　E. 手术治疗

【解析】根据相关研究结果，妊娠期丙硫氧嘧啶对胎儿的影响较少或较轻，目前国内外指南推荐甲状腺功能亢进患者在备孕或妊娠早期确需抗甲状腺药物治疗时，首选丙硫氧嘧啶；放射性碘治疗在妊娠期禁用，并且在治疗半年内禁止妊娠。

答案：　1. D　2. C　3. D　4. B

5. 若该患者使用药物治疗 3 周时，无明显诱因出现咽痛、高热，对症治疗效果不佳，未明确原因。最需要进行的辅助检查为
   A. 甲状腺彩超
   B. 肝功能检查
   C. 血电解质检查
   D. 血培养
   E. 血常规

【解析】患者使用抗甲状腺药物后出现不明原因的咽痛、高热，且治疗效果不佳，则应怀疑是否为抗甲状腺药物引起的白细胞／粒细胞减少或缺乏，所以首先应查血常规。

6. 若该患者药物治疗 3 个月时出现关节反复疼痛及多发皮疹、皮肤溃疡。为明确原因，最需要进行的辅助检查为
   A. 抗核抗体
   B. 抗中性粒细胞胞浆抗体
   C. 抗心磷脂抗体
   D. 抗双链脱氧核糖核酸抗体
   E. 类风湿因子

【解析】根据患者目前症状描述，考虑可能为抗甲状腺药物较为罕见的副作用 - 抗中性粒细胞胞浆抗体（ANCA）相关性血管炎可能，因此最应该检查血抗中性粒细胞胞浆抗体。

四、案例分析题

【案例 1】患者女，28 岁。既往体健，现妊娠 8 周，5 天前患者开始逐步出现食欲缺乏，伴有反复恶心、呕吐、心悸、多汗及大便次数增多等症状，查体：心率 106 次 /min，皮肤潮湿，甲状腺Ⅰ度肿大，质软，无压痛，未扪及结节。

第 1 问：为明确诊断，患者最需要进一步进行的检查有
   A. 血 hCG 检测
   B. 血孕酮检测
   C. 心电图
   D. 心脏彩超
   E. 甲状腺功能检测
   F. 粪便常规
   G. 尿常规
   H. 甲状腺彩超
   I. 血糖检测

【解析】该题目要求的是目前最需要进行的检查，根据患者目前的症状体征，患者的食欲不佳、恶心呕吐等症状可以用早孕反应解释，而早孕反应与血 hCG 水平相关；心悸、多汗及大便次数增多以及皮肤潮湿、甲状腺肿大的体征都应排除有无甲状腺激素水平升高的可能，因此应进行甲状腺功能检查，同时患者心率快，也应进一步排除心脏疾患，可以先行心电图检查初步评估。其余检查都不是目前立即需要完善的。

第 2 问：若患者实验室检查为：促甲状腺激素 0.006mU/L（参考值为 0.27～4.2mU/L），游离三碘甲状腺原氨酸 9.62pmol/L（参考值为 3.60～7.50pmol/L），游离甲状腺素 42.78pmol/L（参考值为 12.0～22.0pmol/L），则患者目前最恰当的诊断为
   A. 甲状腺功能亢进症
   B. 甲状腺毒症
   C. 桥本甲状腺炎
   D. 亚急性甲状腺炎
   E. 无痛性甲状腺炎
   F. 毒性弥漫性甲状腺肿

【解析】目前甲状腺功能检查提示游离三碘甲状腺原氨酸及游离甲状腺素升高，促

甲状腺激素降低,尚未明确甲状腺功能异常的原因,因此,目前暂时只能诊断为甲状腺毒症。

第3问:为进一步明确第2问中检查结果异常的原因,需进行的下一步检查为

A. 甲状腺球蛋白

B. 抗甲状腺球蛋白抗体

C. 抗甲状腺过氧化物酶抗体

D. 抗促甲状腺素受体抗体

E. 甲状腺吸碘功能

F. 反三碘甲状腺原氨酸

【解析】为进一步明确甲状腺毒症的原因,甲状腺球蛋白的检查可以排除有无甲状腺滤泡破坏,如亚急性甲状腺炎;抗甲状腺球蛋白抗体及抗甲状腺过氧化物酶抗体检查可排除有无慢性淋巴细胞性甲状腺炎(甲状腺毒症期),抗促甲状腺素受体抗体检查可初步排除 Graves 病的可能,反三碘甲状腺原氨酸检查意义不大,妊娠期禁止行甲状腺吸碘功能检查。

第4问:若患者第3问中的检查正常,则该患者最可能的诊断为

A. 甲状腺功能亢进症

B. 桥本甲状腺炎

C. 妊娠一过性甲状腺毒症

D. 亚急性甲状腺炎

E. 无痛性甲状腺炎

F. 毒性弥漫性甲状腺肿

【解析】若该患者检查甲状腺球蛋白、抗甲状腺球蛋白抗体、抗甲状腺过氧化物酶抗体和促甲状腺素受体抗体正常,则可初步排除甲状腺滤泡破坏(亚急性甲状腺炎)、慢性淋巴细胞性甲状腺炎(甲状腺毒症期)和 Graves 病的可能,根据患者目前情况,妊娠一过性甲状腺毒症的可能性较大。

第5问:目前该患者的处理方式为

A. 严格低碘饮食

B. 在妊娠许可的范围内对症处理

C. 用甲巯咪唑治疗

D. 用丙硫氧嘧啶治疗

E. 放射性碘治疗

F. 手术治疗

G. 每1~2周复查甲状腺功能指标

【解析】对于妊娠一过性甲状腺毒症一般无特殊处理,若患者甲状腺毒症引起的症状比较明显,可在妊娠许可的范围内进行对症处理,同时应监测甲状腺功能变化。一般不需要抗甲状腺药物治疗及手术治疗,放射性碘治疗在妊娠期间是禁止的。

【案例2】患者女,49 岁。5 天前患者于地里做农活后淋雨,出现明显心悸、大汗,当夜开始出现发热,最高体温 39.5℃,随后开始出现咳嗽,咳少量黄痰,并伴有腹泻、恶心、呕吐,立即于当地乡镇医院就诊,考虑"感冒、急性胃肠炎",给予输液治疗(具体药物及剂量不详)后,体温稍有下降,但仍有反复上升,体温波动于 37.8℃~40℃,恶心、呕吐及腹泻症状缓解不明显,患者逐渐反复出现神志烦躁不安。10 小时前患者开始出现嗜睡,急诊入院。追问病史,家属代诉患者近半年来出现明显体重下降(共下降约 10kg),伴心慌及出汗增多,未予就诊。

第1问:目前该患者需要的紧急处置,合理的是

A. 密切监测生命体征

B. 尽快完善辅助检查

C. 立即快速给予大量生理盐水扩容

D. 对症处理患者高热情况

E. 在所有辅助检查进行前,可立即使用抗生素

答案: 3. ABCD 4. C 5. BG 【案例2】1. ABDFGH

F. 保持呼吸道通畅

G. 安置胃管

H. 积极与患者家属进行病情沟通

【解析】该患者病情危重，应密切监测并立即采取措施维持生命体征，积极补液、保持呼吸道畅通、对症处理高热；患者神志不清，可安置胃管，同时积极与患者家属沟通交代病情。患者补液应以葡萄糖盐水为主，同时补充血容量及热量，应根据患者心功能情况决定补液量和速度，不能一味追求大量和快速，患者目前可能存在感染，需要抗生素治疗，但应该在使用抗生素前立即抽血做血培养及药敏试验。

第2问：目前该患者急需进行的辅助检查有

A. 血常规

B. 尿常规

C. 粪便常规

D. 肝功能、肾功能及血电解质

E. 心肌酶学及脑利钠肽

F. 体液免疫学指标

G. 血培养

H. 甲状腺功能

I. 心脏彩超

J. 胸部 CT

K. 头颅 CT

【解析】根据患者病史及目前症状和体征，目前可能存在肺部感染，因此应立即查血常规及胸部 CT 予以明确，同时应在抗感染治疗前留取血标本查血培养；患者目前病情危重，并有恶心、呕吐及腹泻等情况，应查粪便常规了解有无肠道病变，并了解患者肝功能、肾功能及血电解质情况；患者目前心悸明显，应立即查心肌酶学及脑利钠肽排除心肌损伤和心衰等；患者目前嗜睡状态，应查头颅 CT 排除颅内疾患；患者近半年来体重下降、心慌及多汗，应查甲状腺功能，排除有无甲状腺功能亢进。

[提示]查体发现：患者嗜睡，肺部叩诊呈浊音，听诊双肺可闻及大量湿啰音，心律齐，心率 156 次 /min，腹软，无压痛及反跳痛，肠鸣音明显活跃，病理征阴性；部分检查结果如下：白细胞计数 $13.24×10^9$/L，中性粒细胞计数 $11.6×10^9$/L，促甲状腺激素 <0.005mU/L，游离三碘甲状腺原氨酸 31.38pmol/L，游离甲状腺素 >100pmol/L，血钾 3.05mmol/L，血钠 130mmol/L。

第3问：根据上述线索，目前患者最可能的诊断包括

A. 病毒性脑炎

B. 化脓性脑膜炎

C. 肺炎

D. 急性肠炎

E. 甲状腺功能亢进症

F. 甲状腺危象

G. 脑卒中

H. 亚急性甲状腺炎

【解析】根据患者查体中发现的肺部体征以及血常规结果，患者患有肺炎的可能性很大；甲状腺功能检查的结果提示存在甲状腺功能亢进症，并且根据患者病史和目前的临床症状和体征，该患者可以诊断甲状腺危象。其他选项的诊断目前没有依据。

第4问：根据提示信息，该患者的最恰当的急救治疗包括

A. 立即给予氢化可的松 100mg，静脉滴注

B. 处理电解质紊乱

C. 甲巯咪唑 30mg，口服或管喂

D. 抽取血培养后，立即给予经验性抗生素治疗

答案：　2. ACDEGHJK　3. CEF　4. ABDEFGHI

E. 丙硫氧嘧啶 600mg，口服或管喂

F. 给予质子泵抑制剂治疗

G. 卢戈氏碘液

H. 必要时可行血液透析或血浆置换治疗

I. 普萘洛尔 20mg，每天 3 次

J. 应尽快行放射性碘治疗

【解析】该患者主要为甲状腺危象和肺部感染的治疗。在该患者中，大剂量抗甲状腺药物治疗首选起效快的丙硫氧嘧啶；放射性碘治疗后因甲状腺滤泡的破坏，短期内甲状腺激素会更高，可能会加重病情，而且放射性碘治疗前需要进行吸碘率检查，会延误甲状腺危象的急救，所以放射性碘治疗在目前情况下不合适。其余选项均为甲状腺危象恰当的处理方式。

【案例 3】患者女，65 岁，农民。10 年前开始逐渐出现心悸、多汗及体重下降，曾不规律口服药物治疗（具体不详），症状改善不明显。2 年前开始出现心累、气促及活动能力下降，伴食欲不佳。查体：患者双侧上睑挛缩，双侧眼球突出，活动可，颈静脉怒张，甲状腺 Ⅱ 度肿大，质韧，未扪及结节，双肺底可闻及中量湿啰音，心界扩大，听诊心律不齐，第一心音强弱不等，心尖区可闻及舒张期杂音，心率 114 次 /min，双下肢轻度凹陷性水肿。

第 1 问：该患者目前最可能的诊断有

A. 心力衰竭

B. 高血压性心脏病

C. 冠状动脉粥样硬化性心脏病

D. 先天性心脏病

E. 甲状腺功能亢进症

F. 甲状腺功能亢进性心脏病

G. 桥本甲状腺炎

H. 心房颤动

I. 肺炎

【解析】该患者有 10 年的心悸、多汗及体重下降的病史，查体发现双侧眼球突出及上睑挛缩，甲状腺 Ⅱ 度肿大，则甲状腺功能亢进症（Graves 病）的可能性较大；患者 2 年前开始出现心累、气促、活动能力下降，查体可见颈静脉怒张，双肺底闻及湿啰音，心界扩大、心律不齐、第一心音强弱不等以及心尖区舒张期杂音，因此该患者应该存在心力衰竭，并伴有房颤的可能。该患者老年女性，甲状腺功能亢进病史较长，目前患者的心脏疾患不排除与甲状腺功能亢进相关，因此，存在甲状腺功能亢进性心脏病的可能。其余诊断则没有依据。

第 2 问：为进一步明确诊断，该患者最应进行的相关辅助检查包括

A. 心脏彩超

B. 胸部 CT

C. 甲状腺功能检查

D. 冠状动脉 CT

E. 经皮穿刺冠状动脉造影

F. 心电图

G. 血常规

H. 心肌标志物检查

I. 脑利钠肽检查

【解析】心脏彩超可以进一步明确该患者心脏形态学及功能，排除部分器质性心脏病；胸部 CT 排除有无感染；甲状腺功能检查可以确定有无甲状腺功能亢进；患者从查体上看可能存在房颤，心电图可以进一步确诊；心肌标志物和脑利钠肽检查判断心肌有无损伤以及心功能情况。其余检查均非目前必需的。

第 3 问：补充病史：该患者 6 年前开始反复

答案：【案例 3】 1. AEFH 2. ABCFHI 3. AE

发生"扁桃体炎"，未予特殊治疗，后逐渐出现双侧膝关节、肘关节及踝关节等游走性疼痛，影像学检查提示二尖瓣狭窄。那么该患者心脏疾患最恰当的描述为

 A. 甲状腺功能亢进性心脏病

 B. 高血压性心脏病

 C. 冠状动脉粥样硬化性心脏病

 D. 先天性心脏病

 E. 风湿性心脏病

 F. 原发性心肌病

【解析】患者甲状腺功能亢进病史 10 年，通过前面的分析，患者的心脏疾患可能为甲状腺功能亢进所致。6 年前患者反复扁桃体炎后出现多关节（主要为大关节）游走性疼痛，可能存在风湿性关节炎，现影像学检查发现二尖瓣狭窄，则可能为风湿性心脏病的瓣膜病变。所以该患者的心脏疾患可能为甲状腺功能亢进和风湿热共同作用所致，因此甲状腺功能亢进性心脏病和风湿性心脏病可能共同存在。

第 4 问：关于目前该患者最合适的处理方式为

 A. 甲巯咪唑治疗

 B. 丙硫氧嘧啶治疗

 C. 放射性碘治疗

 D. 甲状腺手术治疗

 E. 心脏疾患需心脏专科医师处理

 F. 心脏疾患不需要心脏专科医师处理，待甲状腺疾患处理后可明显好转

【解析】该患者甲状腺功能亢进病史长，治疗不规律，目前已合并心脏病变，最合适的方案为放射性碘治疗尽快控制甲状腺功能亢进。而患者目前甲状腺功能亢进性心脏病和风湿性心脏病同时存在，除甲状腺功能亢进的治疗外，风湿性心脏病需要心脏专科医师处理。

答案： 4. CE

第十一章　甲状腺相关眼病

一、单选题

1. 以下说法正确的是
   A. Graves 眼病是继发于甲状腺功能亢进的眼部病变
   B. Graves 眼病的突眼程度随甲状腺疾病的加重而加重
   C. 活动期的 Graves 眼病可优先用放射性碘治疗
   D. 诊断 Graves 眼病应行眶部 CT 或 MRI 检查
   E. Graves 眼病多发于女性

   【解析】Graves 眼病（GO）男性多于女性，起病可急可缓，突眼程度与甲状腺功能亢进无明显关系。甲状腺功能亢进与 Graves 眼病发生顺序的关系是：43% 两者同时发生；44% 甲状腺功能亢进先于 GO 发生；5% 患者仅有明显突眼而无甲状腺功能亢进症状，T_3、T_4 在参考范围，称为甲状腺功能正常的 GO。诊断 GO 应行眶后 CT 或 MRI 检查，可见眼外肌肿胀增粗。放射性碘治疗不会引起新的眼病，但可能会加重活动性眼病，故甲状腺功能亢进合并浸润性突眼者应慎用放射性碘治疗。

2. 患者男，46 岁。1 年半前无明显诱因下出现消瘦多汗，伴怕热、脾气暴躁，体重下降，15 个月前无诱因出现双眼突出、刺痛，伴眼胀、畏光、流泪，不能闭合，双眼球结膜、眼睑水肿，无充血，无自觉性眼球后疼痛。该患者诊断可能为
   A. 非浸润性突眼
   B. 活动期甲状腺相关性眼病
   C. 非活动期甲状腺相关性眼病
   D. 甲状腺功能正常的 Graves 眼病
   E. 甲状腺功能亢进伴单纯性突眼

   【解析】Graves 眼病临床活动状态评估用 CAS 评分，评分项目为：①自发性球后疼痛；②尝试向上或向下注视时疼痛；③眼睑充血；④结膜充血；⑤泪阜水肿；⑥眼睑水肿；⑦结膜水肿。评分小于 3 分为非活动期。

二、多选题

1. 下列指标可用于 Graves 眼病的活动性评分的是
   A. 泪阜水肿
   B. 突眼程度>21cm
   C. 自觉眼球后疼痛
   D. 眼睑水肿
   E. 结膜水肿

   【解析】Graves 眼病临床活动状态评估用 CAS 评分，评分项目为：①自发性球后疼痛；②尝试向上或向下注视时疼痛；③眼睑充血；④结膜充血；⑤泪阜水肿；⑥眼睑水肿；⑦结膜水肿。

答案：　1. D　2. C
　　　　1. ACDE

2. 以下**不是**突眼体征的是

　　A. Dalrymple 征

　　B. Brudzinski 征

　　C. Joffroy 征

　　D. Gordon 征

　　E. Iasegue 征

【解析】 突眼体征有：①轻度突眼，突眼度一般在 18mm 以内；②眼裂增宽（Dalrymple 征）；③瞬目减少和凝视（Stellwag 征）；④上眼睑移动滞缓（von Graefe 征）；⑤眼睛向上看时，前额皮肤不能皱起（Joffroy 征）；⑥两眼看近物时，眼球内聚减退或不能视物（Mobius 征）。

三、共用题干单选题

（1～3 题共用题干）

患者男，57 岁。1 年前无明显诱因出现怕热、多汗、体重下降，诊断为甲状腺功能亢进症，规律服用甲巯咪唑治疗，症状缓解后自行停药。2 个月前出现双眼突出，畏光、流泪，无疼痛感，球结膜充血水肿，眼睑充血，偶有复视，无视力下降。考虑为甲状腺相关性眼病。

1. 根据 NOSPECS 分级法，该患者为

　　A. 2 级

　　B. 3 级

　　C. 4 级

　　D. 5 级

　　E. 6 级

【解析】NOSPECS 分级法标准如下。N（0 级）：无症状、体征；O（1 级）：只有体征，没有症状；S（2 级）：软组织受累；P（3 级）：眼球突出症；E（4 级）：眼外肌受累；C（5 级）：角膜受累；S（6 级）：视力丧失。

2. 为改善该患者眼部症状，可提出以下方法，**除外**

　　A. 局部人工泪液滴眼

　　B. 低盐，高枕卧位

　　C. 戒烟

　　D. 硒补充

　　E. 增大抗甲状腺药物的量控制甲状腺功能至低于正常的水平

【解析】临床常见促使突眼加重的因素有：①甲状腺功能亢进控制过快，抗甲状腺药物用量过大，又未合用甲状腺素。②甲状腺功能亢进控制过度，发生了甲状腺功能减退。③手术治疗或放射性核素治疗后，可能和甲状腺受损、抗原释放增多有关，发生甲状腺功能减退也可加重突眼。因此在治疗 GO 时，必须同时将甲状腺功能恢复正常，同时应注意避免发生甲状腺功能减退。

3. 若该患者使用糖皮质激素治疗后疗效不明显，可考虑的治疗**不包括**

　　A. 口服糖皮质激素联合眼眶放疗

　　B. 口服糖皮质激素联合环孢素治疗

　　C. 使用利妥昔单抗治疗

　　D. 若糖皮质激素累积剂量不超过 8g，继续进行第 2 疗程静脉注射糖皮质激素治疗

　　E. 加大静脉注射糖皮质激素的剂量至 8g 以上

【解析】虽然静脉注射糖皮质激素是中重度和活动性 GO 的一线治疗和一般有效治疗，但部分或不充分的反应或复发并不少见，若出现这种情况，可选择以下二线治疗：①若患者出现糖皮质激素耐受且目前使用糖皮质激素的累积剂量不超过 8g，行第 2 疗程的静脉注射糖皮质激素治疗是有效的；②口服糖皮质激素联合眼眶放疗；

答案： 2. BDE

　　1. C　2. E　3. E

③口服糖皮质激素联合环孢素治疗；④使用利妥昔单抗治疗。

（4～7题共用题干）

患者女，63岁。怕热、多汗伴眼球突出1年。双眼鼻侧结膜水肿、充血、脱垂3个月，左眼较右眼为重，其表面少量黄色及白色分泌物，眼睑水肿，充血，偶有复视，左眼视力轻度下降。

4. 若该患者辅助检查提示：TSH 0.102mIU/L，FT_3 6.53pmol/L，FT_4 14.73pmol/L，要确诊甲状腺相关性眼病的诊断还需做的检查是
   A. 突眼度测定
   B. 视功能检查
   C. 眼肌功能检查
   D. 眼眶CT
   E. 眼底检查
   【解析】眼眶部CT观察球外肌的变化，是诊断甲状腺相关性眼病的重要依据。若显示球外肌的肿大是两端细，中间粗，这是诊断Graves眼病重要的指标。

5. 若该患者用甲巯咪唑10mg/次，每天2次，口服，治疗效果欠佳，原因可能是
   A. 甲巯咪唑用量过少
   B. 应加用糖皮质激素冲击治疗
   C. 应加用放射性碘治疗
   D. 应给予眼眶局部放疗
   E. 应尽快行手术治疗
   【解析】该患者为中重度Graves眼病活动期，除应恢复甲状腺功能、强制禁烟、局部治疗等方法外，还应使用静脉糖皮质激素治疗，大剂量全身性糖皮质激素目前是中重度和活动性Graves眼病的一线治疗方法。

6. 若使用糖皮质激素治疗，可能会出现的不良反应**不包括**
   A. 消化性溃疡
   B. 转氨酶升高
   C. 骨质疏松症
   D. 糖耐量下降
   E. 高钾血症
   【解析】糖皮质激素治疗不良反应可能出现消化性溃疡、转氨酶升高、骨质疏松症、糖耐量下降、低钾血症等。

7. 若该患者病情进展出现严重视力下降，下一步治疗考虑
   A. 病情稳定1～2个月后行眼眶减压术
   B. 病情稳定6个月后行眼眶减压术
   C. 加大糖皮质激素剂量
   D. 加大抗甲状腺药物剂量
   E. 糖皮质激素联合眶后放疗
   【解析】严重视神经病变和暴露性角膜炎对视力威胁时，其他治疗方法不明显或少数严重斜视（如上斜）造成患者痛苦，病情稳定1～2个月即可考虑行眼眶减压术。

四、案例分析题

【案例1】患者女，51岁。因"怕热、多食伴突眼3个月余"入院，3个月前患者无明显诱因出现怕热、多食，易饥，伴易醒多梦，伴双侧突眼，双眼胀痛感，伴畏光流泪、结膜充血、视力下降、视物模糊，无复视，体重减轻。查体：双眼突出，双眼球结膜充血水肿，双眼睑挛缩，眼睑轻度肿胀，眼睑闭合不全，眼球上转下转，外展活动受限，Von graefe征、Joffroy征阴性，Mobius征阳性。检查结果显示：TSH 0.423mU/L，FT_4 14.51pmol/L，抗TG Ab 526.7U/L（参考值为<150U/L）。

答案： 4. D 5. B 6. E 7. A

第1问：为明确患者诊断，还应做的检查是

    A. 突眼度测量

    B. 胸颈部 CT

    C. 视功能检查

    D. 血管造影

    E. 眼肌功能检查

    F. 眼眶 CT/MRI

【解析】甲状腺相关性眼病（TAO）又称为内分泌性突眼、眼肌麻痹性突眼症或恶性突眼，是最常见的眼眶疾病，通常认为 TAO 是一种与甲状腺功能异常相关的器官持异性自身免疫病，对 TAO 可结合其临床表现、眶部影像学特征及眼功能测定、眼底检查、眼压测定对其严重性和活动性进行评估，同时排除颅内（眶内）、球后肿瘤、眶内肌炎、炎性"假瘤"、各种眶内感染以及重症肌无力、低钾性麻痹等。

第2问：患者目前诊断考虑为

    A. 炎症性眼球突出

    B. 肿瘤性眼球突出

    C. 甲状腺相关性眼病（活动期）

    D. 甲状腺相关性眼病（非活动期）

    E. 眶内静脉曲张所致眼球突出

    F. 假性眼球突出

【解析】该患者有临床高代谢症状及体征、TSH 降低、FT_4 升高、抗 TR Ab 阳性提示甲状腺功能亢进，一般单纯性或良性突眼表现为突眼（突眼度 <19mm），眼裂，少数有复视，甚至眼睑下垂，即有体征而无明显症状。浸润性或恶性突眼，除突眼（突眼度 >19mm）外还伴有疼痛、流泪、怕光、充血、水肿甚至角膜溃疡，严重者视神经受累、视力丧失，即既有体征又有症状。此患者应考虑有甲状腺功能亢进合并浸润性突眼可能。TAO 临床活动状态评估用 CAS 评分，评分项目为：①自发性球后疼

痛；②尝试向上或向下注视时疼痛；③眼睑充血；④结膜充血；⑤泪阜水肿；⑥眼睑水肿；⑦结膜水肿。评分大于等于 3 分为活动期。

第3问：该患者的鉴别诊断有

    A. 炎性假瘤

    B. 白血病

    C. 鼻窦肿瘤

    D. 眶内静脉曲张

    E. 颈动脉海绵窦瘘

    F. 眶脑膜瘤

    G. 眼眶蜂窝织炎

【解析】甲状腺相关突眼鉴别诊断包括：①白血病；②眼球突出如眼球筋膜炎、眼眶蜂窝织炎、海绵窦血栓性静脉炎等；③头部外伤性眼球突出；④鼻窦肿瘤；⑤眼眶炎性假瘤；⑥眶脑膜瘤；⑦颈动脉海绵窦瘘；⑧眼眶转移性肿瘤。

第4问：患者目前可采用的治疗方法是

    A. 维持甲状腺功能正常

    B. 抬高床头

    C. 人工泪液滴眼

    D. 行眼眶减压术

    E. 糖皮质激素冲击治疗

    F. 放射性碘治疗

【解析】TAO 治疗的目的是纠正甲状腺功能及下丘脑 - 垂体 - 甲状腺轴功能异常，改善和保护视力、减轻疼痛等不适，改善容颜。TAO 管理实用指南推荐一线治疗为糖皮质激素冲击治疗，一般治疗包括戒烟、低盐饮食、高枕卧位、局部治疗如人工泪液滴眼、抗生素眼膏、戴墨镜等。突眼严重患者一般不宜立即进行手术治疗，对视力和生活质量量表有显著影响的 GO 可在稳定（非活动）至少 6 个月后手术，选用放射性 [131]I 治疗也须

答案：【案例1】 1. ACEF　2. C　3. ABCDEFG　4. ABCE

谨慎,而多采用药物治疗及其他治疗突眼的综合措施。

【案例2】患者男,67岁。因"怕热、多汗、消瘦10个月余,双眼突出3个月"入院,10个月前患者无明显诱因出现怕热、多汗、消瘦,体重下降约5kg,伴有多食、易饥、心悸、易怒,诊断为甲状腺功能亢进症,给予甲巯咪唑10mg,早晚1次治疗,服药1个月后症状明显好转,体重逐渐恢复。4个月前,当地医院医生将其服用的甲巯咪唑减至15mg,每天1次。3个月前,患者无明显诱因出现双眼突,伴双眼眼胀、眼干、流泪、上转稍受限,但无明显视力下降、复视。查体:双眼眼球突出,闭合可,双眼上睑肿胀,双眼外展、上转受限,辐辏反射不良,双眼睑挛缩,双眼球结膜水肿,轻度充血,双侧瞳孔等大等圆,约3mm。甲状腺未扪及肿大,无压痛,未闻及血管杂音。眼球突出度:右眼21mm,左眼21mm,眶距101mm。

第1问:为进一步治疗,患者还应做的检查是
   A. 血常规
   B. 肝功能
   C. 凝血功能
   D. 眼眶CT
   E. 甲状腺功能
   F. 心肌酶学

第2问:该患者的CAS评分为
   A. 1
   B. 2
   C. 3
   D. 4
   E. 5
   F. 6

【解析】GO临床活动状态评估用CAS评分,评分项目为:①自发性球后疼痛;

②尝试向上或向下注视时疼痛;③眼睑充血;④结膜充血;⑤泪阜水肿;⑥眼睑水肿;⑦结膜水肿。

第3问:患者目前治疗首选
   A. 大剂量甲泼尼龙治疗
   B. 放射性碘治疗
   C. 眼眶减压术
   D. 应用环孢菌素
   E. 局部放疗
   F. 大剂量免疫球蛋白冲击治疗

【解析】对于TAO,目前有全身激素治疗、放射治疗、手术治疗、免疫抑制剂等多种治疗方法,在决定采用何种治疗方式时,应充分考虑患者病情的程度及活动性,以达最佳治疗效果,大剂量甲泼尼龙冲击治疗因其疗效确切、副作用相对少,是目前首选治疗。

第4问:关于手术治疗,下列说法正确的是
   A. 出现严重视力下降且药物治疗效果不明显时,在病情稳定1～2个月后即可手术
   B. 若需多种手术,先做眼肌手术再做眼眶减压术
   C. 对视力有影响的Graves眼病,可在病情稳定6个月后进行手术治疗
   D. 手术的类型和扩展取决于患者病情的严重程度及个人需求
   E. 眼球突出度相差<4mm者可行眶软组织削减术
   F. 术后最常见的并发症是斜视或突眼的再发和加重

【解析】TAO的手术治疗可以缓解急性期由于眶压过高导致的急性视神经病变,或到疾病的慢性期,由于肌肉纤维化导致的斜视和高眼压症。手术方法有:①眼睑缝合

答案:【案例2】 1. ABDE 2. D 3. A 4. ACDEF

术；②眼窝减压术；③眼肌手术；④眼睑手术；⑤美容手术。突眼严重在睡眠时眼睑仍不能闭合而眼球外露者，需行伸长眼睑的眼睑缝合术，此为暂时性疗法；突眼严重，有角膜暴露及溃疡形成、进行性视力减退、视野缩小及结膜水肿时激素治疗无效，可行眶内减压术，主要是利用去除眼窝（通常内下侧）的部分骨壁来增加眼球后组织的空间，让眼球往后缩，以减少突眼及眼肌对视神经的压迫；眼肌手术是针对肿大纤维化的肌肉作调整，以减少复视；眼睑手术则是调整上眼睑的米勒肌，使眼睑上拉现象得到改善；有条件的患者可行美容手术，对眼窝周围肿大的皮下组织做修饰，以改善眼的外观。上述手术治疗需在药物治疗后病变已经稳定6个月以上且甲状腺功能正常没有炎症表现，但仍有明显突眼、复视、上眼睑挛缩等时依次序进行，手术先解决视神经病变，次之角膜暴露、复视和美容。特殊情况下可不受限制如严重视神经病变和暴露性角膜炎对视力威胁，其他治疗方法不明显或少数严重斜视（如上斜）造成患者痛苦，病情稳定1～2个月即可考虑。

第十二章　甲状腺功能减退症

一、单选题

1. 成年甲状腺功能减退患者，需要左旋甲状腺激素的替代剂量**不正确**的是
   A. 成年甲状腺功能减退患者的 L-T$_4$ 替代剂量为每天 50～200μg，平均每天 125μg
   B. 如按照体重计算的剂量是每天每公斤体重 1.6～1.8μg
   C. 老年患者则需要较低的剂量，大约每天每公斤体重 1.0μg
   D. 妊娠时的替代剂量和成人相同
   E. 甲状腺癌术后的患者需要剂量约每天每公斤体重 2.2μg，以抑制 TSH 到防止肿瘤复发需要的水平

【解析】成年甲状腺功能减退患者的 L-T$_4$ 替代剂量为每天 50～200μg，平均每天 125μg。如按照体重计算的剂量是每天每公斤体重 1.6～1.8μg；老年患者则需要较低的剂量，大约每天每公斤体重 1.0μg；妊娠时的替代剂量需要增加 30%～50%；甲状腺癌术后的患者需要剂量约每天每公斤体重 2.2μg，以抑制 TSH 到防止肿瘤复发需要的水平。

2. 患者女，27 岁，妊娠 2 个月，50kg。甲状腺功能检查 TT$_4$ 140.12nmol/L（参考值为 66.92～163.45nmol/L），TT$_3$ 2.76nmol/L（参考值为 1.06～3.31nmol/L），FT$_3$ 5.26pmol/L（参考值为 2.06～6.44pmol/L），FT$_4$ 14.67pmol/L（参考值为 11.45～22.14pmol/L），TSH 5.6mIU/L（参考值为 0.3～5.0mIU/L），抗 TPO Ab 240IU/ml（参考值为 0～30IU/ml），抗 TG Ab 60IU/ml（参考值为 0～40IU/ml），既往无甲状腺疾病病史。该患者下一步需要的处理措施是
   A. 补充优甲乐 25μg
   B. 补充优甲乐 50μg
   C. 暂不用药，2～4 周后复查甲状腺功能
   D. 进一步检查甲状腺彩超
   E. 完善甲状腺吸碘率检查

【解析】妊娠女性 TSH 目标值：妊娠早期 TSH 0.1～2.5mIU/L、妊娠中期 TSH 0.2～3.0mIU/L、妊娠晚期 0.3～3.0mIU/L 及血清 FT$_4$/TT$_4$ 处于妊娠特异参考范围。TSH>妊娠特异参考值上限，L-T$_4$ 的起始剂量为每天 50μg；TSH>8.0mIU/L，起始剂量为每天 75μg；TSH>10mIU/L，起始剂量为每天 100μg。妊娠期亚临床甲状腺功能减退女性，TSH>参考范围上限，不考虑抗 TPO Ab 是否阳性，应开始使用 L-T$_4$ 治疗。

二、多选题

1. 下列关于甲状腺功能减退的描述，**不正确**的是
   A. 甲状腺功能亢进 ^{131}I 治疗或甲状腺切除术后出现的甲状腺功能减退是继发性甲状腺功能减退

答案：　1. D　2. B
　　　　1. ABE

B. 甲状腺激素抵抗综合征是原发性甲状腺功能减退

C. 黏液性水肿昏迷是甲状腺功能减退的危重急症，治疗上除了给予 L-T$_4$ 之外，有条件时还需静脉注射 L-T$_3$

D. 中枢性甲状腺功能减退的治疗，不能把 TSH 作为监测指标，而是把血清 TT$_4$ 维持在参考值的上 1/3 范围，FT$_4$ 维持在参考值的上 1/2 范围

E. 甲状腺功能正常病态综合征是由于严重疾病、饥饿状态导致的循环甲状腺激素水平的减低，应及时补充 L-T$_4$

【解析】甲状腺功能亢进 ^{131}I 治疗或甲状腺切除术后出现的甲状腺功能减退是原发性甲状腺功能减退；甲状腺激素抵抗综合征是由于甲状腺激素在外周组织实现生物效应障碍引起的综合征；黏液性水肿昏迷患者甲状腺素转换为三碘甲腺原氨酸可能会减少，所以除了给予 L-T$_4$ 之外，有条件时还要静脉注射 L-T$_3$；继发于下丘脑和垂体的甲状腺功能减退，以血清 FT$_4$、TT$_4$ 达到参考范围作为治疗的目标，不以 TSH 作为监测指标；甲状腺功能正常病态综合征不需要给予甲状腺激素替代治疗，因甲状腺激素治疗不适当地提高机体代谢率，可能带来不良反应。

2. 关于甲状腺功能减退特殊人群的替代治疗，下列说法正确的是

A. 老年人或伴有缺血性心血管疾病者，L-T$_4$ 起始剂量宜小，调整剂量宜慢

B. 甲状腺功能减退患者应调整 L-T$_4$ 剂量至 TSH 正常再妊娠，L-T$_4$ 剂量一般较非妊娠时增加 30%～40%

C. 亚临床甲状腺功能减退患者当 TSH 处于 4.0～10mU/L 且抗 TPO Ab 阳性时，主张立即给予 L-T$_4$ 替代治疗

D. 甲状腺功能减退患者择期手术前应将甲状腺功能替代到正常状态，且手术时应适当减少麻醉药的剂量

E. 甲状腺癌术后应常规 L-T$_4$ 替代治疗，以抑制 TSH 分泌及甲状腺癌细胞生长，减少复发的风险

【解析】老年或患缺血性心血管疾病者起始剂量宜小，调整剂量宜慢，防止诱发和加重心脏病；患有甲状腺功能减退的育龄女性计划妊娠，应调整 L-T$_4$ 剂量，使 TSH 在参考范围，最好 TSH<1.5mIU/L 再妊娠，L-T$_4$ 剂量一般较非妊娠时增加 30%～50%；轻度亚临床甲状腺功能减退（TSH 介于 4～10mIU/L）患者，如果伴有甲状腺功能减退症状、抗 TPO Ab 阳性、血脂异常或动脉粥样硬化性疾病，应予 L-T$_4$ 治疗，不伴有上述情况的患者，定期监测 TSH 的变化；甲状腺功能减退患者需手术时应将甲状腺功能替代到正常状态并适当减少麻醉药物的用量，以避免出现低血压、肠梗阻、中枢神经系统失调及不伴发热的严重感染等风险；甲状腺癌术后的患者需要 L-T$_4$ 替代治疗，以抑制 TSH 到防止肿瘤复发需要的水平。

三、共用题干单选题

（1～2 题共用题干）

患者男，72 岁。全身乏力 3 个月余，咳嗽、咳白色泡沫痰半月，嗜睡 1 周，逐渐加重至浅昏迷状态，查体：皮肤苍白，体温 36.1℃，心率 56 次/min，律齐，各瓣膜区未闻及杂音，双肺底部可闻及湿啰音，腹软，无压痛，肝脾肋下未触及，移动性浊音阴性，肠鸣音 4 次/min，颜面及双下肢水肿，病理反射未引出。辅助检查：皮质醇（8AM）264nmol/L，TSH 94mIU/L。3 年前有甲状腺功能亢进病史，^{131}I 治疗后好转。

答案：　2. ADE

1. 该患者主要考虑诊断为
   A. 重症肺炎伴肺性脑病
   B. 腺垂体功能减退症
   C. 急性心力衰竭伴房室传导阻滞
   D. 甲状腺功能减退症伴黏液性水肿昏迷
   E. 低血容量性休克

【解析】黏液性水肿昏迷是严重甲状腺功能减退症引起的一种危及生命的重症,多见于老年患者。临床表现为嗜睡、精神异常、木僵甚至昏迷,皮肤苍白、低体温、心动过缓、呼吸衰竭和心力衰竭等,常常有感染、创伤等应急诱因。该患者为甲状腺功能亢进 ^{131}I 治疗后出现甲状腺功能减退,未及时补充甲状腺素,此次在肺部感染的情况下加重,并发黏液性水肿昏迷。

2. 关于该患者需要的治疗方案,**不正确**的是
   A. 抗感染治疗
   B. 补充甲状腺素
   C. 静脉滴注氢化可的松
   D. 使用利尿剂改善心功能
   E. 保温、补充液体

【解析】该患者诊断为:甲状腺功能减退症伴黏液性水肿昏迷、肺部感染。治疗方案应为:①去除或治疗诱因;②补充甲状腺激素;③保温,因其可以导致血管扩张,血容量不足,需要补充液体;④补充糖皮质激素;⑤对症治疗:伴发呼吸衰竭、低血压和贫血采取相应的抢救治疗措施;⑥其他支持疗法。该患者没有心力衰竭,且可能伴有血容量不足,故不应该使用利尿剂。

（3～6题共用题干）
　　患者男,15岁。因心累、气促、咳嗽、乏力半月余就诊。查体:体温 36.3℃,心率 55 次/min,血压 90/45mmHg,身高低于同龄人,无喉结胡须,颜面眼睑浮肿,双下肺

叩诊浊音,双肺底可闻及细湿啰音,心界扩大,心音低钝,心律齐,各瓣膜区未闻及杂音。双下肢水肿,无阴毛,无睾丸增大。院外辅助检查:白细胞及中性粒细胞正常,BNP 1 260pg/ml,胸片示肺淤血少量胸腔积液,心脏彩超示心包积液。

3. 患者 TT_4 17nmol/L,TSH>100mIU/L,催乳素轻度升高,头颅 CT 示蝶鞍扩大。则考虑主要诊断为
   A. 中枢性甲状腺功能减退症
   B. 原发性甲状腺功能减退症
   C. 慢性心力衰竭
   D. 甲状腺激素抵抗综合征
   E. 垂体瘤

【解析】青春期发病的原发性甲状腺功能减退症患者生长缓慢,青春期延迟,可导致多浆膜腔积液,甲状腺功能示 TT_4/FT_4 降低,TSH 升高,部分患者可出现催乳素偏高及蝶鞍扩大;中枢性甲状腺功能减退症 TT_4/FT_4 降低,TSH 降低;甲状腺激素抵抗综合征 TT_4、TT_3、FT_4 增高,TSH 增高或者正常;垂体 TSH 瘤伴有甲状腺功能亢进症状,且甲状腺素增高,TSH 增高;慢性心衰不伴生长发育延迟及甲状腺功能异常。

4. 该患者病史需要补充**不包括**
   A. 是否有甲状腺疾病家族史
   B. 是否生长于地方性甲状腺肿流行区
   C. 生长发育情况
   D. 是否母亲妊娠期摄碘过多
   E. 智力情况

【解析】患者青春期起病的原发性甲状腺功能减退症,应与呆小病相鉴别,呆小病多见于地方性甲状腺肿流行区,母体缺碘供应胎儿不足,导致甲状腺合成障碍引起,除矮小侏儒体型、头大、鼻塌陷、舌肥大、出牙

换牙迟、行走蹒跚呈鸭步等发育不良外，多伴智力低下。

5. 若该患者鉴别诊断需要完善相关检查，下列对诊断**无意义**的是
　A. 垂体后叶激素
　B. 生长激素
　C. 催乳素
　D. 摄骨片
　E. 性腺激素

【解析】该患者生长发育缓慢，青春期延迟，应拍骨片了解骨龄，并与生长激素缺乏所致侏儒症、垂体瘤所致腺垂体功能减退症等相鉴别。甲状腺功能减退不影响垂体后叶激素的分泌及贮存。

6. 关于该患者的治疗方案，正确的是
　A. 抗感染治疗
　B. 补充 L-T$_4$
　C. 联合使用 L-T$_3$
　D. 使用洋地黄制剂强心
　E. 请神经外科会诊是否行垂体手术

【解析】该患者诊断为：原发性甲状腺功能减退症，治疗以 L-T$_4$ 替代为主。其咳嗽为心包积液导致肺淤血所致，无感染指征不应该使用抗生素；目前还没有充分的证据证明 L-T$_4$ 和 L-T$_3$ 联合疗法比单一药物疗法具有优越性。因此，不推荐常规使用 L-T$_4$/L-T$_3$ 联合用药治疗甲状腺功能减退；甲状腺功能减退合并心包积液心衰者，替代疗法奏效后症状即可明显好转，无需使用洋地黄制剂；患者蝶鞍扩大为原发甲状腺功能减退反馈抑制减弱后 TSH 分泌明显增加所致，甲状腺功能指标正常后会相应好转，无需外科手术。

四、案例分析题

【案例 1】患者女，62 岁。33 年前有产后大出血病史。患者因"反复恶心呕吐 5 年，加重 1 天"入院。查体：T 36.5℃，R 18 次/min，P 79 次/min，BP 112/62mmHg。皮肤粗糙，毛发稀疏，无眉毛、腋毛、阴毛，神清，双肺呼吸音清晰，双肺未闻及干湿啰音。心界不大，心率 79 次/min，心律齐，各瓣膜听诊区未闻及杂音。腹平软，无压痛、反跳痛。双下肢无水肿。

第 1 问：入院后查甲状腺功能：FT$_4$ 5.44pmol/L（参考值为 11.45～22.14pmol/L），TT$_4$ 30.59nmol/L（参考值为 66.92～163.45nmol/L），hTSH 1.01mIU/L（参考值为 0.2～5.0mIU/L）。该患者可诊断为
　A. 原发性甲状腺功能减退症
　B. 中枢性甲状腺功能减退症
　C. 甲状腺激素抵抗综合征
　D. 药物性甲状腺功能减退症
　E. 特发性甲状腺功能减退症
　F. 三发性甲状腺功能减退症
　G. 先天性甲状腺功能减退症

【解析】中枢性甲状腺功能减退症：由下丘脑和垂体病变引起的促甲状腺激素释放激素（TRH）或者促甲状腺激素（TSH）合成和分泌减少所致的甲状腺功能减退。垂体外照射、垂体大腺瘤、颅咽管瘤及产后大出血是其较常见的原因。下丘脑病变使 TRH 分泌减少，导致垂体 TSH 分泌减少引起的甲状腺功能减退又称三发性甲状腺功能减退症，主要见于下丘脑综合征、下丘脑肿瘤、炎症、出血等；原发性甲状腺功能减退症：由于甲状腺体本身病变引起的甲状腺功能减退，占全部甲状腺功能减退的 99%。其中 90% 以上原发性甲状腺功能减退症是

答案： 5. A　6. B
【案例 1】　1. B

由自身免疫、甲状腺手术和 ^{131}I 治疗所致；甲状腺激素抵抗综合征（RTH）：由于甲状腺激素在外周组织实现生物效应障碍引起的综合征。

第 2 问：入院后查电解质：钾 3.58mmol/L（参考值为 3.5～5.5mmol/L），钠 116.7mmol/L（参考值为 135～145mmol/L）。该患者需要进一步检查的项目有

  A. 尿电解质分析

  B. 垂体增强磁共振

  C. 性激素水平

  D. 血气分析

  E. 皮质醇检测

  F. TRH 兴奋试验

  G. 血脂检测

【解析】TRH 兴奋试验：可判定垂体性或下丘脑性甲状腺功能减退。垂体性甲状腺功能减退 TSH 无反应，而下丘脑性甲状腺功能减退 TSH 呈延迟升高。

第 3 问：入院后查皮质醇（8AM）：30.26ng/ml（参考值为 66～286ng/ml），皮质醇（4PM）：23.29ng/ml（参考值为 22～154ng/ml），皮质醇（0AM）：18.09ng/ml（参考值为 22～145ng/ml），皮质醇（次日 8AM）：16.81ng/ml（参考值为 66～286ng/ml），性激素水平：E_2 <20.00pg/ml（参考值为 20～40pg/ml），FSH：2.19mIU/ml（参考值为 16.7～113.6mIU/ml），LH：0.30mIU/ml（参考值为 10.87～58.6mIU/ml），PRL：0.70ng/ml（参考值为 2.74～19.64ng/ml），T<0.100ng/ml（参考值为 0.1～0.75ng/ml）。该患者的诊断为

  A. 原发性皮质功能减退症

  B. 继发性皮质功能减退症

  C. 低促性腺功能减退症

  D. 高促性腺功能减退症

  E. 三发性甲状腺功能减退症

  F. 腺垂体功能减退症

  G. 低钠血症

【解析】患者有产后大出血病史，辅助检查提示：下丘脑 - 垂体 - 甲状腺轴，下丘脑 - 垂体 - 肾上腺轴，下丘脑 - 垂体 - 性腺轴受损，考虑为腺垂体功能减退症。同时伴有继发性皮质功能减退症、低促性腺功能减退症、低钠血症。

第 4 问：该患者的治疗方法为

  A. 补充高钠液体

  B. 补充氢化可的松

  C. 应用泼尼松

  D. 应用左甲状腺素

  E. 应用睾酮

  F. 补充血容量

  G. 吸氧

【解析】继发性肾上腺皮质功能减退症确诊后，应尽快给患者补充肾上腺皮质激素。肾上腺皮质激素的替代剂量需要根据临床情况而定，一般为氢化可的松 10～20mg/d，最大剂量不超过 30mg/d（或 15～25mg/d 醋酸可的松）。早上 8 时给需要量的 2/3，午后 2～4 时给需要量的 1/3。病情缓解后，使用泼尼松 2.5～5mg 维持。如甲状腺功能测定提示甲状腺功能减退，在没有临床症状的情况下也需要甲状腺素替代治疗。应先补充肾上腺皮质激素后再补充甲状腺素，防止肾上腺皮质功能不全的患者引发肾上腺危象。甲状腺素的替代应从小剂量开始（如左甲状腺素 25～50μg/d）。建议绝经后停止性激素补充。

【案例 2】患者男，18 岁。因"呼吸困难、胸闷 3 年，咳嗽咳痰 1 个月"就诊，患者近 3 年出现活动或者劳累时呼吸困难，体力活

答案： 2. ABCDEFG   3. BCFG   4. ABCFG

动明显受限，经常出现腹胀、食欲缺乏、便秘表现，时轻时重，病初未引起重视。入院前 1 个月患者无明显诱因出现心累、咳嗽、食欲缺乏、怕冷等表现，在当地医院心脏彩超检查"心包大量积液（心包填塞）"。患者患病以来，精神、食欲差，近 1 年体重增加约 5kg。既往史无特殊。入院查体：心相对浊音界向左右扩大，心率 108 次/min，律齐，心音低钝，甲状腺未扪及肿大。完善相关检查后予以心包穿刺引流心包积液。完善甲状腺功能提示：FT$_3$ 0.79pmol/L，FT$_4$ 0.98pmol/L，TT$_3$ 0.10nmol/L，TT$_4$ 4.30nmol/L，TSH 156.74mIU/L，抗 TPO Ab 636IU/ml。

第 1 问：根据上述甲状腺功能结果，患者目前考虑甲状腺功能减退症结果是否成立，如甲状腺功能减退诊断成立，按病因分类最常见的是

  A. 原发性甲状腺功能减退症
  B. 垂体性甲状腺功能减退症
  C. 下丘脑性甲状腺功能减退症
  D. TSH 不敏感综合征
  E. 继发性甲状腺功能减退症
  F. 药物性甲状腺功能减退症

【解析】原发性甲状腺功能减退症是由于甲状腺腺体本身病变引起的，占全部甲状腺功能减退症的 99%。其中 90% 以上原发性甲状腺功能减退症是由自身免疫、甲状腺手术和 [131]I 治疗所致。中枢性甲状腺功能减退症：由于下丘脑和垂体病变引起的促甲状腺素释放激素（TRH）或者促甲状腺素（TSH）合成和分泌减少所致的甲状腺功能减退症。垂体外照射、垂体大腺瘤、颅咽管瘤及产后大出血是其较常见的原因。下丘脑病变使 TRH 分泌减少，导致垂体 TSH 分泌减少引起的甲状腺功能减退症又称三发性甲状腺功能减退症，主要见于下丘脑综合征、下丘脑肿瘤、炎症和出血等。

第 2 问：原发性甲状腺功能减退症的治疗目标是

  A. 将血 TSH 及 T$_4$ 水平维持在参考值的上 1/3 范围
  B. 缓解临床症状并将血 TSH 及 T$_4$ 水平维持在参考范围内
  C. 将血清 TT$_4$ 维持在参考值的上 1/3 范围
  D. 将 FT$_4$ 维持在参考值的上 1/2 范围
  E. 将 FT$_4$ 维持在参考值的上 1/3 范围
  F. 将体重降至参考范围

【解析】原发性甲状腺功能减退症的治疗目标：缓解临床症状，将血 TSH 及 T$_4$ 水平维持在参考范围内。中枢性甲状腺功能减退症的治疗目标：使血清 TT$_4$ 维持在参考值的上 1/3 范围，FT$_4$ 维持在参考值的上 1/2 范围。治疗的方法主要是用甲状腺激素替代治疗。

第 3 问：对于长期治疗原发性甲状腺功能减退症最**不适合**的药物是

  A. L-T$_3$
  B. L-T$_4$
  C. L-T$_4$+ 维生素 B$_{12}$
  D. 甲状腺素片
  E. 甲状腺素片 + 维生素 B$_{12}$
  F. 国产甲状腺素片
  G. 不同比例的 T$_3$、T$_4$ 复合甲状腺素片

【解析】左甲状腺素（L-T$_4$）是目前使用最广泛的甲状腺功能减退替代治疗药物。L-T$_4$ 在体内科转变为 T$_3$，故血中 T3 水平也可升高。作用较慢而持久，用药 1 个月疗效明显。半衰期约 8 天，口服后 40%～60% 被吸收，每天清晨空腹顿服。L-T$_3$ 适用于黏液性水肿昏迷的抢救，作用快，持续时间短。甲状腺癌及手术切除需要定期停药扫描的患者以 L-T$_3$ 替代较为方便。甲状腺激

素不敏感综合征应采用 L-T_3 治疗，每天剂量约为 25μg，因其半衰期短，需分次口服。当甲状腺功能减退患者血清 T_3 明显低于 T_4 时，可以考虑使用 T_3 与 T_4 联合替代治疗。

第 4 问：该患者还可以补充的药物是

A. 铁剂

B. 维生素 B_{12}

C. 乙酸

D. 稀盐酸

E. 利尿剂

F. 碘剂

【解析】甲状腺功能减退的对症治疗：有贫血者应补充铁剂、维生素 B_{12}、叶酸，胃酸不足者应补充稀盐酸。

【案例 3】患者女，50 岁，体重 50kg。因"双下肢水肿、乏力 3 个月"就诊，患者 3 个月来双下肢水肿、乏力、怕冷。患者患病以来，精神、食欲差、嗜睡，近 3 个月体重增加约 3kg。既往史：患者 3 年前因怕热、心悸予 ^{131}I 治疗，之后未再复查甲状腺功能。查体：心界不大，心率 65 次 /min，律齐，甲状腺未扪及肿大。完善甲状腺功能提示：FT_4 8.59pmol/L（参考值为 11.45～22.14pmol/L），TSH 41.37mIU/L（参考值为 0.3～5mIU/L）。血常规：Hb 90g/L。

第 1 问：该患者最可能的诊断为

A. 原发性甲状腺功能减退症

B. 继发性甲状腺功能减退症

C. 更年期综合征

D. 贫血

E. 特发性水肿

F. 肾炎

【解析】甲状腺功能亢进 ^{131}I 治疗或甲状腺切除术后出现的甲状腺功能减退是原发性甲状腺功能减退症；早期或轻型甲状腺

功能减退多不典型，易被漏诊或误诊为贫血、肾炎、特发性水肿等，还应排除某些严重慢性疾病所致的低 T_3 综合征，后者的特点是低 T_3，高反 rT_3，TSH 正常。

第 2 问：该患者实验室检查最不可能出现异常的是

A. FT_3、TT_3 下降

B. 血清总胆固醇增高

C. 血清抗 TPO 抗体阳性

D. 甲状腺摄 ^{131}I 降低

E. 叶酸、维生素 B_{12} 正常

F. T_4 下降

【解析】在原发性甲状腺功能减退症时，实验室检查可出现 FT_3、TT_3 下降，血清总胆固醇增高，甲状腺摄 ^{131}I 降低。血清 TPO 抗体阳性考虑病因与自身免疫有关，此患者为 ^{131}I 治疗后甲状腺功能减退，可以出现抗体阴性。甲状腺功能减退时因代谢低下，胃酸缺乏或维生素 B_{12} 吸收障碍，患者出现多为轻、中度贫血，多为正色素性，部分呈小细胞低色素性。

第 3 问：成年型甲状腺功能减退症可以出现的临床表现是

A. 皮肤干燥、增厚、粗糙，踝部呈凹陷性水肿

B. 嗜睡、记忆力及智力低下，反应迟钝、精神抑郁，有些呈神经质表现，严重者发展为猜疑性精神分裂症

C. 食欲减退、腹胀、便秘，严重者可出现麻痹性肠梗阻

D. 可有肝功能异常，表现为天冬氨酸氨基转移酶（AST）增高

E. 心动过缓

F. 约 1/3 的患者可出现 PRL 增高

【解析】甲状腺功能减退患者皮肤干燥、

增厚、粗糙，踝部呈非凹陷性水肿。甲状腺功能减退可有肝功能异常，表现为天冬氨酸氨基转移酶（AST）增高。

第4问：下列说法正确的是

A. TRH 兴奋试验用于判定原发性甲状腺功能减退症或垂体性甲状腺功能减退症

B. 甲状腺性甲状腺功能减退症伴溢乳甚至垂体增大者，补充甲状腺激素治疗后可恢复正常

C. 此患者 L-T$_4$ 替代剂量为 1.0～2μg/（kg·d）

D. TSH 是甲状腺性甲状腺功能减退症最早最敏感的指标

E. 甲状腺功能减退患者常伴贫血，多为轻、中度贫血，多为正色素性，部分呈小细胞低色素性

F. 在怀疑原发性甲状腺功能减退症的患者中，若 TSH 正常可排除原发性甲状腺功能减退症

【解析】TRH 兴奋试验用于判定垂体性甲状腺功能减退症或下丘脑性甲状腺功能减退症。垂体性甲状腺功能减退症 TSH 无反应，下丘脑甲状腺功能减退症 TSH 延迟升高。一般成年患者 L-T$_4$ 替代剂量为 1.6～1.8μg/（kg·d），老年患者剂量较低为 1.0μg/（kg·d）。

答案：　4. BDEF

第十三章　亚急性甲状腺炎

一、单选题

1. 下列与亚急性甲状腺炎**不符**的是
   A. 甲状腺均匀弥漫肿大
   B. 少数患者最终转变为甲状腺功能减退
   C. 疼痛可以先后出现在甲状腺的不同部位
   D. 病理可见肉芽肿改变
   E. 急性期超声显示甲状腺多低回声区

   【解析】亚急性甲状腺炎多为不对称肿大，可伴有或不伴有结节；少数为弥漫肿大。多数患者为自限性，甲状腺功能恢复正常，但有 5%～10% 可遗留永久性甲状腺功能减退。亚急性甲状腺炎的局部疼痛症状可先后出现在甲状腺的不同区域，可先累及一叶，后发展到另一叶。亚急性甲状腺炎的典型病理改变为滤泡破坏，炎症细胞浸润，肉芽肿形成。亚急性甲状腺炎急性期的典型超声改变为多个低回声区。

2. 患者女，37 岁。产后 1 年 6 个月。因"反复颈部疼痛 1 个月"就诊，查体：甲状腺肿大，右叶上极扪及一质地较硬的结节，大小约 1cm×1.5cm，伴压痛。甲状腺功能检查提示 FT_3、FT_4 升高，TSH 降低。抗 TG Ab、抗 TPO Ab 轻度升高。下列诊断最有可能的是
   A. 桥本甲状腺炎
   B. 产后甲状腺炎
   C. 无痛性甲状腺炎
   D. 亚急性甲状腺炎
   E. 甲状腺功能亢进症

   【解析】桥本甲状腺炎一般无疼痛，抗 TPO Ab 的滴度较高，甲状腺功能可正常或甲状腺功能减退，少部分可有甲状腺毒症表现；产后甲状腺炎一般发生于产后 1 年以内，多与妊娠期的免疫抑制分娩后免疫修复有关，一般无疼痛。无痛性甲状腺炎一般无颈部疼痛及压痛；甲状腺功能亢进症患者颈部无痛性结节。

二、多选题

1. 关于亚急性甲状腺炎的描述，下列叙述正确的是
   A. 也称为肉芽肿性甲状腺炎
   B. 典型的临床过程表现为早期（伴甲状腺功能亢进）、中期（可伴甲状腺功能减退）以及恢复期 3 个阶段
   C. 少数患者可遗留永久性甲状腺功能减退
   D. 治疗上需给予抗生素治疗
   E. 治疗上可给予糖皮质激素治疗

   【解析】亚急性甲状腺炎典型病理改变为甲状腺内肉芽肿形成，又称为肉芽肿性甲状腺炎；甲状腺滤泡炎症破坏，合成的甲状腺激素释放入血表现为一过性甲状腺功

答案：　1. A　2. D
　　　　1. ABCE

能亢进症状,随后甲状腺修复未完成时,合成甲状腺激素受阻表现为甲状腺功能减退;后期甲状腺功能多数恢复正常,少数患者甲状腺破坏严重后期不能完全修复则遗留永久性甲状腺功能减退。亚急性甲状腺炎是非细菌感染导致,故不需要使用抗生素;炎症反应明显者可给予非特异性抗炎药物如糖皮质激素、非甾体抗炎药等。

2. 关于亚急性甲状腺炎的处理,正确的叙述是
   A. 轻症者不需要特殊处理
   B. 非甾体抗炎药抗炎治疗
   C. 盐酸普萘洛尔
   D. 严重者可给予糖皮质激素治疗,如强的松 10mg,t.i.d.,症状消失即可停药
   E. 给予抗生素抗炎治疗

【解析】亚急性甲状腺炎为自限性疾病,轻症可予观察,不需特殊治疗。症状明显者治疗上主要给予非甾体抗炎药物对症止痛,对于全身症状重、炎症反应明显的患者可给予糖皮质激素治疗,但不能突然停药以避免反跳,需并逐渐减量,同时患者伴有心慌手抖的可给予盐酸普萘洛尔缓解交感兴奋症状。亚急性甲状腺炎的非细菌感染导致,不需要抗生素治疗。

三、共用题干单选题

（1～2 题共用题干）

患者女,32 岁。"颈部疼痛 1 周,怕热多汗手抖 2 天"就诊,主诉 3 周来体重减轻2.5kg。查体:体温 37.8℃,甲状腺肿大伴左下方压痛,皮肤湿润多汗,心率 104 次/min,双手细微震颤。

1. 该患者实验室检查可能出现的结果是
   A. FT_3、FT_4 升高,TSH 降低,甲状腺摄碘率升高

   B. FT_4 轻度升高,FT_3 正常,TSH 降低;甲状腺摄碘率降低
   C. FT_3、FT_4 升高,TSH 升高,红细胞沉降率升高
   D. FT_3、FT_4 升高,TSH 降低,甲状腺彩超提示甲状腺均匀弥漫肿大,血流丰富
   E. FT_3、FT_4 正常,TSH 降低,红细胞沉降率正常,甲状腺彩超提示甲状腺均匀弥漫肿大

【解析】该病例病史及体征为典型亚急性甲状腺炎表现,亚急性甲状腺炎早期滤泡内的甲状腺激素释放可有一过性甲状腺功能亢进表现,后期储存的甲状腺激素释放完毕可有一过性甲状腺功能减退,最后甲状腺滤泡修复完毕,甲状腺功能逐渐恢复正常。早期滤泡毁损甲状腺吸碘率表现为摄取能力降低;亚急性甲状腺炎有明显的炎症过程,红细胞沉降率明显加快。亚急性甲状腺炎的 B 超表现在甲状腺功能亢进期多为片状低回声区,增大的甲状腺组织血流不增加。

2. 下列处理**不正确**的是
   A. 盐酸普萘洛尔减慢心率,减轻交感兴奋症状
   B. 甲巯咪唑抑制甲状腺激素合成,减轻甲状腺功能亢进症状
   C. 塞来昔布对症止痛治疗
   D. 糖皮质激素抗炎治疗
   E. 需要检测甲状腺功能

【解析】亚急性甲状腺炎可表现为一过性甲状腺功能亢进,但是不需要给予抗甲状腺功能亢进药物治疗,因其甲状腺功能亢进为甲状腺滤泡破坏后释放导致,但可以给予盐酸普萘洛尔缓解心率增快、多汗、怕热等症状;患者的炎症症状主要给予非甾体抗

炎药或症状重者可给予糖皮质激素缓解炎症症状。

（3～6题共用题干）

患者女，34岁。因"心慌多汗伴手抖1周"就诊。查体：甲状腺肿大，左侧明显，质硬，伴压痛。

3. 患者院外检查甲状腺功能提示 FT_3、FT_4 升高，TSH 降低。需要补充的病史及体征**不包括**
   A. 有无颈部疼痛病史
   B. 近期有无呼吸道感染病史
   C. 有无突眼
   D. 近期生育史
   E. 月经史

【解析】该患者症状及实验室检查表现为甲状腺毒症，查体甲状腺质地偏硬伴压痛，需考虑甲状腺毒症的鉴别诊断包括亚急性甲状腺炎、Graves病、甲状腺功能亢进、产后甲状腺炎等；故需询问有无上感史及颈部疼痛病史，了解有无Graves相关病史，排除是否产后1年以内的产后甲状腺炎等，而与月经史关系不大。

4. 患者院外检查甲状腺功能提示 FT_3、FT_4 升高，TSH 降低。下列检查最有助于诊断的是
   A. 抗 TR Ab，甲状腺吸碘率、红细胞沉降率
   B. 抗 TPO Ab，抗 TG Ab，血常规
   C. 抗 TR Ab，抗 TPO Ab
   D. 血常规，抗 TPO Ab
   E. 甲状腺CT

【解析】该题同样考查的是甲状腺毒症的鉴别诊断，患者查体甲状腺单侧肿大明显，质硬，尤其考虑亚急性甲状腺炎可能。具有鉴别意义的是甲状腺吸碘率，表现为

吸碘率降低，与甲状腺毒症呈分离现象，且亚急性甲状腺炎红细胞沉降率等明显增快。亚急性甲状腺炎抗 TR Ab 阴性，而甲状腺毒症则阳性。抗 TPO Ab、抗 TG Ab 在亚急性甲状腺炎可能低滴度阳性或阴性。

5. 该患者检查甲状腺功能提示 FT_3、FT_4 升高，TSH 降低，甲状腺摄碘率提示摄碘率降低，红细胞沉降率 90mm/h。下列处理**不正确**的是
   A. 监测甲状腺功能
   B. 盐酸普萘洛尔 10mg，t.i.d.，甲巯咪唑 20mg，q.d.
   C. 消炎痛 25mg，t.i.d.
   D. 泼尼松 10mg，t.i.d.
   E. 盐酸普萘洛尔 10mg，t.i.d.，消炎痛 25mg，t.i.d.

【解析】根据病史患者可诊断亚急性甲状腺炎，亚急性甲状腺炎少数后期可能转换为甲状腺功能减退，需要检测甲状腺功能。亚急性甲状腺炎的治疗主要给予非甾体抗炎药物对症止痛，对于全身症状重、炎症反应明显的患者可给予糖皮质激素治疗并逐渐减量，同时患者伴有心慌手抖的可给予盐酸普萘洛尔缓解交感兴奋症状。亚急性甲状腺炎的甲状腺毒症为一过性，故不需要给予甲巯咪唑抗甲状腺激素合成治疗。

6. 该患者经治疗后好转，症状缓解，无心慌手抖，无怕冷等不适，2个月后复查甲状腺功能检查提示 FT_3、FT_4 正常，TSH 轻度升高至 8.9mIU/L（参考值为 0.5～4.9mIU/L）。下列说法正确的是
   A. 应该给予左甲状腺素钠替代治疗
   B. 轻度亚临床甲状腺功能减退，不予治疗

答案：3. E 4. A 5. B 6. C

C. 该病病程中可能出现一过性甲状腺功能减退,多能恢复正常;但有少数可遗留永久性甲状腺功能减退,需要随访甲状腺功能

D. 应查抗 TPO Ab 等抗体决定是否治疗

E. 患者需要终身优甲乐替代治疗

【解析】亚急性甲状腺炎病程中可能出现一过性甲状腺功能减退,多数能恢复正常,但有 5%～10% 的患者由于甲状腺破坏严重,不能完全恢复,需要长期左甲状腺素钠替代治疗,故患者出现亚临床甲状腺功能减退,需要随访甲状腺功能变化。

四、案例分析题

【案例1】患者女,40 岁。突发心慌手抖 2 周就诊,诉颈部不适,吞咽时疼痛感,伴左侧耳心、左侧颞部疼痛。查体:体温 37.8℃,甲状腺肿大,伴左上极压痛,心率 108 次/min。

第 1 问:为明确诊断,该患者下一步的检查是

A. FT_3、FT_4、TSH 检查

B. 红细胞沉降率检查

C. 头部 CT

D. 甲状腺 B 超

E. 喉镜

F. 甲状腺吸碘率检查

【解析】该患者表现为典型的颈部疼痛伴甲状腺区域的压痛,疼痛向头部放射,伴甲状腺毒症的表现,考虑亚急性甲状腺炎可能性大,与 Graves 病相鉴别。需要查甲状腺功能、炎性指标(如红细胞沉降率等)、甲状腺 B 超、吸碘率等,而头部 CT 以及喉镜暂时不需要。

第 2 问:该患者实验室检查可能的结果是

A. FT_3、FT_4 升高,TSH 降低

B. FT_3、FT_4 升高,TSH 正常

C. 红细胞沉降率 120mm/h

D. 抗 TPO Ab 显著升高

E. 抗 TR Ab 阴性

F. 甲状腺摄碘率增加

【解析】该患者表现为典型的颈部疼痛伴甲状腺区域的压痛,疼痛向头部放射,伴甲状腺毒症的表现,考虑为亚急性甲状腺炎的可能性大,其实验室检查表现为 FT_3、FT_4 升高,TSH 降低,炎性指标如红细胞沉降率明显加快,而甲状腺自身抗体如抗 TPO Ab 阴性或低滴度升高,抗 TR Ab 阴性,因甲状腺破坏其摄碘率降低,与 FT_3、FT_4 的升高呈分离现象。

第 3 问:该患者最可能的诊断是

A. Graves 病

B. 亚急性甲状腺炎

C. 桥本甲状腺炎

D. 急性化脓性甲状腺炎

E. 慢性淋巴细胞性甲状腺炎

F. 寂静性甲状腺炎

【解析】患者 40 岁女性,表现为典型的甲状腺毒症症状(心慌手抖、体温升高,心率增快),甲状腺区域吞咽时有疼痛感,向耳心、颞部放射,甲状腺肿大,伴局部压痛。上述症状为典型的亚急性甲状腺炎症状。Graves 病一般无甲状腺区域疼痛及压痛,甲状腺肿大呈均匀弥漫性肿大;桥本甲状腺炎一般也无疼痛,多表现为甲状腺功能减退,无甲状腺毒症表现。急性化脓性甲状腺炎相对少见,甲状腺区域可呈红肿,疼痛及压痛均明显,全身炎性症状明显;慢性淋巴细胞性甲状腺炎即桥本甲状腺炎;寂静性甲状腺炎一般无疼痛,与临床表现不符合。

答案:【案例1】 1. ABDF　2. ACE　3. B

第4问：该患者经检查甲状腺功能提示FT_3、FT_4升高，TSH降低，红细胞沉降率90mm/h，抗TR Ab阴性，抗TPO Ab阴型。请问下列说法正确的是

 A. 可给予盐酸普萘洛尔10mg，t.i.d.治疗

 B. 可给予消炎痛25mg，t.i.d.治疗

 C. 可给予甲巯咪唑20mg，q.d.治疗

 D. 可给予抗感染治疗

 E. 可给予糖皮质激素治疗

 F. 可给予抗病毒治疗

【解析】根据病史、体征及实验室检查，患者可确诊为亚急性甲状腺炎，该病可使用β受体拮抗剂缓解交感兴奋症状，可给予非甾体抗炎药或糖皮质激素减轻疼痛、非特异性抗炎治疗。不需要使用抗生素，虽可能与病毒感染有关但一般不需要抗病毒治疗，此外，甲状腺毒症为一过性，一般无需抗甲状腺激素合成的治疗。

【案例2】患者女，42岁。反复颈部疼痛2个月，再发1个月。3个月前出现颈部不适，以为是感冒，院外自服药物无好转，2个月前颈部疼痛加重就诊于某医院，给予检查及治疗（不详）后疼痛缓解，后自行停药。1个月前患者再次出现颈部不适，逐渐出现心慌，多汗，伴消瘦；院外考虑甲状腺功能亢进，给予甲巯咪唑10mg，t.i.d.，治疗10余天。患者心慌等缓解，且体重逐渐回升，但仍有颈部疼痛。查体：双眼球不突，甲状腺肿大，质硬，右侧甲状腺压痛，扪及一大小为2.5cm×1.5cm的结节。心率62次/min，律齐。

第1问：关于该患者下一步处理**无误**的是

 A. 查FT_3、FT_4、TSH

 B. 继续甲巯咪唑治疗

 C. 甲状腺结节建议穿刺活检

 D. 甲状腺B超检查

 E. 查红细胞沉降率

 F. 停用甲巯咪唑，给予左甲状腺素钠治疗

【解析】患者反复颈部疼痛，伴心慌、多汗、消瘦等甲状腺毒症症状，查体甲状腺质地偏硬，伴痛性结节，考虑为亚急性甲状腺炎的可能性大，一般不做抗甲状腺激素合成治疗；虽有结节，但根据临床及无创的实验室检查可确诊，一般不首选穿刺活检，对于鉴别困难者可选穿刺。

第2问：患者甲状腺B超提示边界不清的低回声结节，内无血流信号；甲状腺功能提示FT_3降低，FT_4降低，TSH升高；红细胞沉降率62mm/h；血常规提示白细胞轻度升高。下列说法正确的是

 A. 患者考虑甲状腺功能减退，可给予优甲乐治疗

 B. 根据B超征象，考虑可能为甲状腺恶性肿瘤

 C. 患者甲状腺功能检查提示甲状腺功能减退，可暂时停用甲巯咪唑，观察甲状腺功能变化

 D. 患者红细胞沉降率明显升高，白细胞升高，考虑存在感染，急性化脓性甲状腺炎可能性大，应给予抗生素治疗

 E. 患者考虑亚急性甲状腺炎可能性大，可给予消炎痛25mg，t.i.d.治疗

 F. 患者考虑亚急性甲状腺炎可能性大，可给予强的松10mg，t.i.d.治疗

 G. 患者考虑亚急性甲状腺炎可能性大，可给予盐酸普萘洛尔10mg，t.i.d.治疗

【解析】患者甲状腺功能检查提示甲状腺功能减退，考虑与使用甲巯咪唑有关，且亚急性甲状腺炎病程中可能出现暂时性甲状腺功能减退，应停药并随访甲状腺功能；患者出现甲状腺结节，考虑为亚急性甲状腺炎改变；患者无明显的全身炎症症状，无甲

答案： 4. ABE　【案例2】1. ADE　2. CEF

状腺区域的红肿、剧痛等，不考虑急性化脓性甲状腺炎，红细胞沉降率增快为亚急性甲状腺炎典型实验室改变。亚急性甲状腺炎可给予盐酸普萘洛尔缓解交感兴奋症状，但该患者错误给予甲巯咪唑治疗，已出现甲状腺功能减退，目前心率是 62 次 /min，已不适宜盐酸普萘洛尔治疗。

第 3 问：患者甲状腺 B 超提示边界不清的低回声结节，内无血流信号；甲状腺功能检查提示 FT_3 降低，FT_4 降低，TSH 升高；红细胞沉降率 62mm/h。关于该疾病，叙述正确的是

 A. 该病为自限性疾病，如症状不明显，可不给予药物治疗
 B. 该疾病病程可迁延至半年
 C. 该疾病可能与病毒感染有关
 D. 该疾病与自身免疫有关
 E. 该疾病与细菌感染有关
 F. 该疾病发病无性别差异，男女发病基本相当

【解析】根据病史，诊断考虑亚急性甲状腺炎，该疾病与病毒感染有关，为自限性疾病，部分患者病程可迁延至半年，该疾病女性多见。

第 4 问：关于该疾病甲状腺功能的改变，叙述正确的是

 A. 可能出现甲状腺毒症
 B. 可能出现甲状腺功能减退
 C. 先出现甲状腺毒症，后续可能出现甲状腺功能减退
 D. 可能出现永久性甲状腺功能减退
 E. 甲状腺功能均能全部恢复正常
 F. 最终都会出现甲状腺功能减退

【解析】关于亚急性甲状腺炎甲状腺功能的改变，一般规律是先出现甲状腺功能亢进，后可能出现一过性甲状腺功能减退，最后甲状腺功能恢复正常。但少部分患者可能出现永久性甲状腺功能减退。

答案：　3. ABC　4. ABCD

第十四章 慢性甲状腺炎

一、单选题

1. 下列对诊断慢性淋巴细胞性甲状腺炎最有意义的是
   A. 血清 FT_3、FT_4 降低，TSH 升高
   B. 一过性甲状腺毒症
   C. ^{131}I 摄取率降低
   D. 抗 TPO Ab 和抗 TG Ab 滴度显著增高
   E. 甲状腺扫描分布不均匀，有时可呈"冷结节"样改变

【解析】慢性淋巴细胞性甲状腺炎患者甲状腺功能多正常，随病情进展，逐渐发展为亚临床甲状腺功能减退，最后发展为临床甲状腺功能减退。部分患者可出现一过性甲状腺毒症。摄碘率早期正常，后逐渐降低。通常核素分布不均匀，常显示不规则浓集或稀疏，有时可呈"冷结节"样改变。但摄碘率和核素显像等检查对诊断并无实际意义。抗 TPO Ab 和抗 TG Ab 抗体滴度持续升高对诊断最有意义。

2. 患者女，35 岁。心慌、乏力 1 个月。查体：HR 108 次/min，甲状腺 II 度肿大，质软，无压痛。查甲状腺功能：FT_4 26.23pmol/L（参考值为 12.0～22.0pmol/L），FT_3 8.4pmol/L（参考值为 3.1～6.8pmol/L），TSH 0.05μIU/ml（参考值为 0.27～4.2μIU/ml），抗 TR Ab 0.5mIU/ml（参考值为 0～ 1.58mIU/ml），抗 TPO Ab 1 157.9U/ml（参考值为 0～34.0U/ml），抗 TG Ab 659.5U/ml（参考值为 0～115U/ml）。甲状腺彩超：甲状腺弥漫性肿大，回声不均，呈网格样改变。该患者的诊断可能为
   A. 桥本甲状腺炎
   B. 产后甲状腺炎
   C. 亚急性甲状腺炎
   D. 甲状腺功能亢进（Graves 病）
   E. 甲状腺功能减退

【解析】患者心慌、乏力，TSH 降低，FT_3、FT_4 升高，心率增快伴甲状腺弥漫性肿大，符合甲状腺功能亢进表现，但患者抗 TR Ab 阴性，抗 TPO Ab、抗 TG Ab 滴度较高，故诊断考虑为桥本甲状腺炎，但存在一过性甲状腺功能亢进的状态。

二、多选题

1. 关于慢性淋巴细胞性甲状腺炎，描述正确的是
   A. 常由病毒感染导致
   B. 甲状腺超声表现为弥漫性甲状腺肿，回声不均，呈网格样改变，可伴发低回声区域或甲状腺结节
   C. 抗 TPO Ab、抗 TG Ab 显著升高
   D. 早期甲状腺功能多为正常，随病情进展逐渐出现甲状腺功能减退
   E. 病程缓慢，病程长

答案： 1. D 2. A
    1. BCDE

【解析】慢性淋巴细胞性甲状腺炎,发展缓慢,病程长,早期甲状腺功能多为正常,随病情进展逐渐出现甲状腺功能减退。甲状腺超声表现为弥漫性甲状腺肿,回声不均,呈网格样改变,可伴发低回声区域或甲状腺结节。抗 TPO Ab、抗 TG Ab 明显升高是本病较具特征性的表现。通常无病毒感染等诱因。

三、共用题干单选题

（1～3 题共用题干）

患者女,40 岁。颈部不适伴乏力 2 个月。患者近 2 个月自觉颈部堵塞感,伴疲劳乏力。查体:甲状腺 I 度肿大,未及结节。甲状腺功能:FT_4 10.5pmol/L（参考值为 12.0～22.0pmol/L）,FT_3 5.1pmol/L（参考值为 3.1～6.8pmol/L）,TSH 13μIU/ml（参考值为 0.27～4.2μIU/ml）,抗 TPO Ab 1 102U/ml（参考值为 0～34.0U/ml）,抗 TG Ab 303.5U/ml（参考值为 0～115U/ml）。甲状腺彩超:甲状腺弥漫性病变,回声不均,呈网格样改变。

1. 该患者可以考虑诊断的疾病是
   A. 甲状腺功能亢进
   B. 甲状腺功能减退
   C. 亚急性甲状腺炎
   D. 产后甲状腺炎
   E. 甲状腺结节

【解析】患者 FT_3、FT_4 降低,TSH 升高,提示甲状腺功能减退。并抗 TPO Ab、抗 TG Ab 明显升高,提示是桥本甲状腺炎导致的甲状腺功能减退。

2. 若要确诊该疾病,还需要完善的检查是
   A. ACTH 及皮质醇测定
   B. 甲状腺细针穿刺术
   C. 抗 TR Ab 检测
   D. 甲状腺摄碘率
   E. 甲状腺核素显像

【解析】诊断原发性甲状腺功能减退,需排除肾上腺皮质功能减退,故需完善 ACTH 及皮质醇测定。

3. 该患者的治疗措施是
   A. 左甲状腺素替代治疗
   B. 甲巯咪唑治疗
   C. 无需用药,随访观察即可
   D. β 受体拮抗剂治疗
   E. 手术治疗

【解析】甲状腺功能减退症并伴有典型临床症状,予以左甲状腺素替代治疗,使甲状腺功能恢复至正常水平。

（4～7 题共用题干）

患者女,46 岁。甲状腺 I 度肿大,心悸、怕热,既往无甲状腺疾病病史。查体:HR 110 次/min。甲状腺功能:FT_4 19.3pmol/L（参考值为 12.0～22.0pmol/L）,FT_3 5.3pmol/L（参考值为 3.1～6.8pmol/L）,TSH 0.003μIU/ml（参考值为 0.27～4.2μIU/ml）,抗 TPO Ab 978U/ml（参考值为 0～34.0U/ml）,抗 TG Ab 403.5U/ml（参考值为 0～115U/ml）,抗 TR Ab 阴性。甲状腺彩超:甲状腺弥漫性病变。

4. 该患者诊断为
   A. 慢性淋巴细胞性甲状腺炎
   B. 甲状腺功能亢进
   C. 亚临床甲状腺功能亢进
   D. 产后甲状腺炎
   E. 亚急性甲状腺炎

【解析】病历资料显示,患者既往无甲状腺疾病病史,甲状腺功能检查示亚临床甲状腺功能亢进,抗 TPO Ab、抗 TG Ab 阳性,抗 TR Ab 阴性,考虑为慢性淋巴细胞性甲状腺炎。

答案: 1. B 2. A 3. A 4. A

5. 根据题干所提供的线索，该患者需要给予的治疗是
  A. β受体拮抗剂
  B. 不需治疗
  C. 甲巯咪唑
  D. 丙硫氧嘧啶
  E. 碘制剂

【解析】患者心率110次/min，存在心悸、怕热等一过性甲状腺功能亢进的表现，暂时不需要使用抗甲状腺药物，予以β受体拮抗剂改善症状即可。

6. 患者应用上述药物后，建议随访1次的时间是
  A. 每2周
  B. 每4周
  C. 每8周
  D. 每2～4周
  E. 每4～8周

【解析】患者桥本甲状腺炎，存在一过性甲状腺功能亢进，每4～8周复查1次甲状腺功能即可。

7. 假设此患者随病情进展，出现永久性甲状腺功能减退，需进行左甲状腺素替代治疗，若患者体重为60kg，其每天所需总量约为
  A. 12.5μg
  B. 25μg
  C. 50μg
  D. 75μg
  E. 100μg

【解析】此患者左甲状腺素替代总量为[1.6～1.8μg/(kg·d)]×60kg=96～108μg/d。

四、案例分析题

【案例】患者女，28岁。备孕期间，颈前肿大，伴怕热、多汗、心慌、乏力。甲状腺彩超：甲状腺弥漫性肿大，回声不均，血流丰富。

第1问：患者下一步应进行的检查是
  A. 甲状腺功能
  B. 甲状腺自身抗体
  C. 甲状腺核素显像
  D. 甲状腺CT
  E. 甲状腺摄碘率
  F. 尿碘检测
  G. 甲状腺细针穿刺术

【解析】患者超声检查发现甲状腺弥漫性病变，同时有怕热、多汗，需完善甲状腺功能、甲状腺自身抗体，明确有无功能亢进或减退，有无慢性淋巴细胞性甲状腺炎。甲状腺疾病的发生与碘的关系密切，故可完善尿碘测定。甲状腺核素显像、甲状腺摄碘率检测暂不需及时检查，甲状腺CT对诊断价值不高。

[提示]患者甲状腺功能：FT_4 38.3pmol/L（参考值为12.0～22.0pmol/L），FT_3 9.6pmol/L（参考值为3.1～6.8pmol/L），TSH 0.005μIU/ml（参考值为0.27～4.2μIU/ml），抗TPO Ab 678U/ml（参考值为0～34.0U/ml），抗TG Ab 203.5U/ml（参考值为0～115U/ml），抗TR Ab 7.3mIU/ml（参考值为0～1.58mIU/ml）。查体：HR 120次/min。甲状腺Ⅱ度肿大，质软，无压痛，可闻及血管杂音，双眼突出，双手细颤征（+）。

第2问：首先考虑的疾病是
  A. 慢性淋巴细胞性甲状腺炎
  B. 甲状腺功能亢进症（Graves病）
  C. 甲状旁腺增生
  D. 单纯性甲状腺肿
  E. 亚急性甲状腺炎
  F. 结节性甲状腺肿

答案：　5. A　6. E　7. E
　【案例】　1. ABF　2. AB

【解析】根据患者甲状腺功能、甲状腺自身抗体及超声的影像学表现,诊断为慢性淋巴细胞性甲状腺炎,患者目前甲状腺功能亢进、抗 TR Ab 水平显著升高,提示桥本甲状腺炎合并 Graves 病。

第 3 问:患者备孕期间,目前诊断桥本甲状腺炎、Graves 病,拟用药治疗,下一步应采取的治疗有

    A. 积极监测,暂无需治疗

    B. 甲巯咪唑

    C. 丙硫氧嘧啶

    D. 盐酸普萘洛尔

    E. 碳酸锂

    F. 药用炭片

【解析】患者桥本甲状腺炎合并甲状腺功能亢进需积极治疗,患者目前备孕,计划妊娠前建议采用丙硫氧嘧啶起始治疗,并加用盐酸普萘洛尔降低心率、改善高代谢症候,将甲状腺功能控制正常并平稳后再妊娠。

第 4 问:患者起始丙硫氧嘧啶治疗前,应完善的检查是

    A. 无需检查

    B. 血常规

    C. 肝功能

    D. 肾功能

    E. 电解质水平

    F. 感染指标

【解析】患者桥本合并 Graves 病,GD 可能影响全身多系统,出现肝功能异常、白细胞减少等情况,而抗甲状腺药物也可引起白细胞减少、中毒性肝病等多种不良反应,故服用丙硫氧嘧啶等抗甲状腺药物治疗前,需监测血常规、肝功能、电解质水平等。

答案: 3. CD 4. BCE

第十五章　产后甲状腺炎

一、单选题

1. 以下是产后甲状腺炎典型病例特征的是
   - A. 典型临床病例一般经历 3 个时期：甲状腺毒症期、甲减期、恢复期
   - B. 一过性甲状腺毒症
   - C. ^{131}I 摄取率降低
   - D. 抗 TPO Ab 和抗 TG Ab 滴度阳性
   - E. 甲状腺扫描分布不均匀，有时可呈"冷结节"样改变

【解析】产后甲状腺炎是自身免疫甲状腺炎的 1 个类型。一般在产后发病，整个病程持续 6～12 个月。典型病例临床经历 3 期，即甲状腺毒症期、甲减期和恢复期。非典型病例可以仅表现为甲状腺毒症期或者甲减期。摄碘率早期正常，后逐渐降低。

2. 患者女，31 岁，产后 8 个月。怕热、多汗，心慌、乏力 1 个月。查体：HR 120 次 /min，甲状腺Ⅱ度肿大，可闻及血管杂音，双眼突出，双手细颤征（+）。查甲状腺功能：FT_4 76.69pmol/L（参考值为 12.0～22.0pmol/L），FT_3>30.8pmol/L（参考值为 3.1～6.8pmol/L），TSH<0.005μIU/ml（参考值为 0.27～4.2μIU/ml），抗 TR Ab>40mIU/ml（参考值为 0～1.58mIU/ml），抗 TPO Ab 369.9U/ml（参考值为 0～34.0U/ml），抗 TG Ab 111.5U/ml（参考值为 0～115U/ml）。甲状腺彩超：甲状腺弥漫性肿大。诊断可能为
   - A. 桥本甲状腺炎
   - B. 产后甲状腺炎
   - C. 亚急性甲状腺炎
   - D. 甲状腺功能亢进（Graves 病）
   - E. 甲状腺功能减退

【解析】患者产后 8 个月，存在产后甲状腺炎可能，但患者存在甲状腺毒症的症状，双眼突出，TSH 明显降低，FT_3、FT_4 显著升高，心率增快伴甲状腺弥漫性肿大，并且抗 TR Ab 明显升高，故甲状腺功能亢进症（Graves 病）的诊断明确。

二、多选题

1. 关于产后甲状腺炎，描述正确的是
   - A. 一般产后发病，病程持续 6～12 个月
   - B. 多为病毒感染引起
   - C. 抗 TPO Ab 或 / 和抗 TG Ab 阳性
   - D. TT_4、FT_4 先升高后降低
   - E. ^{131}I 摄取率先降低后升高

【解析】产后甲状腺炎，一般在产后发病，持续 6～12 个月。实验室检查抗 TPO Ab 或 / 和抗 TG Ab 阳性。TT_4、FT_4 先升高后降低，碘 -131 摄取率先降低后升高，通常无病毒感染等诱因。

答案：　1. D　2. D
　　　　1. ACDE

三、共用题干单选题

（1～3题共用题干）

1. 患者女，31岁。产后5个月余。因自觉颈部堵塞感，伴疲劳乏力就诊。查体：甲状腺Ⅱ度肿大，未及结节。该患者暂**不须要**做的检查是
   A. 甲状腺功能
   B. 甲状腺彩超
   C. 甲状腺自身抗体
   D. 尿碘测定
   E. 甲状腺细针穿刺术

【解析】患者产后颈部不适，伴疲劳乏力，查体甲状腺肿大，故需进一步完善甲状腺功能，并查甲状腺自身抗体，及甲状腺彩超。以明确诊断，尿碘测定，判断患者碘营养状态。而甲状腺细针穿刺术多为明确甲状腺结节性质，或明确诊断，暂时不需检查，可待甲状腺功能及彩超完善后再考虑是否行甲状腺细针穿刺术。

2. 患者甲状腺功能：FT_4 16.5pmol/L（参考值为12.0～22.0pmol/L），FT_3 4.9pmol/L（参考值为3.1～6.8pmol/L），TSH 4.9μIU/ml（参考值为0.27～4.2μIU/ml），抗 TPO Ab 402U/ml（参考值为0～34.0U/ml），抗 TG Ab 224U/ml（参考值为0～115U/ml）。甲状腺彩超：甲状腺弥漫性病变，回声不均，呈网格样改变。根据上述检查，该患者目前考虑的诊断是
   A. 甲状腺功能减退
   B. 甲状腺结节
   C. 产后甲状腺炎
   D. 亚急性甲状腺炎
   E. 甲状腺功能亢进

【解析】患者甲状腺功能提示亚临床甲状腺功能减退，甲状腺自身抗体阳性，彩超符合慢性淋巴细胞性甲状腺炎。结合该患者产后5个月发病，诊断为产后甲状腺炎，此例为非典型的产后甲状腺炎，无典型的甲状腺毒症期、甲减期及恢复期，而仅表现为甲状腺功能减退。

3. 该患者的治疗方式是
   A. 左甲状腺素替代治疗
   B. 甲巯咪唑治疗
   C. 无需用药，随访观察即可
   D. β受体拮抗剂治疗
   E. 手术治疗

【解析】该患者产后甲状腺炎，目前处于亚临床甲减期，无明确、典型临床症状，暂不需要用药，随访观察，监测甲状腺功能。

（4～7题共用题干）

患者女，32岁，产后4个月。怕热、多汗、心悸1个月。既往无甲状腺疾病病史。查体：HR 110次/min，甲状腺功能：FT_4 19.3pmol/L（参考值为12.0～22.0pmol/L），FT_3 5.3pmol/L（3.1～6.8pmol/L），TSH 0.003μIU/ml（参考值为0.27～4.2μIU/ml），抗 TPO Ab 378U/ml（参考值为0～34.0U/ml），抗 TG Ab 103.5U/ml（参考值为0～115U/ml），抗 TR Ab 阴性。甲状腺彩超：甲状腺弥漫性病变。

4. 该患者诊断为
   A. 慢性淋巴细胞性甲状腺炎
   B. 甲状腺功能亢进
   C. 亚临床甲状腺功能亢进
   D. 产后甲状腺炎
   E. 亚急性甲状腺炎

【解析】从病历资料反映，患者产后4个月，既往无甲状腺疾病病史，甲状腺功能检查示亚临床甲状腺功能亢进，考虑为产后甲状腺炎。

答案：　1. E　2. C　3. C　4. D

5. 根据题干所提供的线索,该患者需要给予的治疗是
   A. β受体拮抗剂
   B. 不需治疗
   C. 甲巯咪唑
   D. 丙硫氧嘧啶
   E. 碘制剂

【解析】患者目前怕热、出汗、心慌,心率110次/min,存在甲状腺毒症的表现,暂时不需要使用抗甲状腺药物,予以β受体拮抗剂改善症状即可。

6. 患者应用上述药物后,建议随访1次的时间是
   A. 每2周
   B. 每4周
   C. 每8周
   D. 每2~4周
   E. 每4~8周

【解析】PPT患者甲状腺毒症期之后,每4~8周复查1次甲状腺功能即可。

7. 假设此患者随病情进展,出现永久性甲状腺功能减退,需进行左甲状腺素替代治疗,若患者体重为60kg,其每天所需总量约为
   A. 12.5μg
   B. 25μg
   C. 50mg
   D. 75mg
   E. 100mg

【解析】此患者左甲状腺素替代总量为[1.6~1.8μg/(kg·d)]×60kg=96~108μg/d。

四、案例分析题

【案例】患者女,28岁,孕6个月。偶然发现颈前肿大。甲状腺彩超:甲状腺弥漫性肿大,回声不均,呈网格样改变,伴有实性、低回声结节(大小为0.5cm×0.4cm),边界尚清,纵横比>1,内见砂砾样强回声,未见异常淋巴结。

第1问:患者下一步应进行的检查是
   A. 甲状腺功能
   B. 甲状腺自身抗体
   C. 电解质水平
   D. 甲状腺CT
   E. 甲状旁腺激素、降钙素
   F. 癌胚抗原
   G. 甲状腺细针穿刺术

【解析】患者超声检查发现甲状腺弥漫性病变,低回声结节,需完善甲状腺功能结甲状腺自身抗体,明确有无慢性淋巴细胞性甲状腺炎。患者伴甲状腺结节,需明确结节性质,完善甲状旁腺激素、血钙水平排查甲状旁腺疾病,查降钙素、癌胚抗原排查甲状腺髓样癌。但甲状腺CT对判断良恶性甲状腺结节的诊断价值不高。

[提示]患者甲状腺功能:FT_4、FT_3均正常,TSH 1.3μIU/ml。甲状腺自身抗体:抗TPO Ab、抗TG Ab明显升高。

第2问:首先考虑的疾病是
   A. 慢性淋巴细胞性甲状腺炎
   B. 甲状腺结节
   C. 甲状旁腺增生
   D. 单纯性甲状腺肿
   E. 亚急性甲状腺炎
   F. Growes病

【解析】根据患者甲状腺功能、甲状腺自身抗体及超声的影像学表现,诊断为慢性淋巴细胞性甲状腺炎及甲状腺结节。

答案: 5. A 6. E 7. E
【案例】 1. ABCEFG 2. AB

第3问：关于妊娠伴甲状腺结节，为了进一步了解结节性质，还需了解的病史是

　　A. 有无良性或恶性甲状腺肿瘤的家族史

　　B. 儿童期是否行头颈部照射史

　　C. 在18岁之前有无电离辐射暴露史

　　D. 既往有无流产史

　　E. 个人有无吸烟、酗酒史

　　F. 既往有无上呼吸道感染史

【解析】妊娠期发现的甲状腺结节要详细询问病史。如有无良性或恶性甲状腺肿瘤的家族史、儿童期是否由于癌肿而行头颈部照射史、在18岁之前有无电离辐射暴露史等。

第4问：最终患者FNAC结果提示：可疑甲状腺乳头状癌，下一步应采取的治疗有

　　A. 积极监测、定期随诊

　　B. 手术治疗

　　C. 放疗

　　D. 化疗

　　E. 放化疗

　　F. 放弃治疗

　　G. 手术＋术后放化疗

　　H. 先放化疗后手术治疗

【解析】甲状腺乳头状癌为低危的分化型甲状腺癌，患者考虑甲状腺微小乳头状癌（PTMC，直径<1cm），可以选择积极监测、定期随访。患者目前孕24周，如患者积极手术，时机应选择孕24～26周。但大部分低危的分化型甲状腺癌在孕期并不会明显进展，故推迟至产后进行手术是安全的。

答案：　3. ABC　4. A

第十六章　甲　状　腺　肿

一、单选题

1. 单纯性甲状腺肿是指
   A. 毒性弥漫性甲状腺肿
   B. 结节性甲状腺肿
   C. 甲状腺功能正常的甲状腺肿
   D. 淋巴细胞浸润性甲状腺肿
   E. 甲状腺癌性肿大

【解析】单纯性甲状腺肿也称为非毒性甲状腺肿,是指非炎症和非肿瘤原因,不伴有临床甲状腺功能正常的甲状腺肿。

2. 患者男,15岁。颈部增粗1年,无多食、易怒、怕热、心慌等症状,查体:血压、心率正常,甲状腺Ⅱ度肿大,质软,无结节。化验甲状腺功能正常。诊断最可能是
   A. Graves病
   B. 桥本甲状腺炎
   C. 单纯性甲状腺肿
   D. 亚急性甲状腺炎
   E. 甲状腺癌

【解析】单纯性甲状腺肿临床特点是甲状腺功能正常的甲状腺肿。其余4个选项一般均伴有甲状腺功能改变及因甲状腺功能改变引起的临床症状。

二、多选题

1. 可引起甲状腺肿的病因有
   A. 甲状腺内的碘转运障碍
   B. 自身免疫及炎症反应
   C. 碘摄入不足
   D. 碘摄入过多
   E. 环境污染

【解析】甲状腺肿病因包括内源性病因:先天性遗传性甲状腺激素合成缺陷及自身免疫及炎症反应、碘缺乏和碘过量、食物、环境内分泌干扰物、药物等。

2. 关于单纯性甲状腺肿的实验室检查,正确的是
   A. T_3、T_4正常,TSH正常
   B. T_3、T_4升高,TSH正常
   C. T_3/T_4比值增高
   D. T_3/T_4比值降低
   E. T_3、T_4升高,TSH降低

【解析】血清T_4、T_3正常,T_3/T_4的比值常增高,血清甲状腺球蛋白水平增高,增高的程度与甲状腺肿的体积呈正相关。血清TSH水平一般正常。早期的自身免疫甲状腺炎主要表现为甲状腺肿,长时期可以没有甲状腺功能的改变,或表现为亚临床甲状腺功能减退或/和血清甲状腺自身抗体阳性。

三、共用题干单选题

(1～2题共用题干)
患者女,24岁。孕12周,颈部增粗半

答案: 1. C　2. C
　　　1. ABCDE　2. AC

个月，无心慌、怕冷怕热、无情绪改变，查体：心率 87 次 /min，血压 130/75mmHg，甲状腺Ⅰ度肿大，化验甲状腺功能及甲状腺功能抗体均正常。彩超提示弥漫性肿大，未见结节。

1. 对该患者的诊断最可能的是
    A. 亚急性甲状腺炎
    B. 桥本甲状腺炎
    C. Graves 病
    D. 甲状腺癌
    E. 单纯性甲状腺肿

【解析】该患者为非炎症、非肿瘤、甲状腺功能正常的弥漫性甲状腺肿。

2. 该患者的下一步治疗是
    A. 口服甲状腺素片
    B. 手术治疗
    C. ^{131}I 治疗
    D. 抗甲状腺药物治疗
    E. 补充碘剂

【解析】患者因孕期碘需求增加导致的单纯性甲状腺肿，故应补碘治疗，选项 A 是甲状腺功能减退治疗药物，选项 B、C、D 均为甲状腺功能亢进治疗方式，手术还可作为胸骨后甲状腺肿、甲状腺肿瘤等的治疗方式，患者甲状腺仅Ⅰ度肿大，甲状腺功能正常。

（3～6 题共用题干）

患者男，26 岁。近半年于山区支教工作，食用自产井盐。颈部增粗 3 个月，逐渐加重，无心慌、怕热，无烦躁易怒。查体：心率及血压正常，甲状腺Ⅱ度肿大，质软，光滑，无结节，无压痛。既往无甲状腺疾病及家族病史。化验甲状腺功能及抗体正常。

3. 此患者考虑为 Graves 病，给予甲巯咪唑 30mg，每天 1 次，口服，治疗 1 个月效果不佳，其原因为

A. 诊断不正确
B. 患者耐药
C. 所给药物剂量不够
D. 未合并补碘
E. 未使用注射铁剂

【解析】患者甲状腺功能及抗体正常，并非 Graves 病，无甲状腺功能亢进，不应该用甲巯咪唑抗甲状腺治疗。

4. 根据题干所提供的线索，该患者可能的病因为
    A. 甲状腺内的碘转运障碍
    B. 自身免疫及炎症反应
    C. 碘摄入不足
    D. 碘摄入过多
    E. 碘化酪氨酸偶联障碍

【解析】患者男性，于偏远山区食用自产井盐，未加碘，抗体阴性，为后天患病，非自身免疫性疾病。

5. 假设患者为女性，病史方面应补充
    A. 现病史
    B. 个人营养史
    C. 月经生育史
    D. 婚姻史
    E. 家族史

【解析】女性甲状腺肿患者，病史方面应补充月经生育史，以了解有碘需求增加所致甲状腺肿。

6. 假设此患者已经发生甲状腺功能减退，应给予的治疗措施是
    A. 左甲状腺素钠口服
    B. 手术治疗
    C. ^{131}I 治疗
    D. 甲巯咪唑口服
    E. 丙硫氧嘧啶口服

答案：　1. E　2. E　3. A　4. C　5. C　6. A

【解析】甲状腺激素通常对长期的甲状腺肿或者已明确的智力及骨骼的改变是没有作用的,但是如果已经发生甲状腺功能减退应该给予甲状腺激素替代治疗。

四、案例分析题

【案例1】患者女,14岁。颈部增粗1年,逐渐加重,无怕热、烦躁易怒等不适,查体:心率及血压正常,甲状腺Ⅰ度肿大。建议进一步检查。

第1问:患者下一步应进行的检查是

  A. 颈部彩超

  B. 甲状腺功能

  C. 甲状腺相关抗体检查

  D. 颈部CT

  E. 摄碘率

  F. 颈部MRI

  G. 颈部血管彩超

【解析】患者青春期女性,甲状腺肿,应首先完善甲状腺彩超、化验甲状腺功能及抗体进一步明确诊断。

[提示] 彩超提示甲状腺弥漫性肿大,无结节及淋巴结肿大。甲状腺功能及抗体均正常。

第2问:首先考虑的疾病是

  A. 单纯性甲状腺肿

  B. Graves病

  C. 颈部淋巴瘤

  D. 甲状腺癌

  E. 甲状腺结节

  F. 颈部脂肪堆积

【解析】根据患者发病青春期特点及检查结果,考虑为单纯性甲状腺肿。

第3问:关于单纯性甲状腺肿,下列说法正确的是

  A. 心慌

  B. 怕热

  C. 易怒

  D. 一般都有疼痛症状

  E. 可引起呼吸困难症状

  F. 可出现声音嘶哑

【解析】临床上一般无明显症状。在还未发生甲状腺功能减退时,甲状腺肿主要影响外观。当甲状腺肿变为结节性时,可因结节内出血引起急性疼痛及肿胀,随着腺体肿大加重,可压迫邻近组织结构,如气管、食管等,引起相应症状。

第4问:最终患者确诊为单纯性甲状腺肿,下一步应采取的治疗有

  A. 定期随诊

  B. 手术治疗

  C. 放疗

  D. 化疗

  E. 抗甲状腺药物治疗

  F. ^{131}I治疗

  G. 补碘

【解析】一般不需要治疗,尤其是甲状腺肿轻微,没有临床症状并且甲状腺功能正常者,可随诊观察,主要是改善碘营养状态。

【案例2】患者女,20岁。于新疆地区求学,颈部增粗半年,无怕热,无烦躁易怒。查体:心率68次/min,血压120/80mmHg,甲状腺Ⅱ度肿大。既往无甲状腺疾病及家族病史。化验甲状腺功能及抗体正常,彩超提示弥漫性甲状腺肿。

第1问:首先考虑的疾病是

  A. 单纯性甲状腺肿

  B. Graves病

  C. 结节性甲状腺肿

D. 甲状腺癌

E. 亚急性甲状腺炎

F. 桥本甲状腺炎

【解析】患者非毒性、非炎症、非肿瘤性弥漫性甲状腺肿,考虑是单纯性甲状腺肿。

第2问:关于单纯性甲状腺肿病因,该患者最可能是

A. 碘过量

B. 碘缺乏

C. 环境污染

D. 异常甲状腺球蛋白形成

E. 自身免疫性炎症

F. 遗传

G. 传染

第3问:若想进一步确定病因,可进一步检查

A. CT

B. MRI

C. 复查甲状腺功能及抗体

D. 咽喉镜

E. 针刺细胞学检查

F. 化验尿碘

【解析】患者单纯性甲状腺肿,主要考虑为碘摄入不足引起,故化验尿碘,明确患者是否碘摄入不足。

第4问:若化验尿碘值 50μg/L,下一步的治疗方案是

A. 补充甲状腺素

B. 手术治疗

C. 食用加碘盐及海产品

D. 抗生素

E. 抗甲状腺药物

F. ^{131}I 治疗

【解析】患者单纯性甲状腺肿,尿碘值 50μg/L,主要考虑为碘摄入不足引起,故应加强碘营养治疗。

答案:　2. B　3. F　4. C

第十七章　甲状腺结节和甲状腺肿瘤

一、单选题

1. 甲状腺良性肿瘤最常见的是
   A. 来源于滤泡细胞的腺瘤
   B. 来源于中胚层的脂肪瘤
   C. 唾液腺型肿瘤
   D. 玻璃样变性梁状腺瘤
   E. 来源于滤泡细胞的甲状腺乳头状癌

   【解析】甲状腺良性肿瘤中,滤泡性腺瘤占绝大部分。其他腺瘤,如唾液腺型肿瘤、腺脂肪瘤和玻璃样变性梁状腺瘤等则很少见。

2. 患者女,68岁。甲状腺结节1年,一直吃中药,甲状腺结节越长越大,出现憋气症状,到医院就诊,确诊为甲状腺癌,邻近结构的如皮肤,肌肉、血管,咽部和食管,发生远处转移。病理学以纺锤形细胞和多个核巨型细胞为主。诊断可能为
   A. 甲状腺滤泡细胞癌
   B. 甲状腺乳头状癌
   C. 甲状腺髓样癌
   D. 甲状腺未分化腺癌
   E. 甲状腺良性肿瘤

   【解析】未分化癌恶性度极高,早期即可发生远处转移,死亡率极高,镜下病变部分由不典型细胞组成,细胞内可见许多有丝分裂,形式众多。常以纺锤形细胞和多个核巨型细胞为主,其次为鳞状细胞。

二、多选题

1. 关于甲状腺肿瘤,下面叙述正确的是
   A. 甲状腺恶性肿瘤中以分化型滤泡细胞肿瘤最为常见,乳头状癌(PTC)占甲状腺癌的85%左右
   B. 甲状腺癌患者的预后良好,因此可以观察暂不手术,也不需要放射性碘进行治疗
   C. 血清TG测定可用于监测甲状腺分化型癌复发和转移,血TG水平测不出时,可以排除癌肿复发可能
   D. 血清TG测定可用于监测甲状腺分化型癌残留、复发和转移。对甲状腺切除和^{131}I除残的患者,血清TG水平测定具有高度的特异性和敏感性
   E. 分化型甲状腺癌中常见 *BRAF V600E* 突变,*RET* 基因突变是甲状腺髓样癌发病的主要分子基础

   【解析】甲状腺恶性肿瘤中以分化型滤泡细胞肿瘤最为常见,乳头状癌占甲状腺癌的85%左右。大多数甲状腺癌患者的预后良好,但约5%复发或远处转移的患者不能通过手术和^{131}I治疗,导致五年内死亡。血清TG测定可用于监测甲状腺分化型癌残留、复发和转移。对甲状腺切除和^{131}I除残的患者,血清TG水平测定具有高度的特异性和敏感性。20%的分化型甲状腺癌患者

答案：　1. A　2. D
　　　　1. ADE

虽然其他方法已提示甲状腺癌有转移或复发，但血清 TG 水平仍测不出。因此，血 TG 水平测不出时，不能完全排除癌肿复发的可能。分化型甲状腺癌中常见 *BRAF V600E* 突变，*RET* 基因突变是甲状腺髓样癌发病的主要分子基础。

2. 甲状腺细针穿刺（FNA）是目前术前评估甲状腺结节良恶性敏感度及特异度最高的方法，下列情况需要考虑行 FNA 的是
　　A. 低回声结节、边界不清、纵横比大于 1，结节直径大于 1.0cm 就需要 FNA
　　B. 结节直径大于 1.5cm 需要行 FNA
　　C. 海绵状结节，结节直径大于 2.0cm
　　D. 囊性结构
　　E. 颈部淋巴结者，包括低回声、类圆形、门样结构阙如、囊性或部分囊性，以及微钙化

【解析】甲状腺细针穿刺是术前诊断甲状腺癌的"金标准"。如下情况需要考虑行 FNA。实性结节，有可疑的超声提示，包括低回声、微小钙化、边界不清、纵横比大于 1，结节直径大于 1.0cm 就需要 FNA；而对于无以上可疑提示，则结节直径大于 1.5cm 需要行 FNA。海绵状结节（即多发的微囊忙结构超过结节体积的 50%），结节直径大于 2.0cm，需要行 FNA。为囊性结构，无需行 FNA。颈部淋巴结者，包括低回声、类圆形、门样结构阙如、囊性或部分囊性，以及微钙化，需要行淋巴结和 / 或甲状腺结节穿刺活检。

三、共用题干单选题

（1～3 题共用题干）

患者女，19 岁。体检时喉结的下方触到一个直径 2cm 的肿块，稍硬，表面光滑，随吞咽活动，无压痛。

1. 患者的颈部肿块最可能来源于
　　A. 淋巴结
　　B. 淋巴管
　　C. 血管
　　D. 甲状腺
　　E. 皮下结节

【解析】甲状腺位于"喉结"的下方约 2～3cm 处，甲状腺结节的触诊检出率为 4%～7%，是重要的检查手段。甲状腺结节会随着吞咽动作与甲状腺一起移动。

2. 根据临床表现，该患者最可能诊断的疾病为
　　A. 慢性淋巴细胞性甲状腺炎
　　B. 结节性甲状腺肿
　　C. 甲状腺癌
　　D. 亚急性甲状腺炎
　　E. 甲状腺腺瘤

【解析】甲状腺结节可分为非肿瘤性的结节和肿瘤性结节，肿瘤性结节又分为良性和恶性，甲状腺结节其中大部分为良性结节。亚急性甲状腺炎、淋巴细胞性甲状腺炎、急性化脓性甲状腺炎可以结节形式出现，但都各有其特点。

3. 进一步的检查措施中，**不可取**的是
　　A. 甲状腺功能检测
　　B. 肿块部分切除活检
　　C. 核素扫描
　　D. 穿刺细胞学检查
　　E. 患侧结节及腺叶部分切除，行冰冻切片检查

【解析】甲状腺结节包括临床评估、甲状腺功能检测、甲状腺超声检查和甲状腺细针穿刺检查。

（4～7 题共用题干）

患者女，60 岁。因甲状腺结节 8 年伴

答案：　2. ABCE
　　　　1. D　2. E　3. B

增大 1 个月，甲状腺 B 超示：甲状腺右侧结节 2.2cm，左侧 0.8cm。

4. 提示结节可能是恶性病灶的 B 超征象是
   A. 甲状腺结节实性的低回声
   B. 甲状腺结节高回声
   C. 结节周围有壳样钙化
   D. 结节内有粗大钙化
   E. 结节内无血流

【解析】有以下超声特点的甲状腺结节，甲状腺癌的可能性较大：①整个结节完全表现为实性的低回声结节；②结节内供血的血管较丰富（TSH 正常情况下）；③结节与腺体之间边界不清、晕圈阙如；④结节中出现各种类型的微钙化。而粗大钙化恶性的可能性较低。

5. 该患者细针穿刺活检提示：甲状腺乳头状癌可能性大，准备做甲状腺肿瘤切除术，术式应选择
   A. 甲状腺全切或近全切
   B. 甲状腺结节摘除
   C. 甲状腺单叶切除
   D. 甲状腺双侧次全切
   E. 只摘除术中能摸到的肿大淋巴结

【解析】当确定为恶性或有可疑癌变和/或结节时常选择外科手术治疗，对于分化型甲状腺癌患者，推荐行切除患侧的腺叶及峡部，此外大部切除或全切对侧腺叶。

6. 术后病理显示甲状腺乳头状癌，右 2.0cm，左 0.8cm。此时患者应采取的治疗措施是
   A. 化疗
   B. 放疗
   C. L-T$_4$ 替代治疗
   D. L-T$_4$ 抑制 +^{131}I 治疗
   E. 不治疗

【解析】当确定为恶性或有可疑癌变选择外科手术治疗，对多数患者而言，甲状腺全切是获得局部控制的治疗选择，同时也能让甲状腺癌患者进行术后 ^{131}I。甲状腺激素抑制治疗可抑制肿瘤生长，减少甲状腺癌复发。

7. 该患者的随诊项目有
   A. 甲状腺功能
   B. 血清降钙素
   C. 血钙、磷
   D. PET-CT 检查（正电子发射型计算机断层显像）
   E. 血常规

【解析】甲状腺癌初始治疗之后都需要长期临床随诊，随诊内容包括甲状腺区域和局部淋巴结的触诊，甲状 B 超检查和其他影像学检查，甲状腺功能测定，血 TG 水平的测定、^{131}I 全身扫描等。

四、案例分析题

【案例 1】患者男，45 岁。因颈部包块伴声音嘶哑 1 个月来诊。曾有阵发性面部潮红和腹泻。无特殊病史，家族中无甲状腺疾病和肿瘤史。查体：脉搏 96 次 /min，血压 150/100mmHg；声音哑；颈部明显增粗，甲状腺Ⅲ度肿大，左侧直径 4cm 结节，质地硬，活动度差；双侧淋巴结大。检查结果显示甲状腺功能正常，抗 TG Ab 200U/L（参考值 <150U/L），抗 TPO Ab 20U/L（参考值 <35U/L），血清降钙素 300pg/ml（参考值 <10pg/ml），甲状腺 B 超示：甲状腺左叶有 4.5cm×5.0cm 低回声结节，伴粗大钙化点，直径 0.2cm，右侧有 2 个低回声结节，直径分别为 0.8cm×0.7cm 和 0.3cm×0.2cm。声带检查发现左侧声带运动障碍。

第 1 问：根据上述提示，患者还应进行的影像学检查有

答案：　4. A　5. A　6. D　7. A
【案例 1】　1. ABC

A. 颈胸部 CT

B. 奥曲肽显像

C. PET 检查

D. 甲状腺核素显像

E. MBI 显像

F. 血管造影

【解析】甲状腺髓样癌表现为甲状腺结节，伴淋巴结肿大，部分患者有阳性家族史或 MEN2A 或 MEN2B 的一部分。当患者出现远处转移，患者出现阵发性潮热和腹泻。可通过颈胸部 CT、PET 检查，奥曲肽显像确诊。

第 2 问：患者入院期间，监测血压发现持续性高血压，血压为 150～160mmHg。为排除 MEN2A 还需要进行的检查有

A. 超声心动图

B. 24 小时尿儿茶酚胺

C. 血清 PTH

D. 血钙、磷

E. 心脏 MRI

F. 肾上腺 CT

【解析】MEN2A 的临床表现包括甲状腺髓样癌、嗜铬细胞瘤，因此可以通过检测 24 小时尿儿茶酚胺，血清 PTH，血钙、磷，肾上腺 CT 确诊。

第 3 问：该患者的诊断、处理正确的是

A. 甲状腺乳头状癌

B. 甲状腺髓样癌

C. 甲状腺未分化癌

D. 甲状腺单叶切除

E. 甲状腺全切

F. 双侧中央区和颈动脉链淋巴结切除

G. 肿大淋巴结切除

【解析】该患者诊断为甲状腺髓样癌，需要采用甲状腺全切和双侧中央区和颈动脉链淋巴结切除。

第 4 问：该患者的随诊项目有

A. 甲状腺功能测定

B. 甲状腺 B 超

C. 甲状腺 MRI

D. 血清抗 TPO Ab

E. 血清甲状腺球蛋白

F. 血清降钙素

【解析】甲状腺髓样癌患者除定期检测甲状腺功能测定、甲状腺 B 超外，需要检测血清降钙素水平判断是否复发转移。

【案例 2】患者女，26 岁。结婚未育，体检发现甲状腺结节 3 年，无任何不适症状，一直未到医院进一步诊治。复查甲状腺 B 超：右叶低回声结节，大小为 0.8cm×0.8cm，结节位于甲状腺后背膜，边界不清，形态不规则，结节内有点状钙化。甲状腺细针穿刺细胞学检查，诊断为甲状腺右侧乳头状癌。

第 1 问：提示结节可能是恶性病灶的 B 超征象是

A. 甲状腺结节高回声

B. 甲状腺结节低回声

C. 结节内有点状钙化

D. 结节周围有壳样钙化

E. 结节内血流丰富

F. 结节内无血流

【解析】以下超声特点的甲状腺结节，病理诊断为甲状腺癌的可能性较大：①整个结节完全表现为实性的低回声结节；②向结节内供血的血管较丰富；③结节与腺体之间边界不清、晕圈阙如；④结节中出现各种类型的微钙化。

第 2 问：该患者接下来的治疗措施，正确的是

A. 建议密切观察

B. 吃中药

答案：　2. BCDF　3. BEF　4. ABF　　【案例 2】1. BCE　2. C

C. 立即手术

D. 放射性碘治疗

E. 微波消融（MWA）治疗

F. 甲状腺癌预后好，可以观察

【解析】该患者甲状腺癌结节虽然不大，属于微小癌，但是，微小癌不是早期癌，有的微小癌也会出现颈部淋巴结转移。甲状腺癌之所以预后好，前提是积极治疗，因此需要立即手术治疗。

第3问：该患者准备做甲状腺肿瘤切除术，术式应选择

A. 甲状腺结节摘除

B. 甲状腺全切或近全切

C. 甲状腺单叶切除

D. 甲状腺双侧次全切

E. 中央区淋巴结清扫

F. 只摘除术中能摸到的肿大淋巴结

【解析】确定为恶性或有可疑癌变的结节选择外科手术治疗，甲状腺全切是获得局部控制的治疗选择，同时也能让甲状腺癌患者进行术后 ^{131}I。唯一例外的就是没有局部浸润的甲状腺微小乳头状癌（<1cm），在这种情况下，ATA 指南推荐的是行甲状腺腺叶切除加中央区淋巴结清扫。

第4问：患者术后应采取的治疗措施为

A. 化疗

B. 放疗

C. L-T$_4$ 替代治疗

D. L-T$_4$ 抑制治疗

E. ^{131}I 治疗

F. 不治疗

【解析】当确定为恶性或有可疑癌变首先选择外科手术治疗，甲状腺全切是获得局部控制的治疗选择，术后再行 ^{131}I 治疗。使用 L-T$_4$ 抑制治疗，可显著减少分化型甲状腺癌的复发和相关的死亡。

第5问：该患者的随诊项目有

A. 甲状腺功能

B. 血清降钙素

C. 血钙、磷

D. 血清甲状腺球蛋白

E. 肝功能和肾功能

F. 甲状腺B超

【解析】所有甲状腺癌初始治疗之后都需要长期临床随诊，随诊内容包括甲状腺区域和局部淋巴结的触诊，甲状 B 超检查和其他影像学检查，甲状腺功能测定，血 TG 水平的测定、^{131}I 全身扫描等。

【案例3】患者女，40 岁。因"颈部增粗 2 年"来诊。查体：甲状腺Ⅱ度肿大，可触及结节，质地中等，无压痛，未闻及血管杂音。

第1问：初步考虑颈部增粗的原因可能包括

A. 桥本甲状腺炎

B. 结节性甲状腺肿

C. 甲状腺癌

D. 地方性甲状腺肿

E. 产后甲状腺炎

F. 亚急性甲状腺炎

【解析】甲状腺结节是指存在于甲状腺腺体内的与周围实质具有明显界线的孤立病灶。可以是单发、多发、囊性或是实性的，伴或不伴有内分泌功能。可分为良性和恶性。急性甲状腺炎，亚急性甲状腺桥本甲状腺炎、急性化脓性甲状腺炎均可以结节形式出现，但均各有特点。

第2问：患者就甲状腺方面，应尽快做的检查有

A. 甲状腺功能检查

答案： 3. BE 4. DE 5. ADF 【案例3】 1. ABC 2. ACD

B. 检测降钙素

C. 检测抗 TPO Ab、抗 TG Ab

D. 甲状腺超声

E. 甲状腺吸碘率

F. 颈部增强 CT

【解析】甲状腺结节的诊断包括以下 4 个方面：临床评估、甲状腺功能检测、甲状腺超声检查和甲状腺细针穿刺检查。甲状腺 CT、MRI 对于甲状腺结节的良恶性鉴别不优于 B 超，有些甲状腺癌患者术后需要进一步行放射性碘治疗，故术前行增强 CT 检查时，不应使用碘造影剂。

第 3 问：甲状腺超声示多个等回声结节，最大者直径约为 2cm。关于进一步诊断的叙述，正确的是

A. 甲状腺核素显像为"热结节"，可以排除为恶性结节的可能

B. 甲状腺细针穿刺是目前术前评估甲状腺结节良恶性敏感度及特异度最高的方法

C. 甲状腺 CT、MRI 对于甲状腺结节的良恶性鉴别不优于 B 超，因此术前不需要做

D. 若为实性结节，超声示低回声、微小钙化、边界不清、纵横比大于 1 就需要 FNA

E. 对于不确定甲状腺结节，检测 BRAF、RAS 以及 RET/PTC 重排相关的重组分析，为确诊甲状腺结节性质及后期制订手术方案起到了关键作用

F. B 超无可疑恶性提示，该甲状腺结节不需要行 FNA

【解析】甲状腺 ECT 通常"热结节"为恶性结节的可能性不大，但应注意一些微小癌可能会被正常甲状腺组织所掩盖，表现为"热结节"。甲状腺 CT、MRI 对于甲状腺结

节的良恶性鉴别不优于 B 超，但可作为术前检查为甲状腺手术提供解剖方面的参考并可直观显示甲状腺癌是否有脉管、神经方面的累及。而对于无以上可疑提示，则结节直径大于 1.5cm 需要行 FNA。

第 4 问：FNA 提示甲状腺结节为良性结节，关于进一步诊治的叙述正确的是

A. 甲状腺功能正常且无临床症状的良性结节只需要定期随访，不需要任何处理

B. 结节 4cm 以上或出现压迫症状或存在外观形象上的顾虑时均可行外科手术治疗

C. 如果患者合并有甲状腺功能亢进，放射性碘治疗是首选的治疗方式

D. 对甲状腺功能正常的良性结节患者，常规运用左甲状腺素行甲状腺抑制治疗可使结节缩小

E. 超声引导下经皮无水乙醇注射（PEI）对甲状腺良性结节可作为常规治疗方法

F. 超声引导下射频消融（RFA）、微波消融（MWA）、间质激光光凝（ILP）都可作为甲状腺良性结节选择的治疗方法

【解析】甲状腺功能正常且无临床症状的良性结节需要定期随访，且结节 4cm 以上或出现压迫症状或存在外观形象上的顾虑时均可行外科手术治疗，如果患者合并有甲状腺功能亢进，放射性碘治疗是首选的治疗方式。对甲状腺功能正常的患者，甲状腺抑制治疗良性结节药物治疗的效果与 L-TSH 抑制剂量存在争议，较大结节或长期结节性甲状腺肿患者应避免使用左甲状腺素治疗。由于 PEI 重复治疗频率高、间隔时间较短、局部疼痛明显，PEI 仅限于拒绝放射性碘和手术治疗患者。

答案：　3. BCD　4. BC

第十八章 甲状旁腺功能亢进症

一、单选题

1. 原发性甲状旁腺功能亢进症的最常见的病理类型是
   A. 甲状旁腺增生
   B. 甲状旁腺囊肿
   C. 甲状旁腺结节
   D. 甲状旁腺腺瘤
   E. 甲状旁腺癌

   【解析】甲状旁腺功能亢进症（简称甲旁亢），可分为原发性、继发性、三发性和假性4种类型。原发性甲状旁腺功能亢进症的甲状旁腺病理类型有腺瘤、增生和腺癌3种，①腺瘤：国内文献报道占78%～92%。②增生：国内报道占8%～18%。③腺癌：少见国内文献报道占3.0%～7.1%。

2. 患者女，40岁。体检发现血钙高3个月。无口渴、多尿，骨痛等症状；否认肾结石和骨折史，未绝经。血钙 2.85mmol/L，P 0.84mmol/L，ALP 76U/L，24小时尿钙 8.14mmol/24h，PTH 156pg/ml。诊断可能为
   A. 维生素D中毒
   B. 肾功能不全
   C. 继发性甲状旁腺功能亢进症
   D. 高钙危象
   E. 无症状甲状旁腺功能亢进

【解析】患者虽然血清甲状旁腺激素升高，但血钙仅轻微升高，常不超过正常上限的 0.25mmol/L（1mg/dl），患者往往没有与高血钙和甲状旁腺激素过多相关的经典症状和体征。

二、多选题

1. 不能手术或不接受手术的原发性甲状旁腺功能亢进症患者的药物治疗包括
   A. 雌激素
   B. 选择性雌激素受体调节剂
   C. 双膦酸盐
   D. 口服磷
   E. 噻嗪类利尿剂

【解析】不能手术或不接受手术的原发性甲状旁腺功能亢进症患者的药物治疗包括：①口服磷。②雌激素。③选择性雌激素受体调节剂。④双膦酸盐。⑤拟钙化合物（calcimimetics）等。不能使用锂剂和噻嗪类利尿剂。

2. 关于棕色瘤（brown tumor）的描述，正确的是
   A. 甲旁亢的特异表现
   B. 常发生在颌骨、长骨、肋骨的小梁部分
   C. 皮肤表面呈棕色隆起
   D. X线表现为偏心性、囊状溶骨性破坏
   E. 边界模糊，囊内无分隔

答案： 1. D 2. E
     1. ABCD 2. ABD

【解析】棕色瘤（brown tumor），为甲旁亢的特异表现，由大量多核破骨细胞（巨细胞）混杂基质细胞、基质组成，常发生在颌骨、长骨、肋骨的小梁部分，X线表现为偏心性、囊状溶骨性破坏，边界清晰锐利，囊内可见分隔。

三、共用题干单选题

（1～3题共用题干）

患者男，76岁。因急性腹痛，血尿3小时入院，近3年来经常口渴、多尿，夜尿多，每晚2～3次。平素无骨痛、否认骨折和身高变矮。既往反复肾结石4年余，碎石治疗2次。血钙3.65mmol/L，P 0.64mmol/L，ALP 169U/L，24小时尿钙10.5mmol/24h，血PTH水平增高至168pg/ml。

1. 下面诊断最为可能的是
   A. 痛风
   B. 原发性甲状旁腺功能亢进症
   C. 继发性甲状旁腺功能亢进症
   D. 肾小管酸中毒
   E. 维生素D中毒

【解析】原发性甲状旁腺功能亢进症的诊断分定性诊断和定位诊断2个步骤。具有骨骼病变、泌尿系统结石、高血钙的临床表现，血钙、血PTH及碱性磷酸酶水平升高，血磷水平降低，尿钙和尿磷排除增多时需要考虑原发性甲状旁腺功能亢进症的诊断。

2. 定位诊断选择以下最特异的是
   A. 超声检查
   B. CT检查
   C. MRI检查
   D. MIBI显像
   E. PET-CT

【解析】^{99m}Tc-MIBI（^{99m}Tc-甲氧基异丁基异腈）是目前应用最广泛的甲状旁腺显像示踪剂。功能亢进的甲状旁腺肿瘤组织对^{99m}Tc-MIBI的摄取明显高于正常甲状腺组织，且洗脱速度明显慢于周围的甲状腺组织，因而，采用延迟显像并与早期影像进行比较能够诊断功能亢进的甲状旁腺病灶。其对功能亢进的甲状旁腺组织显像的特异性高于超声、CT、MRI和PET-CT等检查。

3. 针对患者的高钙血症，下列处理**不宜**的是
   A. 嘱咐患者多喝水
   B. 予以氢氯噻嗪利尿
   C. 予以降钙素肌内注射治疗
   D. 予以呋塞米利尿
   E. 予以双膦酸盐治疗

【解析】甲状旁腺功能亢进症的患者，当血钙>3.5mmol/L时，无论有无临床症状，均需立即采取有效措施降低血钙水平。治疗原则包括扩容、促进尿钙排泄、抑制骨吸收等。氢氯噻嗪会减少尿钙的排出，使血钙升高，因此禁忌使用此类利尿药。

（4～7题共用题干）

患者男，32岁。反复肾结石7年，恶心、呕吐，意识模糊2天。患者经常口渴，夜尿3次/晚，全身骨痛1年余。否认骨折史；家族史中其父和姐姐均有肾结石史；实验室检查：血Ca 3.96mmol/L，P 0.46mmol/L，ALP 580U/L，24小时尿Ca 13.32mol/24h，PTH 668pg/ml。拟诊断为甲状旁腺功能亢进症。

4. 进一步进行骨骼X线检查，下列更符合该患者表现的是
   A. 假骨折线
   B. 骨硬化
   C. 颅骨穿凿样改变

答案：　1. B　2. D　3. B　4. E

D. 骨软样

E. 骨膜下骨吸收

F. 指间关节间隙狭窄

【解析】甲状旁腺功能亢进症特征性的骨骼 X 线表现是骨膜下骨吸收,以指骨桡侧最为常见,外侧骨膜下皮质呈不规则锯齿样,可进展为广泛的皮质吸收。

5. 针对高钙血症的处理,在充分水化的基础上,考虑静脉滴注唑来膦酸治疗,此时要求患者的肌酐清除率在

A. >90ml/min

B. >60 ml/min

C. >45 ml/min

D. >35 ml/min

E. >15 ml/min

【解析】双膦酸盐主要经过肾脏排泄,静脉使用唑来膦酸盐要求>35ml/min,否则容易引起肾脏损害。

6. 该患者有肾结石家族史,需要考虑家族性或综合征性甲状旁腺功能亢进症,以下可能性最大的是

A. 家族性低尿钙性高钙血症(FHH)

B. 甲旁亢 - 颌骨肿瘤综合征(HPT-JT 综合征)

C. 多发性内分泌腺瘤病 1 型(MEN1)

D. 遗传性高尿钙性低血磷性佝偻病(HHRH)

E. 家族性孤立性原发性甲状旁腺功能亢进症(FIHPT)

F. 假性甲状旁腺功能减退症(PHP)

【解析】在遗传性和家族性甲状旁腺功能亢进中最为常见的是 MEN,甲状旁腺功能亢进也是 MEN1 型中最常见的内分泌腺体功能异常。国外文献报道 MEN1 型中

90% 以上可发生 PHPT,其他常累及胃肠胰腺及垂体前叶。

7. 该患者经 ^{99m}Tc-MIBI(^{99m}Tc- 甲氧基异丁基异腈)延迟显像定位发现左下和右下甲状腺区可见两个浓聚灶,之后经超声定位分别于左下和右下甲状腺背侧可见两处低回声结节,并行手术治疗切除相关病灶,术后血钙恢复正常。请问该患者手术切除病灶最可能的病理类型是

A. 甲状旁腺炎

B. 多发性甲状旁腺结节

C. 甲状旁腺腺瘤

D. 甲状旁腺增生

E. 甲状旁腺癌

F. 甲状旁腺囊肿

【解析】MEN 相关 PHPT 常累及多个甲状旁腺,病理类型最为常见的是甲状旁腺增生。

四、案例分析题

【案例 1】患者女,59 岁。主诉:"左下肢无力 1 年半,渐加重伴活动受限"。骨盆 X 线提示左侧股骨上段良性骨肿瘤可能。手术切除左侧股骨上段肿瘤,术后病理:骨细胞修复性肉芽肿、部分动脉瘤性骨囊肿组织和棕色瘤。患者同时又口干、多饮、夜尿增多,无食欲缺乏和便秘等表现。身高缩短 10cm。PE:胸椎后凸,脊柱无压痛及叩击痛。肋骨下缘至髂嵴间距约 2 指,右手背骨性隆起。

第 1 问:该患者下一步应进行的检查是

A. 血钙、磷、碱性磷酸酶

B. 24 小时尿钙、尿磷

C. 血 PTH

D. 血 25-(OH)维生素 D

答案: 5. D 6. C 7. D
【案例 1】 1. ABCDG

E. 血淀粉酶和脂肪酶

F. 肌酶谱

G. 血 BUN 和 CR

【解析】由于该患者的临床表现和前期的骨骼病理已经考虑棕色瘤，因此需要考虑甲状旁腺功能亢进症。血钙、磷、碱性磷酸酶，24 小时尿钙、尿磷，血 PTH 水平均为甲旁亢诊断所必须。而血 25-(OH)维生素 D 水平和血 BUN 和 Cr 则有助于鉴别继发性或三发性甲状旁腺功能亢进症。血淀粉酶、脂肪酶和肌酶谱非该患者所必须的检查。

第 2 问：患者行双手 X 线放大照相，最可能的发现包括

A. 双手指间关节狭窄，关节膨大

B. 双手骨质稀疏

C. 双手指可见骨膜下骨吸收

D. 右手背部掌骨可见囊性改变

E. 双手骨质模糊

F. 双手骨骼皮质增厚

【解析】甲旁亢患者 X 线片可见骨骼异常表现为普遍性骨量减少、骨质稀疏，常为全身性，以胸腰椎、扁骨、掌骨和肋骨最常见，显示密度减低，小梁稀疏粗糙。特征性的骨膜下骨吸收，以指骨桡侧最为常见，外侧骨膜下皮质呈不规则锯齿样，可进展为广泛的皮质吸收；骨囊性变，常为多发，内含棕色浆液或黏液，易发生在掌骨、肋骨骨干的中央髓腔部分或骨盆，可进展并破坏表面的皮质。

第 3 问：该患者的检查结果为血钙 3.65mmol/L，磷 0.69mmol/L，碱性磷酸酶 1 126U/L，血甲状旁腺素 3 876pg/ml（参考值为 12～65pg/ml），25-(OH)维生素 D 24ng/ml。该患者的诊断为

A. 高钙血症

B. 低磷血症

C. 骨纤维异样增殖症

D. 原发性甲状旁腺功能亢进症

E. 纤维囊性骨炎

F. 棕色瘤

G. 骨软化症

H. 高钙危象

I. 骨硬化症

【解析】骨软化症、骨硬化症和骨纤维异样增殖症等非该患者的表现，故不能诊断。其他均为原发性甲状旁腺功能亢进症的一部分或并发诊断。

第 4 问：针对患者的高钙血症，主要的处理包括

A. 嘱患者注意卧床休息

B. 嘱患者多饮水

C. 肌内注射降钙素 100IU，q.8h.

D. 使用唑来膦酸 4mg 静脉滴注

E. 使用氢氯噻嗪利尿

F. 使用呋塞米利尿

G. 静脉滴注生理盐水

H. 使用碳酸司维拉姆

【解析】当血钙>3.5mmol/L 时，无论有无临床症状，均需立即采取有效措施降低血钙水平。治疗原则包括扩容、促进尿钙排泄、抑制骨吸收等。早期应用抑制骨吸收药物可显著降低血钙水平：①双膦酸盐，静脉使用双膦酸盐是迄今为止最有效的治疗高钙血症的方法。②降钙素，降钙素起效快，不良反应少，但其降低血钙的效果存在逸脱现象（多在 72～96 小时内发生），不适于长期用药。③其他，对于上述治疗无效或不能应用上述药物的高钙危象患者，还可使用低钙或无钙透析液进行腹膜透析或血液透析，治疗顽固性或肾功能不全的高钙危象，可达到迅速降低血钙水平的目的。此外，卧床的

答案：　2. BCD　3. ABDEFH　4. BCDFG

患者应尽早活动，以避免和缓解长期卧床造成的高钙血症。通常选用呋塞米利尿并促进钠钙经尿液排泄，禁忌使用噻嗪类利尿药，会减少尿钙排泄。碳酸司维拉姆属于降磷药物，不适宜该患者使用。

【案例 2】患者男，45 岁。主诉："体检发现高钙血症 1 周"。平素无任何不适，无口渴、多尿等症状。否认骨折史和泌尿系结石史。血钙 2.80mmol/L，磷 0.99mmol/L，碱性磷酸酶 89U/L，血甲状旁腺素 166pg/ml（参考值为 12～65pg/ml），25-（OH）维生素 D 10ng/ml，24 小时尿钙 6.65mmol/24h。MIBI 显像提示左侧甲状腺下极可见大小约 1.0cm×0.8cm 的浓聚区。超声：左侧甲状腺下级背侧可见 1.0cm×0.6cm 大小的低回声结节，考虑为甲状旁腺占位。双肾及输尿管和膀胱未见结石。骨密度：Neck 0.506g/cm²，T-2.6，Z-2.4；L1-4 0.760g/cm²，T-2.0，Z-1.5。否认泌尿系结石和骨折家族史。

第 1 问：患者目前的诊断为
  A. 甲状旁腺功能减退症
  B. 原发性甲状旁腺功能亢进症
  C. 维生素 D 缺乏
  D. 骨质疏松症
  E. 无症状甲状旁腺功能亢进症
  F. 甲状旁腺腺瘤可能大
  G. 正常血钙甲状旁腺功能亢进症

【解析】由于该患者的存在高钙血症、血 PTH 升高，考虑诊断为原发性甲状旁腺功能亢进症。患者血钙升高，但较正常高限不超过 0.25mmol/L，又无明显的临床症状，故考虑为无症状甲状旁腺功能亢进症。MIBI 显像和超声均提示左下甲状旁腺占位，甲状旁腺腺瘤可能大。患者 25-（OH）维生素 D 10ng/ml，低于 20ng/ml 可以诊断维生素 D 缺乏。维生素 D 缺乏在临床上

很常见。由于患者的血钙显著高于正常，故不能诊断为正常血钙的甲状旁腺功能亢进症。

第 2 问：对该患者的治疗建议
  A. 鼓励多饮水
  B. 卧床休息
  C. 补充维生素 D
  D. ¹³¹I 治疗
  E. 补充钙剂
  F. 手术切除左下甲状旁腺
  G. 予以低钙透析液血液透析
  H. 颈部放射治疗

【解析】（1）由于该患者的诊断考虑为无症状甲旁亢，原发性甲旁亢的手术指征，包括：

1）有症状的 PHPT 的患者。

2）无症状的 PHPT 的患者合并以下任意情况：①高钙血症，血钙高于正常上限 0.25mmol/L（1mg/dl）；②肾脏损害，肌酐清除率低于 60ml/min；③任何部位骨密度值低于峰值骨量 2.5 个标准差（T 值<-2.5SD），和 / 或出现脆性骨折；④年龄小于 50 岁；患者不能接受常规随访。

3）无手术禁忌证，病变定位明确者。因此该患者建议手术治疗。

（2）患者存在高钙血症，建议多饮水，利于尿钙排泄。

（3）患者存在维生素 D 缺乏，建议补充维生素 D，避免术后低钙抽搐。

（4）其他：目前患者没必要卧床休息，卧床会导致高钙血症加重；低钙透析液血液透析仅用于高钙危象，经其他处理后血钙难以下降的患者。患者为高钙血症不宜补充钙剂。甲状旁腺功能亢进症对放射治疗和 ¹³¹I 治疗无效。

答案：【案例 2】 1. BCDEF 2. ACF

第3问：该患者接受了左下甲状旁腺占位手术治疗,以下选项提示手术成功的是

　　A. 患者出现手足抽搐

　　B. 患者出现口周麻木

　　C. 患者出现声音嘶哑

　　D. 血钙降至正常

　　E. 患者出现吞咽困难

　　F. 低钙血症

　　G. 血 PTH 降至参考范围

【解析】病变甲状旁腺成功切除后,血钙及 PTH 在术后短期内降至正常,甚至出现低钙血症。低钙血症的症状可开始于术后24 小时内,表现为口周麻木、手足抽搐。声音嘶哑、吞咽困难可能为手术损伤并发症,而非手术成功的标志。

第4问：该患者拒绝手术治疗,对该患者的处理应包括

　　A. 适当多饮水

　　B. 避免高钙饮食

　　C. 使用锂剂、噻嗪类利尿剂

　　D. 选择性雌激素受体调节剂

　　E. 阿仑膦酸钠

　　F. 西那卡塞

　　G. 每 3 个月复查血钙和血 PTH

　　H. 每年复查骨密度

　　I. 每 3 个月复查骨密度

【解析】不能手术或不接受手术的 PHPT 患者的治疗宗旨是控制高钙血症、减少甲旁亢相关并发症。应适当多饮水,避免高钙饮食,尽量避免使用锂剂、噻嗪类利尿剂。可视情况予以治疗：①口服磷。②雌激素。③选择性雌激素受体调节剂。④双膦酸盐。⑤拟钙化合物：西那卡塞。在治疗随访中应注意监测血钙和 PTH 水平(可每 3 个月1 次),但骨密度在短期内通常无显著变化,可以每年复查 1 次。该患者为男性不适合

使用雌激素或选择性雌激素受体调节剂。西那卡塞副作用较大,对继发性甲状旁腺功能亢进症的效果较好,对该患者的效果不显著,不建议使用。

【案例3】患者女,55 岁。腰背痛 6 年,化验：血 PTH 90pg/ml,血钙 2.22mmol/L,血磷 0.96mmol/L,ALB 40g/L,ALP 156U/L,肝肾功能正常,25-(OH)维生素 D 9.6ng/ml。

第1问：患者最可能的诊断为

　　A. 骨质疏松症

　　B. 原发性甲状旁腺功能亢进症

　　C. 继发性甲状旁腺功能亢进症

　　D. 维生素 D 缺乏

　　E. 无症状甲状旁腺功能亢进症

　　F. 骨软化症

　　G. 正常血钙甲状旁腺功能亢进症

【解析】该患者有骨痛,血碱性磷酸酶水平升高,维生素 D 水平降低。患者血 25-(OH)维生素 D 9.6ng/ml,低于 10ng/ml 属于严重维生素 D 缺乏。因此可以考虑为维生素 D 缺乏性骨软化症(或称营养缺乏性骨软化症)。严重维生素 D 缺乏会导致继发性甲状旁腺功能亢进症,患者的血 PTH 水平升高考虑为继发性甲状旁腺功能亢进症。

第2问：对该患者进一步检查最可能会发现

　　A. 骨质疏松症

　　B. X 线提示胸腰椎骨质模糊,呈毛玻璃样改变

　　C. 骨密度检查提示 T 评分小于 −2.5SD

　　D. 24 小时尿钙水平升高

　　E. X 线提示胸腰椎椎体双凹变

　　F. X 线提示指骨皮质骨膜下骨吸收,虫蚀样改变

　　G. 双肾结石

答案：　3. ABDFG　4. ABEGH　　【案例3】1. CDF　2. BCE

【解析】该患者的主要诊断为骨软化症，因此会出现骨密度减低、骨质模糊，呈毛玻璃样和椎体双凹变形。诊断骨软化症出现的骨密度减低通常不做骨质疏松症的诊断。营养缺乏性骨软化症的患者尿钙通常会降低而非升高。双肾结石和指骨皮质骨膜下骨吸收为原发性甲旁亢的表现，而非骨软化症的表现。

第3问：对该患者需要采取的治疗为

A. 应用双膦酸盐

B. 应用降钙素

C. 应用西那卡塞

D. 应用维生素D

E. 应用钙剂

F. 甲状旁腺手术

G. 应用呋塞米

【解析】由于该患者的主要诊断为维生素D缺乏性骨软化症，继发性甲旁亢。因此患者的主要治疗是补充维生素D和钙剂。通过补充维生素D和钙剂，即可使骨软化症逐渐好转，血PTH降至参考范围。该患者没有必要进行抗骨质疏松治疗和降钙治疗，更不需要进行甲状旁腺手术。

第4问：对该患者，以下治疗模式更为合适的是

A. 骨化三醇0.5μg，b.i.d.

B. 碳酸钙1.0g，t.i.d.

C. 维生素D 400IU，q.d.

D. 维生素D 2 000IU，q.d.

E. 维生素D 5 000IU，q.d.，共8周，之后改为1 000～2 000IU，q.d.

F. 阿法骨化醇0.5μg，b.i.d.

G. 阿仑膦酸钠70mg，q.w.

【解析】由于患者目前诊断为严重维生素D缺乏，需要大剂量补充维生素D。依照目前甲状旁腺诊疗指南的要求可以采用每天补充较大剂量2 000IU，或者开始予以负荷量4 000～6 000IU，每天，连续6～8周后改为每天1 000～2 000IU继续治疗。同时每天补充元素钙1 000mg左右。患者年龄在65岁以下，肾功能正常，原则上不需要使用活性维生素D。阿仑膦酸钠为干扰项。

【案例4】患者女，32岁。主因"腹痛、恶心、呕吐12小时"入院。既往肾结石3年。患者的父亲患有肾结石。实验室检查：血PTH 380pg/ml，血Ca 4.10mmol/L，血P 0.66mmol/L，ALB 40g/L，ALP 460U/L，肝肾功能正常，25-（OH）维生素D 18.6ng/ml，血淀粉酶720U/L，血脂肪酶560U/L。

第1问：患者最可能的诊断为

A. 原发性甲状旁腺功能亢进症

B. 继发性甲状旁腺功能亢进症

C. 高钙危象

D. 无症状甲状旁腺功能亢进症

E. 急性胰腺炎

F. 泌尿系结石

【解析】该患者既往有肾结石病史，目前以腹痛、恶心、呕吐等消化道症状为主，血钙大于3.5mmol/L，因此可以诊断为高钙危象，患者血钙高，低磷血症，血PTH显著升高，提示可以诊断为原发性甲状旁腺功能亢进症。患者有腹痛、恶心、呕吐等消化道症状，血淀粉酶720U/L，血脂肪酶560U/L均显著升高，可以诊断为急性胰腺炎。

第2问：针对该患者的高钙危象，以下处理合适的是

A. 输注生理盐水进行水化

B. 静脉使用双膦酸盐

答案：　3. DE　4. DE　【案例4】1. ACEF　2. ABCDE

C. 降钙素肌内注射

D. 停用呋塞米利尿

E. 停用低钙透析液透析

F. 停用氢氯噻嗪利尿

【解析】该患者既血钙大于 3.5mmol/L，因此可以诊断为高钙危象，针对高钙危象的处理，首先是水化，患者目前合并急性胰腺炎，难以通过消化道补充水分，因此需要建立静脉通路，输注生理盐水。在充分水化后可以考虑使用呋塞米利尿，促进钠和钙经尿液排泄。为了尽快降低可使用骨吸收抑制剂降钙素和双膦酸盐。如果患者血钙降低不显著，可以考虑实施低钙透析液做血液透析，降低血钙。氢氯噻嗪会减少尿钙排出，加重高钙血症不宜用于该患者。

第 3 问：经过处理，患者的血钙降至 3.25mmol/L，消化道症状缓解，血淀粉酶和脂肪酶恢复，对甲状旁腺病变组织的定位常规会选择

A. 甲状旁腺超声

B. 甲状旁腺细针穿刺

C. ^{99m}Tc-MIBI（^{99m}Tc- 甲氧基异丁基异腈）延迟显像

D. 颈部 CT

E. 颈部 MRI

F. PET-CT

G. ^{131}I 摄取率

【解析】甲状旁腺组织的定位诊断常规会选择 ^{99m}Tc-MIBI（^{99m}Tc- 甲氧基异丁基异腈）延迟显像和甲状旁腺超声。因为二者均具有较高的敏感性和特异性。而甲状旁腺 CT 对定位具有帮助，但不作为常规选择。只有前二者定位困难或解剖关系不清楚时选用。颈部 MRI 和 PET-CT 不是甲状旁腺功能亢进症的常规定位手段，而甲状旁腺细针穿刺因担心甲状旁腺病变细胞的种植不做常规推荐。^{131}I 摄取率用于甲状腺功能诊断。

第 4 问：患者的基因检测表明存在 *MEN1* 基因突变，以下可能出现的是

A. 诊断为多发性内分泌腺瘤病 I 型

B. 诊断为多发性内分泌腺瘤病 II a 型

C. 诊断为家族性低尿钙性高钙血症

D. 需要筛查患者是否存在嗜铬细胞瘤

E. 需要筛查患者是否存在垂体瘤

F. 需要是筛查患者是否存在胰腺肿瘤

G. 需要筛查患者是否存在甲状腺髓样癌

【解析】*MEN1* 基因突变导致的疾病为多发性内分泌腺瘤病 I 型，患者除甲旁亢外，常合并垂体瘤和胰腺内分泌肿瘤。因此需要筛查是否存在这两种肿瘤的可能。嗜铬细胞瘤和甲状腺髓样癌多见于内分泌腺瘤病 II 型，是由于 *RET* 基因突变所致。家族性低尿钙性高钙血症通常由 *CaSR* 基因突变所致。

第十九章 甲状旁腺功能减退症

一、单选题

1. 关于甲状旁腺功能减退症临床表现，**不正确**的是
   A. 手足搐搦
   B. 高血压
   C. 颈前手术是其最常见病因
   D. 实验室检查有血钙降低、血磷升高
   E. 基底节区钙化

【解析】甲状旁腺功能减退症（HP）（简称甲旁减）是指甲状旁腺激素分泌过少和／或效应不足而引起的一组临床综合征，其临床特征有低钙血症、高磷血症和由此引起的神经肌肉兴奋性增高及软组织异位钙化等。颈前手术是其最常见病因，大约占75%，甲状腺、甲状旁腺、喉或其他颈部良恶性疾病手术均可导致术后HP；迅速发生的低钙血症可以出现急性低钙血症相关症状，神经肌肉兴奋性增高，典型表现为手足搐搦，体检发现束臂加压试验（Trousseau）阳性和面神经叩击征（Chvostek征）阳性；慢性高血磷会在血管、神经、肾脏等器官的软组织发生异位矿化，常见为基底节区对称性钙化。长期严重的HP可导致充血性心力衰竭、胸痛、心律失常，心电图出现心脏传导阻滞、长Q-T间期和ST-T改变，但一般不会导致高血压。

2. 患者男，32岁。因"反复肢体抽搐、四肢麻木4年"入院。门诊检查提示：血 K 3.10mmol/L、Ca 1.70mmol/L、Na 130.6mmol/L、Mg 0.74mmol/L（参考值为0.8～1.0mmol/L），血 PTH 18.84pg/ml（参考值为15～65pg/ml），血 25-(OH)D_3 27.86ng/ml，血 ALB 41.2g/L，血 Cr 84μmol/L。患者抽搐最可能的原因是
   A. 低钾血症
   B. 低钠血症
   C. 低镁血症
   D. 甲状旁腺功能减退症导致的低钙血症
   E. 非甲状旁腺功能减退症导致的低钙血症

【解析】低钾血症一般导致肢体麻痹（软瘫），低钙、严重低钠血症、严重低镁血症（<0.4mmol/L）可能导致抽搐。患者血钾、血钠、血镁仅轻度降低；血钙下降较明显，血白蛋白正常，血钙不需校正。血25-(OH)维生素D显示维生素D轻度不足（参考值>30ng/ml）、未达维生素D缺乏（<20ng/ml）标准，对血钙影响较小，患者肾功能正常，不考虑维生素D缺乏或者慢性肾衰竭引起的低钙血症（维生素D缺乏可引起低磷血症，慢性肾衰竭、甲状旁腺功能减退症引起高磷血症，此题目未提供血磷）；当血清总钙值≤1.88mmol/L时，血PTH应有5～10倍的增加，所以低钙血症时，如血PTH在参考范围，仍需考虑甲状旁腺功能减退症。

答案： 1. B 2. D

二、多选题

1. 关于甲旁减的病理生理表现，下列叙述正确的有
   A. PTH 缺乏，骨转换减弱，骨吸收活性降低可使血钙降低
   B. PTH 分泌减少，肾小管钙重吸收降低，尿钙排出增加，是使血钙降低的1个原因
   C. PTH 缺乏导致尿 cAMP 升高
   D. 血低钙高磷，血清钙浓度降低主要表现为离子钙浓度降低
   E. 血低钙高磷，血清钙磷乘积发生变化可引起异位钙化及外胚层病变
   【解析】PTH 缺乏导致尿 cAMP、尿磷降低。

2. 患者血钙低、血磷高、血 PTH 明显增高，不伴有圆脸、矮胖、指趾骨畸形等，其可能的诊断有
   A. 假性甲旁减 Ⅰa 型
   B. 假性甲旁减 Ⅰb 型
   C. 假性甲旁减 Ⅰc 型
   D. 假性甲旁减 Ⅱ 型
   E. 假-假性甲旁减
   【解析】假性甲旁减（PHP）可以表现为血钙低，血磷高，但与甲旁减立 PTH 明显降低不同的是，PHP 血 PTH 明显增高。典型的 Albright 骨营养不良（AHO）表现为圆脸、矮胖、短颈、胸廓宽、短指趾骨畸形等；假性甲旁减 Ⅰa、Ⅰc 型伴有 AHO，Ⅰb 型、Ⅱ型不伴有 AHO，假-假性甲旁减（PPHP）仅表现为 AHO 体型，不伴有甲旁减的生化异常。

三、共用题干单选题

（1~3题共用题干）
患者男，68 岁。甲状腺切除术后反复手足搐搦 1 年，复发加重 3 天。血清钙 1.46mmol/L、血磷 1.93mmol/L（参考值为 0.97~1.62mmol/L），血 PTH 9.56pg/ml（参考值为 15~65pg/ml），血清 ALB 26.8g/L。头颅 CT：脑基底节区钙化。

1. 患者血清钙校正后应该是
   A. 不需校正
   B. 1.56mmol/L
   C. 1.64mmol/L
   D. 1.72mmol/L
   E. 1.86mmol/L
   【解析】血白蛋白降低，血钙校正，校正公式：血清总钙修正值（mmol/L）＝血钙测量值（mmol/L）+0.02×[40−血清白蛋白浓度（g/L）]＝1.46+0.02×（40−26.8）=1.724mmol/L 后仍低。

2. 下面**不是**导致颅内钙化的是
   A. 结节性硬化
   B. 甲状旁腺功能减退症
   C. 法尔病
   D. 甲状旁腺功能亢进症
   E. 甲状腺功能亢进症
   【解析】颅内钙化的疾病较多，需注意鉴别。结节性硬化是一种先天性、家族性、遗传性疾病，颅内多发钙化以室管膜下多发结节状钙化为主要特征。甲旁减是引起颅内钙化最常见的代谢性疾病，常弥漫性分布于基底节、丘脑、小脑齿状核、大脑半球皮层下及皮髓交界区，双侧分布，通常比较对称，呈斑片状、条状、月牙状或点状，脑实质内双侧、片状、弥漫性钙化是代谢性疾病颅内钙化的特点。法尔病又称为特发性基底节钙化，是以双侧基底节、小脑齿状核、双侧丘脑及皮髓质交界区中枢对称性终末小动脉、静脉周围的钙质沉着为主要病理学特征的疾病，多为常染色体显性或隐性遗传。

答案： 1. ABDE　2. BD
　　1. D　2. E

继发性甲状旁腺功能亢进,常表现有硬脑膜广泛钙化,如大脑镰、小脑幕等,基底节区及其他脑实质内也可以同时出现钙化,常较对称。此外,颅内感染性病变钙化的特点是脑实质内多发、散在、结节样钙化;条样、脑回样、铁轨样、圆点状钙化是血管性疾病钙化的特点;脑肿瘤钙化的特点为异常密度或信号的肿瘤背景下有各种形态、程度和范围的钙化存在,少数肿瘤如脑膜瘤可完全钙化。甲状腺功能亢进一般不引起颅内钙化。

3. 如以元素钙为标准,患者需要每天补充钙约
   A. 6~8g
   B. 4~6g
   C. 2~4g
   D. 1.0~2.0g
   E. 0.5~1.0g

【解析】甲旁减一般采用口服钙剂和活性维生素 D 来治疗,维持空腹血钙在正常低值或略低于正常,一般补钙每天 1.0~2.0g 元素钙,很少超过 2.5~3.0g;过高血钙易引起高尿钙,导致肾结石、肾钙质沉积,甚至肾功能不全。

（4~8 题共用题干）

患者女,31 岁。反复手面部感觉异常、麻木 6 个月,加重伴手足痉挛 2 天。入院查:血钙 1.62mmol/L、血磷 1.94mmol/L（参考值为 0.97~1.62mmol/L）。

4. 若患者发生血 PTH 减低,关于甲旁减的病因,下列叙述正确的是
   A. 高镁血症可引起功能性甲旁减
   B. 特发性甲旁减发病与环境因素有关
   C. 甲旁减若合并多发性内分泌腺功能减退症要考虑继发性
   D. 甲状腺手术后可能导致甲旁减

E. 妊娠间胎儿的甲状旁腺发育会被母体的高血钙抑制,新生儿出生后就会出性甲旁减

【解析】颈前手术是引起甲旁减的最主要原因,占全部甲旁减的 75%,其中最常见是甲状腺手术后的继发性甲旁减。

5. 下列检查可肯定甲状旁腺功能减退症的诊断的是
   A. 血钙降低、血磷升高
   B. 尿钙、尿磷排量降低
   C. 碱性磷酸酶升高
   D. 静脉滴注外源性 PTH 后尿磷、cAMP 升高
   E. 血 PTH 明显升高

【解析】甲旁减可引起的低钙、高磷血症,尿钙、尿磷减少,碱性磷酸酶一般正常,血 PTH 明显降低,但最特异性的是静脉滴注外源性 PTH 后尿磷、cAMP 升高,也是与假性甲旁减鉴别的主要方法之一。

6. 下列叙述与甲旁减**不符**的是
   A. 可发生白内障,较为少见
   B. 吩噻嗪类药物可诱发神经肌肉症状
   C. 可出现指端或口周麻木、手足搐搦、锥体外系症状
   D. 骨质较正常骨致密
   E. 儿童期发病患者常有智力发育迟缓和外胚层发育障碍

【解析】甲旁减升高的血磷携带钙离子在骨和软组织沉积,引起异位钙化和骨化;沉积在晶状体引起的白内障,很常见,约 50% 的甲旁减患者可出现。

7. 以下关于永久性甲旁减的治疗,叙述正确的是
   A. 宜进食高钙、低磷饮食,如多食乳制

答案:　3. D　4. D　5. D　6. A　7. E

品、蛋黄和肉类食物

  B. 枸橼酸钙不适用于高尿钙患者，可增加肾结石发生率

  C. 噻嗪类药物应避免使用

  D. 首选葡萄糖酸钙

  E. 采用口服维生素 D 和钙剂来治疗，使血钙维持在接近于正常的水平

【解析】甲旁减一般采用口服钙剂和活性维生素 D 来治疗，使血钙维持在接近于正常的水平，维持空腹血钙在正常低值或略低于正常。乳制品、蛋黄和肉类食物是高磷饮食；枸橼酸钙适于有高尿钙患者，可减少肾结石发生率，噻嗪类药物氢氯噻嗪也可减少尿钙排泄，可以使用；葡萄糖酸钙含元素钙仅 9.3%，不作为甲旁减首选，其注射剂可静脉推注和静脉滴注纠正急性低钙血症，口服一般以含元素钙 40% 的碳酸钙最为常用。

8. 如果患者有低镁血症，严重低镁血症本身可以导致血钙和 PTH 的变化是

  A. 血钙降低，PTH 降低

  B. 血钙降低，PTH 升高

  C. 血钙升高，PTH 降低

  D. 血钙升高，PTH 升高

  E. 血钙不变，PTH 升高

【解析】镁参与腺苷酸环化酶的活化和 cAMP 介导的细胞内信号通路，参与调节 PTH 的分泌；高镁血症和严重的低镁血症（<0.4mmol/L）均抑制 PTH 的分泌和作用，高镁血症可抑制 PTH 释放，造成低钙血症，严重低镁血症同样可以显著减少 PTH 的分泌，呈现低 PTH 水平和低钙血症。镁摄入减少、吸收不良、排泄增多、分布异常以及遗传性疾病等可以造成低镁血症。长期质子泵抑制剂、利尿剂、某些抗生素、钙调磷酸酶抑制剂等药物可以增加尿镁排出，引起低镁血症。低镁血症可以通过增加镁的摄入纠正，进而改善功能性甲状旁腺功能减退症。

四、案例分析题

【案例 1】患者男，24 岁。反复手足抽搐 2 年，加重 2 天伴癫痫样全身抽搐 2 次。

第 1 问：下列需要进行的检查有

  A. 血肾功能检查

  B. 血 PTH 检查

  C. 血清白蛋白测定

  D. 血气分析

  E. 血游离钙、磷，尿游离钙、磷检查

  F. 血 25-（OH）维生素 D 检查

【解析】检测血肾功能以明确是否有肾功能不全，肾功能不全可引起低钙高磷血症；血 PTH 明确甲旁减、甲旁亢或者假性甲旁减；血清蛋白测定明确是否有低蛋白血症，若有，低钙血症时需校正；血气分析明确有无酸碱平衡失调；血游离钙、磷，尿游离钙、磷检测明确有无钙、磷代谢障碍及原因初步识别；检测血 25-（OH）维生素 D 明确有无维生素 D 缺乏或不足。这些都是钙、磷代谢障碍常规检测项目。

第 2 问：以下与症状加重有关系的电解质紊乱是

  A. 血钙

  B. 血磷

  C. 血钾

  D. 血铁

  E. 血镁

  F. 血钠

【解析】低钙、高磷、低钾、低镁血症均与甲旁减症状加重有关。

答案： 8. A

  【案例 1】 1. ABCDEF 2. ABCE

第 3 问：若患者发生血 PTH 减低，该患者的实验室检查中可能会出现的情况有

　　A. 头颅 CT 示转移性钙化

　　B. 血钙低，血磷高、尿钙排出增加、尿磷排出减少

　　C. 肾功能正常

　　D. Trousseau 征和 Chvostek 征阳性

　　E. 心电图可见 Q-T 间期延长，房室传导阻滞

　　F. 血 25-（OH）维生素 D 和骨转换指标低于正常

　　【解析】血 PTH 降低时，PTH 促进肾小管钙重吸收的作用缺失，尿钙排泄相对增加，但患者处于低钙血症，$1,25-（OH）_2D_3$ 也缺乏，最终尿钙水平低，只是尿钙相对血钙较高。需注意在钙和维生素 D 补充治疗过程中，甲旁减患者随着血清钙水平恢复正常，容易发生高钙尿症。

第 4 问：与甲状旁腺功能减退症相关的原因有

　　A. PTH 生成减少

　　B. PTH 破坏增多

　　C. PTH 分泌受抑制

　　D. PTH 作用受阻

　　E. 维生素 D 缺乏

　　F. PTH 分子结构异常，生物活性低

　　G. 低镁血症

　　【解析】颈前手术等原因是引起甲状旁腺破坏、切除过多而非 PTH 破坏增多，从而导致的 PTH 生成减少引起的继发性甲旁减；维生素 D 缺乏一般导致 PTH 代偿性增多。

【案例 2】患者女，24 岁。反复手足抽搐 15 年，间断癫痫样全身抽搐 6 年，反复口腔溃烂、疼痛 3 年。血钙 1.58mmol/L、血磷 2.97mmol/L（参考值为 0.97～1.62mmol/L），血甲状旁腺素 7.34pg/ml（参考值为 15～65pg/ml），血清白蛋白 40.6g/L。头颅 CT 提示颅内多发钙化。

第 1 问：下列可以导致低钙血症的疾病或因素有

　　A. 肾功能不全

　　B. 维生素 D 缺乏

　　C. 骨饥饿综合征

　　D. 结节病

　　E. 严重肝病

　　F. 双膦酸盐输注

　　G. 假 - 假性甲旁减

　　H. 胰腺炎

　　【解析】结节病由于肠道过量吸收钙，是使血钙增高；假 - 假性甲旁减仅存在 AHO 特殊体征，但缺乏相应的生化及代谢异常，即没有低钙血症。可能导致低钙血症的原因有：甲状旁腺功能减退包括假性甲旁减、维生素 D 缺乏、慢性肾功能不全（1α- 羟化酶受损）、严重肝病（25- 羟化酶受损）、钙在骨骼过度沉积（成骨性恶性肿瘤、骨饥饿综合征）、螯合作用（双膦酸盐输注、输注含柠檬酸盐的血液制品、输注含 EDTA 的对比剂，此时最好测定离子钙）、新生儿低钙血症（早产、窒息、糖尿病母亲、甲旁亢母亲）、HIV 感染、低镁血症、胰腺炎、中毒休克综合征、ICU 患者及使用苯妥英钠等。

第 2 问：下列可以导致高磷血症的疾病或因素有

　　A. 肾功能不全

　　B. 维生素 D 缺乏

　　C. 假性甲旁减

　　D. 法尔病

　　E. 多发性骨髓瘤

答案：　3. ACDEF　4. ACDFG
　　【案例 2】　1. ABCEFH　2. ACEF

F. 使用雄激素

G. 软骨病

H. 使用避孕药

【解析】高磷血症见于甲状旁腺功能减退（包括假性甲旁减）、慢性肾功能不全、维生素 D 过多症、多发性骨髓瘤、淋巴瘤、白血病、骨折愈合期等；使用雄激素、合成类激素及某些利尿药物时，血磷也会增高。血磷减低见于：维生素 D 缺乏、软骨病、甲状旁腺功能亢进、严重糖尿病、磷吸收不良等，服用合成雌激素、避孕药、含铝抗酸药物及苯巴比妥等药物时，血磷也会减低。

第 3 问：此患者若考虑 APS-Ⅰ型还需进行的检查主要是

A. 血糖检查

B. FT_3、FT_4、TSH 检查

C. 血、尿皮质醇和血 ACTH 检查

D. G 试验和 GM 试验检查

E. 抗干扰素抗体检查

F. 类风湿因子检查

G. 口腔真菌培养

H. 抗线粒体抗体检查

【解析】自身免疫性多内分泌腺病综合征-Ⅰ型（APS-Ⅰ型），又称为 Blizzard 病，临床定义为至少出现标准三联征中的两种疾病：慢性皮肤黏膜念珠菌感染、甲旁减和原发性肾上腺皮质功能减退症（Addison 病），也可以出现自身免疫性甲状腺疾病（AITD），原发性卵巢功能不全、自身免疫性肝炎、1 型糖尿病（T1DM）较少见；题目中选项 C 用于诊断 Addison 病，选项 D、G 用于明确念珠菌感染，抗干扰素抗体的测定在 APS-Ⅰ型中具有较高的特异性，具有重要的临床诊断价值。需注意检测 AITD 应包括抗 TG Ab、抗 TPO Ab、抗 TR Ab；检测 T1DM 应包括血清胰岛素、C 肽及糖尿病自身抗体谱如 GAD、ICA、IA_2、IAA 等抗体。此外需注意与 APS-Ⅱ型鉴别，APS-Ⅱ型又称为 Schmidt 综合征，指出现 Addison 病和 AITD，还可出现 T1DM、性腺功能减退、乳糜泻、恶性贫血、重症肌无力及卵巢功能衰竭等，但无甲旁减或念珠菌病。

第 4 问：对有手足抽搐等低钙血症的患者，采用下列措施正确的是

A. 10% 葡糖酸钙 20ml 缓慢静脉推注

B. 静脉滴注钙剂的最高浓度控制在元素钙小于 250mg/dl 溶液内

C. 短期内以地西泮或苯妥英钠肌内注射

D. 同时口服每天 1 000～2 000mg 元素钙

E. 使用活性维生素 D

F. 输液期间定期复查血钙，维持血清钙 2.5mmol/L 左右

G. 纠正低镁血症

【解析】静脉滴注钙剂的最高浓度应该控制在元素钙小于 200mg/dl 溶液内；输液期间定期复查血钙，维持血清钙 2.0mmol/L 左右，避免血钙水平过高。

第 5 问：为避免甲旁减，患者在钙和维生素 D 补充治疗过程中发生高钙尿症等，下列措施正确的是

A. 活性维生素 D 宜从小剂量开始，逐渐增加，一旦出现高钙血症，立即停药

B. 将血清钙保持维持空腹血钙在正常低值或略低于正常

C. 不推荐使用 PTH 替代治疗

D. 使用枸橼酸钙可减少肾结石形成

E. 使用氢氯噻嗪减少尿钙排泄

F. 监测尿钙，使尿钙浓度小于 400mg/24h

【解析】PTH 及类似物替代治疗与常规治疗相比，不会发生高尿钙、肾结石和肾

钙质沉着症，并且能纠正常规治疗不能纠正的骨代谢异常，但因价格昂贵、骨肉瘤等副作用风险增加可能、长期疗程尚不明确等因素，不推荐常规使用 PTH 替代治疗。监测尿钙，使尿钙浓度小于 30mg/dl 或者 300mg/24h，成年甲旁减尿钙上限可至 350mg/24h。

【案例3】 患者男，19岁。发作性全身抽搐2年，加重2个月。血清钙 1.62mmol/L、血磷 2.86mmol/L（参考值为 0.97~1.62mmol/L），血清白蛋白 41.2g/L。头颅 CT 提示：双侧基底节区、丘脑及双侧大脑半球皮质与髓质交界处均可见对称性片状及斑片状钙化。

第1问：关于甲旁减使用维生素 D 制剂，下列说法正确的是

  A. 骨化三醇起效快，半衰期长，一般服药 1~3 天后可见血钙上升

  B. 使用活性维生素 D 期间，可检测血清 25-(OH)维生素 D_3 水平以判断疗效

  C. 使用活性维生素 D 的同时，可补充普通维生素 D

  D. 单独使用普通维生素 D，往往需使用近中毒剂量才能达到疗效

  E. 血清钙磷乘积应低于 5.5mmol^2/L^2（或者 66mg^2/dl^2）

  F. 活性维生素 D 宜从小剂量开始，逐渐增加，避免高钙血症或尿症

  G. 防止肾脏等软组织的异位钙化，如肾结石或肾钙质沉积

  【解析】 骨化三醇起效快，半衰期短，一般服药 1~3 天后可见血钙上升，如治疗期间血钙过高，停药后 2~3 天血钙很快回降；活性维生素 D 宜从小剂量开始，逐渐增加，避免高钙血症或高钙尿症，血清钙磷乘积应低于 4.4mmol^2/L^2（或者 55mg^2/dl^2），防止肾脏等软组织的异位钙化，如肾结石或肾钙质沉

沉积；使用活性维生素 D 期间，只能检测血清 1,25-(OH)$_2$ 维生素 D_3 水平以判断疗效；使用活性维生素 D 的同时，需补充普通维生素 D，将 25-(OH)维生素 D_3 维持在参考范围，能使血钙更趋稳定，且为 PTH 非依赖性肾外组织合成 1,25-(OH)$_2$ 维生素 D_3 提供足够底物，以充分利用肾外组织产生 1,25-(OH)$_2$ 维生素 D_3 的能力；单独使用普通维生素 D 代替活性维生素 D，往往需使用近中毒剂量才能达到疗效。

第2问：若患者需使用 PTH 治疗，下列关于使用 PTH 指征的正确叙述是

  A. 血钙波动较大，经常出现明显的低钙血症或高钙血症

  B. 血磷和/或钙磷乘积控制不满意

  C. 高钙尿症或肾结石/肾钙化或 eGFR <60ml/(min·1.73m^2)

  D. 并发影响钙和维生素 D 吸收的胃肠道疾病

  E. 传统治疗口服药物剂量过大如钙剂用量>2.5g/d、骨化三醇>1.5μg/d

  F. *CaSR* 激活性突变导致的常染色体显性遗传性低钙血症

第3问：若患者伴发育迟缓13年，复查血 PTH 增高，摄片提示第4、5掌骨缩短，可能的假性甲旁减的类型有

  A. 假性甲旁减 I a

  B. 假性甲旁减 I b 型

  C. 假性甲旁减 I c 型

  D. 假性甲旁减 II 型

  E. 假性甲旁减 III 型

  F. 假-假性甲旁减

  【解析】 假性甲旁减是由于 PTH 受体或受体后缺陷，周围组织（肾、骨）对 PTH 无反应（PTH 抵抗），显性或隐性遗传性疾病，

答案：**【案例3】** 1. CDFG 2. ABCDEF 3. AC

典型患者伴发育异常、智力障碍、体态矮胖、脸圆、掌骨（跖骨）缩短、对称性第4、5掌骨缩短（Albright 骨营养不良，AHO）；低钙血症、高磷血症、甲旁减的症状和体征、血 PTH↑。假性甲旁减分 I、II 型，没有 III 型，I 型又分 I a、I b、I c 型，假性甲旁减 I a、I c 型伴有 AHO，I b 型、II 型不伴有 AHO，临床 II 型罕见。假 - 假性甲旁减（PPHP）仅表现为 AHO 体型，不伴有甲旁减的生化异常。

第4问：下列关于假性甲旁减诊断治疗的描述，正确的是

  A. 常规长期治疗与甲旁减相同都是口服钙剂加活性维生素 D 或其类似物

  B. 维持空腹血钙在正常低值或略低于正常

  C. 一般不使用 PTH 替代治疗

  D. 尽量控制血 PTH 水平在参考范围内，以避免或减轻骨骼病变

  E. 静脉滴注外源性 PTH 后，尿 cAMP 与尿磷不增加为 I 型，尿 cAMP、尿磷不增加为 II 型

  F. 遗传方式为常染色体显性遗传或者散发

【解析】假性甲旁减（PHP）常规长期治疗与甲旁减相同都是口服钙剂加活性维生素 D 或其类似物，但维持血钙在参考范围，尽量控制血 PTH 水平在参考范围内，尤其是 I b 型，以避免或减轻骨骼病变；PHP 遗传方式为常染色体显性遗传或者散发；静脉滴注外源性 PTH 后，尿 cAMP 与尿磷不增加为 I 型，尿 cAMP 增加、尿磷不增加为 II 型，甲旁减尿 cAMP 与尿磷均增加；因拮抗不敏感，PHP 一般不使用 PTH 替代治疗。

———
答案： 4. ACDF

第二十章 骨质疏松症

一、单选题

1. 以下为可引起骨质疏松的药物，**除外**
   A. 左甲状腺素片
   B. 苯巴比妥
   C. 奥美拉唑
   D. 阿司匹林
   E. 低分子量肝素

   【解析】甲状腺素片、抗癫痫药、糖皮质激素、质子泵抑制剂、抗凝剂均可导致继发骨质疏松，阿司匹林无此副反应。

2. 患者女，50岁。近8个月来全身多处骨折，3个月前右前臂骨折，1个月前发生左股骨干骨折，腹部X线示：右肾结石。应首选检查的项目是
   A. 静脉盂影
   B. 血和尿钙、磷测定，血碱性磷酸酶测定
   C. 骨密度测定
   D. 血尿酸
   E. 血PTH测定

   【解析】该病例提示患者非原发性骨质疏松常见部位骨折，应考虑继发性因素，检测血和尿钙、磷水平及血碱性磷酸酶为首选且易行的检查。骨密度评估、血PTH测定为下一步的检查。

二、多选题

1. 下述对骨质疏松症的描述，正确的是
   A. 多数患者为原发性骨质疏松症
   B. 骨折是本病最为严重的后果
   C. 骨质疏松症可分为原发性、继发性两类
   D. 女性绝经期后发病率升高
   E. 雌激素可促进骨吸收，雌激素水平不足是病因之一

   【解析】雌激素是抑制骨吸收，促进骨形成，是治疗绝经后骨质疏松的可选择药物。

2. 下述属于原发性骨质疏松症的临床表现的是
   A. 骨折常见
   B. 腰背疼痛
   C. 可有身高缩短和驼背
   D. 周身骨痛
   E. 尿路结石

   【解析】周身骨痛、尿路结石通常是继发性骨质疏松的临床表现。

三、共用题干单选题

（1～3题共用题干）

患者女，55岁。绝经4年。因"骨痛3年，加重伴身材变矮1年"就诊。2日前于室内摔倒，右手撑地，腕关节疼痛明显。血钙、磷正常，尿钙轻度增高。X线显示：右

桡骨远端骨折。双能 X 线骨密度示:骨密度较正常人平均值降低,标准差为 2.7。乳腺 B 超提示:右侧乳腺外上限可疑结节影。

1. 该患者分型诊断为
    A. 绝经后骨质疏松症
    B. 老年性骨质疏松症
    C. 继发性骨质疏松症
    D. 骨软化症
    E. 特发性骨质疏松症

【解析】①绝经后骨质疏松症:是一种与衰老有关的常见病,主要发生在绝经后女性,由于雌激素缺乏导致骨量减少及骨组织结构变化,是骨脆性增多易于骨折引起的疼痛、骨骼变形出现合并症等。②老年性骨质疏松症:一般指老年人 70 岁后发生的骨质疏松。③继发性骨质疏松症:是指任何可以影响骨代谢的疾病、药物及其他明确病因导致的骨质疏松。④特发性骨质疏松症:是指非目前所知的任何原因引起的骨质疏松。

2. 原发性骨质疏松症的危险因素**不包括**
    A. 低体重
    B. 吸烟
    C. 高龄
    D. 性激素缺乏
    E. 户外运动

【解析】骨质疏松的危险因素包括年龄、性别、体重、种族、遗传、不良的生活方式(如吸烟、饮酒、长期缺乏运动)、绝经期前后及更年期、药物。

3. 关于该患者的治疗,描述**错误**的是
    A. 基础治疗,补充维生素 D 及钙剂
    B. 积极雌激素补充
    C. SERMs 可以使用
    D. 双膦酸盐可以使用
    E. 特立帕肽治疗

【解析】患者绝经期女性,原发性骨质疏松诊断明确,积极基础治疗是基本,需选用抑制破骨细胞活性的药物及促进骨形成的药物治疗骨质疏松。虽然雌激素补充是绝经后骨质疏松最有效的药物治疗,但该患者有乳腺可疑结节影,雌激素补充可能增加乳腺癌的风险性。

(4～8 题共用题干)

患者男,22 岁。因"反复尿路结石 4 年,伴腰背痛 1 年"就诊。4 年前开始反复的尿路结石,多次碎石并中药治疗。2 年前,摔倒时发生左侧肱骨骨折,已治愈。近 1 年有腰背痛曾在外院诊断为骨质疏松,予补钙治疗效果不佳。患者间断头痛、视力下降。查体:血压 160/90mmHg,身高 164cm(2 年前 168cm)。实验室检查:血钾 3.2mmol/L,血钙 2.35mmol/L,血磷 1.0mmol/L。X 线:广泛性骨质疏松。

4. 该患者的骨质疏松原因可能是
    A. 绝经后骨质疏松症
    B. 老年性骨质疏松症
    C. 继发性骨质疏松症
    D. 骨软化症
    E. 特发性骨质疏松症

【解析】患者是年轻男性,骨折伴腰背痛,X 线提示广泛性骨质疏松。考虑为年轻男性,有尿路结石(高尿钙)、广泛的骨质疏松,考虑继发性骨质疏松症的可能性大。

5. 需进一步完善的检查**不包括**
    A. 垂体相关激素测定
    B. 血 PTH
    C. 骨密度
    D. 骨活检
    E. 尿钙、磷测定

【解析】该患者起病年龄轻,有多年骨

答案: 1. A 2. E 3. B 4. C 5. D

质疏松病史、尿路结石,现又出现头痛、视物模糊,需完善相关肾上腺激素水平、骨密度、24小时尿钙水平、血 PTH 来鉴别继发骨质疏松症的病因,皮质醇增多症的可能性大。

6. 进一步完善相关检查,患者皮质醇水平增高,ACTH 水平增高、PTH 水平也增高,考虑 PTH 水平增高的原因是
   A. 原发性甲旁亢
   B. 甲状旁腺激素抵抗综合征
   C. 继发性甲旁亢
   D. 多发性内分泌腺瘤(MEN1 型)
   E. 三发性甲旁亢

【解析】患者骨质疏松可能是 ACTH 依赖性皮质醇增多症造成的继发骨质疏松症,糖皮质激素造成患者尿钙流失,尿路结石的发生,从而出现低钙血症,引发继发性甲状旁腺功能亢进,促进骨钙入血,发生骨质疏松,维持血钙正常水平。

7. 进一步明确 ACTH 依赖性皮质醇增多症的病因需完善的相关检查**不包括**
   A. 肺部 CT
   B. 垂体 MRI
   C. 肾上腺增强 CT
   D. 大小剂量地塞米松抑制试验
   E. 立卧位醛固酮试验

【解析】患者骨质疏松可能是 ACTH 依赖性皮质醇增多症造成的继发骨质疏松症,为明确定位诊断需鉴别异位 ACTH 及垂体 ACTH 瘤,所以需完善肺部 CT、垂体 MRI、肾上腺增强 CT、大小剂量地塞米松抑制试验。而立卧位醛固酮试验是鉴别原发性醛固酮增多症的试验方法。

8. 患者诊断皮质醇增多症造成继发性骨质疏松,治疗骨质疏松的方案**不包括**
   A. 基础治疗,补充钙剂及维生素 D
   B. 双膦酸盐
   C. 特立帕肽
   D. 雷洛昔芬
   E. 维生素 K_2

【解析】患者男性,有糖皮质激素造成的骨质疏松,首先是基础治疗,抑制破骨细胞活性治疗中双膦酸盐是首选治疗。

四、案例分析题

【案例1】患者女,55 岁。间断性腰背部疼痛 1 年,摔倒后右前臂疼痛、活动受限 1 天。既往糖尿病病史 2 年,双下肢轻度水肿。

第 1 问:该患者应首先完善的相关检查是
   A. 腰椎 MRI
   B. 血及尿钙、磷检测
   C. 腰椎及右前臂 X 线片
   D. 血 PTH 检测
   E. 骨密度评估
   F. 骨代谢生化标志物检测
   G. 腰椎 CT

【解析】患者有慢性腰背疼痛病史,摔倒后前臂骨折,说明患者可能存在骨质疏松伴骨折,需明确诊断,评估骨折的严重程度。首先完成骨密度、X 线片,简单的钙、磷水平排除有无代谢性骨病的可能性。其他的腰椎 MRI、血 PTH 测定、骨代谢标志物是进一步排除常见继发因素、评估病情、新旧骨折评判的需要。

[提示]患者行骨密度检测提示腰椎平均 T 值 -3.14,腰椎正侧位片及前臂 X 线提示:第一腰椎、第四腰椎压缩性骨折,右尺骨骨折。血清钙、磷正常,碱性磷酸酶正常。

答案: 6. C 7. E 8. D
【案例1】 1. BCE

第2问：首先考虑的疾病是

A. 糖尿病继发骨质疏松

B. 绝经后骨质疏松

C. 原发性骨质疏松症

D. 多发性骨髓瘤

E. 风湿结缔组织病

F. 骨软化症

G. 维生素D缺乏症

H. 甲状旁腺功能亢进症

【解析】患者绝经后女性，原发性骨质疏松症的常见骨折部位，骨密度减低，但血清钙、磷正常，首先考虑为原发性骨质疏松症、绝经后骨质疏松症。

第3问：考虑为原发性骨质疏松症，下列描述**错误**的是

A. 50岁以上女性骨质疏松的发生率高于男性

B. 绝经后骨质疏松主要由于雌激素对成骨细胞的抑制作用减弱所致

C. 围绝经期和绝经后10年内，骨代谢处于低转换状态

D. 原发性骨质疏松症患者的骨转换标志物水平往往正常或轻度增高

E. 老年骨质疏松的发病机制只与年龄相关

F. DXA测定桡骨远端1/3骨密度的T值可作为骨质疏松症的诊断标准

G. 糖尿病患者的骨质疏松是高转换类型骨质疏松

【解析】绝经后骨质疏松主要由于雌激素对破骨细胞的抑制作用减弱，破骨细胞数量增多，活性增强所致；雌激素同时对成骨细胞的促进作用减弱。围绝经期和绝经后10年内，骨代谢处于高转换状态；随着年龄的增大，雌激素水平进一步下降，老年女性骨质疏松逐渐转化为低转化状态。老年

骨质疏松的发生与年龄、性激素水平、机体活动、肌肉多少、饮食结构很多因素相关。糖尿病患者的骨质疏松是低转换类型骨质疏松。

［提示］患者双下肢轻度水肿，行下肢静脉超声提示：右下肢静脉血栓形成。

第4问：针对该患者的骨质疏松治疗，下列叙述正确的是

A. 建议钙剂摄入量1 000～1 200mg/d，维生素D_3的摄入量800～1 200IU/d

B. 补充活性维生素D时应该根据25-（OH）维生素D的水平来调整药物剂量

C. 患者绝经期后骨质疏松，可以将雷洛昔芬作为首选抑制骨吸收的药物治疗

D. 如果患者依从性较好，无消化系统疾病，可选择口服双膦酸盐治疗

E. 唑来膦酸治疗应该1～2个月监测骨密度及骨转换指标的变化，其治疗效果应在3～5年进行评估，以确定是否继续用药

F. 多数指南中推荐双膦酸盐和PTH联合治疗比单药序贯治疗模式效果好

G. 甲状旁腺素治疗2年后有增加骨肉瘤的风险，因此药物说明书中明确规定治疗时间不超过2年

【解析】补充活性维生素D时不应该根据25-（OH）维生素D的水平来调整药物剂量，而可依据血清PTH水平及骨转化生化指标来评估药物的疗效。绝经期后骨质疏松可以将雷洛昔芬作为抑制骨吸收的首选药物治疗，但雷洛昔芬有增加静脉血栓和栓塞的风险，该患者已经发现下肢水肿与静脉血栓相关，所以禁用雷洛昔芬。所有的双膦酸盐药物治疗应该1～2年监测骨密度变化，唑来膦酸的治疗效果应在3～5年进行评估，以确定是否继续用药。众多研究中对

答案： 2. BC 3. BCEG 4. ADG

于双膦酸盐和 PTH 联合治疗或单药治疗效果定论不一,但多数指南中推荐单药序贯治疗模式,因其比联合治疗效果好。

【案例2】患者女,66岁。主因"间断腰背部疼痛2年,加重1个月"就诊。1个月前因搬重物后出现腰背部疼痛加重,弯腰、下蹲时明显。1年前曾因轻微外伤导致右前臂骨折,后积极治疗后愈合良好。既往50岁闭经,有高血压病史。

第1问:患者下一步应进行的基本检查项目是

A. 腰椎增强 CT

B. 腰椎正侧位片

C. 血钙、磷、碱性磷酸酶、PTH 测定

D. 骨活检

E. 骨转化标志测定

F. 骨密度测定

G. 血和尿轻链测定

【解析】患者为绝经后女性,曾有脆性骨折发生,近2年慢性腰背痛,此次因搬重物后疼痛加重,提示可能为重度骨质疏松腰椎压缩性骨折可能性大,应行骨密度测定,腰椎正侧位片及血钙、磷及碱性磷酸酶、骨转化标志基本检查项目,明确病情;血和尿轻链、骨活检等检查为进一步鉴别继发性骨质疏松所需,非基本检查项目。

[提示]患者行骨密度测定提示 T 值小于 2.5;腰椎正侧位片提示 $L_1 \sim L_3$ 压缩性骨折(呈中度楔形变)。

第2问:首先考虑的疾病是

A. 腰椎压缩性骨折

B. 原发性骨质疏松症(重度)

C. 类风湿关节炎

D. 结缔组织疾病

E. 多发性骨髓瘤

F. 腰椎间盘突出症

【解析】根据患者发病年龄及影像学表现,考虑为重度原发性骨质疏松症。

第3问:关于原发性骨质疏松症,描述正确的是

A. 常见于绝经后女性

B. 出现不明原因的慢性腰背疼痛

C. 有脆性骨折病史

D. 血 PTH、骨转化标志物明显升高

E. 需进一步完善血和尿轻链、甲状腺功能、性激素、皮质醇等排除继发性 OP

F. 其骨转化标志物中 I 型胶原羧基辅酶肽为骨吸收标志物

【解析】原发性骨质疏松症中绝经后骨质疏松症好发于绝经后女性,不明原因的腰背痛,可有脆性骨折病史或家族史,其诊断标准有赖于 BMD 测定及 X 线片;其实验室检查项目中 PTH、钙、磷、骨转化标志基本正常,同时需完善甲状腺功能、皮质醇、免疫指标等检查排除继发性骨质疏松症可能性。

第4问:最终患者确诊为严重骨质疏松症,正确的干预方式是

A. 提倡患者高钠、低钾、高钙饮食

B. 每天补充钙剂 600~1 000mg,维生素 D 400~600U/d

C. 双膦酸盐静脉滴注 5mg/ 年

D. 双膦酸盐药物假期最多 5 年,期间无需评估骨折风险

E. 可优先予以降钙素抑制骨吸收

F. 下颌骨坏死为双膦酸盐的常见副作用

G. 该患者有应用替勃龙治疗的指征

【解析】提倡患者低钠、高钾、高钙饮食;每天补充钙剂 800~1 200mg,维生素 D

答案:【案例2】 1. BCEF　2. AB　3. ABCE　4. C

800~1 200U/d；双膦酸盐静脉滴注 5mg/年，3~5 年后进行评估骨折风险，若仍具有高风险继续使用，若评估为低中度风险可暂停，在双膦酸盐类药物假期最多 5 年，期间至少每 2 年需进行再次评估骨折风险；类流感样症状为双膦酸盐的常见副作用；该患者已绝经 10 年，无应用雌激素补充治疗指征；抗骨质疏松症药物中若不能耐受双膦酸盐、特立帕肽、狄诺塞麦，方才考虑降钙素。

【案例 3】患者男，19 岁。6 年前反复骨折 2 次，2 次均为走路时摔倒后骨折，骨折愈合后遗留有左小腿向外侧弯曲。1 年前开始出现动作迟缓、精细动作受限，乏力明显，间断抽搐。平素无骨痛、浮肿，无腹痛、低热及体重下降，食欲正常。查体：智力及体格发育无异常，无向心性肥胖及皮肤紫纹。生化常规：血 Ca 1.94mmol/L，P 0.81mmol/L，ALP 107U/L，ALT 65U/L，AST 96U/L，BUN 3.4mg/L，CREA 75μmol/L。24 小时尿 Ca 161mg/24h，24 小时尿 P 656mg/24h。骨密度：T 值小于 −2.5SD。

第 1 问：根据以上信息，提示最有可能的是

　　A. 骨软化症

　　B. 肾性骨病

　　C. 原发性骨质疏松症

　　D. 库欣综合征

　　E. 原发性甲状旁腺功能亢进症

　　F. 遗传性成骨不全症

　　G. 多发性骨髓瘤

【解析】患者肾功能正常，排除肾性骨病；患者青年男性，排除绝经期后女性或老年人所发生的原发性骨质疏松症；查体无向心性肥胖及皮肤紫纹，排除库欣综合征；血钙、磷均降低，排除原发性甲旁亢、遗传性成骨不全症和多发性骨髓瘤。根据患者反复骨折病史，骨密度降低，血钙、磷、24

小时尿钙和尿磷降低，ALP 指标升高，考虑为骨软化症的可能性大。

[提示]患者行腰椎 X 线检查提示骨密度减低；腹部彩超提示肝脏弥漫性病变，脾大，脾静脉增宽、迂曲。追问患者，主诉家族中外祖父、两个舅舅均于年轻时病逝（原因不详）。

第 2 问：需要进一步进行的检查有

　　A. 脑电图

　　B. 颅脑 MRI

　　C. 肝脏穿刺活检

　　D. 骨扫描

　　E. 胸部增强 CT

　　F. 甲状腺彩超

【解析】患者有间断抽搐，行脑电图检查以排除癫痫发作；有动作迟缓、精细动作受限，行颅脑 MRI 检查明确是否存在中枢神经系统疾病。

[提示]颅脑 MRI 提示：双侧豆状核等 T1、长 T2 信号；眼科裂隙灯检查：角膜有 K-F 环；脑电图未见异常。血铜：6μmol/L，尿铜：295.65μg/24h，血铜蓝蛋白：38mg/L。

第 3 问：最可能的诊断是

　　A. 颅脑肿瘤

　　B. Wilson 病

　　C. 颅内感染

　　D. 癫痫

　　E. 肝性脑病

　　F. 多发性骨髓瘤

【解析】Wilson 病为常染色体隐性遗传病，表现为铜代谢障碍，大多于 15 岁之前发病，表现为骨软化、锥体外系反应，血铜及铜蓝蛋白降低，尿铜升高，K-F 环阳性，颅脑 MRI 双侧豆状核变性。

答案：【案例 3】　1. A　2. AB　3. B

第 4 问：最终患者确诊为 Wilson 病，下一步应采取的治疗有

A. 定期随诊

B. 青霉胺治疗

C. 低铜饮食

D. 血液净化治疗

E. 补钙及活性维生素 D

F. 锌制剂

【解析】治疗原则为减少铜摄入（低铜饮食），抑制铜吸收（锌制剂），促进铜排出（青霉胺），对症治疗（补钙、补充维生素 D）。

答案： 4. BCEF

第二十一章 库欣综合征

一、单选题

1. 下列不是肾上腺皮质分泌的是

A. 皮质醇

B. 醛固酮

C. 肾上腺素

D. 睾酮

E. 雌二醇

【解析】肾上腺皮质包括球状带、束状带及网状带,分别分泌醛固酮、皮质醇及性激素,而肾上腺素为肾上腺髓质所分泌的。

2. 患者男,65岁。肥胖,血皮质醇增高,失去昼夜节律,小剂量地塞米松不能抑制,尿游离皮质醇851nmol/24h,大剂量地塞米松试验抑制率76%,血清ACTH浓度为18pmol/L。该患者最可能的诊断是

A. 库欣综合征

B. 肾上腺皮质腺瘤

C. 异位ACTH综合征

D. 肾上腺皮质腺癌

E. 肾上腺皮质大结节性增生

【解析】患者肥胖,血皮质醇增高,失去昼夜节律,小剂量地塞米松不能抑制,可诊断为库欣综合征。而患者ACTH升高,提示为ACTH依赖性库欣综合征,其可受大剂量地塞米松试验抑制,故最可能的诊断为库欣综合征。

二、多选题

1. 下列实验室检查结果可在库欣综合征患者中出现的是

A. 血糖增高,口服糖耐量降低

B. ACTH受抑制降低

C. 血皮质醇节律紊乱

D. 尿游离皮质醇升高

E. 高钾血症

【解析】库欣综合征为ACTH依赖性库欣综合征,ACTH应为不受抑制或升高。皮质醇可促进尿钾排泄,故皮质醇过多时尿钾排出增多,血钾降低。

2. 下列治疗库欣综合征的药物中,属于肾上腺酶抑制剂的是

A. 酮康唑

B. 米托坦

C. 依托咪酯

D. 美替拉酮

E. 帕瑞肽

【解析】帕瑞肽为生长抑素类似物,抑制垂体分泌ACTH,为垂体靶向治疗,其他选项均作用于肾上腺,为肾上腺酶抑制剂。

三、共用题干单选题

(1~3题共用题干)

患者男,65岁。肥胖1年就诊。体检:

答案: 1. C 2. A

　　 1. ACD 2. ABCD

满月面，皮肤多痤疮，毛发浓密，颈部脂肪垫厚，下腹部及大腿上部有多量紫纹。

1. 为明确诊断，下列检测最有意义的是
   A. 测定血浆皮质醇节律
   B. 肾素 - 醛固酮测定
   C. 24 小时尿钾测定
   D. 24 小时尿蛋白测定
   E. 性激素测定

   【解析】根据患者临床表现，高度怀疑为库欣综合征，故为明确诊断，检测血浆皮质醇节律最有意义。

2. 关于正常人皮质醇节律，下列说法正确的是
   A. 清晨最高，下午最低
   B. 午夜最高，下午最低
   C. 下午最高，午夜最低
   D. 清晨最高，午夜最低
   E. 午夜最高，清晨最低

   【解析】正常人清晨皮质醇最高，午夜皮质醇最低。

3. 鉴别单纯性肥胖与库欣综合征，应进一步做的检查为
   A. 大剂量地塞米松抑制试验
   B. 小剂量地塞米松抑制试验
   C. 尿游离皮质醇测定
   D. 垂体 MRI
   E. 双侧肾上腺 CT

   【解析】鉴别单纯性肥胖与库欣综合征，最好的手段就是小剂量地塞米松抑制试验。

（4～7 题共用题干）

患者男，65 岁。体重增加 1 年，头痛 1 个月就诊。查体：身高 172cm，体重 85kg，血压 160/95mmHg，向心性肥胖，下腹部及大腿上部有多量紫纹。

4. 为明确诊断，该患者下一步需进行的检查**不包括**
   A. 血、尿皮质醇测定
   B. ACTH 测定
   C. 醛固酮测定
   D. 小剂量地塞米松抑制试验
   E. 大剂量地塞米松抑制试验

   【解析】根据患者临床表现，考虑为库欣综合征，故为明确诊断，下一步需围绕库欣综合征进行检查。

5. 若实验室检查提示血皮质醇增高，失去昼夜节律，尿游离皮质醇升高 851nmol/24h，血清 ACTH 浓度为 18pmol/L，小剂量地塞米松不能抑制，大剂量地塞米松试验抑制率 76%，下一步首选的影像学检查为
   A. 全身 PET-CT
   B. 垂体 MRI
   C. 垂体 CT
   D. X 线胸片
   E. 双侧肾上腺 CT

   【解析】根据实验室检查结果，考虑为库欣综合征，需行垂体影像学检查，垂体影像学检查首选 MRI。

6. 该患者首选的治疗为
   A. 双侧肾上腺切除术
   B. 口服溴隐亭
   C. 经蝶垂体瘤切除术
   D. 病情不重采取姑息疗法
   E. 垂体放疗

   【解析】库欣综合征，首选经蝶垂体瘤切除术。

7. 患者若拒绝手术，以下抗真菌药可阻滞肾上腺皮质激素的合成的是
   A. 伏立康唑

答案：1. A 2. D 3. B 4. C 5. B 6. C 7. C

B. 氟康唑

C. 酮康唑

D. 两性霉素

E. 伊曲康唑

【解析】只有酮康唑具有阻滞肾上腺皮质激素合成的作用。

四、案例分析题

【案例1】患者男,65 岁。体重增加 1 年就诊。查体:身高 172cm,血压 170/95mmHg,体重 85kg,满月脸,向心性肥胖,下腹部及大腿上部有多量紫纹。

第 1 问:对该患者首先应考虑的检查项目是

A. OGTT

B. 血脂检测

C. 血皮质醇检测

D. 血 ACTH 检测

E. 地塞米松抑制试验

F. PRL 检测

G. FT_3、FT_4、TSH 检测

【解析】该患者临床表现考虑为皮质醇增多症,故首先需行皮质醇测定。

第 2 问:该患者出现高血压的原因包括

A. 肾素 - 血管紧张素系统激活

B. 血管舒张系统受抑制

C. 皮质醇作用于盐皮质激素受体,引起水钠潴留

D. 糖代谢异常

E. 对血管活性物质的敏感性增强

F. 肾动脉狭窄

【解析】糖皮质激素可通过激活肾素 - 血管紧张素系统,抑制血管舒张系统,作用于盐皮质激素受体引起水钠潴留以及增强对血管活性物质的敏感性等引起高血压,但糖代谢异常不是其直接引起高血压的原因。题干中无提示患者有肾动脉狭窄。

第 3 问:该患者可能出现的检验异常包括

A. 白细胞总数增加

B. 淋巴细胞比例增加

C. 血钠降低

D. 血钾降低

E. 血浆葡萄糖升高

F. 24 小时尿钾排出量增加

【解析】皮质醇增多可导致血白细胞总数增加,中性粒细胞比例增加,而淋巴细胞比例降低;同时皮质醇有保钠排钾作用,故有血钠在正常高值,低血钾,24 小时尿钾排出量增加;皮质醇促进肝糖原异生、拮抗胰岛素等,导致血糖升高。

第 4 问:若患者 24 小时尿游离皮质醇测定为 475nmol(参考值为 86.4～205.6nmol),午夜 1mg 地塞米松抑制试验结果为 560nmol/L(8AM),330nmol/L(0AM),500nmol/L(次晨 8AM)(参考值为 165～441nmol/L),ACTH<0pmol/L(参考值为<10pmol/L)。此时需要考虑的诊断为

A. 库欣综合征

B. 肾上腺皮质腺瘤

C. 肾上腺皮质腺癌

D. 异位 ACTH 综合征

E. 单纯性肥胖

F. 双侧肾上腺小结节样增生

G. 双侧肾上腺大结节样增生

【解析】该患者尿游离皮质醇明显升高,血皮质醇升高、节律消失,午夜 1mg 地塞米松抑制试验不受抑制,可诊断为库欣综合征,其 ACTH 明显受抑制,属于非 ACTH 依赖性库欣综合征。

【案例2】患者男,45 岁。半年前开始出现体重进行性上升伴面部痤疮增多,半年内体重增长 15kg,近 3 个月出现双下肢浮肿及

答案:【案例1】 1. C　2. ABCE　3. ADEF　4. BCFG

全身乏力、腰痛。查体：身高 160cm，体重 85kg，血压 150/90mmHg，满月脸，面部痤疮多，水牛背，向心性肥胖，腋下及大腿内侧见多量紫纹，四肢散在瘀斑。

第 1 问：为明确诊断，应做的进一步检查包括

　A. 立卧位醛固酮试验

　B. 大小剂量地塞米松抑制试验

　C. 24 小时尿 VMA 测定

　D. ACTH 测定

　E. 肾素 - 血管紧张素测定

　F. 17-OH、17-KS 测定

　G. 血浆儿茶酚胺浓度测定

【解析】临床表现考虑该患者为库欣综合征，进一步检查主要围绕皮质醇分泌情况进行，选项 A、C、E、G 均不是皮质醇分泌相关检验。

第 2 问：若患者 24 小时尿游离皮质醇测定为 475nmol（参考值为 86.4～205.6nmol），午夜 1mg 地塞米松抑制试验结果为 560nmol/L（8AM），330nmol/L（0AM），500nmol/L（次晨 8AM）（参考值为 165～441nmol/L），ACTH 36pmol/L（参考值为<10pmol/L）。此时需要考虑的诊断为

　A. 库欣综合征

　B. 肾上腺皮质腺瘤

　C. 肾上腺皮质腺癌

　D. 异位 ACTH 综合征

　E. 单纯性肥胖

　F. 双侧肾上腺小结节样增生

　G. 双侧肾上腺大结节样增生

【解析】该患者尿游离皮质醇明显升高，血皮质醇升高、节律消失，午夜 1mg 地塞米松抑制试验不受抑制，可诊断为库欣综合征，其 ACTH 升高，属于 ACTH 依赖性库欣综合征，病因包括库欣综合征及异位 ACTH 综合征。

第 3 问：为鉴别库欣综合征与异位 ACTH 综合征，可做的检查包括

　A. 放射性碘化胆固醇肾上腺扫描

　B. MIBG

　C. 小剂量地塞米松抑制试验

　D. 大剂量地塞米松抑制试验

　E. 午夜 1mg 地塞米松抑制试验

　F. 岩下窦采血测定 ACTH 浓度

　G. 锝 –99m 标记生长抑素同位素扫描

　H. 肺部 CT

【解析】库欣综合征与异位 ACTH 综合征的鉴别依靠大剂量地塞米松抑制试验、岩下窦采血测定 ACTH 浓度，以及锝 –99mm 标记生长抑素同位素扫描或肺部 CT 等影像学检查寻找异位病灶。

第 4 问：异位 ACTH 综合征的病因包括

　A. 嗜铬细胞瘤

　B. 肺小细胞癌

　C. 前列腺癌

　D. 甲状腺髓样癌

　E. 胸腺癌

　F. 急性淋巴细胞白血病

【解析】除急性淋巴细胞白血病外，其他选项肿瘤均可导致异位 ACTH 综合征。

【案例 3】患者男，55 岁。体重增加 1 年就诊。查体：身高 170cm，血压 170/95mmHg，体重 85kg，满月脸，向心性肥胖，下腹部及大腿上部有多量紫纹。

第 1 问：患者可能出现的检验异常**不包括**

　A. 血皮质醇升高、节律消失

　B. 尿游离皮质醇升高

　C. 小剂量地塞米松抑制试验不受抑制

　D. 糖耐量曲线低平

　E. 17-OH，17-KS 升高

　F. 酸中毒

答案：【案例 2】 1. BDF　2. AD　3. DFGH　4. ABCDE　【案例 3】 1. DF

【解析】库欣综合征患者血糖升高、糖耐量异常，曲线不应该低平。严重皮质醇增多时可出现低钾、碱中毒。

第2问：血、尿皮质醇升高，小剂量地塞米松抑制试验不受抑制，其 ACTH 升高，鉴别库欣综合征与异位 ACTH 综合征的金标准为

    A. 小剂量地塞米松抑制试验

    B. 六剂量地塞米松抑制试验

    C. 午夜 1mg 地塞米松抑制试验

    D. 放射性碘化胆固醇肾上腺扫描

    E. 垂体 MRI

    F. 岩下窦采血测定 ACTH 浓度

    G. 锝 –99mm 标记生长抑素同位素扫描

【解析】双侧岩下窦采血（BIPSS）是 ACTH 依赖性库欣综合征的鉴别诊断的金标准。

第3问：患者垂体 MRI 发现微腺瘤，但该患者一般情况差，不宜手术治疗，以下药物可选择的是

    A. 帕瑞肽

    B. 卡麦角林

    C. 美替拉酮

    D. 酮康唑

    E. 米托坦

    F. 依托咪酯

    G. 米非司酮

【解析】库欣综合征的药物治疗包括垂体靶向治疗（仅适合库欣综合征）如帕瑞肽、卡麦角林，肾上腺酶抑制剂如美替拉酮、酮康唑、米托坦、依托咪酯，糖皮质激素受体拮抗剂如米非司酮等。

第4问：选择酮康唑治疗时，其最常见的副作用为

    A. 肝损害

    B. 胃肠道反应

    C. 瘙痒

    D. 疲乏

    E. 脱发

    F. 水肿

【解析】酮康唑常见副作用包括肝损害、胃肠道反应、瘙痒、疲乏、脱发、水肿等，其中以肝损害最为常见。

答案： 2. F　3. ABCDEFG　4. A

第二十二章 肾上腺皮质功能减退症

一、单选题

1. Addison 病抢救的主要措施是
   A. 替代治疗
   B. 手术治疗
   C. 对症治疗
   D. 静脉输注糖皮质激素
   E. 补充盐皮质激素

【解析】肾上腺皮质功能减退症又称为 Addison 病,治疗包括基础治疗、病因治疗,但是肾上腺危象常发生于感染、创伤、手术、失水或突然中断肾上腺皮质激素治疗等情况下,应静脉滴注糖皮质激素,补充盐水、葡萄糖及治疗存在的应激状态。

2. 患者男,54 岁。4 年前诊断为原发性慢性肾上腺皮质功能减退,长期口服氢化可的松 30mg/d 替代治疗。近 2 日发热,体温 38.5℃,伴咽痛,目前氢化可的松应
   A. 剂量减少 1/2
   B. 改用等效量的地塞米松
   C. 增加 10 倍
   D. 剂量维持不变
   E. 剂量增加 2～3 倍

【解析】慢性肾上腺皮质功能减退症的糖皮质激素替代治疗,一般成年人剂量为氢化可的松 20～30mg/d,发热、感冒或劳累等应激状况剂量应增加 2～3 倍。

二、多选题

1. 原发性肾上腺皮质功能减退症和继发性肾上腺皮质功能减退症共同的临床表现为
   A. 头晕和直立性低血压
   B. 食欲缺乏和体重减轻
   C. 乏力、虚弱
   D. 恶心、呕吐
   E. 皮肤黏膜色素沉着

【解析】皮肤黏膜色素沉着为原发性肾上腺皮质功能减退症的表现,而继发性肾上腺皮质功能减退症没有该表现。

2. 自身免疫性多发内分泌腺病综合征Ⅰ型的相关特征常包括
   A. 甲状旁腺功能减退
   B. 慢性黏膜念珠菌病
   C. 性腺功能减退
   D. 肾上腺皮质功能减退
   E. 外生殖器发育异常

【解析】自身免疫性多发内分泌腺病综合征Ⅰ型不包括外生殖器发育异常。

三、共用题干单选题

（1～3 题共用题干）

患者女,47 岁。因发热、咳嗽 5 天,意识不清 1 天急诊就诊。既往有 Addison 病

答案: 1. D 2. E
        1. ABCD 2. ABCD

史。查体：体温 38.5℃，血压 80/60mmHg，呼吸 24 次 /min，皮肤黏膜色素沉着，心率 105 次 /min，律齐，左下肺可闻及少量湿啰音。

1. 该患者意识不清最可能的原因是
   A. 肺性脑病
   B. 垂体危象
   C. 感染中毒性脑病
   D. 低血糖昏迷
   E. 肾上腺危象

【解析】该患者发热、肺部感染、低血压合并意识模糊，体检时发现色素沉着，结合既往 Addison 病史，应考虑为肾上腺危象。

2. 目前最紧急的治疗措施为
   A. 补充生理盐水
   B. 补充糖皮质激素及葡萄糖盐水
   C. 补充糖皮质激素
   D. 血浆扩容
   E. 激素减量并加抗生素用量

【解析】急性肾上腺危象治疗原则：静脉给予大剂量糖皮质激素，纠正低血容量和电解质紊乱，全身支持疗法和去除诱因。

3. 患者抢救成功后，在日后的生活中应注意
   A. 低糖饮食
   B. 发热时应用光谱抗生素
   C. 发热时大量饮水
   D. 低钠饮食
   E. 发热时糖皮质激素加量

【解析】慢性肾上腺皮质功能减退症替代治疗中应告知患者发热等应激时应增加激素剂量。

（4~7 题共用题干）

患者女，40 岁。恶心、厌食、体重下降

1 年。查体：血压 90/60mmHg，皮肤色黑，口腔黏膜可见褐色色素斑。生化检查提示：血糖 3.0mmol/L。初步诊断为 Addison 病。

4. 如需进一步明确诊断 Addison 病，最具有诊断价值的是
   A. 血皮质醇测定
   B. 尿皮质醇测定
   C. 尿 17- 羟测定
   D. 血 ACTH 测定
   E. ACTH 兴奋试验

【解析】ACTH 兴奋试验最具有诊断价值。利用外源性 ACTH 对肾上腺皮质的兴奋作用，测定肾上腺皮质的最大反应能力（即储备功能）。可鉴别原发性与继发性肾上腺皮质功能减退。

5. 该患者如出现电解质紊乱，由于醛固酮缺乏可出现
   A. 低钾低钙血症
   B. 高钠高钾血症
   C. 低钠低钾血症
   D. 高钠低钾血症
   E. 低钠高钾血症

【解析】Addison 患者盐皮质功能不全可表现出低钠血症合并高钾血症。

6. 该患者给予泼尼松替代治疗 3 个月后，出现盗汗、午后低热，查 ESR 50mm/h，结核抗体试验（+），PPD 试验强阳性，RF（-），对该患者最合适的治疗方法为
   A. 加抗结核药物
   B. 减少激素用量
   C. 加用免疫抑制剂
   D. 加用抗生素
   E. 加用布洛芬缓释胶囊

【解析】因肾上腺结核所致的 Addison 病需要抗结核治疗。肾上腺结核可以是陈旧

答案： 1. E 2. B 3. E 4. E 5. E 6. A

的，也可以是活动的，而且一般都伴有其他部位的结核病灶。特别是在皮质激素治疗后可能使旧结核病灶活动或使活动结核扩散。因此在 Addison 病伴有结核，尽管无活动结核证据，也主张抗结核治疗半年。

7. 如该患者因合并重症感染出现急性肾上腺危象，抢救主要措施为
   A. 替代治疗
   B. 手术治疗
   C. 对症治疗
   D. 静脉给予大剂量糖皮质激素
   E. 补充盐皮质激素

【解析】急性肾上腺危象是危及生命的急症，不应等到确诊后才开始治疗。当临床高度怀疑急性肾上腺皮质危象时，在取血标本送检 ACTH 和皮质醇后应立即开始治疗。包括静脉给予大剂量糖皮质激素，纠正低血容量和电解质紊乱，全身支持疗法和去除诱因。

四、案例分析题

【案例1】患者女，46 岁。因乏力、食欲缺乏伴皮肤黏膜变黑 3 年入院。3 年前出现皮肤黏膜逐渐变黑，乳头、齿龈、甲床、瘢痕等处明显，伴反复发作的乏力，伴有恶心、食欲缺乏、体重降低等症状。查体：体温 35℃，脉搏 67 次/min，血压 90/60mmHg，齿龈、甲床、乳头及腹部手术瘢痕部位可见色素沉着。

第1问：患者目前可能的诊断有
   A. 消化系统疾病
   B. 异位 ACTH 综合征
   C. 肾上腺结核
   D. Addison 病

E. 感染性脑病
F. 恶性肿瘤

【解析】患者有反复发作的消化道症状，消化系统疾病和恶性肿瘤不能排除，异位 ACTH 综合征亦不能排除；患者有体重降低、体温和血压偏低，肾上腺结核和 Addison 病不能排除。患者没有感染相关表现。

第2问：为明确诊断，应进行的检查项目有
   A. 垂体 MRI
   B. 腹部 B 超
   C. 胸部 X 线片
   D. 血气分析
   E. 血电解质、血糖检测
   F. 腺垂体及肾上腺功能检查
   G. 肿瘤标志物检测

【解析】患者需要排除恶性肿瘤以及垂体相关轴的定性和定位异常，血气分析暂时没有指征。

第3问：实验室检查提示：ACTH 260pg/ml，PTC 56.04nmol/L，24 小时尿 PTC 35μg；血 Na 128mmol/L，K 4.2mmol/L，Cl 96mmol/L；空腹血糖 3.5mmol/L。胸部 X 线片、腹部 B 超未见明显异常。MRI 示：蝶鞍形态正常。目前此患者的最佳治疗是
   A. 严格控制食盐摄入量
   B. 口服氢化可的松
   C. 适当补充氯化钾
   D. 口服葡萄糖溶液
   E. 静脉注射氢化可的松 1 000mg
   F. 氢化可的松 100mg 加入 10% 葡萄糖氯化钠溶液静脉滴注

【解析】实验室检查提示原发性肾上腺皮质功能不全，所以应当首先给予糖皮质激素治疗。

答案： 7. D
　【案例1】 1. ABCDF　2. ABCEFG　3. F

第4问：第2天患者病情好转，下一步的处理措施有

A. 高碳水化合物、高蛋白质饮食

B. 坚持终身皮质激素替代治疗

C. 如有大汗、腹泻等情况应酌情增加食盐摄入

D. 应激时应增加糖皮质激素

E. 需做外科手术时应检查评估肾上腺皮质功能，必要时停药

F. 病情好转后逐渐减少用药量，直至停药

【解析】原发性肾上腺皮质功能不全患者应长期糖皮质激素替代治疗，遇到应激、创伤、感染、手术等情况应适当加量或者改为静脉使用，不能停药。

【案例2】患者女，48岁。11年前生育一女后出现闭经，体力差，头发、眉毛脱落，经常头晕，血压偏低。

第1问：以下检查最可能出现异常的是

A. 血糖水平

B. 尿 17-OHCS 水平

C. 电解质水平

D. ACTH 和皮质醇水平

E. ACTH 兴奋试验

F. 头部 MRI

【解析】根据病史，高度怀疑是希恩综合征。

第2问：患者预计最可能的疾病为

A. 交感性低血糖

B. 继发性闭经

C. Addison 病

D. 希恩综合征

E. 体位性低血压

F. 垂体瘤

【解析】根据病史，符合希恩综合征。

第3问：对此患者最有效的治疗措施是

A. 静脉滴注 ACTH

B. 静脉滴注盐水 + 胰岛素

C. 静脉滴注葡萄糖 + 抗生素

D. 静脉滴注糖盐水 + 氢化可的松

E. 静脉滴注糖盐水 + 地塞米松

F. 补充雌激素

【解析】根据病史，符合希恩综合征，应当补充糖皮质激素，以氢化可的松作为首选。

第4问：患者的治疗方案正确的有

A. 治疗2年后逐渐减量停药

B. 终身用药

C. 避免劳累

D. 根据情况适当进行药量调整

E. 定期检查

F. 无症状后即可停药

【解析】根据病史符合希恩综合征，应当终身进行糖皮质激素替代治疗，不可停药。必要时根据应激状况适当调整药量。同时应当避免劳累、受凉等情况。

【案例3】患者女，76岁。因全身皮肤色素沉着1年，食欲减退20天入院。患者1年前无明显诱因出现全身皮肤发黑，并进行性加重。20天前出现明显食欲缺乏，伴双下肢乏力。

第1问：需要关注的体格检查包括

A. 生命体征，尤其是血压

B. 皮肤黏膜情况

C. BMI

D. 心、肺情况

E. 腹部情况

F. 四肢情况

【解析】根据病史高度怀疑是 Addison 病，所以需要关注血压等生命体征，BMI，

答案：　4. ABCD　　【案例2】1. D　2. D　3. D　4. BCDE　　【案例3】1. ABCDEF

心、肺情况（肺结核可能？），腹部有无包块（需要排除其他恶性肿瘤），四肢肌力检查。

第2问：为明确诊断，应进行的检查项目有

A. 腹部CT平扫＋增强

B. 生化全套

C. 检测皮质醇、ACTH

D. 结核T-Spot

E. 血常规

F. 胸片

G. 肿瘤标志物检测

【解析】患者需要进行垂体HPA轴的定性和定位检查，包括可能的病因检查，并排除恶性肿瘤。

第3问：血常规、生化检查基本正常。上午8时、下午16时和夜间凌晨24时血皮质醇分别为60、45、49nmol/L（参考范围：上午8时为170～440nmol/L），促肾上腺皮质激素分别为2 000、1 476、842ng/L（参考范围：上午8时为6～40ng/L）。结核T-Spot＞400.0ng/L（参考值＜14ng/L）；PPD试验强阳性；腹部CT提示双侧肾上腺增粗局部呈结节状改变，左侧肾上腺钙化灶，肾上腺周围脂肪界限清楚。目前此患者的诊断考虑是

A. 结核

B. 原发性肾上腺皮质功能不全

C. 继发性肾上腺皮质功能不全

D. 垂体功能不全

E. 希恩综合征

F. ACTH依赖性库欣综合征

【解析】实验室检查提示原发性肾上腺皮质功能不全，病因考虑是结核。

第4问：下一步的处理措施有

A. 高碳水化合物、高蛋白质饮食

B. 坚持终身皮质激素替代治疗

C. 如有大汗、腹泻等情况应酌情增加食盐摄入

D. 应激时应增加糖皮质激素

E. 需做外科手术时应检查评估肾上腺皮质功能，必要时停药

F. 病情好转后逐渐减少用药量，直至停药

G. 抗结核治疗

H. 若有恶心、呕吐应当停药

【解析】原发性肾上腺皮质功能不全患者应长期糖皮质激素替代治疗，遇到应激、创伤、感染、手术等情况应当适当加量或者改为静脉使用，不能停药。同时该患者考虑为结核，所以应当抗结核治疗。

第二十三章　原发性醛固酮增多症

一、单选题

1. 下列关于原发性醛固酮增多症的说法中,正确的是
   A. 高血压、低血钾、肾素活性升高、皮质醇水平正常
   B. 高血压、低血钾、肾素活性下降、皮质醇水平正常
   C. 高血压、低血钾、肾素活性下降、皮质醇水平升高
   D. 高血压、低血钾、肾素活性下降、皮质醇水平降低
   E. 高血压、高血钾、肾素活性下降、皮质醇水平正常

【解析】皮质醇增多症时也可表现为高血压、低血钾及肾素活性降低,因此诊断原发性醛固酮增多症必须除外血浆皮质醇水平的升高。

2. 患者男,42 岁。高血压 1 年,乏力 1 周。未服药。查体:血压 160/100mmHg,心率 76 次 /min,律齐,腹软,全腹叩诊呈鼓音,肠鸣音 1 次 /min。实验室检查:血钾 2.9mmol/L。腹部 B 超示:左侧肾上腺结节大小 1.5cm×1.5cm。该患者最有助于明确诊断的检查指标是
   A. 血气分析
   B. 血促肾上腺皮质激素水平
   C. 血浆游离甲氧基肾上腺素水平
   D. 血浆醛固酮 / 血浆肾素活性比值
   E. 血浆肾素水平

【解析】患者高血压 1 年,乏力 1 周,实验室检查血钾 2.9mmol/L,腹部 B 超示左侧肾上腺结节大小 1.5cm×1.5cm。初步诊断为原发性醛固酮增多症。最佳筛查试验为血浆醛固酮 / 肾素比值测定。

二、多选题

1. 原发性醛固酮增多症最常见的亚型是
   A. 醛固酮瘤
   B. 家族性醛固酮增多症
   C. 单纯的产醛固酮肾上腺皮质癌
   D. 双侧特发性醛固酮增多症
   E. 糖皮质激素可治疗性原醛症

【解析】原发性醛固酮增多症最常见的亚型是醛固酮瘤和双侧特发性醛固酮增多症,其他为少见类型。

2. 如进行原发性醛固酮增多症的病例筛查检测,推荐的患者类型是
   A. 高血压伴自发或小剂量利尿剂诱发的低钾血症的患者
   B. 重度高血压(收缩压>150mmHg 或舒张压>100mmHg)或药物难治性高血压,后者指肾上腺素能抑制剂、血管扩张剂和利尿剂三联方案控制欠佳的高血压的患者

答案: 1. B　2. D
　　　 1. AD　2. ABCDE

119

C. 高血压伴肾上腺偶发瘤的患者

D. 高血压合并早发型高血压家族史或合并年轻时（<40岁）发生脑血管意外的家族史的患者

E. 原发性醛固酮增多症患者的所有患高血压的一级亲属

【解析】2016年内分泌学会指南推荐在以上患者中进行原发性醛固酮增多症的病例筛查。

三、共用题干单选题

（1～2题共用题干）

患者女，28岁。发现血压升高3年，下肢无力1年。无高血压家族史，查体：BP 160/100mmHg，无向心性肥胖，无满月脸和水牛背，未见紫纹，双下肢无水肿。实验室检查：尿比重1.005，尿pH 7.0，其余正常；血钠149mmol/L，血钾3.1mmol/L，肝、肾功能正常。

1. 该患者最可能的诊断是

A. 库欣综合征

B. 嗜铬细胞瘤

C. 高血压

D. 原发性醛固酮增多症

E. 慢性肾小球肾炎

【解析】BP 160/100mmHg，无向心性肥胖，无满月脸和水牛背，未见紫纹，双下肢无水肿。尿pH 7.0，血钾3.1mmol/L，考虑为醛固酮增多症引起的继发性高血压。

2. 以下最常见的疾病是

A. 双侧肾上腺皮质腺瘤

B. 单侧肾上腺皮质腺瘤

C. 肾上腺癌

D. 双侧肾上腺结节增生

E. 单侧肾上腺结节增生

【解析】约80%的原发性醛固酮增多症是由单侧肾上腺皮质腺瘤所致，20%是由于双侧肾上腺结节增生引起。极少数见于肾上腺癌。

（3～6题共用题干）

患者男，46岁。缘于1年前无明显诱因出现头痛，自测血压160/100mmHg，2个月来逐渐出现口干，饮水量为2～2.5L/d，排尿量为2～3L/d，到当地医院就诊，给予氨氯地平治疗，血压下降至140/90mmHg，但口干，多尿无好转。

3. 患者口干、多尿最可能的原因是

A. 高血压

B. 高血糖

C. 低血钾

D. 尿崩症

E. 肾功能不全

【解析】慢性失钾致肾小管上皮细胞变性，出现多饮、多尿、蛋白尿。

4. 根据题干所提供的线索，该患者可能的病因为

A. 颅内肿瘤

B. 嗜铬细胞瘤

C. 尿路感染

D. 原发性醛固酮增多症

E. 慢性肾小球肾炎

【解析】原发性醛固酮增多症临床表现包括：①高血压，为最常出现的症状；②低血钾，血钾一般在2～3mmol/L，在肾脏表现为多饮、多尿、蛋白尿、尿路感染。

5. 假设患者肾上腺CT示：左侧1.0cm结节，右侧1.5cm结节，进一步采取的措施是

A. 药物治疗

B. 手术治疗

答案： 1. D 2. B 3. C 4. D 5. C

C. 肾上腺静脉取血

D. 肾上腺穿刺

E. 不用处理

【解析】原发性醛固酮增多症的患者,如果 CT 扫描显示双侧异常,建议行肾上腺静脉取血来确认是否是单侧疾病。

6. 假设该患者手术治疗,术前准备首选

　　A. 氯化钾治疗

　　B. 螺内酯

　　C. 氨氯地平

　　D. 卡托普利

　　E. 不用准备,直接手术

【解析】原发性醛固酮增多症的患者手术前应该采用补钾或盐皮质激素受体拮抗剂(如螺内酯或依普利酮)来控制高血压和纠正低钾血症。

四、案例分析题

【案例 1】患者女,32 岁。体检发现血压升高 1 个月,血压 150/95mmHg,无症状。

第 1 问:患者下一步应进行的检验是

　　A. 血电解质

　　B. 血皮质醇

　　C. 心肌损伤标志物

　　D. 血醛固酮

　　E. 血肾素

　　F. 血半胱氨酸

【解析】年轻女性发生高血压,应该考虑为继发性高血压,需要进行以上检验排除库欣综合征和原发性醛固酮增多症。

[提示]患者进行检验发现低血钾,血钾 2.5mmol/L。

第 2 问:患者可能的疾病是

　　A. 库欣综合征

　　B. 嗜铬细胞瘤

　　C. 高血压

　　D. 原发性醛固酮增多症

　　E. 慢性肾小球肾炎

　　F. 原发性高血压

【解析】年轻女性,高血压和低血钾需考虑库欣综合征和原发性醛固酮增多症。

[提示]该患者检验发现醛固酮与肾素比值为 60。

第 3 问:进行进一步诊断,描述正确的是

　　A. 如果患者的 CT 显示单侧肾上腺大肿块(>4cm),应怀疑肾上腺癌

　　B. 如果患者的 CT 显示双侧肾上腺增厚可以排除原发性醛固酮增多症

　　C. 该患者如果 CT 发现孤立性低密度单侧大腺瘤(>1cm),而对侧肾上腺形态正常,也建议行肾上腺静脉取样确认是否是单侧疾病

　　D. 口服钠负荷试验

　　E. 盐水输注试验

　　F. 冷加压试验

　　G. 低血糖试验

【解析】应将肾上腺 CT 作为初始检查,以确定亚型并排除肾上腺癌,35 岁以下的单侧肾上腺大腺瘤(>1cm 且<2cm)患者无需行肾上腺静脉取样。口服钠负荷试验和盐水输注试验为可用于确诊的试验。

第 4 问:最终患者确诊为原发性醛固酮增多症,下一步的治疗方案有

　　A. 补充氯化钾

　　B. 手术治疗

　　C. 介入治疗

　　D. 口服螺内酯

　　E. 口服依普利酮

答案: 6. B

【案例 1】 1. ABDE　2. AD　3. ADE　4. ABDE

F. 消融治疗

【解析】补充氯化钾和口服盐皮质激素受体拮抗剂为重要手术前准备。对于原发性醛固酮增多症不推荐介入治疗和消融治疗。

【案例2】患者男，29岁。出现口干，饮水量增加，多尿，检验发现血钾2.2mmol/L。

第1问：患者下一步应做的检验是

A. 检测甲状腺功能
B. 检测血皮质醇
C. 检测肾功能
D. 检测血醛固酮
E. 检测血肾素
F. 收集24小时尿标本测电解质

【解析】年轻男性发生低血钾，应该需要进行以上检验了解低血钾的原因。

［提示］患者测血压160/100mmHg，醛固酮与肾素比值为50。

第2问：患者可能的疾病是

A. 肾上腺癌
B. 嗜铬细胞瘤
C. 高血压
D. 特发性醛固酮增多症
E. 慢性肾小球肾炎
F. 原发性高血压

【解析】年轻男性，高血压和低血钾，醛固酮与肾素比值升高，需考虑为特发性醛固酮增多症、肾上腺癌等。

第3问：进行进一步诊断，描述正确的是

A. 盐水输注试验
B. 卡托普利激发试验
C. 立卧位醛酮同试验
D. 口服钠负荷试验
E. 低血糖试验
F. 氟氢可的松抑制试验

【解析】氟氢可的松抑制试验，卡托普利激发试验，口服钠负荷试验和盐水输注试验均为确诊原发性醛固酮增多症的试验。

第4问：如果该患者CT发现孤立性低密度单侧大腺瘤1.3cm，而对侧肾上腺形态正常，下一步措施正确的是

A. 补充氯化钾
B. 口服螺内酯
C. 肾上腺静脉取样进一步了解是否有双侧病变
D. 消融治疗
E. 腹腔镜下部分肾上腺切除术（即只切除腺瘤，保留剩余肾上腺）
F. 腹腔镜下整个切除受累的肾上腺切除术

【解析】35岁以下的单侧肾上腺大腺瘤（>1cm且<2cm）患者无需行肾上腺静脉取样。建议整个切除受累的肾上腺。不推荐消融治疗。

【案例3】患者男，47岁。有高血压病史1年，体检B超发现右肾上腺结节，直径约2cm，无症状。

第1问：患者下一步应进行的检查是

A. 肾上腺CT
B. 肾上腺穿刺
C. 肾上腺MIBI显像
D. 肾上腺MRI
E. 肾上腺静脉取样
F. 肾上腺超声造影

【解析】体检发现的肾上腺结节，直径大于1cm，是肾上腺偶发瘤，CT扫描或MRI检查有助于明确结节性质。

［提示］患者CT显示双侧肾上腺结节，右侧低密度腺瘤（1.5cm），左侧肾上腺多发

答案：【案例2】 1. ABCDEF　2. AD　3. ABDF　4. ABF　【案例3】1. ADE

结节,最大 0.9cm。

第 2 问:患者下一步应进行的检验指标是

　　A. 血电解质

　　B. 血皮质醇

　　C. 血性激素

　　D. 血醛固酮

　　E. 血肾素

　　F. 甲状腺功能

【解析】中年男性,有高血压和肾上腺结节,应该考虑功能性肾上腺结节可能,需要进行以上除甲状腺功能之外的检验。

[提示]该患者检验血钾 3.5mmol/L,醛固酮与肾素比值为 50。

第 3 问:明确进一步诊断,描述正确的是

　　A. 盐水输注试验

　　B. 螺内酯试验

　　C. 低血糖试验

　　D. 口服钠负荷试验

　　E. 肾上腺穿刺

　　F. 肾上腺静脉取样

【解析】应将口服钠负荷试验、盐水输注试验和螺内酯试验为可用于确诊的试验。35 岁以上的单侧或双侧肾上腺结节需行肾上腺静脉取样。

第 4 问:如果最终患者不能明确为单侧醛固酮瘤,下一步的治疗方案有

　　A. 补充氯化钾

　　B. 手术治疗

　　C. 介入治疗

　　D. 口服螺内酯

　　E. 口服依普利酮

　　F. 消融治疗

【解析】对于双侧肾上腺增生患者,推荐采用药物治疗而非肾上腺切除术治疗,不推荐消融治疗。患者血钾 3.5mmol/L 不需要补充氯化钾。

答案:　2. ABCDE　3. ABDF　4. DE

第二十四章 先天性肾上腺皮质增生症

一、单选题

1. 诊断21-羟化酶缺乏最敏感的指标是
   - A. ACTH
   - B. 8点皮质醇
   - C. 24小时尿游离皮质醇
   - D. 17α-羟孕酮
   - E. 去氧皮质酮

   【解析】21-羟化酶功能缺陷会导致底物17α-羟孕酮和孕酮不能有效的生成去氧皮质酮和11-去氧皮质醇，进而导致皮质醇合成减少、对ACTH的负反馈减弱，增多的ACTH进一步促进17α-羟孕酮和孕酮过度合成，其中17α-羟孕酮改变最明显。

2. 患者女，14岁。主诉：反复乏力8年余，加重伴间断四肢麻木20天。当地医院测血钾降低，最低血钾1.7mmol/L。无生长加速，无月经初潮。查体：BP 155/110mmHg。双侧乳腺未发育，幼女型外阴，无阴毛发育。诊断可能为
   - A. 甲状腺功能亢进症合并低钾性周期性麻痹
   - B. 21-羟化酶缺乏
   - C. 17α-羟化酶缺乏
   - D. 11β-羟化酶缺乏
   - E. Turner综合征

   【解析】17α-羟化酶缺乏会导致去氧皮质酮升高，后者具有盐皮质激素活性，其水平升高后可导致高血压、低钾血症；17α-羟化酶缺乏时会导致肾上腺及卵巢性激素合成障碍，导致女性外生殖器幼稚、第二性征不发育以及无青春期生长加速。

二、多选题

1. 关于先天性肾上腺皮质增生症，描述正确的是
   - A. 由编码皮质醇合成代谢过程中关键酶的基因突变导致
   - B. 21-羟化酶缺乏症是最常见的类型
   - C. 11β-羟化酶缺乏症是最常见的类型
   - D. 患者均有典型的肾上腺皮质功能不全的临床表现
   - E. 糖皮质激素是主要治疗措施

   【解析】先天性肾上腺皮质增生症为常染色体隐性遗传疾病，由编码皮质醇合成代谢过程中关键酶（如CYP21A2、CYP11B1、CYP17A1、HSD3B2等）的基因突变所致，上述酶的缺陷致使皮质醇合成受阻、具有盐皮质激素活性的前体激素（如去氧皮质酮）分泌增多、肾上腺及性腺合成的性激素增多或减少，从而引起性征发育异常，伴有或不伴有高血压、低血钾或耗盐综合征等一系列临床综合征。其中，21-羟化酶缺乏症最常见。因皮质酮也具有皮质醇的作用，部分患

答案：　1. D　2. C
　　　　1. ABE

124

者可无典型肾上腺皮质功能不全的临床表现。使用糖皮质激素抑制 ACTH 分泌是主要的治疗措施。

2. 关于 21- 羟化酶缺乏症，描述正确的是
   A. 是先天性肾上腺皮质增生症中最常见的类型
   B. 女性发病率高于男性
   C. 可分为经典型（失盐型和单纯男性化型）和非经典型
   D. 女性非经典型 21- 羟化酶缺乏的临床表现与多囊卵巢综合征相似
   E. 男性非典型患者可无临床症状

【解析】21- 羟化酶缺乏是先天性肾上腺皮质增生症中最常见的类型，为常染色体隐性遗传疾病，故患病率在男性及女性中差别不大。21- 羟化酶缺乏症可分为经典型和非经典型，经典型主要包括失盐型和单纯男性化型，非经典型的临床表现与雄激素增多有关。男性非经典型患者可无临床表现，而女性非经典型的临床表现与多囊卵巢综合征相似，在临床工作中需要注意鉴别。

三、共用题干单选题

（1~3 题共用题干）

患者女，15 岁，学生。逾 15 岁月经未来潮。有乳房发育，无腋毛、阴毛生长。查体：身高 166cm（母亲、姐姐身高约为 155cm），血压波动在 100~120/64~77mmHg；双侧乳房 Tanner 分期 Ⅱ~Ⅲ。女性外生殖器，尿道、阴道开口正常，阴道前庭存在，小棉签可探及 5cm 阴道；双侧腹股沟靠近阴阜均可扪及一约 2cm 卵圆形包块，质韧，边界清楚，表面光滑，活动性可。实验室检查：黄体生成素 64.2mIU/ml（女性卵

泡期参考值为 2.4~12.6mIU/ml），卵泡刺激素 47.4mIU/ml（女性卵泡期参考值为 3.5~12.5mIU/ml），雌二醇 23.1pg/ml（女性卵泡期参考值为 12.4~233pg/ml），孕酮 4.7ng/ml（女性卵泡期参考值为 0.057~0.893ng/ml），睾酮<0.03ng/ml（女性参考值为 0.07~0.78ng/ml），雄烯二酮<0.3ng/ml（参考值为 0.3<3.3ng/ml），脱氢表雄酮 0.071μmol/L（参考值为 0.92~7.60μmol/L）；8 点促肾上腺皮质激素 89.11ng/L（参考值为 5.0~78ng/L），皮质醇 420.6nmol/L（参考值为 147.3~609.3nmol/L）；核型分析是 46XY，性别决定相关基因正常。

1. 下面诊断可能性最大的是
   A. 克氏综合征
   B. Swyer 综合征（46，XY 性反转）
   C. 卡尔曼综合征
   D. 17，20- 碳链裂解酶缺陷
   E. 雄激素不敏感综合征

【解析】17，20- 碳链裂解酶缺陷是 46，XY 性发育异常的病因之一，该酶缺陷导致 17α- 羟孕酮和 17α- 羟孕烯醇酮不能转化成脱氢表雄酮和雄烯二酮，导致雄激素合成障碍。在男性，可表现为女性外阴、盲端阴道、无子宫附件以及隐睾等。

2. 该患者腹股沟靠近阴阜处包块考虑隐睾的可能，最佳处理措施为
   A. 补充雄激素，促进其发育
   B. 使用促性腺激素，促进其发育
   C. 手术牵引至阴囊
   D. 择期手术切除
   E. 不处理

【解析】隐睾有恶化的潜能，应择期手术切除。

答案： 2. ACDE
   1. D 2. D

3. 该患者最适宜的激素替代方案为
    A. 地塞米松
    B. 氟氢可的松
    C. 雌激素
    D. 孕激素
    E. 雄激素

【解析】该患者社会性别为女性，乳腺发育较好，外阴为女性外阴，故使用雌激素维持其女性特征为最适宜的选择。

（4～7 题共用题干）

患者女，45 岁。发现高血压、低血钾、肾上腺占位 8 年余。20 年前因下腹痛在当地镇医院诊断为双侧卵巢囊肿，行双侧卵巢切除术。14 岁初潮，经量很少，经期不规律，行经时间 2～3 天，月经周期 21～30 天，卵巢切除术后月经停止。19 岁结婚，未孕，配偶体健。体格检查提示：乳腺发育不良，外生殖器幼稚。考虑是高血压、低钾血症、肾上腺占位原因待查。

4. 此患者服用硝苯地平控释片 60mg，q.d.，美托洛尔 25mg，b.i.d.，氯化钾缓释片 1.0mg，t.i.d.，血压控制不达标，低钾血症难以纠正，其原因为
    A. 未明确诊断
    B. 未按医嘱服药
    C. 降压药物种类及剂量不够
    D. 未合并使用利尿剂
    E. 未使用注射铁剂

【解析】从病历资料反映该患者高血压为继发性高血压的可能性大，传统降压药物治疗效果常常不佳，明确病因是首要环节。

5. 根据题干所提供的线索，该患者可能的病因为
    A. 特发性醛固酮增多症
    B. 嗜铬细胞瘤

    C. 糖皮质激素抵抗综合征
    D. 11β- 羟化酶缺乏
    E. 17α- 羟化酶缺乏

【解析】患者为女性，患有高血压、低钾血症、外生殖器幼稚、第二性征发育差、肾上腺病变，从病历资料反映该患者可能的病因为先天性肾上腺皮质增生症，17α- 羟化酶缺乏。

6. 假设患者为 17α- 羟化酶缺乏，下列激素的合成没有减少的是
    A. 雌二醇
    B. 皮质醇
    C. 去氧皮质酮
    D. 醛固酮
    E. 脱氢表雄酮

【解析】17α- 羟化酶缺乏的患者，其上游的盐皮质激素合成通路的中间产物增多，最具有代表性的是去氧皮质酮，其具有盐皮质激素活性，合成增多会导致血容量增多，进而抑制肾素 - 血管紧张素系统，导致醛固酮合成减少；而糖皮质激素和性激素合成通路受阻，下游激素合成减少。

7. 假设此患者最终确诊为 17α- 羟化酶缺乏，控制其高血压、低钾血症最有效的药物是
    A. 螺内酯
    B. 噻嗪类利尿剂
    C. 雌孕激素
    D. 地塞米松
    E. 氟氢可的松

【解析】17α- 羟化酶缺乏的主要治疗措施是糖皮质激素抑制 ACTH 的作用。

四、案例分析题

【案例 1】患者女，40 岁。发现高血压、低血

答案：   3. C   4. A   5. E   6. C   7. D

钾、肾上腺占位 7 年余。20 年前因下腹痛诊断为双侧卵巢囊肿，行双侧卵巢切除术；7 年前行右侧肾上腺占位切除术，8 个月前行后腹腔镜下左侧肾上腺占位切除术。15 岁初潮，经量很少，经期不规律，行经时间 2～3 天，月经周期 21～30 天，卵巢切除术后月经停止。21 岁结婚，未孕，配偶体健。体格检查提示：乳腺发育不良，外生殖器幼稚。

第 1 问：患者下一步应进行的检查是
  A. 肾素 - 血管紧张素 - 醛固酮测定
  B. ACTH、皮质醇测定
  C. 肾上腺 CT
  D. 垂体 MRI
  E. 性腺轴激素测定
  F. 17α- 羟孕酮测定
  G. 去氧皮质酮测定

【解析】患者患有高血压、低血钾、双侧肾上腺结节，卵巢囊肿等性质不明，且有卵巢囊肿切除术及两次肾上腺手术病史，为明确病情，需要评估肾素 - 血管紧张素 - 醛固酮水平，ACTH、皮质醇、性激素水平，肾上腺皮质激素合成途径的中间产物（主要是去氧皮质酮）水平，需复查肾上腺 CT，了解肾上腺病变情况。

[提示] 高血压、低钾血症、双侧肾上腺病变，同时合并性征发育异常时，要考虑为先天性肾上腺皮质增生症，需要全面评估肾上腺皮质激素及其中间产物。

第 2 问：首先考虑的疾病是
  A. 特发性醛固酮增多症
  B. 非 ACTH 依赖性库欣综合征
  C. 糖皮质激素抵抗综合征
  D. 17α- 羟化酶缺乏
  E. 11β- 羟化酶缺乏
  F. 3β- 羟类固醇脱氢酶缺乏

【解析】根据患者的高血压、低钾血症，双侧肾上腺病变、女性性征发育不良等特征，考虑为先天性肾上腺皮质增生症中的 17α- 羟化酶缺乏症。

第 3 问：关于 17α- 羟化酶缺乏症，描述正确的是
  A. 可导致高血压、低钾血症
  B. 可导致女性假两性畸形
  C. 可导致男性假两性畸形
  D. 影像学下肾上腺可表现为弥漫性增生、结节状增生或腺瘤样增生等
  E. 高血压、低钾血症由过度合成的醛固酮引起
  F. 患者常出现糖皮质激素缺乏的临床表现
  G. 患者常不出现糖皮质激素缺乏的临床表现
  H. 经治疗后患者可恢复生育能力

【解析】17α- 羟化酶缺乏时，皮质醇合成相对不足，ACTH 水平升高，可导致皮质激素合成过程中的中间产物（去氧皮质酮等）合成增多，去氧皮质酮具有盐皮质激素的作用，导致高血压、低血钾，肾素 - 血管紧张素 - 醛固酮系统被抑制；17α- 羟化酶缺乏可导致肾上腺及卵巢的性激素合成障碍，导致男性假两性畸形，女性性征发育不良（外生殖器幼稚，第二性征发育不良）；17α- 羟化酶活性部分缺陷时，患者可合成一定水平的性激素，部分女性患者可出现月经初潮，但因雌激素水平低，升高的 LH、FSH 长期刺激卵巢，可导致卵巢囊肿。另外，皮质酮具有皮质醇的活性，故患者常不出现糖皮质激素缺乏的临床表现。因卵巢雌激素合成不足，患者多不能生育。

答案：【案例1】　1. ABCEFG　2. D　3. ACDG

第4问：最终患者确诊为 17α- 羟化酶缺乏症，下一步应采取的治疗有

A. 手术切除双侧肾上腺

B. 手术切除肾上腺结节

C. 应用地塞米松

D. 应用螺内酯

E. 联合使用其他降压药物

F. 应用雌孕激素替代治疗

G. 评估骨质疏松

【解析】患者肾上腺的影像学改变为长期 ACTH 刺激所致，为良性病变，经糖皮质激素替代治疗后常可恢复，不需手术。早期常需要联合其他降压药物（包括盐皮质激素受体拮抗剂）控制血压、血钾；后期，大部分患者仅需要糖皮质激素治疗就能控制好血压、血钾水平。女性需补充雌孕激素维持第二性征及骨骼、心血管健康。长期雌激素缺乏可导致女性患者发生骨质疏松，故诊断 17α- 羟化酶缺乏症，需要评估骨代谢。

【案例 2】患者男，30 岁。因发现双侧肾上腺占位 2 个月入院。2 个月前，患者常规体检发现双侧肾上腺不规则增粗，双侧肾上腺区多发占位，最大约为 76mm×60mm×58mm。自述平时血压无异常，入院后测量血压为 120/65mmHg。8 岁身高增长明显，开始出现阴毛等第二性征，13 岁身高达 152cm，之后身高增长速度明显减慢，最终身高为 158cm。无高血压病史。配偶体健，婚后 4 年不育。入院后查阴囊彩超提示：双侧睾丸内查见数个弱回声团，右侧较大的位于中下部分，大小约 23mm×18mm×20mm，左侧较大的位于下部分，大小约 20mm×14mm×17mm，部分边界欠清楚，形态较规则，部分团块内部回声不均匀，内及周边可见点线状血流信号。

第1问：患者下一步应进行的检查是

A. 检测肾素 - 血管紧张素 - 醛固酮

B. 检测 ACTH、8 点皮质醇

C. 核型分析

D. 垂体 MRI

E. 检测性腺轴激素

F. 检测 17α- 羟孕酮

G. 检测去氧皮质酮

【解析】患者以双侧肾上腺意外瘤为主诉，询问病史时发现合并男性性早熟及不育，无高血压病史。为明确病情，需要评估性腺轴激素、ACTH、皮质醇水平，肾上腺皮质激素的中间产物，肾素 - 血管紧张素 - 醛固酮水平，以判断疾病性质。患者无盐皮质激素增多的临床表现，故不需查去氧皮质酮。

［提示］男性性早熟、不育，合并双侧肾上腺病变及睾丸病变时，要考虑先天性肾上腺皮质增生症可能，需要评估肾上腺皮质激素及其中间产物。

第2问：首先考虑的疾病是

A. 21- 羟化酶缺乏症

B. 非 ACTH 依赖性库欣综合征

C. 糖皮质激素抵抗综合征

D. 17α- 羟化酶缺乏症

E. 11β- 羟化酶缺乏症

F. 3β- 羟类固醇脱氢酶缺乏症

【解析】根据患者的主要病情特点：男性性早熟、不育、双侧肾上腺病变，但血压正常，考虑为先天性肾上腺皮质增生症中的 21- 羟化酶缺乏。

第3问：关于 21- 羟化酶缺乏症，描述正确的是

A. 可导致高血压、低钾血症

B. 可导致女性假两性畸形

C. 可导致男性性早熟

答案：　4. CDEFG　【案例 2】1. ABEF　2. A　3. BCDEGH

D. 影像学下肾上腺可表现为弥漫性增
生、结节状增生或腺瘤样增生

E. 可合并肾上腺髓质瘤

F. 可合并睾丸精原细胞瘤及不育

G. 可合并肾上腺残存瘤及不育

H. 经治疗后部分患者可恢复生育能力

【解析】21-羟化酶缺乏时，皮质醇及盐皮质激素合成相对不足，而肾上腺源性雄激素合成增多。ACTH 水平升高可导致皮质激素中间产物（主要是 17α-羟孕酮）合成增多，后者是最重要的诊断指标。21-羟化酶部分缺乏的患者可产生基础水平的糖皮质激素及盐皮质激素，故患者往往不出现失盐及糖皮质激素缺乏的表现。21-羟化酶缺乏可导致肾上腺源性雄激素合成增多，抑制 LH 及 FSH 合成及释放，导致睾丸生精能力下降，引起男性不育，合并睾丸肾上腺残存瘤时，会进一步加重不育。另外，21-羟化酶缺乏可合并肾上腺髓质瘤，其机制可能跟长期 ACTH 刺激有关。

第 4 问：最终患者确诊为 21-羟化酶缺乏症，下一步应采取的治疗有

A. 手术切除双侧肾上腺

B. 手术切除肾上腺结节

C. 手术切除睾丸病变

D. 应用地塞米松

E. 应用氟氢可的松

F. 应用非那雄胺

G. 应用螺内酯

【解析】该患者的主要临床问题是不育、肾上腺髓质瘤和睾丸残存瘤。主要治疗措施是抑制 ACTH 水平，从而降低肾上腺源性雄激素的合成，不需要使用药物阻断雄激素的作用。经糖皮质激素治疗后，部分患者可恢复生精能力。无症状的肾上腺髓质瘤以及睾丸残存瘤，一般不行手术治疗，经

地塞米松等治疗后，肿瘤体积会缩小，甚至消失。

【案例 3】患者女，22 岁。因"左眼视物模糊、发现血压升高 2 个月"入院。16 年前诊断为女性假两性畸形，行"剖腹探查 + 阴蒂成形术"，术后发现患者有子宫和卵巢，术后规律服用地塞米松至月经初潮后停药。入院后查体：血压 148/110mmHg，唇上小须，双侧乳房对称，乳晕存在，乳腺 Tanner 分期为 V 期，下腹部正中可见一横行约 8cm 陈旧性手术瘢痕，阴毛呈倒三角分布，未见小阴唇，尿道、阴道共同开口于一孔。

第 1 问：患者下一步应进行的检查是

A. 检测肾素-血管紧张素-醛固酮

B. 检测 ACTH、皮质醇

C. 肾上腺 MRI

D. 垂体 MRI

E. 检测性腺轴激素

F. 检测儿茶酚胺

G. 检测去氧皮质酮

【解析】患者主要病情特点是自幼出现女性假两性畸形，剖腹探查术发现具有子宫及附件，病程中出现了高血压、低血钾，为明确病情需要检测性激素，肾上腺皮质激素中间产物，ACTH、皮质醇，肾素-血管紧张素-醛固酮水平，需完善肾上腺影像学（青年女性，首选 MRI），了解肾上腺形态改变，以判断病变性质。

[提示] 女性假两性畸形（阴蒂肥大、尿道、阴道口共同开口于尿生殖窦）合并高血压、低钾血症时，要考虑盐皮质激素和雄激素合成增多的疾病，该患者自幼发病，故为先天性肾上腺疾病可能性最大，需要全面评估肾上腺皮质激素及其中间产物以及肾上腺影像学特征。

答案：　4. D　【案例 3】　1. ABCEG

第2问：首先考虑的疾病是

A. 特发性醛固酮增多症

B. 非 ACTH 依赖性库欣综合征

C. 糖皮质激素抵抗综合征

D. 17α- 羟化酶缺乏症

E. 11β- 羟化酶缺乏症

F. 3β- 类固醇脱氢酶缺乏症

【解析】根据患者的女性假两性畸形、高血压、低钾血症、双侧肾上腺病变等特征，考虑为先天性肾上腺皮质增生症中的 11β- 羟化酶缺乏。

第3问：关于 11β- 羟化酶缺乏，描述正确的是

A. 可导致高血压、低钾血症

B. 可导致女性假两性畸形

C. 可导致男性假两性畸形

D. 影像学下肾上腺可表现为弥漫性增生、结节状增生或腺瘤样增生

E. 高血压、低钾血症由过度合成的醛固酮引起

F. 患者常出现糖皮质激素缺乏的临床表现

G. 患者常不出现糖皮质激素缺乏的临床表现

【解析】11β- 羟化酶缺乏症患者皮质醇合成相对不足，ACTH 水平升高，可导致皮质激素中间产物（主要是去氧皮质酮）合成增多，后者发挥盐皮质激素的作用，导致高血压、低血钾，肾素 - 血管紧张素 - 醛固酮系统被抑制；11β- 羟化酶缺乏可引起肾上腺源性雄激素合成增多，导致女性假两性畸形，如阴蒂肥大、外生殖器官发育异常；皮质酮有一定的皮质醇活性，故患者常不出现糖皮质激素缺乏的临床表现。

第4问：最终患者确诊为 11β- 羟化酶缺乏，下一步应采取的治疗有

A. 应用氟氢可的松

B. 应用 ACTH

C. 应用地塞米松

D. 应用螺内酯

E. 联合使用其他降压药物

F. 雌孕激素替代治疗

G. 择期手术矫正外生殖器畸形

【解析】治疗原则是降低 ACTH 刺激过度产生的去氧皮质酮和雄激素。治疗初期常需要联合其他降压药物（包括盐皮质激素受体拮抗剂，如螺内酯）控制血压、血钾，后期大部分患者仅需要使用糖皮质激素治疗。待高血压、低钾血症得到控制后，应择期行外生殖器畸形矫正术。

答案：　2. E　3. ABDG　4. CDEG

第二十五章　嗜铬细胞瘤与副神经节瘤

一、单选题

1. 嗜铬细胞瘤及副神经节瘤的典型三联征是指
   A. 高血压、头痛、心悸
   B. 头痛、心悸、出汗
   C. 高血压低血压交替、心悸、出汗
   D. 头痛、恶心、出汗
   E. 怕热、心悸、出汗

【解析】 嗜铬细胞瘤及副神经节瘤（PPGL）主要合成和分泌儿茶酚胺，包括肾上腺素、去甲肾上腺素和多巴胺。其中肾上腺素和去甲肾上腺素可以导致显著的高血压，同时伴有"头痛、心悸、出汗"三联征。

2. 患者男，27 岁。反复阵发性血压升高 2 年，最高达 210/140mmHg，发作时伴明显头痛、心悸。实验室检查示：足甲状腺激素 2.5mU/L，游离甲状腺激素 14.7pmol/L，去甲肾上腺素 4 000ng/L，肾上腺素 919ng/L，随机血糖 12.1mmol/L，血浆肾素活性>12.0ng/（ml·h），血浆醛固酮浓度 27.05ng/dl。该患者的诊断最可能为
   A. 2 型糖尿病
   B. 双侧肾动脉狭窄所致的继发性高血压
   C. 嗜铬细胞瘤
   D. 甲状腺功能亢进症
   E. 原发性醛固酮增多症

【解析】嗜铬细胞瘤的典型症状为阵发性高血压，同时可伴有儿茶酚胺分泌增多的临床表现，如头痛、心悸、出汗等。发作时常有水平明显升高，肾上腺素和/或去甲肾上腺素水平常在正常高限 2 倍以上。患者可伴有继发性糖尿病。甲状腺功能检查多正常。

二、多选题

1. 嗜铬细胞瘤是起源于肾上腺髓质嗜铬细胞的肿瘤，主要合成和分泌儿茶酚胺。请问儿茶酚胺包括的物质有
   A. 肾上腺素
   B. 甲氧基肾上腺素
   C. 去甲肾上腺素
   D. 多巴胺
   E. 甲氧基去甲肾上腺素

【解析】嗜铬细胞瘤是起源于肾上腺髓质嗜铬细胞的肿瘤，主要合成和分泌儿茶酚胺。儿茶酚胺主要由肾上腺素、去甲肾上腺素、多巴胺组成。

三、共用题干单选题

（1～3题共用题干）

患者女，31 岁。发现甲状腺结节 5 年，此次入院检查彩超提示：双侧甲状腺结节，形态不规则，边界不清晰；右侧叶结节部分伴钙化，性质不明；右侧颈部查见淋巴结，

答案：1. B　2. C
　　　1. ACD

131

部分结构异常。进一步行甲状腺细针穿刺结果示：CT（+）、CD56（+）、TG（-）、CK19（-）、HBME-1（-）、Galectin-3（-）。肾脏及肾上腺彩超未见明显异常。去甲肾上腺素748ng/L，肾上腺素117ng/L；甲状旁腺激素13.42pmol/L；降钙素>2 000pg/ml，癌胚抗原173.29ng/ml。胸部增强CT示：右侧肾上腺区域有大小为2.6cm×1.8cm的椭圆形软组织密度结节影。患者父亲18年前、14年前先后诊断为右侧、左侧肾上腺嗜铬细胞瘤，均已行手术治疗。

1. 该患者的诊断应该考虑为

   A. 双侧甲状腺结节

   B. 甲状腺乳头状癌

   C. 甲状腺髓样癌

   D. 多发性内分泌腺瘤病2型

   E. 嗜铬细胞瘤

【解析】该患者甲状腺彩超提示结节为癌肿可能性大，且伴有淋巴结转移。穿刺结果中CT（+），提示肿瘤为分泌降钙素的甲状腺髓样癌。患者父亲先后发生双侧嗜铬细胞瘤，同时患者本人发现右侧肾上腺区域存在大小为2.6cm×1.8cm的椭圆形软组织密度结节影，从家族史判断该结节为嗜铬细胞瘤的可能性大。此外，患者PTH水平升高，考虑可能存在甲状旁腺腺瘤。故从上述临床表现及已有的检查结果分析，患者为MEN2A的可能性大。

2. 该患者有肾上腺包块，考虑是嗜铬细胞瘤可能性大。接下来为明确诊断，应该首先做的检查是

   A. 复查血儿茶酚胺

   B. 手术切除后包块活检

   C. 24小时尿儿茶酚胺测定

   D. 血浆甲氧基肾上腺素及甲氧基去甲肾上腺素测定

   E. 24小时尿VMA测定

【解析】PPGL的初步生化检验应包括血浆游离或尿分馏的MNs水平测定。血浆和24小时尿液检测的诊断准确性之间没有显著差异。MNs诊断PPGL的敏感性为95%~100%，特异性为69%~98%，受试者工作特征曲线（ROC）下面积为0.965~1。建议使用液相色谱串联质谱法（LC-MS/MS）或液相色谱电化学法（LC-ECD）测定MNs。血浆游离MNs水平>参考值上限3倍或24小时尿分馏MNs水平>参考值上限2倍，则高度提示PPGL。测定血浆游离或尿分馏的MNs用于诊断PPGL敏感性高，但也有较高的假阳性率（19%~21%）。

3. 关于MEN2A，以下**错误**的叙述是

   A. MEN2A的嗜铬细胞瘤基本为原发于肾上腺的良性肿瘤

   B. 绝大多数患者发生甲状腺髓样癌

   C. MEN2A是由原癌基因（*RET*基因）突变所致

   D. MEN2A主要表现为甲状腺髓样癌、嗜铬细胞瘤和甲状旁腺功能亢进症

   E. MEN2A的嗜铬细胞瘤主要以分泌去甲肾上腺素为主

【解析】MEN2A主要表现为甲状腺髓样癌、嗜铬细胞瘤和甲状旁腺功能亢进症。MEN2的主要特点是几乎100%的病例均表现出甲状腺髓样癌，但是嗜铬细胞瘤可以作为MEN2的首发症状。在MEN患者中，嗜铬细胞瘤的平均诊断年龄在30~40岁，几乎所有原发肿瘤位于肾上腺，绝大多数为良性，恶性嗜铬细胞瘤<5%。MEN2是由原癌基因*RET*的突变所导致的。有研究发现，我国MEN2患者的*RET*基因突变局限在634和918密码子。高达50%MEN2型的患者发生嗜铬细胞瘤，其特点以分泌肾上腺素为主。

答案： 1. D 2. D 3. E

（4～7题共用题干）

患者男，47 岁。因"发现血压升高 7 年，发现肾上腺占位 1 周"入院。既往血压多在 170～180/100～120mmHg，降压治疗效果欠佳。近 1 年反复出现头痛，伴心前区闷胀不适。心电图提示广泛 ST-T 改变，血肌钙蛋白及肌酸激酶同工酶轻度升高。CT 检查发现右侧肾上腺 5cm 大小包块，增强扫描呈明显强化，包块内部密度不均匀。查血去甲肾上腺素 21 098ng/L。

4. 从此患者上述病史及相关检查，该患者最有可能的诊断是

A. 高血压、肾上腺意外瘤

B. 冠心病

C. 右侧肾上腺嗜铬细胞瘤

D. 急性心肌梗死

E. 原发性醛固酮增多症

【解析】从病历资料反映患者长期患有高血压，常规降压治疗效果欠佳。CT 发现右侧肾上腺 5cm 包块，且影像学改变符合嗜铬细胞瘤特征。激素检测提示甲氧基去甲肾上腺素明显升高，故该患者诊断右侧肾上腺嗜铬细胞瘤明确。

5. 根据患者目前的诊断，该患者应该选择右侧肾上腺肿瘤切除，术前需要做的治疗准备中，以下**不正确**的叙述是

A. 首选非选择性 α 受体拮抗剂如酚苄明，术前准备 1～2 周

B. 嘱患者适当摄入高钠饮食

C. 进一步完善心脏检查，排除冠心病

D. 必要时可联合 CCB 类药物控制血压

E. 可以在未使用 α 受体拮抗剂之前先使用 β 受体拮抗剂控制心率

【解析】PPGL 患者术前准备中，α 受体拮抗剂为术前准备的首选药物。可先单用非选择性 α 受体拮抗剂或选择性 α₁ 受体拮抗药控制血压，若血压控制不满意，则可加用钙通道阻滞剂联合降压。若使用 α 受体拮抗剂后出现心动过速，可再加用 β 受体拮抗剂，但绝不能在未使用 α 受体拮抗剂之前使用 β 受体拮抗剂。此外患者还应摄入高钠饮食和增加液体入量。术前准备的时间一般为 7～14 天。此外，该患者术前有心电图改变，应进一步行相关检查排除是否合并冠心病，或为长期嗜铬细胞瘤导致的慢性儿茶酚胺性心肌病，以利于进一步治疗，降低手术风险。

6. 患者经术前准备后，行肾上腺肿瘤切除术，关于后续诊疗方案的安排，以下诊疗计划中**错误**的是

A. 术后 1～2 周复查血甲氧基肾上腺素及甲氧基去甲肾上腺素

B. 肿瘤切除后，患者已治愈，不需再进行随访

C. 告知患者进行每年 1 次的终身随访

D. 建议患者进行嗜铬细胞瘤致病基因筛查

E. 术后应定期复查心脏情况

【解析】PPGL 患者存在肿瘤局部复发、转移等风险，应根据术前 PPGL 病情评估情况制订相应的随访方案。建议术后 1～2 周应复查血甲氧基肾上腺素及甲氧基去甲肾上腺素水平，以了解是否存在残余肿瘤。此外，患者应进行每年 1 次的终身随访。随访内容包括症状、体征、血和尿 MNs 或 CA 以及酌情选择进行相关影像学检查。建议患者行基因筛查了解是否为遗传性嗜铬细胞瘤。此外，对于出现合并症的患者，如本例中患者有心脏损害，应对心脏情况进行复查，以决定后续治疗。

答案：4. C　5. E　6. B

7. 该患者病程中反复出现心前区闷胀不适，心电图提示广泛 ST-T 改变，伴有血肌钙蛋白及肌酸激酶同工酶轻度升高，此种情况应考虑为
   A. 患者可能同时伴有冠心病
   B. 应该考虑为肾上腺素能亢进综合征，并进行相应治疗
   C. 长期高血压导致的心脏增大
   D. 长期高儿茶酚胺血症导致的儿茶酚胺心肌病
   E. 需要进一步检查是否合并其他病因导致的心肌病

【解析】长期高血压、高 CA 血症可引起多脏器多器官的损害和病变，从而引起相应的并发症。并发症主要包括儿茶酚胺性心肌病，高血压脑病，脑血管意外，急腹症，急、慢性肾损伤和眼底病变等。上述并发症如儿茶酚胺性心脏病，在手术切除肿瘤后，病变可明显改善或消失。

四、案例分析题

【案例1】患者男，39 岁。因反复头痛、心悸 3 年入院。血压最高时 200/120mmHg，CT 检查发现左侧肾上腺包块，手术切除后病理诊断：左侧肾上腺嗜铬细胞瘤。术后头痛、心悸症状消失，血压正常。4 年后患者再次出现头痛、心悸、胸闷，血压 150～180/90～110mmHg。CT 示：右肺下叶结节病灶，大小约 25mm×35mm，左腹膜后间隙腹主动脉旁见一肿块，大小约 30mm×26mm，肝脏、双肾、肾上腺均未见异常。血、尿甲氧基肾上腺素及甲氧基去甲肾上腺素均明显升高。

第 1 问：该患者的诊断最可能是
   A. 肺癌及左腹膜后间隙肿瘤性质待查
   B. 恶性嗜铬细胞瘤多发转移

   C. 左侧腹膜后间隙腹主动脉旁副神经节瘤
   D. 恶性嗜铬细胞瘤、肺癌
   E. 原发性高血压、肺癌
   F. 诊断未明

【解析】患者既往曾明确诊断嗜铬细胞瘤，此次再次发作头痛、心悸症状，伴血压升高。多处发现肿块，尤其左腹膜后间隙腹主动脉旁见一肿块。结合病史，高度怀疑是恶性嗜铬细胞瘤多发转移。

第 2 问：对于该患者，还应该进行其他转移灶的搜索，以下策略正确的是
   A. ^{131}I-MIBG 是该患者首选的转移病灶的筛查方法
   B. 对于该患者的肿瘤定位，MRI 较 CT 的诊断价值更大
   C. CT 和 MRI 都可以确定肾上腺外嗜铬细胞瘤的数目
   D. 如要进一步确定是否有头颈部的转移病灶，应首选增强 CT
   E. PET-CT 是该患者首选的转移病灶确定方法
   F. ^{18}F-FDG PET/CT 扫描也可用于该患者的转移灶定位诊断

【解析】根据患者的病史，诊断恶性嗜铬细胞瘤明确，应该再进一步搜查其他转移病灶，明确首选的检查是 ^{131}I-MIBG 显像，其可以早期发现多发的转移病灶，而 CT 和 MRI 检查难以确定肿瘤的具体数目。对于怀疑是头颈部副神经节瘤的患者或者转移至此部位的恶性嗜铬细胞瘤，首选的检查是增强 MRI，而非增强 CT。此外，^{18}F-FDG PET/CT 扫描也可用于 PPGL 的诊断和转移病灶的探查，其诊断的敏感性在 74%～100%。

答案： 7. D
【案例1】 1. B 2. ABF

第 3 问：对于该患者的治疗，以下选择正确的是

A. 首选 ^{131}I-MIBG 治疗

B. 应先做肺部结节穿刺，病理检查明确结节性质

C. 手术治疗为首选，应尽可能手术切除瘤体

D. 哌唑嗪或者酚苄明长期内科保守治疗

E. 应该行基因检测，检测是否存在恶性嗜铬细胞瘤相关突变基因

F. 选用环磷酰胺、长春新碱、达卡巴嗪（CVD）的联合化疗方案进行治疗

G. 该患者的手术存在较大风险，应首选射频消融及栓塞治疗

【解析】恶性嗜铬细胞瘤的治疗仍应以手术切除为首选。即使对于无法完全切除的肿瘤，也应考虑减瘤手术，会明显改善患者的预后。对于无法进行手术切除的恶性嗜铬细胞瘤，可以考虑非手术治疗，如 ^{131}I-MIBG 治疗或者采用联合方案进行化疗。此外，对于恶性嗜铬细胞瘤患者，还应该尽可能行基因检测，帮助进行基因分型，指导下一步治疗和随访。

第 4 问：关于嗜铬细胞瘤的基因诊断，以下选项正确的是

A. 所有患者都应行基因检测

B. 至少2/3的 PPGL 患者由胚系突变致病

C. 一部分嗜铬细胞瘤患者为遗传综合征，需要进行基因诊断

D. *SDHD* 基因突变导致40%或更多患者发生肿瘤转移

E. 可根据有无综合征表现、是否发生转移、肿瘤位置和 CA 生化表型判断可能存在的基因突变，并对其进行基因检测

F. 基因诊断费用昂贵，没有必要进行

G. *RET* 基因是导致 VHL 综合征的致病基因

H. 发病年龄较大的患者更应考虑存在遗传致病的可能

【解析】易感基因突变在 PPGL 发病中起重要作用，所有诊断为 PPGL 的患者均应进行基因检测，其原因如下：①至少 1/3 的 PPGL 患者由胚系突变致病；② *SDHB* 基因突变导致 40% 或更多患者发生肿瘤转移；③在遗传综合征家系中确定先证者有利于家系其他成员 PPGL 及其他综合征表现的早期诊断和早期治疗。PPGL 具有以下特征时应高度怀疑存在遗传背景，包括发病年龄小、阳性家族史、存在综合征表现、多发病灶、双侧病灶以及肿瘤发生转移者。临床中，可根据有无综合征表现、是否发生转移、肿瘤位置和 CA 生化表型判断可能存在的基因突变，并对其进行基因检测。

答案：　3. CE　4. ACDE

第二十六章 糖 尿 病

一、单选题

1. 下列说法**错误**的是
   A. 2 型糖尿病发病与自身免疫有关
   B. 2 型糖尿病患者存在胰岛素不足
   C. 2 型糖尿病常为多基因遗传性疾病
   D. 2 型糖尿病发病与环境因素相关
   E. 2 型糖尿病患者存在胰岛素抵抗

   【解析】在遗传易感性和环境因素的作用下，机体通过胰高血糖素分泌增多、肝糖生成增多、肠促胰酶素反应降低、神经递质功能障碍、肌肉组织葡萄糖摄取减少、脂解作用增强、肾脏葡萄糖重吸收增加和胰岛素分泌受损等机制参与 2 型糖尿病的发生和发展。

2. 某患者感四肢麻木，有贫血，测定随机血糖为 12.9mmol/L，此患者应考虑
   A. 诊断为糖尿病
   B. 做 24 小时尿糖测定
   C. 检测血胰岛素或 C 肽水平
   D. 再做 1 次血糖检测或 OGTT
   E. 测定 GHbA1c

   【解析】患者病史未提供多尿、多饮、多食及体重减轻临床表现，故需另做 1 次血糖检测或 OGTT。

3. 1 型糖尿病的 2 种亚型是
   A. 1A 型和 1B 型
   B. LADA 和线粒体基因突变糖尿病
   C. 1A 型和免疫介导型
   D. 1B 型和特发型
   E. MODY1 和 MODY2

   【解析】1 型糖尿病的 2 种亚型是 1A 和 1B 型。

4. 患儿女，7 岁。患有病毒性上呼吸道感染，因严重神志不清、腹痛及呕吐送往急诊。患儿呼吸深快，呼吸中带有果香。患儿母亲自述患儿大量饮水，食欲增加但体重却持续下降。动脉血气分析显示：pH 7.25；氧分压 90mmHg；二氧化碳分压 30mmHg；碳酸氢盐 18mEq/L。患儿最有可能的 HLA 分型的是
   A. HLA-A3
   B. HLA-B27
   C. HLA-DQ2 和 DQ8
   D. HLA-DR2 和 DR3
   E. HLA-DR3 和 DR4

   【解析】该患者最可能诊断为 1 型糖尿病，1 型糖尿病与 HLA-DR3 和 DR4 相关。HLA-A3 与血红蛋白沉着病相关；HLA-B27 与一系列炎症状况相关，如炎性肠病；HLA-DQ2 和 DQ8 与乳糜泻相关；HLA-DR2 和 DR3 与系统性红斑狼疮相关。

5. 患儿女，10 岁。无既往病史，现因身体不适就诊。母亲自述患儿最近口渴、小便

答案： 1. A 2. D 3. A 4. E 5. D

次数增多；过去 1 年体重下降 4.5kg。实验室检查显示，患儿血糖水平明显降低，胰岛素水平下降；特定抗体水平升高。以下器官的抗体最有可能在这位患儿身上出现的是

A. 肾上腺
B. 肾脏
C. 肝脏
D. 胰腺
E. 脾

【解析】患儿诊断为 1 型糖尿病，受损器官为胰腺。

6. 双胍类降血糖药最常见的副作用为
A. 乳酸酸中毒
B. 低血糖
C. 胃肠道反应
D. 过敏性皮疹
E. 肝功能异常

【解析】常见不良反应主要为胃肠道反应，如食欲降低、恶心、呕吐、腹泻等，采用饭中或饭后服药或从小剂量开始可减轻不良反应。罕见的严重副作用是诱发乳酸酸中毒。

7. 某患者诊断为糖尿病 10 多年，现三餐前皮下注射速效胰岛素＋睡前中效胰岛素，夜 10 点血糖 5.2mmol/L，次日空腹血糖 12.1mmol/L，最佳处理措施是
A. 减少早餐前胰岛素的用量
B. 减少睡前胰岛素的用量
C. 维持胰岛素用量，再加用双胍类药物
D. 增加晚餐前胰岛素用量
E. 睡前加餐

【解析】患者可能有夜间低血糖，产生 Somogyi 效应，即在夜间曾有低血糖，在睡眠中未被察觉，但导致体内升血糖的激素

分泌增加，继而发生低血糖后的反跳性高血糖。

8. 下列研究中，证明长期严格控制血糖能够降低糖尿病相关心血管疾病的风险的是
A. ADVANCE
B. ACCORDC
C. MARCH
D. LADA China
E. DCCT 延长试验

【解析】ADVANCE 和 ACCORD 研究，并未显示严格的血糖控制能降低心血管疾病的发生风险。MARCH 研究是比较阿卡波糖和二甲双胍的非劣效性的研究。LADA China 是国内有关成人自身免疫性糖尿病的系列临床研究。DCCT 延长试验显示，长期严格的血糖控制确实可能获得保护心血管的益处。

9. 患者男，55 岁。糖尿病病史 5 年，无胸闷、胸痛，无头晕、头痛，无肢体偏瘫，无间歇性跛行等不适。按照糖尿病的心血管高危患者使用阿司匹林一级预防，除年龄≥50 岁外，还至少需要的危险因素是
A. 饮酒、高血压、血脂异常、肿瘤、蛋白尿
B. 高血压、血脂异常、吸烟、骨折、蛋白尿
C. 早发 ASCVD 家族史、高血压、血脂异常、吸烟、蛋白尿
D. 早发 ASCVD 家族史、血脂异常、高尿酸、骨折、饮酒
E. 肿瘤、高血压、吸烟、蛋白尿、饮酒

【解析】阿司匹林作为一级预防用于糖尿病的心血管高危患者，标准包括：年龄≥50 岁，而且合并至少 1 项主要危险因素

答案： 6. C 7. B 8. E 9. C

（早发 ASCVD 家族史、高血压、血脂异常、吸烟或蛋白尿）。

10. 对未经治疗的患者，以下检查结果正常时最有助于排除糖尿病相关性心力衰竭的诊断的是
    A. 心电图
    B. 胸部 X 线检查
    C. 冠状动脉造影
    D. 血浆利钠肽水平
    E. 血浆肌钙蛋白水平

11. 患者女，60 岁。诊断为 2 型糖尿病 15 年，间断服用降血糖药物。无吸烟饮酒史，无高血压病史。1 年前运动后出现呼吸困难，不伴咳嗽、咳痰，未予以重视。1 个月前上述症状逐渐加重，伴夜间阵发性呼吸困难、双下肢水肿。最可能的诊断是
    A. 心力衰竭
    B. 慢性阻塞性肺疾病
    C. 支气管哮喘
    D. 肺动脉栓塞
    E. 肺炎

【解析】糖尿病是心力衰竭的危险因素之一。患者的症状中，夜间阵发性呼吸困难是心力衰竭相对特异的表现。结合患者病史、症状，为心力衰竭的可能性最大。患者无吸烟史，无长期慢性咳嗽、咳痰、喘息病史，为 COPD、支气管哮喘、肺炎可能性小。同时患者无明确的肺栓塞危险因素，无胸痛、咯血等表现，为肺动脉栓塞的可能性小。

12. 2 型糖尿病筛查肾脏损害的时间是
    A. 诊断 1 年以后
    B. 诊断 5 年以后
    C. 诊断 10 年以后
    D. 水肿出现的时候
    E. 一旦诊断应立即筛查
    F. 视物模糊的时候

【解析】2 型糖尿病病史隐匿，往往诊断时已患病多年，甚至诊断时即已经有并发症出现，故对于 2 型糖尿病患者，一旦诊断为糖尿病应立即筛查肾脏损害。

13. 患者男，63 岁。诊断 2 型糖尿病 12 年，伴有高血压，一直药物控制血糖和血压。3 年前因视力下降于当地医院诊断糖尿病视网膜病变并行激光治疗。半年前发现尿泡沫增多，于当地医院查尿常规见尿蛋白（+++），红细胞 5/HP，血肌酐 85μmol/L，估算肾小球滤过率 75ml/（min·1.73m^2）。患者蛋白尿最有可能的原因是
    A. 慢性肾小球肾炎
    B. 糖尿病肾病
    C. 膜性肾病
    D. 高血压肾病
    E. 药物性肾损害
    F. 痛风性肾病

【解析】当糖尿病合并肾脏损害时，需要鉴别是糖尿病肾病或糖尿病合并的非糖尿病肾病。糖尿病肾病以蛋白尿和进行性的肾功能损害为主要特点。往往糖尿病病史较长，大多是 5 年以上。高血压和糖尿病视网膜病变的同时存在往往提示是糖尿病肾病的可能性更大。鉴别的金标准是肾活检。

14. 糖尿病神经病变最为常见的是
    A. 远端对称性多发性神经病变
    B. 糖尿病脊神经病变
    C. 糖尿病颅神经病变
    D. 糖尿病神经根病变
    E. 糖尿病中枢神经病变

答案：10. D 11. A 12. E 13. B 14. A

【解析】糖尿病神经病变可累及中枢神经及周围神经，以后者多见。糖尿病周围神经病变中远端对称性多发性神经病变和糖尿病自主神经病，特别是心血管自主神经病，是迄今为止研究最多的神经病变类型。

15. 患者男，50 岁。有糖尿病病史，口干、多饮、多尿伴体重下降、肢端麻木、疼痛半年，空腹血糖 17.69mmol/L，餐后血糖 18～20mmol/L。近半年来双足怕冷，伴麻木、针刺样疼痛，夜间明显，全身乏力、肌肉酸痛明显。诊断该患者可能为
    A. 糖尿病周围神经病变
    B. 糖尿病中枢神经病变
    C. 中毒性末梢神经炎
    D. 肌肉病
    E. 吉兰 - 巴雷综合征
    【解析】糖尿病周围神经病变常以疼痛为首发症状，可以有多种疼痛感表述，如烧灼样、针刺样、电击样或撕裂样疼痛，夜间加重为其特点。

16. 糖尿病视网膜病变的眼底表现**不包括**
    A. 微血管瘤
    B. 出血斑
    C. 硬性渗出
    D. 棉絮斑
    E. 白内障

17. 我国糖尿病的现状**不包括**
    A. 大量无症状的糖尿病未被发现
    B. 已确诊的糖尿病患者血糖控制差
    C. 部分患者诊断糖尿病的同时眼底已出现糖尿病视网膜病变表现
    D. 部分患者因视力障碍来眼科就诊时才发现患有糖尿病视网膜病变
    E. 半数以上的患者尿常规检查尿蛋白阳性

18. 患者男，45 岁。中学教师，体型肥胖。1 周前健康检查时发现尿糖 ++，医生建议他住院进一步检查，体格检查最可能的特征性是
    A. 血压偏高
    B. 心脏扩大
    C. 眼底检查有微动脉瘤
    D. 腱反射减弱
    E. 无任何阳性体征

19. 患者女，35 岁。平时喜甜食，不喜运动，视力下降，身高 1.55m，体重 70kg，近日得知其兄患糖尿病，但 OGTT 未见异常，为预防未来可能发生糖尿病，医生告知的注意事项中，以下叙述**不正确**的是
    A. 调整饮食结构
    B. 定期检查血糖
    C. 限制饮水
    D. 增加体育活动
    E. 定期检查眼底

20. 患者男，46 岁。多饮多食 10 年，治疗后空腹血糖经常>7.8mmol/L（140mg/dl），餐后 2 小时血糖>11.13mmol/L（200mg/dl），近 2 个月来眼睑及下肢轻度水肿，血压 160/100mmHg，尿蛋白(++)，颗粒管型少许。最可能的诊断为
    A. 糖尿病肾病
    B. 糖尿病肾炎
    C. 糖尿病眼病
    D. 肾动脉硬化症
    E. 糖尿病足

21. 增殖期糖尿病视网膜病变的主要治疗**不包括**

答案： 15. A　16. E　17. E　18. C　19. C　20. A　21. E

A. 激光光凝术

B. 手术治疗

C. 控制原发病

D. 每年一次随访

E. 球内注射 VEGF 单抗

22. 非增殖性糖尿病视网膜病变的主要表现**不包括**

A. 微动脉瘤

B. 出血

C. 硬性渗出

D. 新生血管形成

E. 软性渗出

23. 糖尿病视网膜病变在初诊 2 型糖尿病患者中出现的概率一般为

A. 20% 左右

B. 50% 左右

C. 70% 左右

D. 80% 左右

E. 100% 左右

24. 棉絮斑为边界模糊的灰白色斑,边缘外有毛细血管扩张及微血管瘤。其本质是

A. 脂质渗出

B. 视神经乳头水肿

C. 神经纤维细胞内水肿坏死

D. 陈旧出血

E. 血清渗出

25. 增殖期糖尿病视网膜病变的最重要标志是出现

A. 新生血管形成

B. 玻璃体出血

C. 增殖膜

D. 视网膜脱离

E. 陈旧出血

26. 玻璃体切割手术的适应证和时机**不包括**

A. 严重的不吸收的玻璃体积血

B. 牵拉性视网膜脱离合并早期黄斑牵拉

C. 混合性视网膜脱离

D. 急性玻璃体出血

E. 玻璃体出血牵拉

27. 糖尿病视网膜病变最早出现的特征性体征是

A. 微血管瘤

B. 出血

C. 渗出

D. 水肿

E. 柳絮斑

28. 糖尿病对晶体的影响是

A. 虹膜炎

B. 干燥症

C. 白内障

D. 斜视

E. 微血管瘤

29. 糖尿病视网膜病变**不包括**

A. 出血

B. 渗出

C. 水肿

D. 结膜炎

E. 以上都不包括

30. 发生糖尿病视网膜病变的相关因素**不包括**

A. 糖尿病病程

B. 高眼压

C. 高血脂

D. 血糖控制情况

E. 糖尿病分型

答案：　22. D　23. A　24. A　25. A　26. D　27. A　28. C　29. D　30. B

31. 糖尿病视网膜病变检查手段**不包括**
    A. 眼底镜
    B. CT
    C. 眼底照相
    D. 眼底血管造影
    E. OCT

32. 糖尿病视网膜病变治疗方法**不包括**
    A. 控制血糖
    B. 白内障手术
    C. 激光治疗
    D. 药物治疗
    E. 玻璃体切割术

33. 对糖尿病病程 10 年并伴有轻微增殖期的 DR 的患者而言,建议进行 1 次眼底检查的时间是
    A. 3 个月
    B. 半年
    C. 1 年
    D. 2 年
    E. 半个月

34. 糖尿病微血管病变表现为
    A. 糖尿病视网膜病变
    B. 肢体动脉硬化
    C. 肾动脉狭窄
    D. 出血性脑血管病
    E. 糖尿病足

35. 以下**不是**糖尿病微血管并发症的是
    A. 视网膜病变
    B. 肾脏病变
    C. 心肌微血管病变
    D. 下肢血管病变
    E. 眼底黄斑水肿

36. 关于糖尿病视网膜病变,下列叙述**不正确**的是
    A. 当出现增殖性视网膜病变时常合并有糖尿病肾病
    B. 严格控制血糖有助于延缓视网膜病变的发生和发展
    C. 严格控制血压有助于延缓视网膜病变的发生和发展
    D. 当出现视网膜病变时,应尽早行激光治疗
    E. 当出现视网膜病变时,应定期查眼底

37. 糖尿病视网膜病变的国际分期标准,下列**不符合**重度非增殖期视网膜病变的是
    A. 4 个象限都有 20 个以上的视网膜出血
    B. 2 个以上象限有明显的静脉串珠样改变
    C. 1 个以上象限有明确的视网膜内微血管异常
    D. 没有新生血管
    E. 有玻璃体积血

38. 关于糖尿病足筛查内容的叙述,以下**不正确**的是
    A. 足部外观检查(是否有足畸形、胼胝、溃疡、皮肤颜色变化等)
    B. 周围神经评估(踝反射、针刺痛觉、振动觉、10g 尼龙单丝压力觉、温度觉)
    C. 周围血管评估(足背、胫后动脉搏动,是否有跛行与静息痛)
    D. 病史询问(是否有足溃疡史,截肢/截趾史,视力障碍,慢性肾功能不全,外周血管重建史,穿高跟鞋、拖鞋及光脚等不良习惯和社会及家庭的支持)
    E. 神经肌电图检查

答案:　31. B　32. B　33. A　34. A　35. D　36. D　37. E　38. E

【解析】糖尿病足的高危因素包括：有足溃疡史，有截肢/截趾史，有视力障碍、慢性肾功能不全及外周血管重建史，有穿高跟鞋、拖鞋及光脚等不良习惯和社会及家庭的支持差；足结构异常：包括高弓足、平足、锤状趾、爪形趾、夏科关节病等，以及踝关节运动障碍；严重的周围神经病变及严重的周围血管病变；而肌电图检查仅仅是在糖尿病患者，进行的神经电生理检查，但是，该检查结果阳性仅仅增加糖尿病神经病变的一个支持点，阴性不能排除是否有神经病变。因此，作为筛查，肌电图检查不是必须的。

39. 糖尿病足筛查的核心**不包括**
    A. 识别并管理高危足
    B. 管理好足溃疡发生的危险因素
    C. 早期干预，综合管理
    D. 防止足溃疡的发生
    E. 监测血压
    【解析】糖尿病足筛查的目的就是针对糖尿病患者，筛查是否具有糖尿病足的高危因素，如果存在，则早期干预，综合管理，管理好足溃疡发生的危险因素，防止足溃疡的发生，进而降低糖尿病足的发生率、截肢率和死亡率。

40. 推荐的糖尿病周围神经病变筛查**不包括**
    A. 是否存在临床症状（疼痛、麻木、感觉异常等）
    B. 踝反射、针刺痛觉
    C. 振动觉、温度觉
    D. 10g尼龙单丝压力觉
    E. 肌电图
    【解析】肌电图检查仅仅是在糖尿病患者进行的神经电生理检查。但是，该检查结果阳性仅仅增加糖尿病神经病变的一个支

持点，阴性不能排除是否有神经病变。因此，作为筛查，肌电图检查不是必须的。

41. 关于糖尿病足的宣教，正确的是
    A. 直接用热水洗脚、热水袋保暖
    B. 使用药膏、化学剂处理胼胝
    C. 家中赤脚行走
    D. 穿合适的鞋袜
    E. 街边或洗脚房修剪脚趾甲
    【解析】对于糖尿病患者，应该避免高危因素造成对足的损害，如果患者出现神经病变，则痛觉、温度觉、本体感觉减退或者消失，则直接用热水洗脚、热水袋保暖，家中赤脚行走等，则会造成足部皮肤烫伤或刺伤；对于有胼胝或趾甲异常的患者，在街边或洗脚房修剪脚趾甲，使用药膏、化学剂处理胼胝，都可能导致足部损伤感染。

42. 糖尿病足可以**不及时**转诊的情况是
    A. 糖尿病外周血管病变导致的间歇性跛行和缺血性疼痛
    B. 对糖尿病足或周围血管病变的筛查、治疗方案制订和疗效评估有困难者
    C. 原有浅表溃疡恶化累积深部组织
    D. 红肿伴疼痛加剧伴全身感染征象
    E. 患者足部出现1cm大小水疱，但水疱周围无红肿，足背动脉搏动可
    【解析】糖尿病足的处理推荐早期诊断、早期治疗，就近处理；但是如果在所在医院，没有相应的设备和技术，则推荐尽快转诊治疗。糖尿病患者足部出现1cm大小水疱，但水疱周围无红肿，足背动脉搏动可，此外糖尿病足0级，仅仅需要制动、水疱处消毒并给予加压包扎，同时控制好血糖、血压、血脂等，患者水疱可以吸收，因此不需要及时转诊；但是对于糖尿病外周血管病变导致的间歇性跛行和缺血性疼痛者，该患

答案： 39. E　40. E　41. D　42. E

者应该是合并较重的下肢动脉病变,因此需要转诊做进一步的评估,以确定下一步的治疗方案;对于在没有条件进行糖尿病足或周围血管病变的筛查、治疗方案制订和疗效评估者,必须转诊有条件的医院诊治;对原有浅表溃疡恶化累积深部组织者或者红肿伴疼痛加剧伴全身感染征象,患者病情在当地医院治疗加重,此时应该及时转诊,避免因为治疗不及时导致截肢和死亡的发生。

43. 患者男,60 岁。因"发现血糖升高 18 年,双手指、足趾端麻木 6 年"来诊。查体:消瘦,焦虑状,双手骨间肌萎缩,肌力Ⅳ级,病理反射(−)。糖尿病周围神经病变最基础的治疗是
    A. 严格控制血糖,使血糖控制在空腹血糖 4.4～7mmol/L,餐后血糖控制在 10mmol/L 左右
    B. 改善局部微循环药物
    C. 维生素 B
    D. 镇痛药对症治疗
    E. 戒烟,限酒
    【解析】严格控制血糖能够延缓或降低糖尿病神经病变的发生、发展。因此是糖尿病周围神经病变最基础的治疗。而题中其余选项均是涉及糖尿病神经病变的治疗。

44. 患者女,45 岁。因"双足趾端麻木 3 年"来诊。糖尿病病史 10 年。查体:消瘦,双足骨间肌萎缩,肌力Ⅳ级,踝反射消失,病理反射(−)。下列诊断可能性大的是
    A. 运动系统改变与糖尿病无关
    B. 糖尿病微血管病变
    C. 糖尿病自主神经病变
    D. 糖尿病并发脑血管意外
    E. 糖尿病周围神经病变

【解析】糖尿病可以导致大血管与微血管病变发生,微血管病变包括神经病变、视网膜病变及肾脏病变;糖尿病所致神经损害包括运动、感觉与自主神经损害;该患者有 10 年糖尿病病史,出现双足趾端麻木 8 年,且双足骨间肌萎缩,踝反射消失,因此考虑糖尿病周围神经病变可能性大,且可能存在感觉神经与运动神经损害。

45. 糖尿病酮症酸中毒患者,小剂量胰岛素静脉滴注及大量补液后最容易出现的电解质紊乱是
    A. 低血钠
    B. 低血钙
    C. 低血氯
    D. 低血钾
    E. 低血镁
    【解析】糖尿病酮症酸中毒时,体内处于酸中毒状态,这种情况下血钾常升高或正常。实际上患者在糖尿病酮症酸中毒早期因摄入不足及丢失过多,体内总钾缺乏。当酸中毒纠正以后钾从细胞外转移到细胞内,细胞外液的钾就会偏低。

46. 患者女,29 岁。1 型糖尿病 5 年余。近 1 周发热、乏力,嗜睡 2 天,昏迷 5 小时入院。血糖 29.7mmol/L,尿酮(++++),血钾 5.82mmol/L,pH 7.2。下列治疗方案中最适合的是
    A. 皮下注射胰岛素加碳酸氢钠静脉注射
    B. 补液加小剂量静脉滴注胰岛素
    C. 静脉推注胰岛素
    D. 小剂量静脉滴注胰岛素治疗加碳酸氢钠静脉滴注
    E. 小剂量静脉注射胰岛素治疗加氯化钾静脉滴注

答案: 43. A 44. E 45. D 46. B

【解析】患者为青年女性，有1型糖尿病病史，有发热这一诱因，实验室检查示血糖升高、尿酮强阳性、pH降低，首先考虑是糖尿病酮症酸中毒。补液是抢救糖尿病酮症酸中毒首要的、关键的措施，患者常有严重失水，因此皮下组织吸收不良，并不建议皮下胰岛素治疗，建议小剂量胰岛素静脉滴注，只有在有效组织灌注改善、恢复后，胰岛素的生物效应才能充分发挥。其次，该患者治疗前血钾水平高于正常，按照糖尿病酮症酸中毒补钾原则，暂不应补钾。

47. 糖尿病患者低血糖发作时血糖一般低于
    A. ≤2.8mmol/L
    B. ≤6.1mmol/L
    C. ≤5.6mmol/L
    D. ≤3.9mmol/L
    E. ≤7.0mmol/L

【解析】对非糖尿病患者来说，低血糖的诊断标准为血糖≤2.8mmol/L。而接受药物治疗的糖尿病患者只要血糖水平≤3.9mmol/L就属低血糖反应。

48. 患者女，72岁。糖尿病病史15年，长期使用诺和锐30治疗，平素未规律监测血糖变化，既往原发性高血压病史8年，平时规律降压治疗，血压控制可。今晨空腹突发头晕、心慌，出汗、手抖伴抽搐，随后意识不清。考虑患者最可能发生了
    A. 低血糖昏迷
    B. 急性脑血管意外
    C. 高血压危象
    D. 癫痫发作
    E. 癔症

【解析】低血糖昏迷是指糖尿病患者在治疗过程中，因各种因素导致血糖降到正常水平以下，因而出现交感神经兴奋、中枢神经功能异常而产生的昏迷。该病例中患者为女性，高龄，糖尿病病史多年，使用胰岛素治疗，未监测血糖变化，空腹出现突发头晕、心慌，出汗、手抖伴抽搐，随后意识不清，因此考虑为低血糖发作引起的昏迷。

二、多选题

1. 就目前认知而言，2型糖尿病病理生理改变包括
    A. 胰岛素抵抗
    B. 胰岛β细胞功能缺陷及胰岛α细胞功能异常
    C. 肾脏葡萄糖异生及重吸收异常
    D. 肠促胰岛素相关的异常
    E. 中枢神经调节失常

【解析】2型糖尿病病理生理涉及胰岛素抵抗、胰岛β细胞功能衰退、胰高血糖素分泌增多、肝糖生成增多、肠促胰酶素反应降低、神经递质功能障碍、肌肉组织葡萄糖摄取减少、脂解作用增强、肾脏葡萄糖重吸收增加等机制。

2. 糖尿病诊断标准包括
    A. 有糖尿病症状时任意时间血浆葡萄糖水平≥11.1mmol/L（200mg/dl）
    B. 有糖尿病症状时空腹血浆葡萄糖（FPG）水平≥7.0mmol/L（126mg/dl）
    C. 有糖尿病症状时OGTT 2h PG水平≥11.1mmol/L（200mg/dl）
    D. 尿糖强阳性
    E. NGSP认证方法检测GHbA1c≥6.5%

【解析】（1）有糖尿病症状，加上任意时间血浆葡萄糖水平≥11.1mmol/L（200mg/dl）

答案：　47. D　48. A
　　　1. ABCDE　2. ABCE

或空腹血浆葡萄糖（FPG）水平≥7.0mmol/L（126mg/dl）或 OGTT 2h PG≥11.1mmol/L（200mg/dl）。

（2）对于无糖尿病症状，仅一次血糖值达到糖尿病诊断标准者，必须在另一天复测核实而确定诊断。

（3）2011 年，世界卫生组织（WHO）建议在条件具备的国家和地区采用 HbA1c 诊断糖尿病，诊断切点为 HbA1c≥6.5%。

3. 暴发型 1 型糖尿病的诊断标准包括
  A. 1 周内出现酮症或酮症酸中毒
  B. 空腹 C 肽<100pmol/L（或<0.3ng/ml）
  C. 初诊首次血糖>16mmol/L 和 HbA1c<8.5%
  D. 合并胰淀粉酶升高
  E. 青少年起病

【解析】 目前国际上多采用日本学者 Imagawa 提出的诊断标准：①高血糖症状 1 周内出现酮症或酮症酸中毒；②血清空腹 C 肽<100pmol/L 和餐后 2h C 肽<170pmol/L；③初诊首次血糖>16mmol/L 和 HbA1c<8.5%。以上 3 条需同时具备方能诊断。

4. 1 型糖尿病中的一个亚型是免疫介导的，其主要证据是
  A. HLA-DQ、DGB、DR 位点的某些等位基因频率增高或减少
  B. 体液中存在针对胰岛 β 细胞的抗体
  C. 伴随其他自身免疫疾病
  D. 酮症酸中毒倾向
  E. 起病急，青少年多见

【解析】1 型糖尿病患者 HLA-DQ、DGB、DR 位点的某些等位基因频率增高或减少，体液中存在针对胰岛 β 细胞的抗体，伴随其他自身免疫病。选项 D、E 与免疫无关。

5. GLP-1 的主要生理作用包括
  A. 促进胰岛素的合成与分泌
  B. 延缓胃排空，增加中枢的饱食感，从而减少摄食
  C. 减轻体重，并改善心脏和血管内皮功能
  D. 促进骨骼肌和脂肪组织对葡萄糖的摄取，抑制胰高血糖素分泌，减少肝糖异生和肝糖原分解，增强胰岛素的敏感性
  E. 在体外试验，促进胰岛 β 细胞的增殖与分化，并抑制其凋亡

【解析】GLP-1 主要作用为刺激胰岛素和生长抑素分泌，并可能直接作用于 α 细胞或通过胰岛素和生长抑素旁分泌作用于 α 细胞，抑制胰高血糖素分泌，减少肝糖输出。有效抑制胃动力和胃排空，减少餐后高血糖；作用于下丘脑腹内侧视旁核和弓状核 GLP-1 受体，增加饱食感，以减少食物摄入；可能还具有模拟胰岛素直接诱导肝脏和肌肉糖原合成及脂肪组织脂肪生成作用。GLP-1 也能诱导胰岛 β 细胞新生和增殖，增加 β 细胞量。

6. 2 型糖尿病胰岛 β 细胞功能缺陷表现为
  A. 早期患者，空腹和葡萄糖刺激后胰岛素分泌代偿性增多
  B. 葡萄糖刺激的第一相胰岛素分泌缺失或减弱
  C. 第二相胰岛素分泌高峰延迟
  D. 胰岛素脉冲样分泌节律的消失和周期的异常
  E. 胰岛素原/胰岛素比值的增加

【解析】2 型糖尿病胰岛 β 细胞功能缺陷主要表现在：①胰岛素量的缺陷：糖尿病早期患者，空腹和葡萄糖刺激后胰岛素分泌代偿性增多。随着糖尿病病程延长，在葡萄糖

答案：　3. ABC　4. ABC　5. AECDE　6. ABCDE

毒性(glucotoxicity)、脂毒性(lipotoxicity)、内质网应激(endoplasmic reticulum stress)增加、胰岛淀粉样蛋白沉积和胰岛 α 细胞功能异常、胰岛巨噬细胞 M1 样极化等多重影响下,胰岛 β 细胞凋亡增加,β 细胞总数目减少并发生结构异常,胰岛素分泌量逐渐减少,最终 β 细胞功能衰竭,但会否导致 β 细胞缺失目前尚缺乏有力证据。②胰岛素分泌模式的缺陷:表现为葡萄糖刺激的第一相胰岛素分泌缺失或减弱,第二相胰岛素分泌高峰延迟。除此之外,胰岛素分泌模式的缺陷还包括胰岛素脉冲样分泌节律的消失和周期的异常(正常人每间隔 10~14 分钟脉冲式分泌胰岛素,周期为 1~2 小时)。③胰岛素质的缺陷:胰岛素原 / 胰岛素比值的增加。

7. 2 型糖尿病治疗药物中,下列药物具有心血管获益的是
   A. 二甲双胍
   B. 恩格列净
   C. 利拉鲁肽
   D. TZDs
   E. DPP-4
   【解析】UKPDS 结果证明,二甲双胍还可减少肥胖的 2 型糖尿病患者发生心血管事件和死亡;LEADER 研究表明利拉鲁肽在伴有心血管疾病或心血管风险因素的 2 型糖尿病患者中,可显著降低心血管主要不良事件;EMPA-REG OUTCOME 表明恩格列净在伴有心血管疾病的 2 型糖尿病患者中具有降低心血管主要不良事件,而 TZDs、DPP-4 对心血管无显著影响。

8. 糖尿病合并动脉粥样硬化心血管疾病(ASCVD)患者的血脂控制基本目标是
   A. LDL-C 应控制在 1.8mmol/L 以下
   B. 非 HDL-C 控制在 2.6mmol/L 以下
   C. LDL-C 应控制在 2.6mmol/L 以下
   D. 非 HDL-C 控制在 3.4mmol/L 以下
   E. LDL-C 应控制在 1.6mmol/L 以下
   【解析】ASCVD 发病风险分为极高危组和高危组。极高危组即既往有 ASCVD 病史的糖尿病人群,而高危则为既往无 ASCVD 病史的糖尿病人群。极高危人群的 LDL-C 应控制在 1.8mmol/L 以下,非 HDL-C 控制在 2.6mmol/L 以下;高危人群的 LDL-C 应控制在 2.6mmol/L 以下,非 HDL-C 控制在 3.4mmol/L 以下。

9. 能改善糖尿病合并射血分数减低的心力衰竭患者预后的药物有
   A. 依那普利
   B. 血管紧张素受体 - 脑啡肽酶抑制剂
   C. 螺内酯
   D. 地高辛
   E. 美托洛尔
   【解析】肾素 - 血管紧张素系统抑制剂、血管紧张素受体拮抗剂、血管紧张素受体 - 脑啡肽酶抑制剂、醛固酮受体拮抗剂和 β 受体拮抗剂均能改善心力衰竭预后,该作用在伴和不伴糖尿病的患者中没有差异。洋地黄类药物可改善心力衰竭患者症状及运动耐量,但并不改善预后。

10. 关于糖尿病相关性心力衰竭,下列说法**不正确**的是
    A. 心脏结构功能改变仅表现为左心室扩大伴射血分数降低
    B. 高血糖、高胰岛素血症可直接导致心肌损伤
    C. 糖尿病相关性心力衰竭的治疗不同于不伴有糖尿病的心力衰竭

答案: 7. ABC 8. AB 9. ABCE 10. AC

D. 糖尿病相关性心力衰竭患者的预后比不伴有糖尿病者差

E. 心力衰竭不是二甲双胍使用禁忌证

【解析】糖尿病相关心力衰竭可以有 2 种表现类型：以左心室室壁增厚、舒张功能减低为特征的射血分数保留的心衰；以左心室扩大、收缩功能下降为特征的射血分数减低的心衰；心衰药物和器械治疗被临床研究证实在有无糖尿病的心衰患者中同样有效。因此，针对心衰的治疗方案可以无差别地应用于糖尿病相关性心衰。

11. 关于糖尿病肾病的早期筛查，描述正确的是
    A. 1 型糖尿病诊断 5 年后即应筛查肾脏损害
    B. 2 型糖尿病一旦诊断即应立即筛查肾脏损害
    C. 肾功能异常的时候
    D. 出现糖尿病视网膜病变的时候
    E. 尿常规查见尿蛋白的时候
    F. 出现双脚水肿的时候

【解析】糖尿病患者糖尿病肾病的早期筛查按糖尿病防治指南要求：1 型糖尿病诊断 5 年后即应筛查肾脏损害；2 型糖尿病一旦诊断，应立即筛查肾脏损害。

12. 关于糖尿病合并肾脏损害时行肾活检的指征，以下描述正确的是
    A. 不合并糖尿病视网膜病变
    B. 短期内出现大量蛋白尿或出现肾病综合征
    C. eGFR 迅速下降
    D. 1 型糖尿病病程短于 5 年
    E. 尿常规出现活动性尿沉渣，如大量肾小球源性红细胞

F. 2 型糖尿病病程短于 5 年

【解析】当糖尿病合并肾脏损害时，除了糖尿病肾病之外还可以合并非糖尿病肾病。鉴别的金标准是肾活检。临床上当患者出现以上情况时都可考虑行肾活检。

13. 关于糖尿病 DSPN，描述正确的是
    A. 隐袭起病，由远端向近端缓慢逐渐进展
    B. 疼痛多为首发症状
    C. 常表现为不对称发病
    D. 白天症状加重，夜间有所缓解
    E. 糖尿病周围神经病变中最为常见

【解析】DSPN 在糖尿病神经病变中最为常见，约占所有 DN 的 75%。隐袭起病，由远端向近端缓慢逐渐进展。25% 的 DSPN 患者以疼痛为首发症，可以有多种疼痛感表述，如烧灼样、针刺样、电击样或撕裂样疼痛，伴有感觉异常如麻木、瘙痒或蚁爬感等，以不同方式合并表现，夜间加重为其特点。

14. 下列**不属于**糖尿病神经病变晚期表现的是
    A. 肌力减弱
    B. 肢体麻木
    C. 痛觉过敏
    D. 肢体烧灼样感
    E. 腱反射亢进

【解析】DN 患者常以疼痛为首发症，可以有多种疼痛感表述，如烧灼样、针刺样、电击样或撕裂样疼痛，伴有感觉异常如麻木、瘙痒或蚁爬感等，以不同方式合并表现，夜间加重为其特点。可伴有痛觉过敏，穿袜子、穿鞋子或盖被子时接触皮肤而感到异常剧痛或针刺感、瘙痒不适。运动障碍如远端的无力、手与足的小肌肉萎缩，一般出现在疾病后期。

答案： 11. AB　12. ABCDEF　13. ABE　14. BCDE

15. 糖尿病足溃疡根据病足血供情况分为
    A. 神经性溃疡
    B. 缺血性溃疡
    C. 营养不良型溃疡
    D. 外伤性溃疡
    E. 神经缺血性溃疡

【解析】糖尿病足溃疡按照血供状况分为神经性、神经缺血性及缺血性溃疡。

16. 诊断糖尿病足**至少**包含的必备条件是
    A. 糖尿病
    B. 神经病变
    C. 血管病变
    D. 感染
    E. 踝关节以远部位

【解析】糖尿病足的定义是初诊糖尿病或已有糖尿病病史的患者，由于糖尿病所致下肢神经病变和／或周围动脉病变，从而导致足踝部以远处皮肤出现溃疡或组织的破坏，伴或不伴有感染。

17. 高渗性昏迷的诊断标准有
    A. 血糖>33.3mmol/L
    B. 血钠>145mmol/L
    C. 血浆渗透压>350mmol/L
    D. 血钠>155mmol/L
    E. 血钾>5.5mmol/L

【解析】高渗性昏迷是糖尿病急性代谢紊乱的一种临床类型，其突出表现为血糖常高达 33.3mmol/L 以上，一般为 33.3～66.6mmol/L；血钠升高可达 155mmol/L；血浆渗透压显著高达 330～460mmol/L，一般在 350mmol/L 以上。

18. 糖尿病酮症酸中毒患者需要即刻补钾的是
    A. 治疗前血钾已高于正常
    B. 治疗前血钾正常，每小时尿量 30ml 以上
    C. 治疗前血钾正常，每小时尿量 40ml 以上
    D. 治疗前血钾正常，每小时尿量 20ml 以上
    E. 治疗前血钾已低于正常

【解析】糖尿病酮症酸中毒的补钾原则为：治疗前血钾已低于正常，开始治疗时即应补钾；治疗前血钾正常，每小时尿量在 40ml 以上，可在输液和胰岛素治疗的同时即开始补钾，若尿量少于 30ml，宜暂缓补钾，待尿量增加后再补；治疗前血钾水平高于正常，暂不应补钾。

19. 低血糖症是一种由多种原因引起的血糖浓度过低所导致的临床综合征，病因主要包括
    A. 药物性
    B. 肝源性
    C. 胰岛素源性
    D. 胰腺外肿瘤
    E. 肾源性

【解析】低血糖症常见原因：
（1）空腹（吸收后）低血糖
　1）内源性胰岛素分泌过多（胰岛 β 细胞疾病；胰岛素分泌过多；自身免疫性低血糖；异位胰岛素分泌）。
　2）药物性。
　3）重症疾病。
　4）胰岛素拮抗激素缺乏。
　5）胰外肿瘤。
（2）餐后（反应性）低血糖
　1）糖类代谢酶的先天性缺乏。
　2）特发性反应性低血糖症。
　3）滋养性低血糖症。
　4）肠外营养（静脉高营养）治疗。

答案： 15. ABE　16. ABCE　17. ACD　18. CE　19. ABCDE

5）功能性低血糖症。

6）2型糖尿病早期出现的进餐后期低血糖症。

20. 许多胰腺外肿瘤可伴发低血糖症，最常见的是
  A. 支气管癌
  B. 胆管癌
  C. 低度恶性或良性结缔组织肿瘤
  D. 原发性肝癌
  E. 假性黏液瘤

【解析】低血糖状态可见于胰腺以外的胸腔或腹腔肿瘤，胰腺外肿瘤主要是来源于组织间叶的肿瘤，例如间皮瘤、血管外支细胞瘤，其次为上皮来源的肿瘤。

低血糖是肝癌的一种常见副癌综合征，其发病原因尚不明确，而其容易出现低血糖症状的原因有以下几个：①肝癌患者食欲降低，消化和吸收功能障碍，导致葡萄糖摄入不足。②肝肿瘤缺乏糖原分解酶，葡萄糖转化为能量的效率低下。③肝癌细胞会分泌胰岛素或胰岛素样物质，或分泌一种胰岛 β 细胞刺激因子，这些物质能够降低血糖。④因为肝细胞的存活或增殖需要代谢葡萄糖，加上残留肝组织的糖原储备不足，而肝癌巨大时能够消耗大量的葡萄糖（每千克组织肝癌每天要消耗 50～200g 葡萄糖）。⑤癌瘤压迫腹膜未知感受器，阻止交感神经对肝脏之兴奋，不能激活糖原和有效地缓冲血糖水平。

三、共用题干单选题

（1～2题共用题干）

患者男，28岁。因乏力就诊，就诊前夜同学聚餐。就诊时精神状态佳，BMI 28kg/m²，BP 130/90mmHg，腹软，无压痛。FBG 15mmol/L，GHbA1c 12.6%，尿酮体（＋）。既往曾患胰腺炎。家族史：其舅舅患有糖尿病。

1. 对该患者最可能的诊断是
  A. 1型糖尿病
  B. 2型糖尿病
  C. 胰腺炎所致糖尿病
  D. MODY
  E. LADA

【解析】肥胖、高血压、高血糖是临床代谢综合征，其病理生理基础是胰岛素抵抗，且有糖尿病家族史。

2. 对分型诊断最有价值的是
  A. 临床代谢综合征表现
  B. 聚餐与既往胰腺炎史
  C. 尿酮体
  D. 年龄
  E. 糖尿病症状不明显

（3～6题共用题干）

患者女，32岁。身高 162cm，体重 66kg。无明显多饮、多尿、恶心，无呕吐及腹痛。平素体健，月经正常，近 2 个月停经。其父母、祖父均有糖尿病。查尿糖（＋＋），空腹血糖 6.5mmol/L。

3. 对该患者最可能的诊断是
  A. 1型糖尿病
  B. 2型糖尿病
  C. 妊娠糖尿病
  D. MODY
  E. LADA

【解析】生育年龄女性，平素月经正常，近 2 个月停经，提示可能妊娠，有血糖升高但未达到显性糖尿病的水平，故提示为妊娠糖尿病（GDM）。

答案： 20. CD
  1. B 2. A 3. C

4. 为明确其诊断，最准确的检测是
   A. 再次检测空腹静脉血糖
   B. 检查餐后两小时静脉血糖
   C. 检查糖化血红蛋白
   D. 馒头餐试验
   E. 口服75g无水葡萄糖耐量试验

【解析】我国GDM沿用标准：孕期任何时间行75g OGTT，5.1mmol/L≤空腹血糖<7.0mmol/L，OGTT 1h血糖≥10.0mmol/L，8.5mmol/L≤OGTT 2h血糖<11.1mmol/L，上述血糖值之一达标即诊断为GDM。

5. 下列血糖检测组合对其诊断最有价值的是
   A. OGTT 血糖：空腹4.5mmol/L，负荷后1小时9.0mmol/L，负荷后2小时7.7mmol/L
   B. OGTT 血糖：空腹5.0mmol/L，负荷后1小时9.4mmol/L，负荷后2小时8.2mmol/L
   C. OGTT 血糖：空腹5.2mmol/L，负荷后1小时8.8mmol/L，负荷后2小时8.9mmol/L
   D. OGTT 血糖：空腹4.2mmol/L，负荷后1小时9.8mmol/L，负荷后2小时7.8mmol/L
   E. OGTT 血糖：空腹4.8mmol/L，负荷后1小时7.2mmol/L，负荷后2小时6.8mmol/L

6. 若该患者OGTT空腹和2小时负荷后血糖分别为6.4mmol/L和11.6mmol/L，尿hCG（-），下列说法正确的有
   A. 已能明确糖尿病诊断
   B. 排除妊娠糖尿病
   C. 糖耐量减低
   D. 暂时不能诊断糖尿病
   E. 糖尿病前期

【解析】糖尿病诊断是基于空腹（FPG）、任意时间或OGTT中2小时血糖值（2h PG）。空腹指8～10小时内无任何热量摄入。任意时间指一日内任何时间，无论上一次进餐时间及食物摄入量。OGTT采用75g无水葡萄糖负荷。糖尿病症状指多尿、烦渴多饮和难于解释的体重减轻。对于无糖尿病症状，仅一次血糖值达到糖尿病诊断标准者，必须在另一天复测核实而确定诊断。

（7～9题共用题干）

患者男，59岁。2型糖尿病病史7年，口服格列本脲15mg/d和二甲双胍2.0g/d治疗。8个月前眼底检查可见微血管瘤、出血和硬性渗出。近1个月来视力明显减退，眼底检查可见视网膜新生血管形成和玻璃体积血。BP 160/100mmHg，BMI 28.4kg/m²，空腹血糖7.1mmol/L，餐后2小时血糖14.6mmol/L，糖化血红蛋白7.6%。

7. 目前该患者糖尿病视网膜病变的分期为
   A. 0期
   B. Ⅰ期
   C. Ⅱ期
   D. Ⅲ期
   E. Ⅳ期

8. 对该患者糖尿病的治疗应调整为
   A. 格列本脲加量
   B. 改用胰岛素
   C. 二甲双胍加量
   D. 加用噻唑烷二酮类药
   E. 加用α-葡糖苷酶抑制剂

9. 对该患者糖尿病视网膜病变最合适的治疗为
   A. 降血压治疗

答案： 4. E　5. C　6. D　7. E　8. B　9. C

B. 抗纤溶治疗

C. 激光治疗

D. 扩血管治疗

E. 抗凝治疗

（10～12题共用题干）

患者女，40岁。诊断糖尿病病史3年，体检发现血糖高，体重下降10kg，因服用格列齐特240mg/d，空腹血糖控制在9～10mmol/L，餐后2小时血糖13mmol/L左右，HbA1c 8.5%，尿检查酮体反复阳性，改用胰岛素治疗2个月余，HbA1c下降至7%，父亲患糖尿病，BMI 21.3kg/m²，ICA阴性，GAD抗体阳性。

10. 此患者最好的治疗方案应该选用

    A. 继续原治疗方案不变

    B. 停用胰岛素改用阿卡波糖

    C. 胰岛素增敏剂

    D. 停用胰岛素，换其他磺脲类药物

    E. 合用阿卡波糖、胰岛素增敏剂和双胍类药物

【解析】改用现有治疗方案后患者糖化血红蛋白下降且达标，可继续保持不变。

11. 下列检查有助于治疗方案确定的是

    A. 基因诊断

    B. 评估胰岛β细胞功能

    C. 果糖胺测定

    D. 评估胰岛素敏感性

    E. 查抗胰岛素抗体

【解析】患者诊断不明确，评估胰岛β细胞功能有助于鉴别诊断。

12. 此患者最可能的诊断是

    A. 成人隐匿性自身免疫性糖尿病

    B. 特发性1型糖尿病

C. MODY

D. 2型糖尿病，磺脲类药物失效

E. 无法分型

【解析】糖尿病患者年龄≥18岁、胰岛自身抗体阳性、诊断糖尿病后至少半年不依赖胰岛素治疗，若同时具备上述3项，排除妊娠糖尿病和其他特殊类型糖尿病后，可诊断为：成人隐匿性自身免疫性糖尿病。

（13～16题共用题干）

患者女，26岁。患糖尿病6年，消瘦，血糖常在16.7mmol/L（300mg/dl）以上，易出现酮症，胰岛素释放试验低平型。否认糖尿病家族史。

13. 若该患者给予格列奇特治疗3个月，效果不佳，其原因为

    A. 诊断不正确

    B. 病因未去除

    C. 所给药物剂量不够

    D. 未合并应用二甲双胍

    E. 未使用胰岛素治疗

【解析】从病历资料反映该患者诊断为1型糖尿病的可能性大。1型糖尿病治疗应该以胰岛素治疗为主。因此其原因为病因未去除。

14. 根据题干所提供的线索，该患者可能的病因为

    A. MODY

    B. 2型糖尿病

    C. 1型糖尿病

    D. 单基因糖尿病

    E. 糖耐量异常

【解析】年轻起病，酮症倾向，无家族史。胰岛素释放试验低平型。该患者诊断为1型糖尿病。

答案： 10. A 11. B 12. A 13. A 14. C

15. 假设患者近 2 个月眼睑及下肢浮肿,乏力,腰痛,血压 160/100mmHg,尿蛋白(++),颗粒管型少许,尿糖(++)。应诊断为
    A. 糖尿病肾脏病变
    B. 肾动脉硬化
    C. 肾盂肾炎
    D. 肾炎
    E. 降血糖药物副作用

【解析】1 型糖尿病病史超过 5 年,血糖控制差,伴随血压增高等。考虑糖尿病相关肾脏病变可能性最大。

16. 若患者查血发现血肌酐 570μmol/L,宜选用的治疗方案是
    A. 糖尿病饮食 +SGLT-2 抑制剂
    B. 糖尿病饮食 + 胰岛素
    C. 低优质蛋白糖尿病饮食 + 胰岛素
    D. 糖尿病饮食 + 二甲双胍
    E. 干细胞移植

【解析】1 型糖尿病肾脏病变,在糖尿病饮食的基础上,需要调整为低优质蛋白饮食,并继续坚持胰岛素治疗。

（17～18 题共用题干）

患者男,84 岁。诊断为 2 型糖尿病 20 年,腹胀,食欲差,有夜间阵发性呼吸困难,双膝关节以下皮肤感觉减退,并伴有贫血、泡沫尿和双下肢浮肿。

17. 下列口服降血糖药物可以选用的是
    A. 格列吡嗪
    B. 格列本脲
    C. 二甲双胍
    D. 吡咯列酮
    E. 利格列汀

【解析】患者可能存在心功能不全和慢性肾功能不全。

18. 最适宜的降血糖药物是
    A. 格列喹酮
    B. 格列奈类
    C. GLP-1 受体激动剂
    D. 胰岛素
    E. 噻唑烷二酮类

【解析】1 型糖尿病患者需依赖胰岛素维持生命,2 型糖尿病患者出现下列情况需要使用胰岛素控制高血糖,如:①经生活方式改变及口服降血糖药治疗未获得良好控制或口服降血糖药失效;②急性代谢紊乱,如糖尿病酮症酸中毒、高渗性高血糖状态和乳酸酸中毒;③合并重症感染、消耗性疾病、视网膜病变、肾病、神经病变、急性心肌梗死、脑卒中等;④因存在伴发病需外科治疗的围手术期;⑤妊娠和分娩。

（19～22 题共用题干）

患者男,56 岁。高血压多年,诊断为 2 型糖尿病 8 年,一直坚持饮食和运动治疗,同时口服二甲双胍 0.5mg,3 次 /d,格列齐特 80mg,2 次 /d。最近一次空腹血糖 11.1mmol/L。

19. 为了解血糖控制情况,最好检测
    A. 饭后血糖
    B. 空腹血糖
    C. 糖化血红蛋白
    D. 空腹血浆胰岛素
    E. OGTT

【解析】GHbA1c,测定可反映取血前 8～12 周血糖的总水平,DCCT 和 UKPDS 均把其作为糖尿病控制情况的一个监测指标,各国学术团体和组织充分肯定了其在预防并发症发生、发展中的重要作用。

20. 其血压控制目标为
    A. <140/80mmHg

答案:　15. A　16. C　17. E　18. D　19. C　20. E

B. <100/60mmHg

C. <120/70mmHg

D. <110/60mmHg

E. <130/80mmHg

【解析】中国 2 型糖尿病综合控制目标建议血压控制在<130/80mmHg。

21. 如果 GHbA1c 9.0%，2 小时血糖为 14.5mmol/L，最佳的处理是

A. 增加格列齐特剂量

B. 联用格列奈类

C. 加用噻唑烷二酮类

D. 起始基础胰岛素

E. 加用 α- 葡糖苷酶抑制剂

【解析】患者 2 型糖尿病 8 年，一直坚持饮食和运动治疗，同时口服二甲双胍 0.5mg，3 次 /d，格列齐特 80mg，2 次 /d。属于经生活方式改变及口服降血糖药治疗未获得良好控制或口服降血糖药失效。

22. 若患者谷丙转氨酶 120U/L，尿蛋白 (+++)，下列替换方案最适合的是

A. 格列齐特＋基础胰岛素

B. 早晚餐前预混胰岛素

C. 噻唑烷二酮类＋早晚餐前预混胰岛素

D. 二甲双胍＋早晚餐前预混胰岛素

E. 噻唑烷二酮类 +α- 葡糖苷酶抑制剂 + 基础胰岛素

【解析】患者谷丙转氨酶 120U/L，口服降血糖药可引起或加重肝功能受损，肝功能受损时也导致口服降血糖药物使用受限。

（23～25 题共用题干）

患者男，56 岁。吸烟 30 余年，糖尿病病史 10 年，左下肢第 3、4 趾干性坏疽 1 周。查体：左下肢足背动脉搏动减弱，左第 3、4 趾干性坏疽。随机静脉血

糖 18mmol/L。血常规：WBC $9×10^9$/L，N% 75%，BUN 5.6mmol/L，Cr 68μmol/L，ESR 75mm/h。

23. 该患者的诊断为

A. 糖尿病足（左，Wagner1 级）

B. 糖尿病足（左，Wagner2 级）

C. 糖尿病足（左，Wagner3 级）

D. 糖尿病足（左，Wagner4 级）

E. 糖尿病足（左，Wagner5 级）

【解析】糖尿病足的 Wagner 分级如下。0 级：有发生足溃疡的危险因素，但目前无溃疡；1 级：足部表浅溃疡，无感染征象，突出表现为神经性溃疡；2 级：较深溃疡，常合并软组织感染，无骨髓炎或深部脓肿；3 级：深部溃疡，有脓肿或骨髓炎；4 级：局限性坏疽（趾、足跟或前足背），其特征为缺血性坏疽，通常合并神经病变；5 级：全足坏疽。

24. 需要优先考虑的治疗方案是

A. 手术

B. 抗感染

C. 营养支持

D. 保守治疗，换药

E. 控制血糖

【解析】该患者糖尿病足，诊断已达 Wagner 4 级，为防止感染扩散危及生命，截肢是唯一的选择。

25. 以下非糖尿病足截肢适应证的是

A. Wagner 4 级及以上的坏疽

B. Wagner 3 级合并严重感染伴随全身症状（主要是全身炎症反应）危及生命，如气性坏疽

C. 严重肢体缺血经过积极内科保守治疗、各种血管重建手术（包括血管旁路手术治疗和腔内治疗）仍出现不能耐受的疼痛、肢体坏死或感染播散

答案： 21. D 22. B 23. D 24. A 25. E

D. 糖尿病 Charcot 神经骨关节病合并感染经综合治疗无效,严重影响功能者

E. Wagner 2 级合并严重感染伴随全身炎症反应

【解析】截肢手术适应证如下:①Wagner 4 级及以上的坏疽。②Wagner 3 级合并严重感染伴随全身症状(主要是全身炎症反应)危及生命,如气性坏疽;不能控制的化脓性关节炎;长期存在的慢性骨髓炎引起肢体严重畸形,功能丧失,甚至诱发癌变。③严重肢体缺血经过积极内科保守治疗、各种血管重建手术(包括血管旁路手术治疗和腔内治疗)仍出现不能耐受的疼痛、肢体坏死或感染播散。④糖尿病 Charcot 神经骨关节病合并感染经综合治疗无效,严重影响功能者,截肢后安装义肢可改善功能,提高患者生活质量,为相对适应证。

(26～29题共用题干)

患者女,70 岁。糖尿病、高血压病史 10 年,否认慢性支气管炎等病史。口服药物控制血糖(具体不详),未定期监测血糖,偶有测餐后血糖 15～20mmol/L,血压控制不详;间断胸闷、胸痛 3 个月,加重 1 小时,以心前区为主,呈压榨性。查体:血压 180/80mmHg,随机静脉血糖 16mmol/L。心电图:窦性心律,ST-T 改变,胸片未见异常。

26. 该患者考虑初步诊断为

A. 主动脉夹层

B. 胸膜炎

C. 急性冠脉综合征

D. 气胸

E. 肺栓塞

【解析】患者为 70 岁女性,有糖尿病、高血压等心血管疾病高危因素,血糖控制不佳,出现胸闷、胸痛症状,首先考虑合并心血管疾病。

27. 假设该患者考虑为急性抬高型心肌梗死,急需的检查是

A. 心电图、胸片

B. 心肌酶学、心电图

C. D- 二聚体、血常规

D. 急诊冠脉造影,必要时支架植入

E. 心脏彩超

【解析】急性抬高型心肌梗死 PCI 治疗最佳时间是起病后 3～6 小时。

28. 若既往患者已植入支架 2 枚,目前血压平稳,心功能 Ⅱ 级,下列药物**不建议**长期使用的是

A. 阿司匹林

B. 阿托伐他汀钙

C. 美托洛尔

D. 卡托普利

E. 氢氯噻嗪

【解析】噻嗪类利尿剂可加重糖、脂代谢及电解质紊乱,需谨慎使用。

29. 糖尿病合并心血管病变的病理基础是

A. 动脉粥样硬化

B. 高血糖

C. 慢性炎症反应

D. 高血脂

E. 胰岛素抵抗

【解析】大动脉病变基本病理基础是动脉粥样硬化,其余选项均为发生动脉粥样硬化的危险因素。

(30～31题共用题干)

患者男,65 岁。诊断是糖尿病 10 余年,活动后呼吸困难 1 年。1 个月前,呼吸困难于轻微活动后即可出现。体格检查:血压 124/70mmHg,心律齐,心率 89 次 /min,心界轻度向左扩大,心音正常,心脏各瓣膜区未

答案: 26. C 27. D 28. E 29. A

闻及杂音。双肺底可闻及细湿啰音。双下肢轻度水肿。心脏彩超提示心室大小正常，室间隔稍增厚，双心房稍大，左心室射血分数57%。NT-proBNP 2 200pg/L。

30. 下列对该患者诊断的描述,正确的是
    A. 不能诊断为心力衰竭
    B. 诊断为射血分数保留的心力衰竭
    C. 诊断为射血分数减低的心力衰竭
    D. 心脏结构的变化与糖尿病病史无关
    E. 呼吸困难的病因首先应考虑肺部疾病

【解析】患者老年男性,有明确的糖尿病病史,有可疑为心衰的症状和体征,虽然患者左心室射血分数正常,但是有左心室增厚和左心房增大,提示存在舒张功能不全,结合利钠肽水平升高,诊断为射血分数保留的心力衰竭。

31. 下列治疗方法可以改善患者预后的是
    A. 利尿剂
    B. 美托洛尔
    C. 依那普利
    D. 螺内酯
    E. 加强糖尿病管理

【解析】目前尚没有确切的可以改善射血分数保留的心力衰竭患者预后的药物。该类患者的治疗以利尿剂改善瘀血症状和控制基础疾病为主,如控制血压、血糖、心房颤动等。

（32~35题共用题干）

患者男,62岁。诊断糖尿病10余年。近半年出现活动后胸痛、呼吸困难、夜间阵发性呼吸困难,间断出现双下肢水肿。血压110/67mmHg,心率98次/min。查血肌酐667μmol/L,血红蛋白98g/L,白细胞7.6×10⁹/L。胸部X线提示心影稍增大,肺瘀血征象。

32. 下列检查项目能帮助诊断的是
    A. C-反应蛋白
    B. 尿常规
    C. B型利钠肽
    D. 红细胞沉降率
    E. 肌钙蛋白

【解析】根据病史、症状和体征,患者患心力衰竭的可能性大。B型利钠肽是心肌分泌的重要肽类激素,心衰时分泌和释放增加,是心力衰竭诊断流程中的必须内容。

33. 假设该患者诊断为心力衰竭,以下降血糖药物中最适合的是
    A. 二甲双胍
    B. 比格列酮
    C. 达格列净
    D. 罗格列酮
    E. 胰岛素

【解析】该例患者诊断为糖尿病,肾功能不全,贫血,心力衰竭。虽然二甲双胍和达格列净可安全地在确诊心力衰竭的糖尿病患者中使用,但是该患者存在肾功能不全,是这两类药物的使用禁忌。噻唑烷二酮类药物罗格列酮和比格列酮有液体潴留和水肿的副作用,在确诊心衰的糖尿病患者中不推荐使用。胰岛素在心力衰竭、肾功能不全的患者中可在严密监测下使用。

34. 假设超声心动图检查提示左心室扩大,射血分数32%,NT-proBNP 4 300pg/L,肌钙蛋白T 9.4μg/L,C-反应蛋白4mg/L。以下用药方案最合理的是
    A. 呋塞米+比索洛尔+螺内酯
    B. 呋塞米+螺内酯+依那普利
    C. 呋塞米+依那普利
    D. 呋塞米+比索洛尔
    E. 呋塞米+比索洛尔+依那普利+螺内酯

答案: 30. B 31. E 32. C 33. E 34. D

【解析】根据假设患者诊断射血分数减低的心力衰竭，除了使用呋塞米利尿缓解心衰瘀血症状外，应使用 ACEI/ARB/ARNI、β受体拮抗剂、醛固酮受体拮抗剂改善预后。但是该例患者存在肾功能不全，是 ACEI/ARB/ARNI 和螺内酯使用的禁忌。

35. 假设超声心动图检查提示左心室舒张功能减退，射血分数 57%，NT-proBNP 4 300pg/L，肌钙蛋白 T 9.4μg/L，C- 反应蛋白 4mg/L。以下治疗方案最合理的是
    A. 利尿剂 + 纠正贫血 + 管理糖尿病、肾功能不全
    B. 利尿剂 + 依那普利 + 纠正贫血 + 管理糖尿病、肾功能不全
    C. 呋塞米 + 比索洛尔 + 依那普利 + 螺内酯 + 纠正贫血 + 管理糖尿病、肾功能不全
    D. 呋塞米 + 比索洛尔 + 纠正贫血 + 管理糖尿病、肾功能不全
    E. 呋塞米 + 螺内酯 + 依那普利 + 纠正贫血 + 管理糖尿病、肾功能不全

【解析】根据假设患者诊断射血分数保留的心力衰竭，目前尚无确切能改善该类患者预后的治疗方法。临床上治疗以缓解症状为主，对于有液体潴留患者使用利尿剂。同时强调对心血管合并症的筛查，并给予相应的治疗，以改善症状和预后。

（36～38 题共用题干）

患者男，46 岁。诊断为 2 型糖尿病 2 年，体型肥胖，既往未行肾脏相关检查，一直服用二甲双胍和阿卡波糖控制血糖。因发现泡沫尿 1 个月来院检查，血压 138/72mmHg，尿常规尿蛋白（+++），红细胞（镜检）35/HP；尿白蛋白肌酐比 3 215mg/g，血浆白蛋白 38g/L，血肌酐 132μmol/L，肾小球滤过率 65ml/(min·1.73m²)。眼科检查未见糖尿病视网膜病变改变。颈动脉彩超提示动脉粥样硬化斑。

36. 下面检查最有助于患者肾脏病的精确诊断的是
    A. 心脏彩超
    B. 肾脏彩超
    C. 眼底造影
    D. 经皮肾穿刺活检
    E. 尿红细胞形态
    F. 24 小时尿蛋白定量

【解析】该患者糖尿病病程不长，既往未行肾脏相关检查，既往是否有蛋白尿病史不清楚，尿常规查见较多红细胞，且血肌酐已有升高，眼科检查也未发现糖尿病视网膜病变，故患者糖尿病合并非糖尿病肾病的可能性极大，最精确的诊断手段即为经皮肾穿刺活检。

37. 患者肾活检提示糖尿病肾病，下一步可考虑的药物治疗是
    A. 糖皮质激素
    B. 噻嗪类利尿剂
    C. ACEI 或 ARB
    D. 钙通道阻滞剂
    E. 胰岛素
    F. 环磷酰胺

【解析】糖尿病防治指南明确指出，对于糖尿病不伴高血压且 UACR≥30mg/g 的患者，使用 ACEI 或 ARB 类药物可延缓蛋白尿进展，且双倍剂量可能获益更多。

38. 该患者在使用 ACEI 或 ARB 过程中，**不需要**关注的是
    A. 低血压
    B. 干咳
    C. 高钾血症

答案： 35. A 36. D 37. C 38. E

D. 血肌酐升高幅度

E. BNP 下降

F. 尿酸下降

【解析】糖尿病防治指南明确指出，在使用 ACEI 或 ARB 类药物特别是双倍剂量的患者，应该关注和监测不良事件的发生不良事件（低血压、高钾血症、急性肾损伤、刺激性干咳等）发生率。指南指出：用药初期两个月，每 1~2 周应监测血肌酐和血钾；用药 2 个月内血清肌酐升高幅度 >30% 常提示肾缺血，应停用该类药物；如出现高钾血症，也应停用该类药物并及时治疗。

（39~42 题共用题干）

患者男，53 岁。2 型糖尿病 5 年，痛风 1 年。体型肥胖，一直服用二甲双胍和阿卡波糖控制血糖。既往未行肾脏方面检查。因体检发现蛋白尿 1 个月来院检查，血压 148/78mmHg，尿常规尿蛋白（+++），红细胞 2/HP；尿白蛋白肌酐比 3 112mg/g，血浆白蛋白 30g/L，血肌酐 89μmol/L，肾小球滤过率 78ml/（min·1.73m²）。眼科检查提示糖尿病视网膜病变。颈动脉彩超提示动脉粥样硬化斑。

39. 此患者给予厄贝沙坦 300mg，每天 1 次，口服，治疗 1 个月 UACR 增加为 5 286mg/g，其原因为

　　A. 诊断不正确

　　B. 痛风未控制

　　C. 厄贝沙坦剂量不够

　　D. 未与依拉普利合用

　　E. 未与氢氯噻嗪合用

　　F. 未与波依定联用

【解析】该患者大量蛋白尿伴低蛋白血症，临床诊断为肾病综合征。对于中老年肾病综合征应积极排除各种继发原因。该患者还有多年糖尿病，伴有糖尿病视网膜病变，肾病综合征继发于糖尿病的可能性极

大。一般来说，糖尿病肾病进展缓慢，但是该患者蛋白尿在短期之内快速增加，肾病综合征可能由糖尿病之外的其他病因所致。

40. 根据题干所提供的信息，该患者如需明确诊断，最应该进行的检查是

　　A. 心脏彩超

　　B. 肾脏彩超

　　C. 眼底造影

　　D. 经皮肾穿刺活检

　　E. 尿红细胞形态

　　F. 24 小时尿蛋白定量

【解析】该患者糖尿病合并非糖尿病肾病的可能性极大，最精确的诊断手段即为经皮肾穿刺活检。

41. 假设患者肾活检提示特发性膜性肾病，实验室检查方面最应该补充的是

　　A. 心脏彩超

　　B. 血常规

　　C. 血清抗 PLA2R 抗体（anti-PLA2R）检测

　　D. 抗 Sm 抗体检测

　　E. ANA 检测

　　F. 乙肝标志物检测

【解析】膜性肾病是成人肾病综合征常见的病理类型，其中病因未明者称为特发性膜性肾病（IMN）。2009 年 Beck 等在成人 IMN 患者血清中检测到抗肌肉型磷脂酶 A2 受体（M 型 PLA2R）的自身抗体，并证明 PLA2R 是成人 IMN 的重要靶抗原，且与疾病的活跃程度密切相关，其滴度水平与治疗方案的制订密切相关。

42. 假设患者肾活检提示糖尿病肾病伴 K-W 结节形成，在厄贝沙坦使用的基础上可考虑联合使用的药物是

———

答案：　39. A　40. D　41. C　42. C

A. 糖皮质激素

B. 噻嗪类利尿剂

C. SGLT-2 抑制剂

D. 钙通道阻滞剂

E. 胰岛素

F. 二甲双胍

【解析】多项临床研究均证实 SGLT-2 抑制剂有降低糖尿病肾病肾脏复合终点的风险。2018ADA/EASD 推荐 SGLT-2 抑制剂优选作为延缓 CKD 进展并兼具有心脏保护的降血糖药。

（43～45 题共用题干）

患者男，62 岁。主诉：对称性双下肢麻木刺痛两年，加重 3 个月。既往 2 型糖尿病病史 15 年，平素口服格列喹酮、二甲双胍、阿卡波糖等药物治疗，血糖控制不佳。2 年前出现对称性双下肢刺痛、麻木，未予重视，上述症状逐渐加重。近 3 个月来，双下肢刺痛，入夜尤甚，双下肢麻木，行走如踩棉垫，以致走路不稳，伴有消瘦、乏力、肢冷。

43. 下面诊断最为合理的是

A. 2 型糖尿病

B. 中毒性末梢神经炎

C. 2 型糖尿病合并肌肉病

D. 2 型糖尿病合并中枢神经病变

E. 2 型糖尿病合并周围神经病变

【解析】该患者有 2 型糖尿病病史，近 2 年出现双下肢对称性刺痛、麻木，入夜尤甚，均表现为糖尿病对称性周围神经病变症状。

44. 该患者**不宜**采用的治疗方案是

A. 控制血糖

B. 给予度洛西汀等镇痛药物

C. 给予针刺诊疗

D. 严格控制运动，避免双下肢损伤

E. 给予 B 族维生素

【解析】其他选项均为糖尿病周围神经病变的常规治疗，但对于糖尿病周围神经病变患者一般鼓励适当多运动，但应以量力而行为原则。可以练习气功、太极拳等。心理调摄方面，应保持乐观的情绪。合理安排饮食，保持营养均衡和全面，适当运动，培养良好的生活方式。

45. 下列**不是**该疾病常见病因的是

A. 代谢异常

B. 氧化应激

C. 外伤感染

D. 血管损伤

E. 炎症反应

【解析】糖尿病周围神经病变常见的病因包括代谢异常，比如多元醇通路激活、糖脂代谢异常等，此外常见病因还包括氧化应激、炎症反应、血管损伤、静脉血气变化等。

（46～49 题共用题干）

患者女，64 岁。血糖升高 30 年，半月前无明显诱因出现双手指尖麻木，逐渐加重至双腕部麻木，双足底有不适感。患者病程中有口渴、多饮、多尿症状，偶有头昏、呛咳，无头痛，无胸闷、气短，无发热，无咳嗽、咳痰，无明显体重下降。

46. 根据题干所提供的线索，该患者可能的诊断为

A. 糖尿病合并脑卒中

B. 中毒性末梢神经炎

C. 糖尿病合并肌肉病

D. 糖尿病合并中枢神经病变

E. 糖尿病合并周围神经病变

【解析】从病历资料反映该患者有糖尿病史，且双手指尖麻木，由远端向近端缓慢逐渐进展，无头痛，无胸闷、气短，无发热，

答案： 43. E 44. D 45. C 46. E

无咳嗽、咳痰，无明显体重下降，可排除其他病因，符合糖尿病神经病变诊断。

47. 若患者有脑梗死病史 10 余年，冠心病支架术后 8 年余，长期尿蛋白阳性，应进一步进行的检查**不包括**
    A. 神经系统检查
    B. 肌酐、尿蛋白、尿微量白蛋白测定
    C. 心电图检查
    D. 糖化血红蛋白
    E. 头部 MRI
    【解析】从病历资料反映该患者存在糖尿病周围神经病变、糖尿病肾病，冠心病支架后，因此上述检查都应进行。

48. 为进一步判断脑梗死情况，下列最应选择的检查是
    A. 头颅 CT 平扫
    B. MRI
    C. 彩超
    D. DSA
    E. X 线
    【解析】头颅 CT 平扫较为判断脑梗死情况严重程度，其余选项多为辅助检查。

49. 鉴于该患者目前状况，应进行的下列治疗是
    A. 神经节苷脂营养神经
    B. 神经生长因子修复神经系统损伤
    C. 控制血糖
    D. 硫酸氢氯吡格雷抗血小板
    E. 抗感染治疗
    【解析】硫酸氢氯吡格雷抗血小板可以稳定斑块，进一步通过营养神经，改善微循环，缓解神经病变症状，同时通过应用降血糖药控制血糖。

（50～52 题共用题干）

患者女，50 岁。因"多尿、口干、多饮 7 年，左足背红肿、流脓 2 周"来诊。查体：左足背近第 1 趾间处皮肤破溃，有脓性分泌物，足背大部红肿，压痛不明显，左足背动脉搏动差。空腹血糖 13.8mmol/L。

50. 该患者糖尿病足伴感染，有关使用抗生素的基本原则，叙述**错误**的是
    A. 治疗开始，在未知病原菌的情况下使用广谱抗生素
    B. 可口服抗生素治疗
    C. 由于局部组织缺血，抗生素剂量可能需要加大
    D. 软组织抗感染治疗至少 2 周，如有骨髓炎至少 6 周
    E. 根据创面状况和分泌物培养结果调整抗生素
    【解析】糖尿病足伴感染抗生素使用的基本原则是：在使用抗生素前应该进行创面分泌物培养及药敏试验；在培养结果出来之前，可以经验性地选择抗生素治疗；根据感染的严重情况选择经口服抗生素或者静脉抗生素应用；治疗开始，在未知病原菌的情况下使用广谱抗生素；在创面局部组织缺血，抗生素剂量可能需要加大；软组织抗感染治疗至少 2 周，如有骨髓炎至少 6 周；其后可根据创面状况和分泌物培养结果调整抗生素。

51. 该患者糖尿病足治疗方案中，叙述**错误**的是
    A. 应用胰岛素控制血糖
    B. 应用扩血管药物改善循环功能
    C. 抗感染
    D. 局部清创后缝合伤口
    E. 应用 B 族维生素改善神经功能
    【解析】糖尿病足溃疡感染，尤其是感染

答案： 47. E 48. A 49. E 50. B 51. D

严重没有得到较好控制的溃疡，原则上应该给予胰岛素控制血糖，给予扩血管药物改善循环功能以改善足部病变血供，选择合适的抗生素抗感染，局部清创且需要彻底以及可以给予 B 族维生素改善神经功能；但是，在感染未控制的创面，不能在局部清创后缝合创面，这样不利于创面愈合且有加重的风险。

52. 评估感染是否累及骨和关节的检查**不包括**
    A. X 线片
    B. MRI
    C. 同位素标记的白细胞扫描
    D. 应用探针探查
    E. 10g 尼龙单丝检查

【解析】评估足溃疡是否感染累及骨的检查包括 X 线片、MRI、同位素标记的白细胞扫描以及应用探针探查；而 10g 尼龙单丝检查是筛查是否存在本体感觉异常，作为神经病变的一种筛查工具。

（53～55 题共用题干）

患者男，47 岁。因"多尿、口干、多饮 10 年，下肢麻木 4 年，右足底溃破 1 个月"来诊。查体：右足温暖，足背动脉搏动良好，右足底近第 3 跖趾关节处有一 2cm×2cm 被胼胝包围的溃疡，表面无脓性分泌物，周围组织无红肿。空腹血糖 13.8mmol/L。

53. 对于该患者足溃疡的治疗，必不可少的措施是
    A. 抗感染治疗
    B. 减轻足底压力
    C. 改善循环功能
    D. 戒烟
    E. 修剪胼胝

【解析】糖尿病足溃疡的治疗，最必不可少的措施即是减负，即患足不能负重，减轻足底压力正确。

54. 为进一步评估该患者糖尿病足，优先考虑的检查是
    A. 下肢血管造影
    B. 经皮氧分压测定
    C. 足 X 线片
    D. 神经系统检查，特别是足部压力测定
    E. 应用探针探查

【解析】此患者溃疡位于右足底近第 3 跖趾关节处，被胼胝包围，且右足温暖，足背动脉搏动良好，表面无脓性分泌物，周围组织无红肿，因此首先考虑神经性溃疡，因此应该优先考虑神经系统检查，特别是足部压力测定，同时应做到患足减负。

55. 根据糖尿病足 Wagner 分级法，该患者糖尿病足属于
    A. 1 级
    B. 2 级
    C. 3 级
    D. 4 级
    E. 5 级

【解析】糖尿病足溃疡有许多种分级方法，其中最常用的分级方法为 Wagner 分级法，内容如下。0 级：有发生足溃疡的危险因素，但目前无溃疡；1 级：足部表浅溃疡，无感染征象，突出表现为神经性溃疡；2 级：较深溃疡，常合并软组织感染，无骨髓炎或深部脓肿；3 级：深部溃疡，有脓肿或骨髓炎；4 级：局限性坏疽（趾、足跟或前足背），其特征为缺血性坏疽，通常合并神经病变；5 级：全足坏疽。

（56～61 题共用题干）

患者男，67 岁。因"多尿、口干、多饮 20 年，下肢麻木 4 年，间歇性跛行 1 年，加重 2 个月"来诊。查体：BP 150/90mmHg，

答案： 52. E 53. B 54. D 55. C

慢性病容，双足皮肤温暖、完整，足背动脉搏动良好。空腹血糖 13.8mmol/L。

56. 该患者间歇性跛行最大的可能性是

A. 假性间歇性跛行，腰骶椎管狭窄可能性大

B. 下肢动脉粥样硬化闭塞性病变

C. 糖尿病性周围神经病变

D. 糖尿病性下肢动脉病变

E. 糖尿病性感觉神经病变

【解析】间歇性跛行常是下肢动脉闭塞性病变的一种临床表现，表现为行走数米、数十米或者数百米后出现下肢肌肉疼痛，患者必须休息一段时间，疼痛消失的现象，伴有足部皮肤温度降低或者发凉；但该患者查体双足皮肤温暖、完整，足背动脉搏动良好，因此临床上考虑是下肢动脉粥样硬化闭塞性病变的可能性小；临床还有一种可能原因即腰骶椎管狭窄也可以出现间歇性跛行的症状。

57. 该患者间歇性跛行最应该进行的检查是

A. 腰骶椎管 MRI

B. 下肢动脉 DSA

C. 肌电图

D. 腰椎正侧位 X 线片

E. 双足 X 线片

【解析】既然临床上排除下肢动脉粥样硬化闭塞性病变，考虑有腰骶椎管狭窄的可能，那么就一个做腰骶椎管 MRI 以明确诊断。

［提示］如果查体患者双足皮肤发凉，完整，足背动脉搏动未及，最大跛行距离 5m，ABI<0.4。

58. 该患者间歇性跛行最大的可能性是

A. 假性间歇性跛行，腰骶椎管狭窄可能

性大

B. 下肢动脉粥样硬化症

C. 糖尿病性周围神经病变

D. 糖尿病性下肢动脉闭塞性病变

E. 糖尿病性感觉神经病变

【解析】间歇性跛行常是下肢动脉闭塞性病变的一种临床表现，表现为行走数米、数十米或者数百米后出现下肢肌肉疼痛，患者必须休息一段时间，疼痛消失的现象，伴有足部皮肤温度降低或者发凉；该患者查体双足皮肤发凉，完整，足背动脉搏动未及，最大跛行距离 5m，因此临床上应该考虑糖尿病性下肢动脉闭塞性病变，严重肢体缺血。

59. 该患者下肢动脉病变最有可能的情况是

A. 严重肢体缺血（CLI）

B. 轻度 LEAD

C. 中度 LEAD

D. 动脉粥样硬化症

E. 血栓闭塞性脉管炎

【解析】下肢动脉闭塞性病变，临床分期如下。1 期：有下肢动脉闭塞性病变的证据，无临床症状；2 期：2a，间歇性跛行距离在 20m 以上，40m 以内；2b，间歇性跛行距离在 20m 以内；3 期：出现夜间静息痛；4 期：出现缺血性坏疽；该患者最大跛行距离 5m，ABI<0.4，因此临床上应该考虑严重肢体缺血。

60. 如果该患者右足大踇趾出现 1cm 溃疡，边缘发黑，剧痛，该患者最需要进行的检查是

A. 双下肢 DSA

B. 双下肢 ABI

C. 双足 X 线片

D. 双下肢血管彩超

E. 双下肢 CTA

答案： 56. A　57. A　58. D　59. A　60. A

【解析】该患者考虑 CLI，且右足大拇趾出现 1cm 溃疡，边缘发黑，剧痛，此时应该评估患者下肢动脉的严重程度以及确定治疗策略（是否血管腔内球囊或 / 及支架置入、血管旁路移植等），如果仅仅诊断，CTA 也可，但是 CTA 之后如果需要行相应的处理，仍然需要再次行 DSA，这样患者就会增加造影剂相关性肾病的风险，且治疗费用也明显增加。

61. 该患者需要立即进行的处理是
    A. 右下肢动脉 DSA，判明病变后进行血管腔内治疗（球囊或者支架）
    B. 右下肢动脉 DSA，判明病变后进行血管旁路手术
    C. 抗血小板治疗
    D. 扩血管治疗
    E. 抗凝治疗

【解析】该患者考虑是 CLI，经过 DSA 评估患者下肢动脉的严重程度后，需要改善血循，其原则是首先选择创伤小、副作用少的微创治疗，即血管腔内球囊或 / 及支架置入。

（62～64 题共用题干）

患者女，59 岁。发热、咳嗽、咳痰 8 天，神志不清 1 天，急诊入院。有高血压、糖尿病病史。查体：T 38.9℃，R 25 次 /min，BP 135/87mmHg。皮肤干燥，双下肺较多湿啰音。

62. 该患者首先应进行的检查是
    A. 血常规
    B. 血生化
    C. 血氨水平
    D. 胸片
    E. 尿酮及尿糖水平

【解析】患者老年女性，既往有糖尿病病史，存在上呼吸道感染这一诱因，合并有脱水表现，因此糖尿病酮症酸中毒为首要考虑诊断，而尿糖及尿酮的检查是鉴别该病最快、最简易的方式。

63. 下列检查中，最可能异常的是
    A. 血氨水平
    B. 心电图
    C. 血糖水平
    D. 血清钾、钠、氯、钙水平
    E. 血乳酸水平

【解析】糖尿病酮症酸中毒是糖尿病急性并发症，常通过尿液检查及血液检查可明确诊断。尿糖、尿酮强阳性，可能有蛋白尿和管型尿。血糖一定升高，多数为 16.7～33.3mmol/L，有时可高达 55.5mmol/L 以上。血酮体升高，多在 4.8mmol/L，CO_2 结合力可降低。

64. 患者神志不清最可能的原因是
    A. 脑细胞脱水、缺氧
    B. 中毒性脑病
    C. 脑血管意外
    D. 乳酸酸中毒
    E. 低血糖

【解析】糖尿病酮症酸中毒主要的病理生理改变表现为酸中毒、严重失水、电解质平衡紊乱、携带氧系统失常、周围循环衰竭和肾功能障碍、中枢神经功能障碍。糖尿病酮症酸中毒的患者在高血糖状态下引起渗透性利尿，大量酸性代谢产物排出加重水分丢失，恶心、呕吐等胃肠道症状也导致体液丢失，同时酸中毒时血氧离曲线改变导致体内细胞携氧异常，以上因素均可引起严重失水、循环障碍、渗透压升高、脑细胞缺氧等，引起中枢神经系统功能障碍，出现不同程度的意识障碍、嗜睡、反应迟钝，以至昏迷，后期可能出现脑水肿。

答案：　61. A　62. E　63. C　64. A

（65～68题共用题干）

患者男，17岁。因多饮、多尿，伴消瘦、乏力1个月就诊，经 OGTT 检查及相关抗体检测确诊为1型糖尿病。半年后，患者因进食不洁食物后出现呕吐、腹泻、发热38℃、嗜睡1天急诊就诊。

65. 此时最可能的诊断应考虑
    A. 中毒性菌痢
    B. 急性胃肠炎合并糖尿病酮症酸中毒
    C. 胃肠道感染并饥饿性酮症
    D. 高渗性昏迷
    E. 低血糖昏迷

【解析】糖尿病酮症酸中毒是糖尿病最常见的急性并发症，在各种诱因的作用下，胰岛素缺乏以及拮抗胰岛素的激素升高，导致高血糖、高酮血症和酮尿症以及蛋白质、脂肪、水和电解质代谢紊乱，同时发生代谢性酸中毒为主要表现的临床综合征。主要发生在1型糖尿病，常存在诱因。该患者有1型糖尿病病史，不洁食物食用史为诱因，因此首先考虑诊断为糖尿病酮症酸中毒。

66. 此时最快的检查手段是
    A. 血氨测定
    B. 血乳酸测定
    C. 尿酮、尿糖测定
    D. 肾功能测定
    E. 血电解质测定

【解析】虽然血糖及血酮也是糖尿病酮症酸中毒的确诊方式，但血酮检测要求较高、普及率较低、且所需完成时间较长，因此容易耽误病情。尿糖及尿酮的检测方式便捷且快速，两者均强阳性即支持糖尿病酮症酸中毒诊断。

67. 假设该患者尿常规示尿糖（++++）、尿酮（+++），应选择的处理是

A. 立即皮下注射常规胰岛素40U
B. 输注10%葡萄糖液
C. 输注0.45%氯化钠溶液
D. 输注0.9%氯化钠溶液
E. 输注10%葡萄糖液

【解析】输液是抢救糖尿病酮症酸中毒首要的、关键的措施。患者常有严重失水，只有在有效组织灌注改善、恢复后，胰岛素的生物效应才能充分发挥。再者，单纯注射胰岛素而无足够的液体可进一步将细胞外液移至细胞内，组织灌注更显不足。通常使用生理盐水补充，当血糖降至13.9mmol/L左右时方改输注5%葡萄糖液，并在葡萄糖液中加入速效胰岛素。

68. 假设患者实验室检查示：血糖24.1mmol/L，血 pH 6.9，此时血压60/40mmHg，应该进行的处理是
A. 大量补液，皮下注射胰岛素
B. 大量补液，适当补碱，持续静脉滴注胰岛素，每小时 0.1U/kg
C. 大量补液，补碱，持续静脉滴注胰岛素，每小时 0.01U/kg
D. 大量补液，补碱，持续静脉滴注胰岛素，每小时 0.08U/kg
E. 大量补液，补碱，持续静脉滴注胰岛素，每小时 1.0U/kg

【解析】输液是抢救糖尿病酮症酸中毒首要的、关键的措施。小剂量（速效）胰岛素治疗方案（每小时 0.1U/kg）有简便、有效、安全，较少引起脑水肿、低血糖、低血钾等优点，且血清胰岛素浓度可恒定达到100～200μU/ml。血清胰岛素浓度已有抑制脂肪分解和酮体生成的最大效应，且有相当强的降低血糖效应，而促进钾离子转运的作用较弱。通常将普通胰岛素加入生理盐水中持续静脉滴注。当血 pH 低至7.1～7.0

答案： 65. B 66. C 67. D 68. B

时,有抑制呼吸中枢和中枢神经功能、诱发心律失常的危险,故应给予碳酸氢钠补碱治疗,但需注意速度及量。

(69~70 题共用题干)

患者男,72 岁。糖尿病 5 年,一直使用胰岛素降血糖治疗,近期晨起自觉心慌、头晕、出汗等不适,多次查血压正常,入院前 1 小时昏迷。检查示:BP 120/80mmHg,皮肤湿冷,BUN 4.3mmol/L,血 Na 142mmol/L,CO_2CP 22.0mmol/L。

69. 该患者目前最可能的诊断是

    A. 乳酸酸中毒昏迷

    B. 存在慢性肾功能不全

    C. 高渗高血糖综合征

    D. 低血糖昏迷

    E. 脑血管疾病

【解析】患者为老年男性,糖尿病病史 5 年,长期使用胰岛素降血糖治疗。胰岛素、磺脲类和非磺脲类胰岛素促泌剂均可引起低血糖。结合患者二氧化碳结合率参考范围,不考虑糖尿病酮症酸中毒;题干中血 Na 142mmol/L,BUN 4.3mmol/L,不考虑高渗高血糖综合征,也不是慢性肾功能不全;患者无使用双胍类药物病史,因此也不考虑为乳酸酸中毒。血压正常,急性脑血管疾病也不考虑。

70. 入院后即测指尖血糖 1.8mmol/L,此时应立即采取的措施是

    A. 立即吸氧

    B. 口服果糖

    C. 给予 50% 葡萄糖液静推

    D. 向家属交待病情

    E. 卧床休息

【解析】中国 2 型糖尿病防治指南(2017年版)指出当糖尿病患者出现低血糖反应时,若意识清楚,口服 15~20g 糖类食品

(葡萄糖为佳);若出现意识障碍,则应给予 50% 葡萄糖注射液 20~40ml 静脉推注或胰高血糖素 0.5~1.0mg,肌内注射。

(71~74 题共用题干)

患者男,22 岁。BMI 17.4kg/m²,无糖尿病家族史,有明显糖尿病症状,使用"三短一长"的降血糖方案,每天胰岛素用量 36U,夜里出现多汗、心慌、手抖,晨起血糖 10.3mmol/L。

71. 根据题干所提供的线索,该患者诊断多考虑为

    A. 1 型糖尿病 Somogyi 效应

    B. 2 型糖尿病 Somogyi 效应

    C. 1 型糖尿病酮症酸中毒

    D. 1 型糖尿病,黎明现象

    E. 2 型糖尿病,黎明现象

【解析】1 型糖尿病具有以下特点:发病年龄通常小于 30 岁;"三多一少"症状明显;以酮症或酮症酸中毒起病;体型非肥胖;空腹或餐后的血清 C 肽浓度明显降低;出现自身免疫标记:如抗谷氨酸脱羧酶抗体(GADA)、抗胰岛细胞抗体(ICA)、抗人胰岛细胞抗原 2 抗体(IA-2A)、抗锌转运体 8 抗体(ZnT8A)等。

黎明现象:即夜间血糖控制良好,也无低血糖发生,仅于黎明短时间内出现高血糖,可能由于清晨皮质醇、生长激素等分泌增多所致。

Somogyi 效应:即在夜间曾有低血糖,在睡眠中未被察觉,但导致体内胰岛素拮抗激素分泌增加,继而发生低血糖后的反跳性高血糖。

72. 若需要进一步明确诊断,最需完善的检查是

    A. 尿酮体测定

答案: 69. D   70. C   71. A   72. D

B. 尿糖测定

C. 血酮体测定

D. 监测夜间至凌晨血糖

E. 血气分析

【解析】Somogyi 效应和黎明现象的鉴别,最直接可靠的方法是监测午夜血糖水平。清晨空腹血糖水平升高而午夜发现低血糖者,可肯定 Somogyi 效应的存在。

73. 根据患者目前的情况,应给予

A. 增加晚餐用量

B. 减少睡前长效胰岛素用量

C. 加大胰岛素日剂量

D. 减少早餐前胰岛素剂量

E. 更换胰岛素类型

【解析】Somogyi 效应是由于夜间曾有低血糖,所以应当减少睡前长效胰岛素用量,防止夜间出现低血糖。

74. 假设患者夜间血糖为 3.5mmol/L,伴有心慌、出汗,全身湿冷,呼之可应,应该立即采取的措施是

A. 静脉推注葡萄糖

B. 卧床休息

C. 静脉滴注葡萄糖

D. 监测血压变化

E. 口服 15~20g 糖类食品

【解析】中国 2 型糖尿病防治指南(2017 年版)指出当糖尿病患者出现低血糖反应时,若意识清楚,口服 15~20g 糖类食品(葡萄糖为佳);若出现意识障碍,则给予 50% 葡萄糖注射液 20~40ml 静脉推注或胰高血糖素 0.5~1.0mg,肌内注射。

四、案例分析题

【案例 1】患者男,24 岁。BMI 24.8kg/m²,

血压 130/80mmHg,多次 FBG 在 6~7mmol/L,未予重视。病程中无多尿、多饮、多食症状。其祖父、爸爸和叔叔均患有糖尿病,昨日饮白酒 5 两,无不适,今测空腹静脉血糖 10.2mmol/L,标准餐后血糖 13.6mmol/L。

第 1 问:患者可能的诊断包括

A. 1 型糖尿病

B. 应激性高血糖

C. 线粒体基因突变糖尿病

D. 2 型糖尿病可能

E. MODY 可能

F. LADA 可能

【解析】①有 3 代或以上家族直系亲属内糖尿病发病史;②家系内至少有 1 个糖尿病患者的诊断年龄小于 25 岁,似 MODY。但为初诊患者,尚不能确定至少在 2 年内不需使用胰岛素以控制血糖;另外,缺少胰岛功能的评估。

第 2 问:下列检查有助于分型诊断的是

A. 糖尿病相关自身抗体检测

B. 血和尿酮体检测

C. OGTT

D. 胰岛 β 细胞功能检测

E. 血、尿淀粉酶检测

F. GHbA1c 检测

【解析】2 型糖尿病和 MODY 均非胰岛自身免疫性损害所致。MODY 是一种以常染色体显性遗传方式在家系内传递的早发糖尿病,但临床表现类似 2 型糖尿病,多表现为胰岛素分泌障碍,而非胰岛素作用缺陷,且少有自发酮症。

第 3 问:若诊断 2 型糖尿病,下列可作为支持依据的是

A. 有糖尿病家族史

答案: 73. B 74. E

【案例 1】 1. DE 2. ABD 3. ABF

B. 体重超重

C. 血糖不高

D. 无酮症

E. 无明显"三多一少"症状

F. 糖尿病相关自身抗体检测阴性

【解析】2 型糖尿病是糖尿病中最常见的类型,其主要病理生理特征为胰岛素作用异常和分泌障碍,但不出现 β 细胞的自身免疫性破坏。该类型糖尿病可以发生在任何年龄,尤其是超重和肥胖者,有很强的家族聚集倾向。

第 4 问:关于 MODY,描述正确的是

A. 有 3 代或以上家族直系亲属内糖尿病发病史

B. 呈常染色体显性遗传

C. 无自发酮症倾向

D. 糖尿病确诊后至少在两年内不需使用胰岛素以控制血糖

E. 家系内至少有 1 个糖尿病患者的诊断年龄小于 25 岁

F. 有明显胰岛素抵抗

【解析】临床主要特点:①有三代或以上家族直系亲属内糖尿病发病史,呈常染色体显性遗传;②无自发酮症倾向,糖尿病确诊后至少在两年内不需使用胰岛素以控制血糖;③家系内至少有一个糖尿病患者的诊断年龄小于 25 岁。

【案例 2】患者女,34 岁。BMI 20.4kg/m²,血压 110/70mmHg,感乏力 1 个月,无多尿、多饮、多食症状,曾经体检空腹静脉血糖 9.2mmol/L,未予重视,无糖尿病家族史。昨日饮白酒 3 两,今出现乏力加重,并口干、多尿,无腹痛及腹泻,测空腹静脉血糖 16.2mmol/L。

第 1 问:患者最可能的诊断是

A. 妊娠糖尿病

B. 应激性高血糖

C. 线粒体基因突变糖尿病

D. 2 型糖尿病

E. MODY

F. LADA

【解析】成人起病的 1 型糖尿病发病相对较缓,可无多尿、多饮、多食症状。除血糖升高外,无其他代谢综合征组分。有些成年起病者可以在很长时间保留残存的 β 细胞功能,但存在糖尿病自身免疫证据。

第 2 问:下列检查有助于分型诊断的是

A. 糖尿病相关自身抗体检测

B. 胰腺 CT

C. 血和尿酮体检测

D. 胰岛 β 细胞功能检测

E. 血、尿淀粉酶检测

F. GHbA1c 检测

【解析】LADA 本质上是免疫介导型糖尿病。

第 3 问:若诊断 1 型糖尿病,下列可作为支持依据的是

A. 有乏力症状

B. 非肥胖

C. 无糖尿病家族史

D. 无酮症

E. 起病年龄轻

F. 糖尿病相关自身抗体检测阳性

【解析】成人起病的 1 型糖尿病,存在胰岛自身免疫损害,胰岛素绝对缺乏,脂肪合成不足,故少肥胖和超重,且无糖尿病家族史。

第 4 问:关于 LADA,描述正确的是

A. 其发病与 HLA 复合物基因 DQA 和 DQB 位点上的特殊单倍体或等位基因高度相关

答案: 4. ABCDE 【案例 2】 1. F 2. ACD 3. BCF 4. ABCDEF

B. 主要环境诱发因素可能为感染(特别是病毒)、疫苗接种和饮食因素

C. 通过检测自身抗体可以发现 β 细胞破坏的证据

D. 常合并有其他自身免疫病

E. 成人起病者发病相对较缓,可保留残存的 β 细胞功能

F. 无明显糖尿病家族史

【解析】其发病与人白细胞抗原(HLA)复合物基因 DQA 和 DQB 位点上的特殊单倍体或等位基因高度相关,最主要的环境诱发因素可能为感染(特别是病毒)、疫苗接种和饮食因素。通过检测自身抗体可以发现 β 细胞破坏的证据,包括谷氨酸脱羧酶自身抗体(GAD65)、酪氨酸磷酸酶样蛋白抗体(IA-2、IA-2β)、胰岛素自身抗体(IAA)和胰岛细胞胞浆抗体(ICA)。近年在针对 1 型糖尿病免疫机制的研究中,又发现一系列胰岛相关自身免疫抗体如:糖蛋白抗体(CD38-Ab)、羧基肽酶 H 抗体(CPH-Ab)、SOX13 抗体(SOX13-Ab)等,常合并有其他自身免疫病,如 Graves 病、桥本甲状腺炎、Addison 病、白癜风和恶性贫血等。成人起病者发病相对较缓,甚至有些成年起病者可以在很长时间保留残存的 β 细胞功能。

【案例3】患者男,29 岁。肥胖 7 年,经常餐后 3～5 小时心悸、多汗、饥饿感,进餐后缓解,空腹血糖 6.8mmol/L,尿糖(+)。

第1问:最可能的诊断是

A. 1 型糖尿病

B. 胰岛细胞瘤

C. 2 型糖尿病

D. 甲状腺功能亢进症

E. 嗜铬细胞瘤

F. 胃肠道功能紊乱

【解析】由于 2 型糖尿病患者进餐后胰岛素分泌高峰延迟,在餐后 3～5 小时血浆胰岛素水平仍处于较高水平,部分患者可出现餐前低血糖表现。

第2问:为明确诊断,应优先进行的检查项目包括

A. 测定混合餐后 2 小时血糖

B. 测定混合餐后 2 小时血糖和胰岛素水平

C. 甲状腺激素测定

D. OGTT

E. 血、尿儿茶酚胺测定

F. GAD-Ab 测定

【解析】患者空腹血糖 6.8mmol/L,在无 NGSP 认证方法检测 GHbA1c 时,诊断靠 OGTT。

第3问:若患者 OGTT 2 小时血糖 14.1mmol/L,该患者诊断糖尿病尚需要

A. 另一天任意时间血浆葡萄糖水平 ≥11.1mmol/L

B. 另一天空腹血浆葡萄糖(FPG)水平 ≥7.0mmol/L

C. 另一天 OGTT 2 小时血糖水平 ≥11.1mmol/L

D. 标准化 GHbA1c≥6.5%

E. 糖化血清白蛋白升高

F. 高胰岛素水平

【解析】依据糖尿病诊断标准:对于无糖尿病症状,仅一次血糖值达到糖尿病诊断标准者,必须在另一天复测核实而确定诊断。或依据 2011 年 WHO 建议,在条件具备的国家和地区采用 HbA1c 诊断糖尿病,诊断切点为 HbA1c≥6.5%。

第4问:该患者合理的处理可选择

A. 控制总热量摄入

答案:【案例3】 1. C　2. D　3. ABCD　4. ABCDE

B. 运动锻炼

C. 二甲双胍＋阿卡波糖

D. 二甲双胍＋DPP-4 抑制剂

E. 二甲双胍＋GLP-1 受体激动剂

F. 瑞格列奈

【解析】该患者系患有 2 型糖尿病，基础治疗包括医学营养治疗和运动，因体胖，宜选择减重或体重中性的降血糖药。

【案例 4】患者女，28 岁。无性生活史，因"昏迷半小时"入院，生化检查提示为糖尿病，抢救后患者苏醒。

第 1 问：为进一步诊断和治疗，还需要的检查是

A. OGTT

B. IVGTT

C. 空腹血糖和餐后 2 小时血糖

D. 空腹胰岛素和餐后 2 小时胰岛素

E. 空腹 C 肽和餐后 2 小时 C 肽

F. 抗 TG Ab

G. GAD

H. 抗 TPO Ab

【解析】空腹胰岛素和餐后 2 小时胰岛素、空腹 C 肽和餐后 2 小时 C 肽及自身抗体（GAD）检查有助于糖尿病分型诊断。

第 2 问：患者听力正常，无糖尿病家族史，检查结果提示：空腹胰岛素和 C 肽水平很低，几乎测不到，餐后 2 小时不被激发，谷氨酸脱羧酶抗体(+)，考虑诊断可能性最大的是

A. LADA

B. MODY

C. 2 型糖尿病

D. 1 型糖尿病

E. 线粒体基因突变糖尿病

F. 妊娠糖尿病

G. 其他特殊类型糖尿病

【解析】患者空腹胰岛素和 C 肽水平很低，餐后 2 小时不被激发；自身抗体阳性，考虑为自身免疫介导的 1 型糖尿病(T1DM)。

第 3 问：对于该患者长期的治疗方案，最有可能采用的是

A. 单纯饮食加运动

B. 在饮食和运动的基础上加用双胍类药物

C. 在饮食和运动的基础上加用 α- 葡糖苷酶抑制剂

D. 在饮食和运动的基础上加用噻唑烷二酮类药物

E. 在饮食和运动的基础上加用第 2 代磺脲类药物

F. 在饮食和运动的基础上加用第 3 代的磺脲类药物

G. 在饮食和运动的基础上加用餐时血糖调节剂

H. 在饮食和运动的基础上加用胰岛素

【解析】由于胰岛素分泌绝对不足，T1DM 患者需终生胰岛素替代治疗以维持生命。

第 4 问：如果患者在使用胰岛素期间出现胰岛素抗药性，下列措施可以考虑的是

A. 如果原来使用动物胰岛素，可以改用人胰岛素制剂或胰岛素类似物

B. 停用胰岛素，改用磺脲类药物

C. 停用胰岛素，改用双胍类药物

D. 停用胰岛素，改用 α- 葡糖苷酶药物

E. 停用胰岛素，改用噻唑烷二酮类药物

F. 如果皮下注射胰岛素不能降低，可以改用静脉注射

G. 如果原来使用人胰岛素制剂，可以改用动物胰岛素

H. 在原来胰岛素治疗的基础上加用糖皮质激素

答案：【案例 4】 1. DEG   2. D   3. H   4. AFH

【解析】胰岛素抗药性是指每天胰岛素需要量超过200U,历时48小时以上,同时无酮症酸中毒及其他内分泌病引起的继发性糖尿病者称为胰岛素抗药性。选用抗原性较小的人胰岛素制剂或胰岛素类似物、改用吸收更快的静脉注射给药方式、加用糖皮质激素均可改善胰岛素抗药性。但需注意糖皮质激素本身有升高血糖的作用,只能短期使用。如果4周内胰岛素抗药性未得以控制须停用激素。也可加服口服降血糖药物以增强身体对胰岛素的敏感性,如磺脲类及双胍类药物或噻唑烷二酮类胰岛素增敏剂均可选用,但不可停用胰岛素。

【案例5】患者女,26岁。患1型糖尿病。中断胰岛素治疗3天突发昏迷,血糖33.3mmol/L,pH 7.2,尿糖、尿酮强阳性。

第1问:该患者的诊断可考虑为
　　A. 低血糖昏迷
　　B. 糖尿病酮症酸中毒昏迷
　　C. 糖尿病肾病尿毒症昏迷
　　D. 高渗性非酮症糖尿病昏迷
　　E. 乳酸酸中毒
　　F. 乳糜泻

【解析】1型糖尿病患者易发酮症酸中毒,患者突发昏迷、血糖极高、pH偏低、尿酮强阳性,均支持糖尿病酮症酸中毒昏迷的诊断。

第2问:该患者的治疗选择
　　A. 快速静脉滴注生理盐水 + 小剂量胰岛素
　　B. 快速静脉滴注高渗盐水 + 小剂量胰岛素
　　C. 快速静脉滴注低渗盐水 + 小剂量胰岛素
　　D. 快速静脉滴注生理盐水 + 大剂量胰岛素
　　E. 快速静脉滴注碳酸氢钠 + 大剂量胰岛素
　　F. 快速静脉滴注高渗盐水 + 大剂量胰岛素

【解析】酮症酸中毒的治疗包括快速静脉滴注生理盐水并给予小剂量胰岛素。

第3问:静脉滴注胰岛素、碳酸氢钠约2小时,血糖降至16.7mmol/L,酸中毒改善,二度清醒后又陷于昏迷。此现象可能为
　　A. 并发脑水肿
　　B. 并发脑血管意外
　　C. 并发低血糖
　　D. 并发尿毒症
　　E. 并发乳酸酸中毒
　　F. 无法解释

【解析】脑水肿的发生机制尚未明晰,可能是DKA的治疗过程中血浆渗透压下降太快使水渗透移动到中枢神经细胞。

第4问:为防止上述现象,应采用的措施是
　　A. 对高渗患者快速补充钠和水的缺乏
　　B. 对高渗患者逐渐补充钠和水的缺乏(渗透压降低的最大速度为每小时3mOsm/L)
　　C. 对高渗患者逐渐补充钠和水的缺乏(渗透压降低的最大速度为每小时5mOsm/L)
　　D. 同时一旦血糖达到13.9mmol/L以下就要加上葡萄糖溶液
　　E. 同时一旦血糖达到7.8mmol/L以下就要加上葡萄糖溶液
　　F. 降血压、止血或抗凝
　　G. 透析疗法

【解析】预防脑水肿包括对高渗患者逐渐补充钠和水的缺乏(渗透压降低的最大速

答案:【案例5】 1. B　2. A　3. A　4. BD

度为每小时 3mOsm/L），同时一旦血糖达到 13.9mmol/L 以下就要加上葡萄糖溶液。

【案例 6】患者男，18 岁。多饮、多尿、乏力 1 个月余，伴恶心、呕吐 4 天。1 个月前，无明显诱因出现多饮、多尿及全身疲乏无力症状。4 天前受凉后，出现咽痛，继之恶心、呕吐数次，伴食欲减退，无呕血及黑粪，无腹泻、腹痛、便血。发病以来精神差，体重下降约 2kg。既往史：体健，其父患糖尿病。查体：T 37.9℃，P 90 次 /min，R 23 次 /min，BP 100/75mmHg，神志清，皮肤干燥、弹性减退，巩膜无黄染，左扁桃体 Ⅱ 度大，咽充血。甲状腺未触及，心肺检查未见异常，腹平软，全腹轻压痛、肌紧张，肝脾肋未触及，无肝肾区叩痛，双下肢不肿。辅助检查：血 WBC $14×10^9$/L，N 0.7；尿糖（++++），酮体（++++），尿蛋白（+），镜检白细胞、红细胞（-）未见管型；粪便常规正常；血 K 4.6mmol/L，血 Na 138.5mmol/L，Cr 101.2mmol/L，血糖 22.0mmol/L，血 pH 7.15，HCO_3^- 15mmol/L。

第 1 问：该患者最可能的诊断包括
    A. 2 型糖尿病
    B. 1 型糖尿病
    C. 糖尿病酮症酸中毒
    D. 急性胃炎
    E. 上呼吸道感染
    F. 甲状腺功能亢进症

【解析】1 型糖尿病、酮症酸中毒：①青年男性、急性起病；②典型症状（多尿、多饮）；③食欲下降、恶心、呕吐；④高血糖、尿糖酮体均强阳性，pH 降低。上呼吸道感染：①受凉后出现咽痛；②查体咽充血。

第 2 问：需鉴别的疾病包括
    A. 2 型糖尿病

    B. 1 型糖尿病
    C. 糖尿病酮症酸中毒
    D. 急性胃炎
    E. 上呼吸道感染
    F. 甲状腺功能亢进症

【解析】需进行糖尿病分型鉴别诊断，需与急性胃炎及甲状腺功能亢进鉴别。

第 3 问：进一步检查包括
    A. 监测血糖、尿酮体、血电解质
    B. 糖化血红蛋白、GAD、C 肽测定
    C. 胸部 X 线
    D. 血、尿淀粉酶测定
    E. 胰岛素释放试验
    F. FT_3、FT_4、TSH 测定

【解析】选项 A、C 有助于明确疾病严重程度及进展；选项 B、D、E、F 有助于鉴别诊断。

第 4 问：需进行的治疗包括
    A. 一般治疗：糖尿病饮食
    B. 补液、补钾
    C. 消除酮体治疗：小剂量胰岛素静脉持续滴注
    D. 抗生素抗感染治疗（青霉素静脉注射）
    E. 酸中毒纠正后进行皮下注射胰岛素治疗
    F. 糖尿病教育

【解析】注意不应忽略糖尿病教育。

【案例 7】患者女，68 岁。有糖尿病病史 10 年，高血压 1 年，近 1 年降血糖药物方案：白天服用二甲双胍和格列奇特，睡前皮下注射人鱼精蛋白锌胰岛素 N，同时服用降血压药物，血糖控制在 FPG 4.4～6.4mmol/L，GHbA1c 5.0%～6.5%。近半个月出现眼睑和双下肢浮肿，夜间随地大小便，至门

诊就医。查体：神志清楚，贫血貌，呼吸正常，体温 36.5℃，脉搏 70 次 /min，血压 130/60mmHg，四肢肌力正常，眼睑和双下肢浮肿。

第 1 问：为明确诊断，必须进行的检查项目包括

A. 睡前和夜间 0、2、4、6、8 时多次测定血糖

B. 肾功能和血浆蛋白测定

C. 电解质

D. 血常规

E. 急查头颅 MRI

F. 急查心肌酶谱、心电图

G. 尿常规

H. 血脂质谱检测

【解析】 患者糖尿病病程长，近出现眼睑和双下肢浮肿，夜间随地大小便，有贫血貌，提示有夜间低血糖、肾功能不全可能，另外患者高血压并糖尿病，可能会合并脂代谢紊乱。但患者四肢肌力正常，且无急性冠脉综合征的临床提示。

［提示］入院后查血常规示：WBC 4.3×10⁹/L，N% 60%，RBC 3.2×10¹²/L，Hb 92g/L，PLT 204×10⁹/L；尿常规示：蛋白质（+++）；FPG 9.1mmol/L；心肌酶示：CK 36U/L、AST 25U/L、LDH 158U/L、CKMB 82U/L；血浆总蛋白 56g/L，白蛋白 2 356g/L；血 Cr 156μmol/L，BUN 12mmol/L。心电图示：窦性心律，ST-T 改变。

第 2 问：该患者目前诊断考虑为

A. 2 型糖尿病

B. 脑卒中

C. 糖尿病性肾脏病

D. 急性左心功能不全

E. 夜间低血糖可能

F. 原发性高血压

第 3 问：对该患者做出的合理处理包括

A. 优质低蛋白饮食

B. 继续降压治疗

C. 停用口服降血糖药，改用胰岛素支下注射

D. 胰岛素小剂量起步，特别是晚餐前和睡前

E. 尽快予以血液透析

F. 维持口服降血糖药并加大睡前胰岛素剂量

【解析】 患者高龄且糖尿病病程长，有慢性肾功能不全和原发性高血压，可能有夜间低血糖发生，但血肌酐尚未达到终末期水平，故睡前胰岛素应减量，也无需尽快血液透析。

第 4 问：若患者夜间睡前 9 时血糖 4.8mmol/L，导致患者夜间随地大小便的最可能原因是

A. 黎明现象

B. 夜间胰岛素作用不足

C. Somogyi 效应

D. 短暂性脑缺血发作

E. 急性左心衰

F. 梦游症

【解析】Somogyi 效应，即在夜间曾有低血糖，在睡眠中未被察觉，但导致体内升血糖的激素分泌增加，继而发生低血糖后的反跳性高血糖。

【案例 8】患者男，30 岁。诊断糖尿病 5 年，平素饮食不控制，少运动，未使用降血糖药。近 3 年体重明显增加，感头昏沉，嗜睡懒动，夜间睡眠鼾声大，有短暂呼吸暂停。就诊时 BMI 36kg/m²，FBG 16.8mmol/L 以上，GHbA1c 11.2%。

第 1 问：为明确诊断必须进行的检查项目包括

A. 肺功能测定

答案：【案例 7】 1. ABCDGH 2. ACEF 3. ABCD 4. C 【案例 8】1. ACDE

B. 皮质醇昼夜节律和小剂量地塞米松抑制试验

C. 动脉血气分析

D. 肝功能

E. 血脂分析

F. 头颅 MRI

【解析】病史提示患者有 2 型糖尿病、肥胖症、睡眠呼吸暂停,有明显的不良生活习惯,未提供高血压病史,故重点在肥胖症、睡眠呼吸暂停导致的相关改变。

第 2 问:根据病史,该患者目前可能的诊断包括

A. 1 型糖尿病

B. 糖尿病酮症酸中毒

C. 阻塞性睡眠呼吸暂停低通气综合征

D. 2 型糖尿病

E. 脂肪肝

F. 脑梗死

第 3 问:该患者目前可选择的合理处理包括

A. 尽快使用呼吸兴奋剂

B. 二甲双胍 + 阿卡波糖口服

C. 多次皮下胰岛素注射

D. 小剂量胰岛素持续静脉滴入

E. 阿卡波糖 +DDP-4 抑制剂口服

F. GLP-1 受体激动剂注射

G. 吸氧

【解析】患者极度肥胖,可能有缺氧,故选择二甲双胍和胰岛素均不合适。

第 4 问:关于 2 型糖尿病减重手术,说法正确的是

A. 胃肠减肥手术可作为综合疗法的一部分

B. BMI≥35kg/m² 的患者可考虑采用手术减肥治疗

C. 年龄<18 岁,经其他治疗难以控制,且 BMI≥32kg/m² 者,可考虑减重手术

D. 年龄>60 岁,经其他治疗难以控制,且 BMI≥32kg/m² 者,可考虑减重手术

E. 年龄 18～60 岁,经其他治疗难以控制,且 BMI≥32kg/m² 者,可考虑减重手术

F. 减重手术治疗长期益处和风险及成本收益比,还需要高质量的随机对照试验

【解析】糖尿病防治指南推荐 BMI≥35kg/m² 的 2 型糖尿病患者可考虑采用手术减肥治疗。我国推荐的代谢手术适应证为年龄在 18～60 岁,一般状况较好,手术风险较低,经生活方式干预和各种药物治疗难以控制的 2 型糖尿病(HbA1c>7.0%)或伴发疾病并符合以下条件的 2 型糖尿病患者:可选适应证为 BMI≥32.5kg/m²,有或无合并症的 2 型糖尿病;慎选适应证为 27.5kg/m²≤BMI<32.5kg/m² 且有 2 型糖尿病,尤其存在其他心血管风险因素时;暂不推荐为 25.0kg/m²≤BMI<27.5kg/m²,如果合并 2 型糖尿病,并有中心型肥胖(腰围男性≥90cm,女性≥85cm)。

第 5 问:若患者血压 170/100mmHg,其综合控制目标是

A. 空腹血糖 4.4～7.0mmol/L

B. 糖化血红蛋白<7.0%

C. 血压<110/70mmHg

D. 总胆固醇<4.5mmol/L

E. 体重指数<24.0kg/m²

F. 尿白蛋白 / 肌酐比值<2.5mg/mmol

【解析】中国 2 型糖尿病综合控制目标见表 1。

答案:　2. CDE　3. EFG　4. ABEF　5. ABDEF

表1 中国2型糖尿病综合控制目标

指标	目标值
血糖 /(mmol·L^{-1})	
空腹	4.4～7.0
非空腹	<10.0
糖化血红蛋白 /%	<7.0
血压 /mmHg	<130/80
总胆固醇 /(mmol·L^{-1})	<4.5
高密度脂蛋白胆固醇 /(mmol·L^{-1})	
男性	>1.0
女性	>1.3
甘油三酯 /(mmol·L^{-1})	<1.7
低密度脂蛋白胆固醇 /(mmol·L^{-1})	
未合并动脉粥样硬化性心血管疾病	<2.6
合并动脉粥样硬化性心血管疾病	<1.8
体重指数 /(kg·m^{-2})	<24.0

【案例9】患者女，32岁。诊断2型糖尿病7年，平时在当地县医院购买动物短效和长效胰岛素，早晚餐前注射治疗，每天用量32U，饮食控制严格，注重运动锻炼，血糖控制满意。近2个月来在无明显诱因情况下血糖控制不佳，胰岛素用量每天已达96U，未发生低血糖反应。

第1问：估计该患者可能发生的情况是

A. 发生糖尿病肾病

B. 胰岛素过敏

C. 体内对抗胰岛素的激素分泌过多

D. 可能体内产生了抗胰岛素抗体

E. 胰岛素注射笔故障

F. 使用了过期的胰岛素

【解析】病史提示患者很注重生活方式，无感染及其他诱因，而注射大剂量胰岛素仍不能控制血糖，故提示存在体内胰岛素抵抗，另外患者注射动物胰岛素，动物胰岛素有抗原性。

第2问：如果出现双下肢水肿，空腹血糖4.4～5.1mmol/L，尿蛋白（++）～（+++），血Cr 80μmol/L。建议饮食中蛋白含量应为

A. 每天 1.5g/kg

B. 每天 0.8～1.2g/kg

C. 每天 1.0～3.0g/kg

D. 每天 0.4g/kg

E. 每天 0.6g/kg 以下

F. 每天 0.8g/kg 以下

【解析】在糖尿病患者，蛋白质应提供饮食总热量的15%～20%，成人蛋白质需要量为1.0～1.5g/kg。儿童、孕妇、乳母、营养不良、伴有慢性消耗性疾病者1～3g/kg。有微量白蛋白尿的患者每天摄入蛋白量应限制在0.8～1.0g/kg；有大量蛋白尿的患者蛋白摄入量宜限制在0.8g/kg以下。

第3问：若患者妊娠，为稳定血糖，降血糖方案宜进行调整的包括

A. 三餐前餐时（速效或人短效）加睡前基础胰岛素（人中效或地特胰岛素）皮下注射

B. 适当增加胰岛素剂量

C. 可增加运动量，胰岛素用量保持不变

D. 为避免胎儿过大，在减少碳水化合物摄入的同时减少胰岛素剂量

E. 胎盘激素增加了胰岛素的敏感性，故减少胰岛素用量

F. 为避免胎儿低血糖，宜减少胰岛素剂量

【解析】糖尿病患者妊娠期间合理的降血糖治疗主要是医学营养治疗、运动和胰岛素，患者平素已注重生活方式，但妊娠后胎盘激素降低了胰岛素的敏感性。

第4问：若患者计划妊娠，合理的处理包括

A. 抗胰岛素抗体检测

答案：【案例9】 1. CD 2. F 3. AB 4. ABCDEF

B. 筛查拮抗胰岛素作用的相关内分泌疾病，并与相应处理
C. 继续合理的生活方式
D. 坚持运动锻炼
E. 改用人胰岛素预混皮下注射
F. 改为三餐前（速效或人短效）加睡前基础胰岛素（人中效或地特胰岛素）皮下注射

【解析】糖尿病患者妊娠期间合理的降血糖治疗主要是医学营养治疗、运动和胰岛素，但既往注射动物胰岛素，大剂量胰岛素仍不能控制血糖，故需排除拮抗胰岛素作用的相关内分泌疾病及抗胰岛素抗体的产生。

【案例10】患者男，72岁。糖尿病病史8年，不规律服用格列本脲、二甲双胍治疗，未规律监测血糖；否认高血压病史。有肺结核病史4个月，予以异烟肼、利福平抗结核治疗；1天前无明显诱因出现意识障碍，表现为胡言乱语、抽搐，继而昏迷，家属急送120。查血糖1.2mmol/L。查体：血压172/110mmHg，颈软，病理征未引出。

第1问：为明确诊断，常规完善的检查是
A. 血常规
B. 血气分析
C. 肝、肾功能
D. 心电图
E. 血糖水平
F. 急诊头颅CT/MRI

【解析】患者血糖低，出现意识障碍，首先考虑是低血糖所致，但仍需排除其他病因所致，如重症感染，脑血管疾病，肝、肾疾病，严重心律失常等。

第2问：患者出现昏迷原因考虑是
A. 低血糖昏迷
B. 肝性脑病
C. 急性脑梗死
D. 脑出血
E. 颅内感染
F. 高血压脑病

【解析】格列本脲、异烟肼均可引起严重低血糖。

第3问：若经积极纠正低血糖后，恢复清醒，但存在右侧肢体肌力3级，伴右侧肢体麻木，仍需考虑的诊断是
A. 急性脑梗死
B. 糖尿病周围神经病变
C. 重症肌无力
D. 多发性肌炎
E. 高血压脑病
F. 肝性脑病

【解析】患者出现单侧神经定位体征病变，首先考虑是急性脑血管事件。

第4问：若CT提示排除了颅内出血，下一步需考虑的治疗方案是
A. 抗血小板聚集
B. 调脂
C. 静脉溶栓
D. 动脉溶栓
E. 抗凝
F. 抗氧自由基

【解析】患者急性脑梗死起病时间已超过溶栓时间，启用常规治疗。

【案例11】患者男，65岁。糖尿病病史3年，有吸烟病史，目前给予甘舒霖R（早10U、中8U、晚10U）、重组甘精胰岛素16U治疗，监测空腹8～12mmol/L。查体：血压140/90mmHg，身高165cm，体重80kg，腰围95cm，臀围90cm。Cr 65μmol/L，UA 600mmol/L，AST 32U/L，ALT 36U/L。

答案：【案例10】 1. ABCDEF 2. A 3. A 4. ABEF

第 1 问：该患者最适合的治疗方案是

　　A. 二甲双胍

　　B. 格列齐特

　　C. 继续原有方案,胰岛素加量

　　D. 利拉鲁肽

　　E. 胰岛素 + 二甲双胍

　　F. 二甲双胍 + 利拉鲁肽

【解析】患者 BMI 29kg/m^2,有吸烟、糖尿病、高血压、高尿酸等高危因素,冠心病是其等危症,不适合继续使用胰岛素治疗,应予既可控制体重又能降血糖且有益于心血管药物。

第 2 问：进一步需完善的检查是

　　A. 糖化血红蛋白

　　B. 尿微量白蛋白 / 尿肌酐比值

　　C. 午夜皮质醇

　　D. 血脂

　　E. 心电图

　　F. 输血前四项

　　G. 馒头餐试验

　　H. ABI

【解析】选项 A 评估近期血糖控制情况,选项 B 评估有无糖尿病肾病,选项 C 行继发性肥胖的筛查,选项 D 评估血脂水平,选项 E 评估有无心肌缺血,选项 G 评估胰岛功能,选项 H 评估下肢血管有无狭窄。

第 3 问：该患者饮食治疗成分所占比例正确的是

　　A. 碳水化合物 50%～55%,脂肪 20%～30%,蛋白质 15%～20%

　　B. 碳水化合物 40%～50%,脂肪 25%～30%,蛋白质 25%～30%

　　C. 碳水化合物 60%～70%,脂肪 20%～30%,蛋白质 20%～25%

　　D. 碳水化合物 60%～70%,脂肪 20%～

30%,蛋白质 10%～30%

　　E. 碳水化合物 40%～55%,脂肪 20%～25%,蛋白质 15%～30%

　　F. 碳水化合物 30%～50%,脂肪 20%～30%,蛋白质 20%～30%

第 4 问：该患者如需起始降压治疗,降压方案首选

　　A. ACEI 或 ARB

　　B. CCB

　　C. 利尿剂

　　D. ARB 联合 CCB

　　E. ACEI 联合 CCB

　　F. CCB 联合利尿剂

　　G. β 受体拮抗剂

【解析】糖尿病合并高血压,首选降压药物为 ACEI 或 ARB 类。

【案例 12】患者女,56 岁。因“端坐呼吸、气促 3 天”就诊,糖尿病肾病病史 6 年,少尿 1 周。查体：体温 37℃,脉搏 140 次 /min,呼吸 30 次 /min,血压 180/110mmHg,双肺底可闻及湿啰音,心率 140 次 /min,双下肢凹陷性浮肿。

第 1 问：为明确诊断应立即进行的检查是

　　A. 胸片

　　B. 血常规

　　C. 心电图

　　D. 血生化

　　E. 动脉血气分析

　　F. 肺功能

【解析】患者端坐呼吸、气促,双肺底可闻及湿啰音,典型急性左心衰表现,行上述检查协助诊断及鉴别诊断。

第 2 问：目前主要诊断考虑是

　　A. 心源性休克

B. 肺部感染

C. 糖尿病肾病并急性左心衰竭

D. 心脏压塞

E. 急性呼吸窘迫综合征

F. 支气管哮喘

【解析】患者有糖尿病肾病史，目前出现端坐呼吸、气促，双肺底可闻及湿啰音，是典型急性左心衰的表现。

第3问：此时，可能最有利于缓解患者症状的治疗措施是

A. 静脉滴注5%碳酸氢钠250ml

B. 积极补充血容量

C. 血液滤过透析

D. 噻嗪类利尿

E. 结肠透析

F. 单硝酸异三梨醇酯扩血管

【解析】患者慢性肾病合并急性左心衰，血液滤过透析加强脱水减轻心脏前负荷可快速纠正急性左心衰症状。

第4问：该患者后续综合管理目标是

A. 若无贫血，糖化血红蛋白<8.5%

B. 血压控制目标<130/80mmHg

C. 血压控制目标<120/70mmHg

D. 血液透析/腹膜透析

E. 低蛋白饮食

F. 血糖控制目标（非空腹）<10mmol/L

【解析】患者少尿，系糖尿病肾病终末期，需长期透析治疗，故血压、血糖控制目标为：糖化血红蛋白<8.5%，血糖<（非空腹）10mmol/L，血压<130/80mmHg。

【案例13】患者男，65岁。发现血糖升高7年，未正规诊治。吸烟史10余年，BMI 26.1kg/m²。近6个月来反复活动后呼吸困难，加重7天。查体：心界稍大，各瓣膜区未闻及杂音，双下肺可闻及散在湿啰音，双下肢轻度水肿。胸部X线检查提示心影稍大，可见Kerly B线。

第1问：根据题中线索，首先考虑的疾病和下一步检查分别是

A. 肺炎+胸部CT

B. 急性心肌梗死+检测肌钙蛋白

C. 肺栓塞+检测D-二聚体

D. 心力衰竭+超声心动图、检测B型利钠肽

E. 下肢静脉血栓+血管超声

F. 冠心病+冠脉造影

【解析】患者首先应考虑的疾病为心力衰竭，超声心动图和B型利钠肽是其诊断流程中的必要检查项目。

第2问：下列检查结果的组合，支持心力衰竭诊断的是

A. 心电图无明显异常；cTnT 0.02μg/L；NTpro-BNP 1 470ng/L；D-二聚体0.9mg/L。超声心动图提示左心室增大，左心室射血分数32%

B. 心电图提示心房颤动；cTnT 0.02μg/L；NTpro-BNP 78 ng/L；D-二聚体501 mg/L。超声心动图提示心脏结构正常，左心室射血分数58%

C. 心电图无明显异常；cTnT 0.02μg/L；NTpro-BNP 1 470ng/L；D-二聚体0.9 mg/L。超声心动图提示室间隔增厚，双心房增大，左心室射血分数58%

D. 心电图提示心房颤动；cTnT 0.02μg/L；NTpro-BNP 1 470ng/L；D-二聚体0.9 mg/L。超声心动图提示室间隔增厚，双心房增大，左心室射血分数58%

E. 心电图提示完全性左束支传导阻滞；cTnT 0.02μg/L；NTpro-BNP 1 470ng/L；D-二聚体0.9mg/L。超声心动图提示

左心室射血分数 32%

F. 心电图无明显异常；cTrT 0.02μg/L；NTpro-BNP 78ng/L；D- 二聚体 0.9mg/L。超声心动图提示心脏结构正常，左心室射血分数 58%

【解析】心力衰竭的诊断依赖病史、症状、体征，结合 B 型利钠肽升高和超声心动图提示心脏结构和功能异常可明确。心电图异常、肌钙蛋白升高可提高心力衰竭诊断的可能性，还能提供心力衰竭病因信息，但是心电图和肌钙蛋白正常，不能排除心力衰竭的诊断。D- 二聚体常用于鉴别诊断肺栓塞导致的呼吸困难，不是心力衰竭诊断所需的检查。A、E 选项支持射血分数减低的心力衰竭诊断，C、D 选项支持射血分数保留的心力衰竭诊断。

第 3 问：询问病史时，有助于提供心力衰竭病因诊断的线索有

A. 胸痛史

B. 过敏史

C. 高血压史

D. 早发冠心病家族史

E. 吸烟史

F. 传染病史

第 4 问：关于糖尿病相关心力衰竭的表述，**错误**的是

A. 糖尿病是心力衰竭发生的独立危险因素

B. 左心室射血分数可降低或正常

C. 心内膜活检可发现特征性病理改变

D. SGLT-2 抑制剂可降低心力衰竭住院风险

E. 此类患者 HbA1 宜控制在 7%～8%

F. B 型利钠肽越高，预后越差

【解析】目前并没有发现糖尿病相关性

心力衰竭的特征性心肌病理改变，其心肌纤维的丢失、脂肪浸润和微血管的 AGEs 沉积等改变没有诊断特异性，因此心内膜活检没有临床诊断和指导治疗的价值。

【案例 14】患者男，57 岁。因"突发意识不清 3 小时"入院，查体：体温 36.5℃，心率 113 次 /min，血压 116/68mmHg，呼之不应，呼吸有"烂苹果"味，双侧瞳孔等大等圆。测得血糖 31.7mmol/L，尿酮体阳性。诊断为糖尿病酮症酸中毒。经补液 5 000ml 及静脉滴注胰岛素等治疗后血糖降至正常，意识恢复。数小时后患者突发胸闷、气促、端坐呼吸，大汗，心率 136 次 /min，律齐，血压 119/60mmHg，双下肺呼吸音减低，可闻及湿啰音。

第 1 问：此时患者的诊断首先应考虑

A. 低血糖发作

B. 乳酸酸中毒

C. 急性肺栓塞

D. 支气管哮喘发作

E. 急性左心衰

F. 急性心肌梗死

【解析】在大量补液纠正酮症酸中毒后，患者突然出现呼吸困难、端坐呼吸、大汗、心率增快等表现，双肺可闻及湿啰音。应考虑容量负荷突然增加诱发急性左心衰发作。

第 2 问：以下检查对该患者价值**最小**的是

A. 血糖

B. 尿常规

C. 血气分析

D. 电解质

E. 脑脊液常规

F. B 型利钠肽

【解析】根据题干线索，患者考虑诊断酮症酸中毒合并急性左心衰，血糖、尿常规、

血气分析和电解质情况,有助于制订后续补液、使用胰岛素的方案。B型利钠肽可帮助诊断。脑脊液常规对于怀疑中枢神经系统感染的诊断有重要意义,并非本病例检查所必须。

第3问:对该患者诊断和治疗最有帮助的检查是

 A. 超声心动图

 B. 头部CT

 C. 肺功能检测

 D. 心脏核磁共振

 E. 动态血压监测

 F. 胸部CT

【解析】急性心力衰竭发作情况下,超声心动图是首选的检查方法明确心脏结构功能情况以协助诊断和治疗,尤其是对心脏结构和功能不明或临床怀疑有变化的患者。

第4问:可采用的治疗措施包括

 A. 静脉注射呋塞米

 B. 吗啡镇静

 C. 吸氧

 D. 维持电解质平衡

 E. 应用硝酸甘油

 F. 大量补液

【解析】选项中均是急性心力衰竭处理的方法,起到利尿、镇静、提高血氧饱和度、扩张血管减轻心脏负荷的作用。而大量补液进一步增加心脏容量负荷,加重心力衰竭。

【案例15】患者女,62岁。发现血糖升高12年,服用二甲双胍控制血糖。2年前因反复活动后胸闷、气促,诊断为射血分数保留的心力衰竭,间断服用呋塞米。1个月前活动后呼吸困难程度加重,并出现夜间阵发性呼吸困难,前来就诊。NTpro-BNP 3 800ng/L,

HbA1c 7.9%。患者完善超声心动图后,提示左室射血分数44%,左室舒张末期直径58mm;心电图:心房颤动,心率121次/min。

第1问:患者查体可能有的阳性体征是

 A. 肝-颈静脉回流征

 B. 双下肺湿啰音

 C. 心界扩大

 D. 心包摩擦音

 E. 双下肢凹陷性水肿

 F. 第一心音减弱

第2问:根据患者目前病情,以下降血糖方案**不被**推荐的是

 A. 二甲双胍

 B. 达格列净

 C. 胰岛素

 D. 罗格列酮

 E. 利拉鲁肽

 F. 比格列酮

【解析】患者目前诊断糖尿病,射血分数减低的心力衰竭。罗格列酮和比格列酮有液体潴留和水肿的副作用,在心力衰竭患者中不被推荐。

第3问:关于射血分数保留的心力衰竭,以下说法**错误**的是

 A. 左心室射血分数正常

 B. 超声心动图存在左心室舒张功能不全的证据

 C. B型利钠肽升高

 D. 不一定都伴有心电图异常

 E. 使用β受体拮抗剂可以改善预后

 F. 治疗以管理糖尿病、高血压、慢性肾脏疾病等合并症为主

【解析】目前尚无确切能改善该类患者预后的治疗药物,治疗以缓解症状为主,对于有液体潴留患者使用利尿剂。同时强调

对心血管合并症的筛查，并给予相应的治疗，以改善症状和预后。

第4问：下列治疗措施**不恰当**的是
  A. 定期监测肾功能、电解质
  B. 口服 ACEI/ARB/ARNI 类药物改善预后
  C. 口服伊伐布雷定控制心率
  D. 静脉使用呋塞米
  E. 口服 β 受体拮抗剂改善预后
  F. 口服华法林抗凝
【解析】伊伐布雷定作用于窦房结 If 电流，适用于使用 β 受体阻断剂后窦性心律仍控制不佳者，不适用于房颤患者。

【案例16】患者男，53岁。2型糖尿病病史5年，尿常规查见蛋白尿（+），建议进一步检查。
第1问：为明确有无肾脏损害，患者下一步应进行的检查是
  A. 心电图
  B. UACR
  C. 检测血清肌酐
  D. 检测 eGFR
  E. 心脏彩超
  F. 泌尿系统彩超
【解析】患者尿常规查见蛋白尿，说明有肾脏损害的可能性。糖尿病防治指南明确指出2型糖尿病患者一经诊断即应筛查肾脏损害的可能，主要筛查2个方面指标，一是UACR，一是血清肌酐和eGFR。

第2问：首先考虑的疾病是
  A. 糖尿病肾病
  B. IgA 肾病
  C. 膜性肾病
  D. 狼疮性肾炎

  E. 高血压肾病
  F. 间质性肾炎
【解析】患者已经有5年的糖尿病病史，需要首先考虑为糖尿病肾病。

第3问：若要确诊糖尿病肾病，还需要做的检查是
  A. 肾活检
  B. 糖尿病视网膜病变相关检查
  C. 心电图
  D. 心脏彩超
  E. 胸部 CT
  F. 乙肝标志物检查
【解析】患者已经有5年的糖尿病病史，需要首先考虑是糖尿病肾病，但是，若要确诊尚需安排糖尿病眼底检查排查糖尿病视网膜病变以进一步佐证，必要时肾活检时诊断的金标准。

第4问：最终确诊患者为糖尿病肾病，下一步最适合的药物为
  A. 糖皮质激素
  B. 噻嗪类利尿剂
  C. ACEI 或 ARB
  D. 钙通道阻滞剂
  E. 胰岛素
  F. 环孢霉素
【解析】糖尿病防治指南明确指出，对于糖尿病伴或不伴高血压且UACR≥30mg/g的患者，使用 ACEI 或 ARB 类药物可延缓蛋白尿进展，兼具有心、肾保护作用。

【案例17】患者男，53岁。因浮肿于当地医院查见蛋白尿（+++），血浆白蛋白 26g/L，以肾病综合征收入院，建议进一步检查。
第1问：为明确肾脏损害的病因，患者下一步应进行的检查是

答案：4. C 【案例16】1. BC 2. A 3. AB 4. C

A. HbA1c 检测

B. 输血前全套

C. 免疫全套

D. 血清蛋白电泳 + 免疫固定电泳

E. 抗 PLA2R 抗体检测

F. 心脏彩超

【解析】对于肾病综合征患者，首先是要明确病因，排除继发性肾病综合征以后才能诊断原发性肾病综合征，原发性肾病综合征又根据病理类型进行了不同分类。

第 2 问：患者 HbA1c 10.3%，其他检查未见明显异常，首先考虑的疾病是

A. 糖尿病肾病

B. IgA 肾病

C. 膜性肾病

D. 狼疮性肾炎

E. 高血压肾病

F. 间质性肾炎

【解析】患者 HbA1c 明显增高，即使既往没有糖尿病病史，因为 2 型糖尿病常较隐匿，故也应该考虑糖尿病肾病的可能性。

第 3 问：若要确诊糖尿病肾病，还需要做的检查是

A. 肾活检

B. 糖尿病视网膜病变相关检查

C. 心电图

D. 心脏彩超

E. 胸部 CT

F. 24 小时尿蛋白定量

【解析】患者既往没有明确的糖尿病病史，目前的肾病综合征是否由糖尿病所致需要进一步排查其他病因，也应该同时搜索糖尿病其他微血管并发症，比如糖尿病视网膜病变，以进一步佐证糖尿病肾病的可能性，必要时肾活检时诊断的金标准。

第 4 问：最终确诊患者为糖尿病肾病，下一步适合的药物为

A. 糖皮质激素

B. 噻嗪类利尿剂

C. ACEI 或 ARB

D. SGLT-2 抑制剂

E. 胰岛素

F. 环孢霉素 A

【解析】糖尿病防治指南明确指出，对于糖尿病伴或不伴高血压且 UACR≥30mg/g 的患者，使用 ACEI 或 ARB 类药物可延缓蛋白尿进展，兼具心肾保护作用。多项临床研究均证实 SGLT-2 抑制剂可降低糖尿病肾病蛋白尿及肾脏复合终点的风险。2018ADA/EASD 推荐 SGLT-2 抑制剂优选作为延缓 CKD 进展并兼具心脏保护的降血糖药。

【案例 18】患者女，57 岁。因多尿、多饮 10 余年，伴双下肢麻痛 2 年入院。患者有 2 年多糖尿病病史，平素血糖控制在 FPG 7.0～8.0mmol/L，2 小时 PG10.0～11.0mmol/L。既往有 10 多年高血压病史。查体：血压 135/76mmHg；意识清楚，精神可；口唇无发绀，颈静脉无充盈；双肺呼吸音清，未闻及明显干、湿啰音。心率 80 次 /min，律齐，无杂音；腹部（-）；双下肢无水肿，双下肢浅感觉减退。

第 1 问：患者初步诊断为

A. 糖尿病合并肌肉病

B. 吉兰 - 巴雷综合征

C. 中毒性末梢神经炎

D. 糖尿病周围神经病变

E. 糖尿病中枢神经病变

F. 糖尿病合并颈椎病

【解析】患者具有糖尿病病史，双下肢麻痛且浅感觉减退，符合糖尿病神经病变诊断。

答案：【案例 17】 1. ABCDE　2. A　3. AB　4. CD　【案例 18】1. D

第2问：患者入院后应进行的检查项目包括

 A. 糖化血红蛋白

 B. 肌电图测定

 C. 下肢血管彩超

 D. 震颤量阈值测定

 E. 血液流变学检查

 F. 反肤温度感觉测定

【解析】生化检查、电生理检查、震颤量阈值测定、皮肤温度感觉测定等均为糖尿病神经病变的常规检查。

第3问：患者入院检测空腹及餐后2小时血糖，平均值分别为8.0mmol/L、10.0mmol/L。应采取的相关治疗包括

 A. 戒烟、戒酒

 B. 控制血糖

 C. 改善微循环

 D. 营养神经

 E. 肌醇等针对治疗

 F. B族维生素等支持治疗

【解析】选项均为糖尿病神经病变治疗原则。

第4问：患者主诉双下肢麻痛，偶尔有点击刺痛感。查体：双下肢感觉减退，振动觉减退，应给予的治疗包括

 A. 局部理疗，如针灸

 B. 局部涂抹镇痛药膏

 C. 卡马西平0.1g，2～3次/d

 D. 苯妥英钠0.1g，2～3次/d

 E. 苯氧甲噁酮0.2g，2～3次/d

 F. 阿米替林25mg，2～3次/d

【解析】A、B、C、D、F选项均为糖尿病神经病变常用的治疗方法及药物。

【案例19】患者女，65岁。多饮、多食、消瘦10余年，下肢浮肿伴麻木1个月。10

年前无明显诱因出现烦渴、多饮，伴尿量增多，体重6个月内下降5kg，门诊查血糖12.5mmol/L，尿糖（＋＋＋＋），服用降血糖药物治疗好转。近1年来逐渐出现视物模糊，眼科检查"轻度白内障，视网膜有新生血管"。1个月来出现双下肢麻木，时有针刺样疼痛，伴下肢浮肿。大便正常，睡眠差。查体：T 36℃，P 78次/min，R 18次/min，BP 160/100mmHg，无皮疹，浅表淋巴结未触及，巩膜不黄，双晶体稍浑浊，颈软，心肺无异常。腹平软，肝、脾未触及，双下肢可凹性浮肿，感觉减退，膝腱反射消失，Babinski征（－）。实验室检查：血红蛋白123g/L，白细胞6.5×10⁹/L，血小板235×10⁹/L；尿蛋白（＋），尿糖（＋＋＋），尿白细胞（镜检）0～3/HP；血糖13mmol/L，尿素氮7.0mmol/L。

第1问：患者初步诊断包括

 A. 2型糖尿病

 B. 1型糖尿病

 C. 糖尿病周围神经病变

 D. 肾病综合征

 E. 糖尿病肾病

 F. 原发性高血压

【解析】根据患者有典型的2型糖尿病及并发症症状以及血压高于正常，且无脏器损害证据初步得出上述诊断。

第2问：下列可作为上述初步诊断的依据有

 A. 有典型糖尿病症状

 B. 空腹血糖≥7.0mmol/L

 C. 糖尿病病史10年以上，有白内障

 D. 下肢麻木，时有针刺样疼痛，伴下肢浮肿

 E. 血压高于正常，且无脏器损害证据

 F. 糖尿病病史10年以上，尿蛋白（＋）

【解析】上述选项均为诊断2型糖尿病及其并发症症状以及高血压的典型症状。

第 3 问：为进一步明确诊断及指定治疗方案，还应进行的检查是

　　A. 24 小时尿糖、尿蛋白定量

　　B. 眼科检查

　　C. 糖化血红蛋白及胰岛素和 C 肽释放试验

　　D. 肝肾功检查，血脂检查

　　E. B 超和超声心动图

　　F. 冠脉造影

【解析】目前患者初步诊断为原发性高血压 1 期，无心脏损害其他标志，不应立即行冠脉造影。

第 4 问：该患者的治疗原则为

　　A. 积极治疗糖尿病：控制血糖，无需调整降血糖药

　　B. 适当运动

　　C. 对症治疗

　　D. 控制血压

　　E. 改善生活习惯，低盐饮食

　　F. 定期复查

【解析】目前患者血糖已经再次升至 13mmol/L，说明之前的降血糖药物效果已经不理想，应及时调整降血糖药，控制血糖。

【案例 20】患者男，40 岁，农民。因多食、多饮、消瘦半年，双下肢麻木半月来诊。患者半年前无明显诱因食量增加，体重逐渐下降，尿量增多，曾看过中医，服中药治疗 1 个多月无明显好转。半个月来出现双下肢麻木，有时呈针刺样疼痛。大便正常，睡眠好。查体双下肢污水中，感觉减退，膝腱反射消失，Babinski 征（-），其余无异常。实验室检查：血红蛋白 125g/L，白细胞 $6.5×10^9$/L，血小板 $235×10^9$/L；尿蛋白（+），尿糖（+++），镜检尿白细胞、红细胞（-）未见管型；空腹血糖 11mmol/L。

第 1 问：谈患者初步诊断包括

　　A. 2 型糖尿病

　　B. 1 型糖尿病

　　C. 糖尿病周围神经病变

　　D. 甲状腺功能亢进

　　E. 糖尿病肾病

　　F. 肾病综合征

【解析】根据患者有典型的 2 型糖尿病症状，1 型多见于 25 岁以下青少年，病程进展快，有酮症倾向；双下肢麻木，有时呈针刺样疼痛伴感觉消失，是糖尿病神经病变的典型症状。

第 2 问：下列可作为上述初步诊断的依据包括

　　A. 中年男性，慢性病程，隐匿起病

　　B. 空腹血糖 11mmol/L

　　C. 甲状腺查体无异常

　　D. 双下肢麻木，有时呈针刺样疼痛伴感觉消失

　　E. 多饮、多食、多尿伴体重下降

　　F. 尿糖（+++），镜检尿白细胞、红细胞（-），未见管型

【解析】所有选项均可诊断 2 型糖尿病及其神经病变的典型症状，同时排除甲状腺疾病。

第 3 问：为进一步明确诊断糖尿病周围神经病变，还应进行的检查是

　　A. 神经电生理检查

　　B. 震颤量阈值测定

　　C. 皮肤温度感觉测定

　　D. 高频超声及超声弹性成像检查

　　E. 糖化血红蛋白及胰岛素和 C 肽释放试验

　　F. 检测血糖

【解析】选项 A、B、C、D 均为糖尿病神经

病变常见的辅助诊断方法；此外，糖尿病周围神经病变的诊断必须要明确糖尿病的病史。

第4问：该患者的治疗原则为
  A. 健康教育
  B. 积极运动
  C. 生活规律，预防感染
  D. 控制血糖
  E. 改善生活习惯，低盐饮食
  F. 定期复查，检测并发症的发生

【解析】糖尿病及其神经病变的治疗是多方位的，无论是药物治疗还是生活习惯的改变都十分重要，但是所有治疗方案的确定都应适度，过度的运动反而有可能导致患者受到损伤，因此应适当运动。

【案例21】患者女，79岁。因"多尿、口干、多饮25年，血液透析6年，下肢麻木4年，右足踇趾关节背面破溃1年，加重伴足背红肿2个月"来诊。查体：BP 150/90mmHg，慢性病容，消瘦，右足皮肤温暖，足背动脉搏动减弱，右足踇趾关节背面有一大小为1cm×1.2cm的溃疡，可见少许分泌物，有异味，周围皮肤有紫罗兰样的色素沉着，VAS疼痛评分9分。空腹血糖28mmol/L，甲状旁腺激素58pg/ml，血磷2.5mmol/L。

第1问：该患者足部溃疡诊断的最大可能性是
  A. 糖尿病足3级
  B. 钙化防御
  C. 癌性溃疡
  D. 血管闭塞性脉管炎性溃疡
  E. 冷球蛋白血症性血管炎
  F. 免疫相关性皮肤溃疡

【解析】钙化防御又称钙性尿毒症性小动脉病，是一种少见的以皮肤或皮下组织微小动脉中膜钙化、内膜增殖、血管腔内血栓形成，导致受累皮肤缺血、坏死及溃疡形成为主要特征的综合征。钙化防御以皮肤受累最常见，先出现皮下结节，伴有紫罗兰样的斑点，随着缺血坏死加重，逐渐形成水疱、溃疡、焦痂或坏疽。女性、慢性肾脏疾病相关性骨矿盐疾病、透析、高凝状态、华法林、PTH升高、糖尿病和肥胖是钙化防御发生的独立危险因素。

第2问：导致该患者足部溃疡的原因可能是
  A. 钙、磷代谢失常
  B. 皮肤微动脉中膜钙化
  C. PTH升高
  D. 皮肤隐性损害
  E. 糖尿病性周围神经损害
  F. 使用华法林

【解析】钙化防御迄今发病机制尚不清楚，可能的危险因素包括女性、慢性肾脏疾病相关性骨矿盐疾病、透析、高凝状态、使用华法林、高钙、高磷、钙磷乘积增高、PTH升高、糖尿病和肥胖等。

第3问：为了明确诊断，该患者尚需要做的检测有
  A. S蛋白、P蛋白测定
  B. 双足、双膝关节、盆腔X线检查
  C. 溃疡处皮肤活检钙染色
  D. 骨扫描
  E. 循环胎球蛋白水平检查
  F. 皮肤活检

【解析】钙化防御的诊断标准包括临床标准与病理学标准，临床标准包括以下3种情况：①慢性肾衰竭伴血液透析或肾小球滤过率小于15ml/(min·1.73m²)的患者；②存在两个以上的疼痛性溃疡伴紫癜，对于治疗无反应；③存在对治疗无反应的疼痛性溃疡，溃疡位于躯干、肢体、阴茎伴紫

答案： 4. ACDEF 　【案例21】 1. B 　2. ABC 　3. ABCDE

癌。病理学标准包括：皮肤或皮下组织内的中小动脉中膜钙化，内膜纤维增殖，小动脉腔内血栓形成，同时存在受累皮肤的坏死与溃疡。当存在 3 个临床诊断标准或 2 个临床标准及病理学标准时可以做出钙化防御的诊断。如果上述 3 个临床标准不具备，则推荐进行皮肤活检。对于无皮肤溃疡的患者，由于活检可能造成皮肤溃疡、感染、出血、坏死等，因此有学者提出首先可以采用无创的方法。非侵入性放射学检查，如 X 线、骨扫描及循环胎球蛋白水平检查等。其中骨扫描检查能发现软组织的微小钙化，在诊断钙化防御中有很高的价值，其诊断钙化的敏感性达到 97%，还可以确定钙化病变的准确范围，可以用于监测患者对于治疗的效果。

第 4 问：该患者足溃疡的治疗包括

A. 患足制动
B. 加强透析
C. 停止补充维生素 D
D. 应用西那卡塞
E. 应用硫代硫酸钠
F. 停用华法林

【解析】钙化防御治疗困难，预后差，因此预防其发生显得尤为重要。预防措施主要包括血磷水平控制在 3.5～5.5mg/dl，血钙水平在 8.4～9.5mg/dl，甲状旁腺水平在 150～300pg/ml，钙磷乘积<50，避免使用钙含量高的透析液或使用低钙透析液，补充维生素 D、钙剂和使用华法林时要提高警惕，避免皮下注射的相关损伤，关注营养状态，预防低蛋白血症，控制心血管危险因素；钙化防御的治疗目前没有一个共识或者指南，现在一致推荐：加强透析，给予西那卡塞降低 PTH 水平，停止恶化病情的药物如补充钙剂、维生素 D、华法林等；给予硫代硫酸钠静脉、局部应用治疗以及溃疡肢体的减负等。

【案例 22】患者男，18 岁。因口干、多饮、多尿 1 个月伴恶心、呕吐 2 天急诊就诊，血糖 28mmol/L，尿酮（++++），尿糖（++++），血 pH 7.1，血电解质正常，诊断为糖尿病酮症酸中毒。

第 1 问：抢救该患者时需大量补液，在第 1 个 24 小时内补液总量为

A. 4 000～5 000ml
B. 2 000～4 000ml
C. 1 000～3 000ml
D. 3 000～4 000ml
E. 6 000～10 000ml
F. >10 000ml

【解析】输液是抢救糖尿病酮症酸中毒首要的、关键的措施。患者常有严重失水，只有在有效组织灌注改善、恢复后，胰岛素的生物效应才能充分发挥。再者，单纯注射胰岛素而无足够的液体可进一步将细胞外液移至细胞内，组织灌注更显不足。如无心力衰竭，开始时补液速度应较快，在 2 小时内输入 1 000～2 000ml，以便较快补充血容量，改善周围循环和肾功能。从第 2 至第 6 小时输入 1 000～2 000ml。第 1 个 24 小时输液总量 4 000～5 000ml，严重失水者可达 6 000～8 000ml。

第 2 问：抢救该患者时，静脉应用胰岛素剂量是

A. 每小时 0.1U/kg
B. 每小时 0.01U/kg
C. 每小时 0.5U/kg
D. 每小时 1U/kg
E. 每天 0.1U/kg
F. 每分钟 0.1U/kg

【解析】小剂量（速效）胰岛素治疗方案（每小时 0.1U/kg）有简便、有效、安全，较少引起脑水肿、低血糖、低血钾等优点，且血

答案： 4. ABCDEF   【案例 22】 1. A   2. A

清胰岛素浓度可恒定达到 100～200μU/ml。这一血清胰岛素浓度已有抑制脂肪分解和酮体生成的最大效应，且有相当强的降低血糖效应，而促进钾离子转运的作用较弱。通常将普通胰岛素加入生理盐水中持续静脉滴注。

第 3 问：糖尿病酮症酸中毒患者体内酮体含量升高，酮体包含的物质是

 A. 丙酮

 B. β-羟丁酸

 C. 乙酰乙酸

 D. 丙酮、β-羟丁酸

 E. 丙酮、乙酰乙酸

 F. β-羟丁酸、乙酰乙酸

 G. 丙酮、β-羟丁酸、乙酰乙酸

【解析】糖尿病代谢紊乱加重时，脂肪动员和分解加速，大量脂肪酸在肝经 β 氧化产生大量乙酰乙酸、β-羟丁酸和丙酮，三者统称为酮体。当酮体生成量剧增，超过肝外组织的氧化能力时，血酮体升高成为酮血症，尿酮体排出增多称为酮尿，临床上统称为酮症。

第 4 问：该患者经大量补液及小剂量胰岛素静脉滴注后一般情况好转，此时复查电解质示血钾 2.9mmol/L，造成该患者低钾血症的原因可能是

 A. 恶心导致钾摄入不足

 B. 呕吐导致钾丢失过多

 C. 渗透性利尿引起大量钾排出

 D. 酸中毒使钾向细胞内转移

 E. 胰岛素使钾向细胞内转移

 F. 酸中毒纠正使钾向细胞内转移

【解析】血糖较高时加重渗透性利尿，使钠、钾、氯、磷酸根等离子大量丢失；酸中毒使钾离子从细胞内释出细胞外，经肾小管与氢离子竞争排出，使失钾更为明显，但由于

失水甚于失盐，血液浓缩，故治疗前血钾浓度可正常或偏高，而随着治疗进程，补充血容量、注射胰岛素、纠正酸中毒后，钾从细胞外转移到细胞内，可发生严重低血钾。

【案例 23】患者男，78 岁。发现血糖升高 8 年，主因多尿、烦渴 5 天至急诊。查体：T 37.7℃，P 112 次 /min，R 22 次 /min，BP 130/90mmHg，神志欠清，精神萎靡，心、肺、腹无异常。

第 1 问：该患者下一步应进行的检查是

 A. 血糖

 B. 血电解质

 C. 尿常规

 D. 肾功能

 E. 血常规

 F. 心电图

 G. 心肌酶谱

【解析】该患者为老年男性，有糖尿病病史，存在不明原因的意识障碍、失水、休克表现，均应考虑糖尿病性高血糖危象。该病可通过尿及血液检查明确诊断。实验室检查尿糖强阳性，但无酮症或较轻，血尿素氮及肌酐升高，突出表现为血糖常高达 33.3mmol/L 以上，一般为 33.3～66.6mmol/L；血钠升高可达 155mmol/L；血浆渗透压显著增高达 330～460mmol/L，一般在 350mmol/L。白细胞升高，即使无合并感染，也可达 10×10^9/L。

[提示] 该患者实验室检查结果如下：血糖 31mmol/L，白细胞 22.8×10^9/L，中性粒细胞百分比 91.7%，红细胞 5.69×10^{12}/L，血红蛋白 199g/L，血小板 145×10^9/L，尿糖（++++），尿蛋白（+），尿潜血（++），尿酮阴性，血钠 172mmol/L，血钾 3.0mmol/L，血氯 122mmol/L，血尿素氮 9.1mmol/L，肌酐

118μmol/L。

第 2 问：首先考虑的疾病是

    A. 糖尿病酮症酸中毒

    B. 糖尿病高渗性昏迷

    C. 心肌梗死

    D. 急性肾衰竭

    E. 脑出血

    F. 脑梗死

【解析】糖尿病高渗性昏迷是由于应激情况性体内胰岛素相对不足，而胰岛素反调节激素增加及肝糖释放导致严重高血糖，因高血糖引起血浆高渗性脱水和进行性意识障碍的临床综合征。常见于中、老年患者，有或未知有糖尿病病史者，病死率较高。因此凡中老年患者，无论有无糖尿病历史，如发生原因不明的进行性意识障碍与明显脱水表现，而不能用其他疾病解释的，均应考虑本病的可能，应及时检查血糖、尿糖和酮体及血电解质。如已诊断糖尿病的患者，特别是中老年 2 型糖尿病患者，如未经饮食控制和正规治疗，具有上述诱因于近期内发生多饮、多尿症状突然加重，精神萎靡、嗜睡者，除考虑酮症酸中毒外，也应警惕本病的发生。临床有意识障碍与显著脱水表现而血糖超过 33.3mmol/L，尿糖强阳性（肾阈值有改变者可以与血糖不相吻合），血浆有效渗透压超过 350mmol/L，若检查尿酮体为阴性或弱阳性者诊断成立。

第 3 问：在给予大量补液、小剂量胰岛素静脉输注治疗后，患者血糖趋于平稳、神志一度好转，但不久患者出现昏迷，其原因最可能为

    A. 糖尿病酮症酸中毒

    B. 脑出血

    C. 严重心律失常

    D. 乳酸酸中毒

    E. 脑水肿

    F. 脑梗死

【解析】临床上，应密切观察糖尿病高渗性昏迷患者从脑细胞脱水转为脑水肿的可能，其发生机制尚未完全明了，可能与长时间组织缺氧，细胞内外液渗透压下降速率不平衡等因素有关。当血浆渗透压迅速下降时，水向细胞内转移，导致脑水肿。在此过程中，患者可一直处于昏迷状态，或稍有好转后又陷入昏迷。

第 4 问：以下糖尿病性高血糖危象补液原则，**错误**的是

    A. 先以 0.45% 氯化钠溶液为主

    B. 先以 0.9% 氯化钠溶液为主

    C. 24 小时内输液总量在 4 000～5 000ml

    D. 开始补液速度应较快，在 2 小时内补 1 000～2 000ml

    E. 先以 10% 葡萄糖液为主

    F. 心功能不全患者无需调整补液速度及补液量

【解析】糖尿病高渗性昏迷治疗上大致与酮症酸中毒相近，因患者严重失水，应积极补液，因患者高血钠明显，有认为先输 0.45% 氯化钠，但低渗溶液可致血浆渗透压下降较快，可能诱发脑水肿，并有可能出现溶血反应，故主张先用等渗液体，因此，可先输注生理盐水 1 000～2 000ml 后再根据血钠和血浆渗透压测定结果再作决定，24 小时内输液总量在 4 000～5 000ml 左右，若老年患者合并有心功能不全需调整补液量及补液速度，密切观察心功能耐受程度。

【案例 24】患者女，23 岁。因腹痛、呕吐、口渴 1 天急诊就诊，查体示中上腹部压痛明显，急查血淀粉酶 502U/L，诊断为急性胰腺

答案：　2. B　3. E　4. AEF

炎,给予胃肠减压、质子泵抑制剂、奥曲肽、抗生素防治感染等,病情无好转,患者出现烦躁不安、喘憋、少尿。

第1问:患者下一步需完善的检查**不包括**

A. 血糖

B. 尿常规

C. 血电解质

D. 血气分析

E. 肾功能

F. 心肌酶谱

【解析】糖尿病酮症酸中毒是糖尿病急性并发症之一,也是内科常见的急症,处理不当可危及患者生命。多数患者根据病史及临床表现,诊断不难,部分患者临床表现酷似急性胰腺炎,40%～75% 的患者可见血、尿淀粉酶升高,故易误诊。有人认为升高的淀粉酶来自肝脏,又有人认为来自唾液。以上除心肌酶谱外均为明确糖尿病酮症酸中毒的实验室检查项目。

[提示] 患者实验室检查结果如下:血糖 32mmol/L,pH 6.9,尿糖(++++),尿酮(++++),肌酐 318μmol/L,血钾 4.2mmol/L。

第2问:患者的更正诊断首先考虑是

A. 急性爆发性胰腺炎

B. 糖尿病高渗性昏迷

C. 心肌梗死

D. 糖尿病酮症酸中毒

E. 脑水肿

F. 脑血管意外

【解析】患者血糖明显升高,尿糖及尿酮均强阳性,血 pH 示酸中毒,伴严重脱水及休克表现,因此糖尿病酮症酸中毒诊断明确。

第3问:对于该患者的更正诊断采取的治疗方式正确的是

A. 大量补液

B. 小剂量胰岛素静脉滴注

C. 纠正酸中毒

D. 立即补钾

E. 寻找诱因并去除

F. 对症支持治疗

【解析】糖尿病酮症酸中毒的治疗原则为:①大量补液;②小剂量胰岛素治疗(每小时 0.1U/kg);③纠正电解质紊乱及酸碱平衡失调;④处理诱发病和防治并发症。另外,当治疗前血钾已低于正常,开始治疗时即应补钾;治疗前血钾正常,每小时尿量在 40ml 以上,可在输液和胰岛素治疗的同时即开始补钾,若尿量少于 30ml,宜暂缓补钾,待尿量增加后再补;治疗前血钾水平高于正常,暂不应补钾。此外,当血 pH 低至 7.1～7.0 时,有抑制呼吸中枢和中枢神经功能、诱发心律失常的危险,故应给予碳酸氢钠补碱治疗,但需注意速度及量。

第4问:糖尿病酮症酸中毒时发生腹痛的原因可能是

A. 胃肠平滑肌运动障碍

B. 胃肠麻痹、扩张

C. 酸中毒产物刺激腹腔神经丛

D. 酸中毒产物刺激腹膜

E. 继发肠道感染

F. 继发腹膜炎

【解析】腹痛可能与以下因素有关:①电解质和自主神经功能紊乱所致胃肠平滑肌运动障碍;②酸性代谢物刺激腹腔神经丛,细胞内缺钾及酸中毒,使胃肠动力障碍、麻痹扩张;③血容量不足,组织缺氧及酸中毒产物刺激腹膜有关。因内脏末梢神经感受器分布稀少,传递疼痛的纤维少,故腹痛弥散、定位不清,产生非典型腹痛表现。

答案:【案例 24】 1. F　2. D　3. ABCEF　4. ABCD

【案例 25】患者女，49 岁。因腹痛、多尿 4 天，发热、乏力 2 天急诊就诊，查体：T 39.1℃，P 118 次 /min，R 32 次 /min，BP 70/35mmHg，嗜睡，呼吸深快，中上腹部压痛，无反跳痛。查血常规：WBC $21.2×10^9$/L，N% 0.94；血 K 3.16mmol/L，血 Na 126.3mmol/L，血 Cl 94.5mmol/L，CO_2 结合力 6.4mmol/L。诊断为尿路感染、感染性休克。予扩容补液（含葡萄糖液）、补碱及抗感染等治疗，血压升至 105/60mmHg，但患者其他症状未明显改善。

第 1 问：该患者下一步需完善的检查**不包括**

A. 检测血糖

B. 尿常规

C. 冠脉 CTA

D. 血气分析

E. 头颅 MRI

F. 中段尿培养

【解析】糖尿病酮症酸中毒是糖尿病急性并发症之一，也是内科常见的急症，处理不当可危及患者生命。多数患者根据病史及临床表现，诊断不难，部分患者可有腹痛表现，且尿常规除有尿糖及尿酮阳性外，可能合并蛋白尿、管型尿、血尿等，因此无糖尿病病史的患者可能会被误诊为尿路感染。因此选项中血糖、尿常规、血气分析是可予以明确糖尿病酮症酸中毒诊断的实验室检查项目。

[提示]该患者实验室检查补充结果如下：尿白细胞（+），尿红细胞（+），尿蛋白（+），尿糖（++++），尿酮（+++），血 pH 7.2，血糖 28.9mmol/L。

第 2 问：该患者目前的更正诊断为

A. 急性心肌梗死

B. 脑血管意外

C. 泌尿系结石

D. 糖尿病酮症酸中毒

E. 糖尿病高渗性昏迷

F. 急性胰腺炎

【解析】患者血糖明显升高，尿糖及尿酮均强阳性，血 pH 示酸中毒，伴严重脱水及休克表现，因此糖尿病酮症酸中毒诊断明确。

第 3 问：以下**不是**糖尿病酮症酸中毒诱因的是

A. 呼吸道、消化系统、泌尿系统、皮肤等感染

B. 胰岛素治疗中断

C. 酗酒

D. 暴饮暴食

E. 外伤

F. 手术

G. 高盐饮食

【解析】临床上，糖尿病患者在一定诱因作用下发生糖尿病酮症酸中毒，常见的诱因有：①感染（>50%），呼吸道、消化、泌尿、皮肤等；②治疗不当（15%～20%），胰岛素治疗中断或不适当减量；③饮食不当，过多、高糖、高脂、酗酒等；④应激状态，创伤、妊娠与分娩、重大手术等；⑤其他，精神因素等。

第 4 问：该患者改用 0.9% 氯化钠补液及小剂量胰岛素静脉输注治疗，次日患者症状明显改善，血糖明显下降，2 天后尿糖、尿酮体转为阴性，血钾进一步降低至 2.8mmol/L，试分析其中原因是

A. 摄入不足

B. 丢失过多

C. 渗透性利尿

D. 钾向细胞内转移

E. 碱中毒

F. 合并其他疾病，如甲状腺功能亢进

【解析】糖尿病酮症酸中毒时，体内处于

答案：【案例 25】　1. CEF　2. D　3. G　4. ABCD

酸中毒状态，钾离子从细胞内释出细胞外，经肾小管与氢离子竞争排出，使失钾更为明显，但由于失水甚于失盐，血液浓缩，这种情况下血钾常升高或参考范围。实际上患者在糖尿病酮症酸中毒早期因摄入不足及丢失过多，体内总钾缺乏。随着治疗进程，补充血容量、注射胰岛素、纠正酸中毒后，钾从细胞外转移到细胞内，可发生严重低血钾。

【案例26】患者男，69 岁。BMI $28.5kg/m^2$，因"反复心悸 2 年"入院。2 年前，患者无明显诱因出现心悸，发作时急查血钾波动于 3.0～3.5mmol/L 之间，口服补钾治疗后，心悸可逐渐缓解，血钾可恢复正常。入院查体：T 36.6℃，P 80 次 /min，BP 130/84mmHg，BMI $28.4kg/m^2$。甲状腺不大，心、肺、腹(−)，四肢肌力正常。

第 1 问：为明确低钾血症的病因，协助诊断应选择的检查是

A. 肾素、醛固酮测定
B. 1mg 地塞米松过夜抑制试验
C. 甲状腺功能测定
D. 垂体增强 CT
E. 24 小时尿钾测定
F. 胰腺增强 CT

【解析】引起低钾血症常见的内分泌疾病有原发性或者继发性醛固酮增多症，皮质醇增多症，甲状腺功能亢进合并周期性麻痹时也可以出现低钾血症。

第 2 问：入院后完善相关检查，结果显示：肝、肾功能和血常规均正常。总胆固醇 5.31mmol/L，甘油三酯 1.96mmol/L，高

密度脂蛋白 1.31mmol/L，低密度脂蛋白 1.61mmol/L，甲状腺功能、皮质醇、肾素、醛固酮均正常。发现餐后 3 小时出现心悸，即刻测血糖 2.8mmol/L。为明确诊断进一步应选择的检查是

A. 心悸时血清胰岛素测定
B. 心悸时血清 C 肽测定
C. 心悸时测定血儿茶酚胺水平
D. 饥饿试验
E. 心悸时 ADH 测定
F. OGTT 延长试验

【解析】患者肝肾功、血脂、甲状腺功能、皮质醇、肾素、醛固酮正常，餐后 3 小时出现低血糖反应，即考虑患者可能出现胰岛素瘤或反应性低血糖，胰岛素瘤的定性诊断主要依据生化诊断，胰岛素瘤生化特征为内源性高胰岛素血症性低血糖。低血糖发作时采血测血糖、血胰岛素、血 C 肽，结果提示内源性高胰岛素血症性低血糖则高度提示胰岛素瘤。当无自发性低血糖发作时，对于临床高度怀疑胰岛素瘤的患者，可进行标准的内分泌试验以建立临床诊断，目前最常用的为 72 小时饥饿试验。

进行 72 小时饥饿试验诱发低血糖，如果禁食以后血糖<2.8mmol/L，胰岛素释放指数>0.4，应考虑为胰岛素不适当分泌过多，胰岛素瘤患者明显升高。如果禁食 72 小时仍无发作，则本病可能性小。由于低血糖症状多样且缺乏特异性，出现疑似反应性低血糖症状时无血糖测定难以诊断反应性低血糖，故临床上可以进行口服葡萄糖耐量试验（OGTT）延长试验。

第 3 问：OGTT 延长试验结果显示如下(表2)：

答案：【案例26】 1. ABCE 2. ABDF 3. B

表2 OGTT 延长试验结果

	OGTT/min					
	0	60	120	180	240	300
血糖/(mmol·L^{-1})	5.0	13.1	11.1	3.7	2.6	6.7
胰岛素/(μU·L^{-1})	20.1	275.1	348.8	75.7	39.7	59.9
血钾/(mmol·L^{-1})	3.6	3.4	3.2	3.5	3.3	3.1

患者在服糖后 240 分钟出现头昏、乏力、心悸、出汗，予以 50% 葡萄糖 20ml 静脉推注后好转。目前诊断考虑为

A. 低钾血症

B. 反应性低血糖

C. 胰岛细胞瘤

D. 药物性低血糖

E. 自身免疫性低血糖

F. 糖尿病

【解析】此患者从 OGTT 结果初步考虑为 2 型糖尿病，在早期阶段可以发生餐后反应性低血糖，多在餐后 3～5 小时后出现心慌、出汗、饥饿，但空腹血糖正常或稍低于正常。反应性低血糖发生的原因是患者体内胰岛素分泌高峰延迟，当餐后体内葡萄糖已大部分被消耗，出现胰岛素相对过多。

第 4 问：该患者低血糖，应采取的预防措施是

A. 少吃多餐

B. 增加食物中蛋白含量

C. 增加食物中糖的含量

D. 增加食物中脂肪的含量

E. 给予 α- 葡糖苷酶抑制剂

F. 减少食物中脂肪含量

【解析】针对此患者反应性低血糖，主要通过调节饮食结构以缓解反应性低血糖症状，日常生活中减少甜食、含糖量高的食物，以控制糖分摄入量；适当增加食物中蛋白质和脂肪含量；可分餐，每天饮食总量不变，分成 3 次正餐，两餐之间稍微吃点东西，给予 α- 葡糖苷酶抑制剂，可延缓碳水化合物的吸收，帮助降低餐后 1～2 小时血糖，也使得餐后 3 小时血糖不至于太低。

【案例 27】患者女，65 岁。因"发作性意识丧失 1 年，口角、四肢抽搐 5 个月，再发 3 小时"入院。1 年前，患者无明显诱因出现双眼向上凝视、呼之不应，持续数分钟后自行缓解，缓解后不能回忆发病过程，诊断为癫痫。病程期间上述症状反复发作，持续时间从数分钟至数十分钟不等，多出现在午餐前及晚餐前，伴随出冷汗、心悸、饥饿感，进食后好转。5 个月前患者因发作次数增多，每月 2～3 次，伴口角、四肢抽搐，偶有小便失禁，行脑电图检查可见大量痫样放电，曾多次诊断为癫痫，给予抗癫痫治疗，效果不佳。3 小时前患者再次出现上述症状，此次发作后意识模糊时间长，发作后伴自动症。

第 1 问：为明确诊断，应首先选择的检查是

A. 头颅 CT

B. 血糖检测

C. 心电图

D. 脑电图

E. OGTT

F. 心脏彩超

【解析】患者为老年女性，出现发作性意识丧失伴口角、四肢抽搐，上述症状多于午

答案： 4. ABDE 【案例 27】 1. B

餐前及晚餐前,伴随出冷汗、心悸、饥饿感,进食后好转。为排除低血糖症引起的上述反应,需首选血糖监测。

第2问: 入院后第2天,患者再次于午餐前出现出冷汗、饥饿感、心悸、意识模糊,查血糖2.7mmol/L,给予葡萄糖输注后症状好转。脑电图检查可见大量痫样放电,目前可能的诊断为

 A. 低血糖症

 B. 反应性低血糖

 C. 胰岛素瘤

 D. 原发性癫痫

 E. 药物性低血糖

 F. 自身免疫性低血糖

 G. 立性低血压

【解析】患者血糖低于2.8mmol/L,即可诊断为低血糖症。胰岛素瘤最常见的表现为whipple三联征:①低血糖症状,易于空腹或劳动后发作者;②发作时血糖低于2.8mmol/L;③补充葡萄糖后,症状可迅速缓解。行脑电图检查可见大量痫样放电,即可诊断为原发性癫痫,患者低血糖症的原因又包括反应性低血糖或自身免疫性低血糖。

第3问: 为确定胰岛素瘤的功能诊断,下列检查最重要的是

 A. 低血糖时胰岛素测定

 B. 低血糖时C肽测定

 C. 胰高血糖素测定

 D. 生长激素测定

 E. 饥饿试验

 F. ACTH、皮质醇测定

 G. CT

 H. MRI

【解析】低血糖发作时采血测血糖、血胰岛素、血C肽,结果提示内源性高胰岛素血

症性低血糖则高度提示胰岛素瘤。当无自发性低血糖发作时,对于临床高度怀疑胰岛素瘤的患者,可进行标准的内分泌试验以建立临床诊断,目前最常用的为72小时饥饿试验。

第4问: 下列实验室指标提示胰岛素瘤存在的是

 A. 血胰岛素水平升高

 B. 血C肽水平升高

 C. 血GLP-1水平升高

 D. 血生长激素水平升高

 E. 血清ACTH水平升高

 F. 胰岛素释放指数常大于0.4

【解析】胰岛素瘤采血测血糖、血胰岛素、血C肽,胰岛素瘤除了典型的Whipple三联征外,可表现为:①胰岛素异常分泌;②C肽升高;③发作时胰岛素/葡萄糖比值(胰岛素释放指数)超过0.4。

【案例28】 患者男,45岁。肥胖7年,口渴、多饮、多尿、消瘦2个月,经常餐后3~5小时心慌、多汗、饥饿感,进食后可缓解,空腹血糖8.3mmol/L。

第1问: 为明确诊断,应首先选择的检查是

 A. 头颅CT

 B. OGTT

 C. 心电图

 D. 脑电图

 E. 胰岛功能

 F. 心脏彩超

【解析】患者为中年男性,体型肥胖,出现口渴、多饮、多尿、消瘦的糖尿病症状,测空腹血糖8.3mmol/L,需完善OGTT及胰岛功能测定,明确患者是否为糖尿病及胰岛分泌功能。

答案:　2. ABCDF　3. ABE　4. ABF　**【案例28】** 1. BE

第 2 问：入院后第 2 天，查空腹血糖 9.0mmol/L，目前可能的诊断为

A. 低血糖症

B. 反应性低血糖

C. 胰岛素瘤

D. 糖尿病

E. 2 型糖尿病，反应性低血糖

F. 胰岛细胞增生症

【解析】结合患者典型的糖尿病症状及空腹血糖>7.0mmol/L，再结合患者年龄及体型，诊断为 2 型糖尿病，患者餐后 3～5 小时心慌、多汗、饥饿感，进食后可缓解考虑由于高胰岛素血症引起的反应性低血糖。

第 3 问：为确定功能诊断，下列检查最重要的是

A. 胰岛素测定

B. C 肽测定

C. 胰高血糖素测定

D. 生长激素测定

E. 饥饿试验

F. OGTT 延长试验

【解析】OGTT 及同步胰岛素释放、C 肽测定是临床评价胰岛功能的常用方法。同时 OGTT 延长试验及饥饿试验可用于鉴别反应性低血糖及胰岛素瘤。

第 4 问：下列属于反应性低血糖症的是

A. 滋养性低血糖症（倾倒综合征）

B. 肠外营养（静脉高营养）治疗

C. 胰岛增生伴低血糖症

D. 进餐后期低血糖症

E. 伴瘤的低血糖症

F. 恶性肿瘤相关低血糖症

【解析】餐后（反应性）低血糖可能的原因有以下几类：糖类代谢酶的先天性缺乏；特发性反应性低血糖症；滋养性低血糖症（倾倒综合征）；肠外营养（静脉高营养）治疗；功能性低血糖症；2 型糖尿病早期出现的进餐后期低血糖症；胰岛增生伴低血糖症。

答案： 2. E　3. ABEF　4. ABCD

第二十七章 肥 胖 症

一、单选题

1. 目前我国唯一获准用于减重的药物为
   A. 氯卡色林
   B. 芬特明／托吡酯
   C. 纳曲酮／安非他酮复方
   D. 利拉鲁肽
   E. 奥利司他

   【解析】目前美国 FDA 已批准氯卡色林、芬特明／托吡酯、纳曲酮／安非他酮复方、利拉鲁肽、奥利司他为减肥药，但我国唯一获准用于减重的药物只有奥利司他。

2. 患者男，25 岁。自幼肥胖，既往无特殊用药史及外伤手术史。查体：T 36.6℃，P 88 次/min，R 20 次/min，BP 152/90mmHg，体重 100kg，身高 169cm，视野正常，心、肺、腹（－）。辅助检查：性激素全套、甲状腺功能、血皮质醇（8AM、4PM、0AM）、ACTH（8AM、4PM、0AM）、肾上腺 CT、垂体 MRI 均未见明显异常。诊断最有可能为
   A. 单纯性肥胖
   B. 甲状腺功能减退症
   C. 先天性肾上腺皮质增生症
   D. 库欣综合征
   E. 下丘脑疾病

   【解析】考虑引起肥胖的各种原发性及继发性原因。自幼肥胖者常为单纯性肥胖或遗传性肥胖，本题中患者除血压升高外，无明显阳性体征，结合辅助检查结果可排除甲状腺功能减退症、先天性肾上腺皮质增生症、库欣综合征、下丘脑疾病，故本例患者最有可能诊断的是单纯性肥胖。

二、多选题

1. 继发性肥胖常见于
   A. 库欣综合征
   B. 原发性甲状腺功能减退
   C. 多囊卵巢综合征
   D. 2 型糖尿病
   E. 长期应用肾上腺皮质激素类药物患者

   【解析】库欣综合征、原发性甲状腺功能减退、多囊卵巢综合征均可引起肥胖，属于继发性肥胖。药物性肥胖也属于继发性肥胖。肥胖患者患 2 型糖尿病的危险性显著增高，但糖尿病不会引起继发性肥胖。

2. 以下属于肥胖并发症的是
   A. 冠心病
   B. 胆石症
   C. 胃食管反流病
   D. 睡眠呼吸暂停综合征
   E. 恶性肿瘤

   【解析】肥胖症可引起多个系统的并发症，如心脑血管疾病（冠心病、高血压等）、

答案：1. E 2. A
　　　1. ABCE 2. ABCDE

消化系统疾病（胃食管反流病、胆石症、胰腺炎等）、呼吸系统疾病（呼吸暂停综合征）、恶性肿瘤、肌肉骨骼疾病等。

三、共用题干单选题

（1～2题共用题干）

患者男，35岁。因"体重增加半年"就诊，半年来患者无明显诱因出现体重增加10kg左右，伴乏力、嗜睡、食欲减退、便秘等症状。查体：神清，精神欠佳，体重85kg，身高173cm。

1. 以下体征或辅助检查结果最有可能出现的是
   A. 视野缺损
   B. 心音低弱、心界扩大
   C. 性器官发育不全
   D. 肾上腺CT示肿瘤
   E. 向心性肥胖

【解析】患者为短期内出现体重明显增加，结合其乏力、嗜睡、食欲减退、便秘等症状，考虑该患者诊断为甲状腺功能减退症引起的继发性肥胖，甲减的心血管系统表现包括心动过缓、心音低弱、心界扩大、心包积液等，视野缺损多为下丘脑肥胖，性器官发育不全多为遗传性肥胖，肾上腺肿瘤及向心性肥胖多为皮质醇增多症。

2. 为进一步明确诊断及鉴别诊断，需要完善的检查**不包括**
   A. 甲状腺功能
   B. 性激素全套
   C. 血皮质醇
   D. 血脂
   E. 甲状腺ECT

【解析】为进一步明确诊断及鉴别诊断，需完善甲状腺功能、性激素全套、血皮质醇等，甲减患者常合并血脂异常。

（3～6题共用题干）

患者女，18岁。因"体重增加4年"就诊，4年来患者无明显诱因出现体重增加，体重70kg，身高158cm。查体：BP 128/78mmHg。

3. 假设此患者表现为向心性肥胖，满月脸、水牛背，需要完善的检查**不包括**
   A. 血皮质醇昼夜曲线
   B. 肾上腺CT
   C. 24小时尿游离皮质醇
   D. PCOS特检
   E. ACTH测定

【解析】患者表现为向心性肥胖，满月脸、水牛背，诊断考虑是库欣综合征，需完善血皮质醇昼夜曲线、血ACTH、24小时尿游离皮质醇、肾上腺CT等检查。

4. 假设此患者颜面部及胸背部痤疮，自青春期起无规律月经，该患者可能的病因为
   A. 甲状腺功能减退症
   B. 多囊卵巢综合征
   C. 特发性多毛
   D. 下丘脑疾病
   E. 库欣综合征

【解析】女性肥胖患者，有自青春期起的月经不规律，及高雄激素体征，诊断多考虑为多囊卵巢综合征。

5. 假设此患者颜面部及胸背部痤疮，自青春期起无规律月经，以下治疗可能更适用的是
   A. 糖皮质激素
   B. 溴隐亭
   C. 炔雌醇环丙孕酮
   D. 血管紧张素转换酶抑制剂
   E. 左甲状腺素钠片

答案：1. B 2. E 3. D 4. B 5. C

【解析】女性肥胖患者,有自青春期起的月经不规律,及高雄激素体征,诊断多考虑多囊卵巢综合征,治疗上可选择炔雌醇环丙孕酮以调节月经周期。

6. 假设患者血皮质醇昼夜曲线、甲状腺功能、性激素全套、肾上腺 CT 等均未见明显异常,下列治疗方法**不适用**的是

    A. 控制饮食

    B. 适度运动

    C. 心理干预

    D. 手术治疗

    E. 奥利司他治疗

【解析】《中国肥胖和 2 型糖尿病外科治疗指南(2019)》建议单纯肥胖患者手术适应证如下:① BMI≥37.5kg/m²,建议积极手术;② 32.5kg/m²≤BMI<37.5kg/m²,推荐手术;③ 27.5kg/m²≤BMI<32.5kg/m²,经改变生活方式和内科治疗难以控制,且至少符合 2 项代谢综合征标准,或存在合并症,综合评估后可考虑手术。

四、案例分析题

【案例 1】患者女,17 岁。因"体重增加 3 年"就诊,3 年来患者无明显诱因出现体重增加约 20kg,有颜面部及背部痤疮,上唇多毛,否认特殊用药史及外伤手术史。查体:神清,精神可,面貌正常,T 36.5℃,P 85 次/min,R 20 次/min,BP 132/88mmHg,体重 90kg,身高 161cm,心、肺、腹(−)。

第 1 问:该患者需考虑的诊断为

    A. 单纯性肥胖

    B. 特发性多毛症

    C. 库欣综合征

    D. 甲状腺功能亢进症

    E. 多囊卵巢综合征

    F. 先天性肾上腺皮质增生症

    G. Prader-Willi 综合征

【解析】肥胖症患者,结合病史及体征,初步诊断应考虑肥胖及引起雄激素增多的相关疾病,包括单纯性肥胖、特发性多毛症、库欣综合征、多囊卵巢综合征、先天性肾上腺皮质增生等。

第 2 问:追问病史,患者主诉自青春期来月经不规律,该患者需考虑的诊断为

    A. 妊娠

    B. 特发性多毛症

    C. 库欣综合征

    D. 甲状腺功能亢进症

    E. 多囊卵巢综合征

    F. 先天性肾上腺皮质增生症

【解析】根据患者自青春期月经就不规律的病史,可排除特发性多毛症。

第 3 问:为明确诊断,患者需进一步完善的检查是

    A. 子宫附件彩超

    B. 肾上腺 CT

    C. 脱氢表雄酮检测

    D. 雄烯二酮检测

    E. 性激素全套检测

    F. 生长激素检测

    G. 甲状腺激素检测

【解析】患者为肥胖症,有高雄激素体征,需进一步完善性腺及肾上腺的血清学、影像学检查。

第 4 问:患者妇科彩超提示卵巢多囊改变,血清睾酮 2.1nmol/L,其他辅助检查未见明显异常,该患者的治疗措施包括

    A. 糖皮质激素

答案: 6. D

【案例 1】 1. ABCEF 2. CEF 3. ABCDE 4. BCEF

B. 螺内酯

C. 吡格列酮二甲双胍

D. GLP-1 受体激动剂

E. 炔雌醇环丙孕酮

F. 奥利司他

【解析】患者诊断考虑多囊卵巢综合征，治疗主要包括口服避孕药（炔雌醇环丙孕酮等）、胰岛素增敏剂（吡格列酮二甲双胍等）、抗雄激素药物（螺内酯等）及其他（奥利司他等）。

【案例 2】患者男，27 岁。因"体重增加 10 余年"就诊，10 余年来患者无明显诱因出现体重增加，否认嗜酒史及特殊用药史。查体：神清，精神可，BP 148/95mmHg，体重 110kg，身高 170cm，腰围 132cm，腹部膨隆。

第 1 问：该患者需考虑的诊断为

A. 单纯性肥胖

B. 假性库欣征

C. 库欣综合征

D. 甲状腺功能减退症

E. 下丘脑疾病

F. 先天性肾上腺皮质增生症

【解析】肥胖症患者，结合病史及体征，初步诊断应考虑肥胖的原发性及继发性原因，包括单纯性肥胖、库欣综合征、甲状腺功能减退症、下丘脑疾病、先天性肾上腺皮质增生等，患者否认嗜酒史及特殊用药史，可排除假性库欣征。

第 2 问：为明确诊断，患者需进一步完善的检查是

A. 性激素全套

B. 甲状腺功能

C. 血皮质醇昼夜曲线

D. 糖化血红蛋白

E. 生长激素

F. 垂体 MRI

【解析】患者需完善性腺轴、甲状腺轴、肾上腺轴功能相关的检查。

第 3 问：患者诊断为单纯性肥胖，经半年生活方式干预后，体重仍无改善，以下可考虑的治疗方案是

A. 控制饮食

B. 心理干预

C. 螺内酯

D. GLP-1 受体激动剂

E. 奥利司他

F. 手术治疗

G. 适当运动

【解析】肥胖症患者的基础治疗包括饮食干预、运动干预、心理干预及药物治疗，《中国肥胖和 2 型糖尿病外科治疗指南（2019）》建议单纯性肥胖患者 BMI≥37.5kg/m^2，建议积极手术，目前我国唯一获准用于减重的药物为奥利司他。

【案例 3】患者女，32 岁。因"体重增加 3 年"就诊，3 年来患者无明显诱因出现体重增加，否认特殊用药史及外伤手术史。查体：神清，精神欠佳，面貌正常，神经系统无异常，体重 75kg，身高 158cm，BP 122/73mmHg，HR 76 次 /min。

第 1 问：该患者需考虑的诊断为

A. 单纯性肥胖

B. 特发性多毛症

C. 库欣综合征

D. 甲状腺功能减退症

E. 多囊卵巢综合征

F. 先天性肾上腺皮质增生症

G. Prader-Willi 综合征

【解析】肥胖症患者，结合病史及体征，

答案：【案例 2】　1. ACDEF　2. ABCF　3. ABEFG　【案例 3】　1. ABCDEF

初步诊断应考虑肥胖的原发性及继发性原因，包括单纯性肥胖、特发性多毛症、库欣综合征、甲状腺功能减退症、多囊卵巢综合征、先天性肾上腺皮质增生等，患者面貌正常，神经系统无异常，可排除较罕见的遗传性肥胖。

第 2 问：该患者有多毛及痤疮表现，为明确诊断，需进一步完善的检查是

A. 17- 羟孕酮

B. 肾上腺 CT

C. 垂体 MRI

D. 性激素全套

E. IGF-1

F. 甲状腺激素

G. 醛固酮

H. 血皮质醇（8AM）

【解析】患者有高雄激素体征，需完善性腺轴、肾上腺轴功能相关的检查，患者血压正常，暂不检查醛固酮。

第 3 问：患者血浆皮质醇（8AM）300nmol/L，需补充的检查包括

A. 血皮质醇（4PM、0AM）

B. 24 小时尿游离皮质醇

C. 小剂量地塞米松抑制试验

D. 大剂量地塞米松抑制试验

E. ACTH 兴奋试验

F. 胰岛素释放试验

【解析】患者血浆皮质醇（8AM）明显升高，提示库欣综合征可能，需完善皮质醇昼夜曲线、24 小时尿游离皮质醇、小剂量地塞米松抑制试验等明确诊断。

第 4 问：该患者小剂量地塞米松抑制试验提示血皮质醇未被抑制，需进一步完善的检查是

A. 肾上腺 CT

B. 垂体 MRI

C. 血 ACTH 测定

D. 大剂量地塞米松抑制试验

E. ACTH 兴奋试验

F. 胰岛素释放试验

【解析】小剂量地塞米松抑制试验提示血皮质醇未被抑制，需进一步检查血 ACTH 以鉴别 ACTH 依赖性和非 ACTH 依赖性库欣综合征，大剂量地塞米松抑制试验以鉴别库欣病和其他，以及完善肾上腺及垂体影像学检查。

答案： 2. ABCDH　3. ABC　4. ABCD

第二十八章　脂代谢异常

一、单选题

1. 血液中含胆固醇最多的脂蛋白是
   A. 乳糜微粒（CM）
   B. 极低密度脂蛋白（VLDL）
   C. 低密度脂蛋白（LDL）
   D. 高密度脂蛋白（HDL）
   E. 甘油三酯（TG）

【解析】血脂不溶于水，需要与脂蛋白结合才能在血液中运输。血液中含胆固醇最多的脂蛋白是LDL。

2. 患者男，59岁。LDI-C≥4.14mmol/L，长期吸烟，无高血压，有早发缺血性心血管病家族史，根据《中国成人血脂异常防治指南》血脂异常危险分层方案，综合评估该患者总体心血管事件的危险性为
   A. 低危
   B. 中危
   C. 高危
   D. 极高危
   E. 超级高危

【解析】患者3.4mmol/L≤LDL-C<4.9mmol/L，且合并多个心血管事件危险因素，包括性别、年龄、吸烟、早发缺血性心血管病家族史等。

二、多选题

1. 临床上血脂检测的基本项目有

   A. 总胆固醇（TC）
   B. 甘油三酯（TG）
   C. 高密度脂蛋白胆固醇（HDL-C）
   D. 低密度脂蛋白胆固醇（LDL-C）
   E. 极低密度脂蛋白（VLDL）
   F. Apo A
   G. Apo B

【解析】临床上血脂检测的基本项目为TC、TG、LDL-C和HDL-C。

2. 他汀类药物的不良反应包括
   A. 肝脏损伤
   B. 肾脏损伤
   C. 增加新发糖尿病风险
   D. 肌病
   E. 脑出血

【解析】他汀类药物的总体安全性良好，常见的不良反应包括肝脏损伤、增加新发糖尿病风险、肌病风险等。

三、共用题干单选题

（1～3题共用题干）

患者男，59岁。长期吸烟，有糖尿病，无高血压，有早发缺血性心血管病家族史，BP 130/80mmHg，BMI 29kg/m^2，TC 5.5mmol/L，HDL-C 1.2mmol/L，TG 12.7mmol/L，LDL-C 4.3mmol/L。

答案：　1. C　2. D
　　　1. ABCD　2. ACD

1. 根据《中国成人血脂异常防治指南》血脂异常危险分层方案，综合评估该患者发生心血管病的危险性为
   A. 低危
   B. 中危
   C. 高危
   D. 极高危
   E. 超级高危
   【解析】患者 3.4mmol/L≤LDL-C<4.9mmol/L，且合并多个心血管事件危险因素，包括性别、年龄、吸烟、糖尿病、肥胖、早发缺血性心血管病家族史等，故属于极高危。

2. 该患者目前血脂控制的首要目标是
   A. TC
   B. LDL-C
   C. HDL-C
   D. TG
   E. VLDL-C
   【解析】患者 TG>11.1mmol/L，急性胰腺炎风险高，首先应该降低 TG。如 TG<5.6mmol/L，首要目标为降低 LDL-C。

3. 该患者目前血脂异常管理首选的药物是
   A. 他汀
   B. 贝特
   C. 烟酸
   D. PCSK9 抑制剂
   E. 胆固醇吸收抑制剂
   【解析】目前患者血脂管理的首要目标是 TG，故优先选择贝特类药物。

（4～7题共用题干）
　患者男，59 岁。TC 5.5mmol/L，HDL-C 1.2mmol/L，TG 2.8mmol/L，LDL-C 4.3mmol/L，未治疗。

4. 患者长期吸烟，有 2 型糖尿病，HbA1c 8%，未使用降血糖药物，无早发缺血性心血管病家族史，血压 145/90mmHg，BMI 29kg/m²。该患者 LDL-C 的控制目标是
   A. LDL-C<0.8mmol/L
   B. LDL-C<0.9mmol/L
   C. LDL-C<1.4mmol/L
   D. LDL-C<1.8mmol/L
   E. LDL-C<2.6mmol/L
   【解析】患者总体心血管事件的风险为极高危，LDL-C 为首要控制目标，需要<1.8mmol/L。

5. 该患者首选的降血脂药物是
   A. 他汀类
   B. 贝特类
   C. 烟酸
   D. PCSK9 抑制剂
   E. 胆固醇吸收抑制剂
   【解析】患者总体心血管事件的风险为极高危，LDL-C 为首要控制目标，首选药物为他汀类。

6. 该患者开始启用降血脂药物的时间是
   A. 生活方式调整后半年，LDL-C 仍然不达标
   B. 诊断后，马上启动
   C. 生活方式调整 3 个月后
   D. 血糖降至正常后
   E. 血压降至正常后
   【解析】患者总体心血管事件的风险为极高危，在生活方式调控基础以及控制其他危险因素的基础上，可以马上使用他汀类药物。

7. 患者使用阿托伐他汀 20mg，q.d.，3 个月后，复查 LDL-C 为 2.8mmol/L，接下来的血脂管理措施可选择

答案：　1. D　2. D　3. B　4. D　5. A　6. C　7. B

A. 阿托伐他汀维持 20mg, q.d.

B. 阿托伐他汀加量为 40mg, q.d.

C. 阿托伐他汀加量为 80mg, q.d.

D. 阿托伐他汀 20mg, q.d.＋非诺贝特 200mg, q.d.

E. 阿托伐他汀 20mg, q.d.+PCSK9 抑制剂

【解析】患者目前 LDL-C 尚未达标,可将阿托伐他汀加量,并强化生活方式调整;也可阿托伐他汀 20mg, q.d.+依折麦布。

四、案例分析题

【案例1】患者男,59 岁。长期吸烟,有 2 型糖尿病。经济条件可。无高血压,有冠心病病史,近期无急性发作。BP 130/85mmHg, BMI 29kg/m², 腰围 95cm, TC 5.5mmol/L, HDL-C 0.9mmol/L, TG 3.7mmol/L, LDL-C 4.3mmol/L。HbA1c 8.2%,肝、肾功能无异常。长期使用阿托伐他汀 10mg, q.d.。

第 1 问:根据已有的信息,该患者目前的诊断包括

A. 2 型糖尿病

B. 原发性高血压

C. 肥胖症

D. 高胆固醇血症

E. 高 TG 血症

F. 高 LDL-C 血症

G. 低 HDL-C 血症

H. 冠心病

【解析】有 2 型糖尿病病史,HbA1c 8.2%,血糖控制差。BMI 大于 28kg/m²,腰围大于 90cm,肥胖症明确。存在混合性血脂异常。有冠心病史。

第 2 问:该患者采用生活方式调整＋二甲双胍 1.0mg, b.i.d., 3 个月,HbA1c 7.6%,接下来优先选择加用的降血糖药包括

A. 胰岛素

B. GLP-1 受体激动剂

C. 磺脲类促泌剂

D. TZD

E. SGLT-2 抑制剂

F. DPP-4 抑制剂

G. 非磺脲类促泌剂

【解析】有 2 型糖尿病病史,HbA1c 7.6%,血糖控制未达标。合并肥胖症、血脂异常、冠心病史,优先选择 GLP-1 受体激动剂和 SGLT-2 抑制剂有脏器保护、减重的作用。

第 3 问:该患者将阿托伐他汀加量为 20mg, q.d., 1 个月后,LDL-C 为 3.3mmol/L,接下来的降血脂方案可选

A. 强化生活方式改变

B. 加用菲诺贝特

C. 加用依折麦布

D. 加用烟酸

E. 加用高纯度鱼油

F. 加用 PCSK9 抑制剂

G. 阿托伐他汀加量为 40mg, q.d.

H. 维持现状

【解析】患者 LDL-C 未达标,选项 ACFG 均为可选择的方案。

第 4 问:患者将阿托伐他汀加量为 40mg, q.d. 后,出现了大腿肌肉酸痛、全身乏力,无少尿、肉眼血尿、无吞咽困难、单侧肢体无力、视物不清等,接下来首选的检查为

A. 血糖测定

B. 血脂测定

C. 尿酸测定

D. 血肌酐测定

E. 肌酶测定

F. 肌钙蛋白测定

G. 头颅 CT

答案:【案例1】1. ACDEFGF　2. BE　3. ACFG　4. E

H. 心电图

I. 甲状腺功能

【解析】阿托伐他汀加量后，出现了大腿肌肉酸痛、全身乏力，要注意有无肌病可能，可查 CK 进一步明确。

第 5 问：如果该患者 CK 较正常上限升高 4 倍，Cr、肝功能、甲状腺功能正常，停用阿托伐他汀后，肌肉症状消失，CK 恢复正常。再次使用阿托伐他汀 40mg，q.d.，上述情况再发生，接下来的降血脂方案可选择

A. 完全停用阿托伐他汀

B. 阿托伐他汀减量为 20mg，q.d.

C. 改为瑞舒伐他汀钙 4mg，q.d.

D. 改为 PCSK9 抑制剂

E. 阿托伐他汀 20mg，q.d.+ 依折麦布

F. 阿托伐他汀 20mg，q.d.+PCSK9 抑制剂

G. 阿托伐他汀 20mg，q.d.+ 非诺贝特 200mg，q.d.

【解析】该患者已出现冠心病，需要长期使用他汀类药物，停用心血管事件再发风险极高。现有他汀引起的疾病，可考虑的措施有低剂量他汀、换用其他他汀类、他汀类加依折麦布、他汀类加 PCSK9 抑制剂。

【案例 2】患者男，40 岁。体检发现血脂异常 1 个月。无高血压、糖尿病或吸烟。有冠心病家族史，父亲 54 岁患心肌梗塞。既往体健，生活不规律。BP 130/70mmHg，身高 174cm，体重 75kg，腰围 90cm，心肺未见异常。TC 10mmol/L，HDL-C 1.1mmol/L，TG 0.8mmol/L，LDL-C 8.1mmol/L。

第 1 问：该患者血脂异常诊断明确，接下来还需进行的必要检查是

A. 甲状腺功能

B. 血白蛋白测定

C. 尿白蛋白定量

D. 颈动脉彩超

E. 心脏彩超

F. 血糖测定

G. 肝脏功能

H. 血尿酸测定

I. 基因检测

【解析】该患者血脂异常诊断明确，青年 LDL-C 明显升高，病因是继发还是原发要进一步明确，需要排除甲状腺功能减退、肾病综合征等引起的血脂异常。行基因检测，明确有无家族性高胆固醇血症。同时需要明确有无血脂异常的并发症（心血管病变、肝脏功能异常）和合并症（血糖异常和高尿酸血脂）。

第 2 问：该患者首要的血脂控制目标是

A. TC

B. LDL-C

C. HDL-C

D. TG

E. VLDL-C

F. Apo A

G. Apo B

【解析】该患者血脂异常主要以 LDL-C 明显升高为主，且 LDL-C 水平与 ASCVD 的风险密切相关，故首要控制目标是 LDL-C。

第 3 问：该患者首选的降血脂药物为

A. 他汀类

B. 贝特类

C. 烟酸类

D. PCSK9 抑制剂

E. 胆固醇吸收抑制剂

F. 胆酸螯合剂

G. 高纯度鱼油

答案： 5. BCDEF 　【案例 2】 1. ABCDEFGHI 　2. B 　3. A

【解析】他汀类药物是降低 LDL-C 的首选和基础用药,在最大耐受剂量他汀药物不能使 LDL-C 达标的情况下,可加用其他降血脂药物。

第 4 问:该患者使用瑞舒伐他汀 4mg,q.n.,3 个月,LDL-C 降至 4.0mmol/L,接下来的治疗措施包括

 A. 瑞舒伐他汀加量为 8mg,q.n.

 B. 瑞舒伐他汀减量

 C. 瑞舒伐他汀 4mg,q.n.,加用依折麦布

 D. 瑞舒伐他汀 4mg,q.n.,加用 PCSK9 抑制剂

 E. 瑞舒伐他汀 4mg,q.n.,强化生活方式调整

 F. 瑞舒伐他汀 4mg,q.n.,加用贝特类

 G. 瑞舒伐他汀 4mg,q.n.,加用烟酸

 H. 血液滤过

 I. 减重手术

【解析】目前 LDL-C 尚未达标,可选用的策略有强化生活方式调整、他汀加量、加用依折麦布或 PCSK9 抑制剂。

第 5 问:该患者使用他汀类药物需要的时间是

 A. 3 个月

 B. 6 个月

 C. 1 年

 D. 3 年

 E. 5 年

 F. 终身

【解析】他汀类药物是降低 LDL-C 的首选和基础用药,在可耐受他汀药物的情况下,需要长期使用。停用他汀会增加心血管事件的风险。

【案例 3】患者男,50 岁。因脑梗塞入院。吸烟 20 年,每天 4 支。既往体健,无运动习惯。无高血压和糖尿病。有一哥哥 54 岁时患冠心病。BP 130/70mmHg,身高 178cm,体重 81.6kg,腰围 92cm,心肺未见异常。TC 5mmol/L,HDL-C 1.2mmol/L,TG 1.4mmol/L,LDL-C 3.4mmol/L。

第 1 问:根据《中国成人血脂异常防治指南》血脂异常危险分层方案,该患者总体心血管事件的危险性为

 A. 无风险

 B. 低危

 C. 中危

 D. 高危

 E. 极高危

 F. 超级高危

【解析】该患者已经出现了脑梗塞,根据《中国成人血脂异常防治指南》血脂异常危险分层方案,属于极高危人群。

第 2 问:该患者 LDL-C 的控制目标是

 A. LDL-C<0.8mmol/L

 B. LDL-C<0.9mmol/L

 C. LDL-C<1.4mmol/L

 D. LDL-C<1.8mmol/L

 E. LDL-C<2.6mmol/L

 F. LDL-C<3.3mmol/L

 G. LDL-C<4.0mmol/L

【解析】该患者已经出现了脑梗塞,根据《中国成人血脂异常防治指南》血脂异常危险分层方案,属于极高危人群。LDL-C 的目标应<1.8mmol/L。

第 3 问:为到达 LDL-C 的控制目标,该患者需要采取的措施包括

 A. 适当运动

 B. 饮食控制:减少碳水化合物和胆固醇

摄入

C. 减重

D. 戒烟

E. 贝特类降血脂药

F. 他汀类降血脂药

G. 高纯度鱼油

【解析】血脂异常的管理是综合管理。包括饮食控制、运动、减重、戒烟、使用他汀类药物、定期复查血脂和监测药物不良反应等。

第4问：该患者使用了阿托伐他汀，用药过程中需要监测的副作用是

A. 肝脏损伤

B. 肾脏损伤

C. 增加新发糖尿病风险

D. 肌病

E. 脑出血

F. 一过性记忆受损

G. 周围神经病变

【解析】他汀类药物常见副作用包括肌病、肝脏损伤、增加新发糖尿病风险、一过性记忆受损等，不包括肾脏损伤、脑出血、周围神经病变等。

第5问：如该患者使用阿托伐他汀 40mg，q.d.，1 年后，LDL-C 3.0mmol/L，TG 1.7mmol/L，HDL-C 1.1mmol/L。行 OGTT 检查，FPG 7.2mmol，2h PG 11.9mmol/L，无明显"三多一少"，接下来的调脂方案可选择

A. 停用阿托伐他汀

B. 停用阿托伐他汀，改为辛伐他汀

C. 阿托伐他汀加量为 80mg，q.d.

D. 阿托伐他汀 40mg，q.d.，加用高纯度

鱼油

E. 阿托伐他汀 40mg，q.d.，加用依折麦布

F. 停用阿托伐他汀，改为 PCSK9 抑制剂

G. 阿托伐他汀 40mg，q.d.，加用 PCSK9 抑制剂

【解析】目前 LDL-C 尚未达标，可选用的策略有在他汀类药物基础上加用依折麦布或 PCSK9 抑制剂。如将阿托伐他汀加量为 80mg，q.d.，肌病风险将增加。加用高纯度鱼油和贝特类，目前证据不充分。停用他汀类药物，心血管事件风险会增加。

第6问：如该患者使用阿托伐他汀 40mg，q.d. 后出现肌肉酸痛，CK 明显升高，减量后无缓解，停用阿托伐他汀后上述情况消失。改用瑞舒伐他汀 2mg，q.d.，上述情况再发，接下来的调脂方案可选择

A. 强化生活方式调整

B. 高纯度鱼油

C. 试用其他他汀类药物，如普伐他汀或氟伐他汀

D. 改为依折麦布

E. 改为 PCSK9 抑制剂

F. 烟酸

G. 贝特类

【解析】患者存在他汀类药物不耐受的情况，停用他汀类药物会导致心血管事件风险增加。他汀类药物不耐受时可采取的措施有强化生活方式调整、换用其他他汀类药物、隔日使用他汀类药物、改为依折麦布或 PCSK9 抑制剂。

答案：4. ACDF　5. EG　6. ACDE

第二十九章　高尿酸血症与痛风

一、单选题

1. 下列药物的使用可影响尿酸代谢,进而可能引起继发性高尿酸血症的是
   A. 噻嗪类利尿剂
   B. 氯沙坦
   C. 非诺贝特
   D. 阿司匹林(>2g/d)
   E. 维生素C
   【解析】噻嗪类利尿剂及小剂量阿司匹林可导致尿酸排泄减少,氯沙坦、非诺贝特、阿司匹林(>2g/d)及维生素C可促进尿酸排泄。

2. 患者男,45岁。长途行走后突发右足第一跖趾关节红肿热痛,疼痛剧烈,不能行走。查体:右足跖趾关节红肿,压痛明显。血常规:WBC $9.4×10^9/L$,ESR 20mm/h。X线检查可见关节周围软组织肿胀。诊断可能为
   A. 类风湿关节炎
   B. 化脓性关节炎
   C. 急性痛风性关节炎
   D. 假性痛风
   E. 急性蜂窝织炎
   【解析】急性痛风性关节炎起病急骤,关节局部的损伤、饱餐、饮酒、过度疲劳等均可能为诱发因素。初次发病时绝大多数仅侵犯单个关节,其中以第一跖趾关节最为常见。发作时受累关节及周围软组织呈暗红色,明显肿胀,局部发热,疼痛剧烈,常有关节活动受限。

二、多选题

1. 原发性高尿酸血症及痛风的发生与饮食习惯相关,有研究表明与血尿酸浓度及痛风患病率的降低相关的食物是
   A. 富含嘌呤的蔬菜
   B. 维生素C
   C. 海鲜
   D. 中度饮酒
   E. 乳制品
   【解析】近年来研究显示大量进食肉类、海产品及大量饮酒增加痛风患病率,而进食富含嘌呤的蔬菜和中度饮酒对痛风的患病率并无影响。进食乳制品、维生素C及咖啡与血尿酸浓度及痛风的患病率降低相关。

2. 痛风是一种结晶沉积性疾病,促使痛风形成的因素包括
   A. 雌激素水平下降
   B. 局部温度升高
   C. 尿酸与血浆蛋白结合增多
   D. pH降低
   E. 尿酸钠盐浓度过饱和
   【解析】尿酸钠盐在体温37℃、pH7.4

答案:　1. A　2. C
　　　　1. BE　2. AE

204

时,溶解度为380～420μmol/L。血液或关节液中尿酸钠盐的浓度超过饱和状态,或影响尿酸溶解度的因素,如雌激素水平下降、尿酸与血浆蛋白结合减少、局部温度和pH降低等,促使尿酸钠盐析出形成结晶沉淀,是痛风形成的基础。

三、共用题干单选题

（1～2题共用题干）

患者女,62岁。反复左足关节红肿热痛5年,加重2天。查体:左足跖趾关节及左踝关节有多个隆起结节,红肿明显,皮温稍高,有压痛,不能行走。左足关节X线示:骨质呈虫噬样缺损、边缘呈尖锐的增生强化,可见骨皮质翘样突出。血尿酸540μmol/L。考虑为痛风。

1. 进入慢性痛风性关节炎期的典型标志是
   A. 关节炎频繁发作
   B. 发作之后疼痛不能完全缓解
   C. 痛风石的形成
   D. 多关节受累
   E. 关节软骨及骨质侵蚀破坏、增生、关节周围组织纤维化

【解析】选项A、B、D、E为慢性痛风性关节炎期的临床表现,痛风石的形成是进入慢性关节炎期的重要标志。

2. 女性患者痛风多发生于绝经后,以下激素有促尿酸排出功能的是
   A. 雌激素
   B. 孕激素
   C. 卵泡刺激素
   D. 黄体生成素
   E. 睾酮

【解析】在女性,雌激素有促尿酸排泄的作用,雌激素水平降低与血尿酸浓度升高有关,因此痛风多发生于绝经后。

（3～6题共用题干）

患者男,42岁。左足第一跖趾关节划伤11天,突发疼痛4天。查体:T 36.7℃,BP 142/85mmHg,P 87次/min,BMI 30kg/m²。左足第一跖趾关节红肿明显、皮温稍高,有压痛,皮肤表面可见约1cm×0.15cm×0.05cm的伤口,愈合良好。患者4天前有大量饮酒史。高血压史5年。血常规:白细胞$10.5×10^9$/L,血尿酸580μmol/L。左跖趾X线示:关节周围软组织肿胀。

3. 给予患者抗生素抗感染治疗,患者症状无明显缓解,考虑初步诊断为
   A. 急性化脓性关节炎
   B. 急性蜂窝织炎
   C. 创伤性关节炎
   D. 丹毒
   E. 急性痛风性关节炎

【解析】急性蜂窝织炎及丹毒局部皮下软组织肿胀范围不以关节为中心,关节疼痛、肿胀和触痛往往不明显。选项A、B、D可伴有高热、寒战,血白细胞计数升高,血尿酸不高,应用抗生素治疗有效。创伤性关节炎常有较重的受伤史,血尿酸水平不高。

4. 对患者左跖趾关节穿刺,滑囊液细菌培养结果阴性,患者滑囊液的检查结果最可能为
   A. 有脓性渗出物
   B. 白细胞计数>50/ml
   C. 含有二羟焦磷酸钙结晶
   D. 含有尿酸钠盐结晶
   E. 出现异型淋巴细胞

【解析】急性痛风性关节炎期,行关节穿刺抽取关节液,在偏振光显微镜下,关节液中或白细胞内有负性双折光针状尿酸盐结

答案: 1. C 2. A 3. E 4. D

晶,此项检查具有确诊意义,为痛风诊断的金标准。

5. 患者 eGFR 为 98ml/(min·1.73m²),考虑给予非甾体抗炎药治疗,下列描述**不正确**的是

    A. 小剂量起始

    B. 早期使用

    C. 症状缓解后 24 小时内迅速减量至小剂量维持

    D. 可能引起心血管事件的危险性增加

    E. 使用过程中密切监测肾功能

【解析】非甾体抗炎药为急性痛风性关节炎最常用的一线药物,建议早期、足量使用。若无禁忌,起始剂量为所选药物的最大剂量,症状缓解后 24 小时内迅速减量至小剂量维持。

6. 患者症状缓解后 4 周考虑启动降尿酸治疗,血尿酸控制目标为

    A. <420μmol/L

    B. <400μmol/L

    C. <360μmol/L

    D. <300μmol/L

    E. <180μmol/L

【解析】患者痛风性关节炎发作 1 次,且伴肥胖及高血压,其血尿酸控制目标为<360μmol/L。

四、案例分析题

【案例 1】患者男,33 岁。因"右足第一跖趾关节反复红肿热痛 2 年,加重 2 天"就诊。2 年前,患者饮酒后突发右足第一跖趾关节红肿热痛,疼痛尚能忍受,自行卧床休息 1 周,症状缓解。1 年前无明显诱因再次出现上述症状,自行服用吲哚美辛后症状

缓解。2 天前,患者饮酒后出现右足第一跖趾关节红肿热痛,疼痛呈进行性加剧,不能耐受。今日来院就诊。查体:T 36.4℃,BP 146/86mmHg,P 85 次/min。右足第一跖趾关节红肿,有压痛,表面光滑。其父有痛风史。

第 1 问:为明确诊断,可考虑的检查是

    A. 血尿酸检测

    B. 尿尿酸检测

    C. 血肌酐检测

    D. 肾小球滤过率检测

    E. 血常规

    F. 右足第一跖趾关节 X 线检查

    G. 双肾 X 线检查

    H. 双肾超声检查

【解析】因痛风患者尿液 pH 较低,尿酸盐大多转化为尿酸,而尿酸比尿酸盐溶解度更低,易形成纯尿酸结石,X 线线常不显影,只有小部分与草酸钙、磷酸钙等混合可显示结节阴影。

第 2 问:患者右第一跖趾关节的 X 线检查结果具有典型的痛风 X 线片特征,该特征应包括

    A. 骨质穿凿样缺损

    B. 骨质虫蚀样缺损

    C. 关节面的硬化、变形,关节边缘增生

    D. 边缘呈尖锐的增生硬化

    E. 骨赘剥离及软骨下囊变

    F. 骨皮质翘样突出

【解析】慢性痛风性关节炎期典型者骨质呈虫蚀样或穿凿样缺损、边缘呈尖锐的增生强化,可见骨皮质翘样突出。选项 C 和 E 为骨性关节炎的 X 线特征。

第 3 问:若给予秋水仙碱 0.5mg,每天 3 次治疗,直至出现下列停药指标之一,这些指标包括

答案: 5. A 6. C

【案例 1】 1. ABCDEFH 2. ABDF 3. BCDF

A. 疼痛消失

B. 疼痛明显缓解

C. 炎症明显缓解

D. 出现恶心、呕吐、腹泻

E. 24小时总量达5mg

F. 24小时总量达6mg

【解析】秋水仙碱可抑制炎性细胞趋化，对控制炎症、止痛有特效，当出现下列3种情况时需停药：①疼痛、炎症明显缓解；②出现恶心、呕吐、腹泻等；③24小时总量达6mg。

［提示］该患者住院期间肾小球滤过率为92ml/(min·1.73m^2)。

第4问：其症状缓解3周后考虑长期服用别嘌醇，可考虑的方案是

A. 50mg/d

B. 100mg/d

C. 25mg/d

D. 200mg/d

E. 250mg/d

F. 300mg/d

【解析】根据肾小球滤过率，该患者别嘌醇的常用剂量为200～300mg/d，使血尿酸水平达到治疗目标。

【案例2】患者男，48岁。6天前患者长途行走后突发左足第一跖趾关节红肿热痛，疼痛进行性加剧，呈钝痛，不能耐受碰触，活动受限。自行服用吲哚美辛后症状缓解。既往1年高血压病史，未规律用药。查体：T 36.1℃，BP 152/90mmHg，P 83次/min。左足第一跖趾关节红肿，有压痛，表面光滑。血尿酸500μmol/L，考虑诊断为痛风。

第1问：该患者生活方面应注意

A. 少食用动物内脏

B. 少食用肉汤

C. 少食用沙丁鱼

D. 少食用豌豆

E. 建议食用谷类制品

F. 建议食用鸡蛋

G. 建议食用奶制品

H. 严格限饮各种酒类

I. 每天饮水应在2 000ml以上

【解析】对于高尿酸血症及痛风患者，鼓励食用蔬菜、低果糖水果、谷类、奶制品、鸡蛋等。避免高嘌呤食物，含嘌呤较多的食物包括动物内脏、沙丁鱼、蛤、蚝等海产品及浓肉汤，其次为鱼虾类、肉类、豌豆及啤酒、黄酒、白酒等。限制食用肉类、红酒、果酒。每天饮水应在2 000ml以上。

［提示］追问病史后得知，3年前患者健身后出现类似症状，但疼痛较轻，后自行缓解，缓解后发作部位皮肤有急性痛风性关节炎的特有症状，患者未予重视。

第2问：该特有症状包括

A. 发作部位皮肤色素变浅

B. 发作部位皮肤色素加深

C. 发作部位有环形红斑

D. 瘙痒

E. 脱屑

F. 皮疹

【解析】急性痛风性关节炎发作缓解后，患者症状全部消失，关节活动完全恢复正常，少数患者局部皮肤可遗留有不同程度的色素沉着。受累关节局部皮肤可出现瘙痒和脱屑。

［提示］患者门诊查估算肾小球滤过率为96ml/(min·1.73m^2)。

第3问：该患者同意2～4周后门诊随访，若届时无明显疼痛，可考虑的起始治疗方案有

A. 别嘌醇50mg/d

答案： 4. DEF 【案例2】 1. ABCDEFGHI 2. BDE 3. A、E

B. 别嘌醇 200mg/d
C. 别嘌醇 250mg/d
D. 别嘌醇 350mg/d
E. 非布司他 40mg/d
F. 非布司他 80mg/d

【解析】别嘌醇和非布司他均为抑制尿酸生成药，为避免用药后血尿酸迅速降低诱发急性关节炎，别嘌醇应从 50～100mg/d 起始，每隔 2～5 周根据血尿酸水平调整药物剂量。非布司他目前推荐初始剂量 20～40mg/d，2～5 周后血尿酸不达标者，逐渐加量，最大剂量 80mg/d。

第 4 问：考虑给予该患者降压治疗，可作为首选的药物为
A. 呋塞米
B. 氢氯噻嗪片
C. 硝苯地平
D. 美托洛尔
E. 卡托普利
F. 氯沙坦

【解析】对于痛风合并高血压患者，优先考虑利尿剂以外的降压药物。一些研究表明氯沙坦具有促尿酸排泄的作用，尽管目前还没有资料证明它可以降低高血压患者发生痛风的风险，但在临床上仍然可以考虑将它优先用于伴高血压的痛风患者。

【案例 3】患者男，53 岁。因"反复右足关节红肿热痛 15 年，面部水肿 6 个月"就诊。15 年前，患者饮酒后夜间突发右足第一跖趾关节红肿热痛，疼痛剧烈，不能行走，经卧床休息后自行缓解。之后上述症状多于劳累或饮酒后反复出现，发作间期无特殊不适。近 5 年自觉上述症状发作频率增加，发作时症状加重，并逐渐出现右足跖趾关节变形、肿胀，右踝及足弓多个隆起结节。发作时上述部位均出现红肿热痛，自行服用吲哚美辛等药物后缓解。目前无疼痛。6 个月前出现面部水肿，自觉清晨重于傍晚，否认双下肢水肿。查体：BP 152/93mmHg。右足距趾关节、右踝及足弓有多个隆起结节，无红肿、压痛。

第 1 问：考虑该患者应进行的检查有
A. 血尿酸检测
B. 尿尿酸检测
C. 血肌酐检测
D. 尿素氮检测
E. 肾小球滤过率检测
F. 血常规
G. 尿常规
H. 右足第一跖趾关节 X 线检查
I. 尿蛋白谱（肾小球与肾小管蛋白）
J. 双肾超声检查

【解析】一些特殊蛋白，如 α_1 微球蛋白等在肾脏（特别是近端肾小管）轻度受损时即可出现显著的变化，早于血肌酐和尿素氮升高。尿白蛋白主要与肾小球病变有关，做此检查有助于判断肾损伤部位。因此，尿液检查特别是特殊蛋白的测定有助于发现痛风患者的早期肾损伤。

第 2 问：关于痛风石的描述，正确的是
A. 尿酸钠盐长期大量聚集形成痛风石
B. 痛风石的形成率和高尿酸血症的严重程度及持续时间有关
C. 肾脏的严重病变会增加痛风石的形成率
D. 利尿药的运用会增加痛风石的形成率
E. 痛风石经皮肤破溃所形成的溃疡不易愈合，常继发感染
F. 痛风石中包含上皮细胞、巨噬细胞、蛋白质、脂肪和多糖等成分

【解析】痛风石隆起于皮下的黄白色

答案：　4. F　【案例 3】 1. ABCDEFGHIJ　2. ABCDF

赘生物，表面菲薄，经皮肤破溃排出白色粉末状或糊状物，所形成的溃疡不易愈合，由于尿酸有抑菌作用，因此继发感染少见。

［提示］患者肾小球滤过率为 68ml/（min·1.73m²），血尿酸为 515μmol/L，尿蛋白（++）。

第3问：该患者的治疗应包括

 A. 积极控制血尿酸水平在 150μmol/L 以下

 B. 积极控制血尿酸水平在 300μmol/L 以下

 C. 碱化尿液，将尿 pH 维持在 6.2～6.9

 D. 口服碳酸氢钠 3～6g/d

 E. 多饮水（每天>2 000ml）

 F. 多排尿（每天>2 000ml）

【解析】患者慢性痛风性关节炎期伴有痛风石形成，血尿酸控制目标应<300μmol/L，有利于痛风石缓解、缩小。不建议血尿酸水平降至<180μmol/L。

第4问：若考虑给予该患者利尿药物，下列可选用

 A. 氢氯噻嗪

 B. 乙酰唑胺

 C. 呋塞米

 D. 螺内酯

 E. 氯噻酮

 F. 依他尼酸

【解析】对于痛风性肾病，在使用利尿药时应避免使用影响尿酸排泄的噻嗪类及袢利尿剂，肾小球滤过率轻度降低［>60ml/（min·1.73m²）］可选用螺内酯。碳酸酐酶抑制剂乙酰唑胺兼有利尿和碱化尿液作用，亦可选用。

第三十章 低血糖症与胰岛素瘤

一、单选题

1. 下述**不是**正常人对低血糖反应的是
   A. 胰岛素分泌减少或完全抑制
   B. 升糖激素分泌增加
   C. 下丘脑 - 肾上腺素能神经兴奋反应
   D. 抑制交感神经和肾上腺髓质细胞释放儿茶酚胺
   E. 认知障碍

   【解析】正常人对血糖下降的反应是：①胰岛素分泌减少或完全抑制；②增加升高血糖激素的分泌；③下丘脑 - 肾上腺素能神经兴奋反应；④认知障碍。此外，低血糖本身还可刺激交感神经和肾上腺髓质细胞释放儿茶酚胺。

2. 患者女，42 岁。反复心悸、出汗、手抖、饥饿 6 年，反应迟钝伴精神不集中 1 年。入院后多次夜间血糖在 1.8~2.6mmol/L。以下考虑及处理**不恰当**的是
   A. 低血糖症，行 72 小时饥饿试验除外高胰岛素血症性低血糖症
   B. 低血糖症，查肝功能除外肝源性低血糖症
   C. 低血糖症，查抗胰岛素抗体除外胰岛素自身免疫性低血糖
   D. 低血糖症，行 CT 除外伴肿瘤的低血糖症
   E. 低血糖症，查胰岛素、胰岛素原、C 肽水平除外胰岛素瘤

   【解析】空腹（吸收后）低血糖的原因包括药物、肝功能衰竭、胰岛素瘤、自身免疫性低血糖症、伴肿瘤的低血糖症等，可行检查排除相关疾病。但是，患者血糖多次小于 3mmol/L，不需要行 72 小时饥饿试验，仅在低血糖发作时查胰岛素、胰岛素原、C 肽水平即可。

二、多选题

1. 下列关于低血糖症的病理生理分类中，属于内源性高胰岛素血症导致糖利用增多的是
   A. 胰岛素瘤
   B. 反应性低血糖症
   C. 滋养性低血糖症
   D. T2DM（早期）
   E. 胰岛素自身免疫性低血糖

   【解析】低血糖的病理生理和病因可分为葡萄糖生成的底物可用性障碍、糖生成障碍和糖利用增多 3 类。内源性高胰岛素血症所致糖利用增多包括胰岛素瘤、胰岛素自身免疫性低血糖、PHHI（婴儿持续性高胰岛素血症性低血糖症）、滋养性低血糖症、亮氨酸过敏症、T2DM（早期）、胎儿成红细胞增多症、DM 母亲分娩的婴儿；外源性高胰岛素血症（非胰岛素直接作用）所致糖利用

答案： 1. D 2. A
　　　 1. ACDE

增多包括 DM 伴低血糖症、反应性低血糖症、医源性低血糖症。

2. 下列关于低血糖症状的说法中，正确的是
    A. 低血糖临床表现复杂，可分为神经性症状和脑功能紊乱性症状 2 类
    B. 低血糖所致脑功能障碍，发生的顺序是：自主神经中枢 - 下丘脑 - 延脑 - 皮质下中枢 - 大脑皮质
    C. 低血糖所致脑功能障碍，发生的顺序是：大脑皮质 - 皮质下中枢 - 延脑 - 下丘脑 - 自主神经中枢
    D. 低血糖所致脑功能障碍时，纠正低血糖后，脑功能恢复的顺序是：自主神经中枢 - 下丘脑 - 延脑 - 皮质下中枢 - 大脑皮质
    E. 低血糖所致脑功能障碍时，纠正低血糖后，脑功能恢复的顺序是：大脑皮质 - 皮质下中枢 - 延脑 - 下丘脑 - 自主神经中枢

【解析】低血糖临床表现复杂，可分为神经性症状和脑功能紊乱性症状 2 类。一般是按顺序出现大脑皮层、皮层下中枢（包括基底节）、下丘脑及自主神经中枢、延脑等受抑制的表现。其顺序与脑的发育进化过程有关，细胞愈进化对缺氧愈敏感；低血糖纠正则按上述的逆顺序恢复。

三、共用题干单选题

（1～3 题共用题干）

患者女，35 岁。既往无特殊病史，营养状况良好，无特殊服药史，近 3 个月常于夜间出现心悸、手抖、出汗，进食后迅速好转，院外查正常。

1. 明确诊断，患者症状发作时，下列检查最有意义的是
    A. FT_3、FT_4、TSH 检测
    B. 心电图
    C. 胰岛素 / 血糖指数
    D. 血电解质检测
    E. 血儿茶酚胺检测

【解析】青年女性，出现心悸、手抖、出汗，甲状腺毒症、低血糖症、嗜铬细胞瘤、心律失常等均可能，但患者进食后迅速好转，与甲状腺毒症、嗜铬细胞瘤、心律失常等不符，且具备低血糖 Whipple 三联征中的二项，因此测定血糖与胰岛素，计算胰岛素 / 血糖指数最有意义。

2. 该患者最可能的诊断是
    A. 糖尿病
    B. 嗜铬细胞瘤
    C. 神经官能症
    D. 低血糖症
    E. 心律失常

【解析】青年女性，出现心悸、手抖、出汗，甲状腺毒症、低血糖症、嗜铬细胞瘤、心律失常等均可能，但患者进食后迅速好转，与甲状腺毒症、嗜铬细胞瘤、心律失常等不符，且具备低血糖 Whipple 三联征二项，因此最可能的诊断是低血糖症。

3. 为进一步明确诊断，下列最需做的检查是
    A. 心电图
    B. X 线胸片
    C. 腹部 CT
    D. 肾上腺 CT
    E. 垂体 MRI

【解析】患者最可能的诊断是低血糖症。因此上述检查中，最需做腹部 CT 了解胰腺有无病变。

答案： 2. ACD
　　1. C 2. D 3. C

（4～8 题共用题干）

患者男，38 岁。近半年来经常出现阵发性心慌伴明显饥饿感，发作严重时出冷汗，多在餐前及凌晨发生，进餐后好转。平时多睡，体重增加。

4. 下列检查对诊断最有帮助的是

　　A. 发作时血压

　　B. 发作时电解质

　　C. 发作时心电图

　　D. 发作时血糖

　　E. FT_3、FT_4、TSH 检测

　　【解析】青年男性，出现心悸、手抖、出汗，甲状腺毒症、低血糖症、嗜铬细胞瘤、心律失常等均可能，但患者进食后迅速好转，与甲状腺毒症、嗜铬细胞瘤、心律失常等不符，且具备低血糖 Whipple 三联征中的二项，最可能是低血糖症，因此测定血糖最有帮助。

5. 在鉴别诊断中，下列可以完全排除的疾病是

　　A. 肝病所致的低血糖

　　B. 胰腺外恶性肿瘤

　　C. 肾上腺皮质功能减退

　　D. 垂体前叶功能减退

　　E. 库欣综合征

　　【解析】库欣综合征皮质醇升高，血糖增高或糖尿病，因此可以排除。

6. 如果上述各项检查均无肯定的阳性发现，应进一步做的检查是

　　A. 胰岛素兴奋试验

　　B. 72 小时饥饿试验

　　C. 皮质醇兴奋试验

　　D. 生长激素耐受试验

　　E. 胰高血糖素兴奋试验

　　【解析】该患者最可能是低血糖症，但患者血糖正常，因此应进一步做 72 小时饥饿试验诱发低血糖。

7. 住院期间，患者在 1 晚夜间明显乏力，嗜睡渐入浅昏迷。脉搏 118 次 /min，律齐，神经系统查体无特殊。血糖 1.9mmol/L，胰岛素 16μU/ml，C 肽 0.38nmol/L，胰岛素自身抗体阴性。考虑本例最可能的诊断是

　　A. 胰岛素自身免疫性低血糖

　　B. 脑血管意外

　　C. 胰岛细胞瘤

　　D. 心肌梗死

　　E. 心律失常、心衰

　　【解析】患者血糖 1.9mmol/L，胰岛素 16μU/ml，$I:G=16μU/ml/(1.9×18)mg/dl=0.47$，C 肽 0.38nmol/L，胰岛素自身抗体阴性，提示胰岛素瘤可能。

8. 如果患者的胸片、腹部及胰腺 CT 扫描未见肿瘤证据，需进一步提供诊断的依据，你认为还应该选择的下列检查是

　　A. 胰高糖素兴奋试验

　　B. 甲苯磺丁脲耐量试验

　　C. C 肽抑制试验

　　D. 头颅 MRI

　　E. 超声内镜

　　【解析】患者已考虑胰岛素瘤，目前为定位诊断不明，非定性诊断，故此排除胰高糖素兴奋试验、甲苯磺丁脲耐量试验及 C 肽抑制试验，胰岛素瘤为胰腺病变，故排除头颅 MRI。CT、MRI 及经腹超声检查能检测出大部分胰岛素瘤。如果初始影像学未查及胰岛素瘤，则需要进行其他检查，如超声内镜、选择性动脉钙刺激试验、同位素标记的生长抑素受体显像等，选择超声内镜。

答案： 4. D　5. E　6. B　7. C　8. E

四、案例分析题

【案例1】患者男，24岁，未婚。间歇发作心慌、头昏、出汗、手足颤抖两年，伴面色苍白，易饥多食，肥胖，疲乏无力，无抽搐、流涎，意识清楚，每次发作都在夜间，进食两碗葡萄糖数分钟后好转如常，从未服药，近来发作频繁。

第1问：为明确诊断，患者下一步应进行的检查是

    A. 发作时血糖测定

    B. 发作时心电图

    C. 发作时血压测定

    D. FT_3、FT_4、TSH测定

    E. 电解质、血气分析

    F. 肝、肾功能

    G. 腹部CT

    H. 头颅CT

【解析】青年男性，出现心悸、手抖、出汗，低血糖症、甲状腺毒症、嗜铬细胞瘤、心律失常等均可能，因此查发作时血糖，肝肾功能、腹部CT有助于了解低血糖及其病因；发作时心电图及血压、电解质、血气、FT_3、FT_4、TSH有助于了解有无甲状腺毒症、嗜铬细胞瘤、心律失常等，患者服糖后缓解如常，无抽搐、流涎，意识清楚等，可排除脑部疾病，故暂时不考虑做头颅CT。

第2问：首先考虑的疾病是

    A. 甲状腺毒症

    B. 嗜铬细胞瘤

    C. 心律失常

    D. 后循环缺血

    E. 低血糖症

    F. 库欣综合征

【解析】青年男性，出现心悸、手抖、出汗，甲状腺毒症、低血糖症、嗜铬细胞瘤、心律失常等均可能，但患者进食糖后迅速好转，与甲状腺毒症、嗜铬细胞瘤、心律失常等不符，且具备低血糖Whipple三联征中的二项，因此最可能的诊断是低血糖症。

第3问：以上检查，症状发作时血糖2.2mmol/L，其余均无异常，患者应做的检查是

    A. GH、IGF-1

    B. 72小时饥饿试验

    C. 胰高血糖素试验

    D. 血糖<3mmol/L时的胰岛素、C肽检测

    E. 低血糖发作时的胰岛素释放指数

    F. 皮质醇、ACTH检测

    G. 抗胰岛素抗体和抗胰岛素受体抗体检测

【解析】且患者每次发作都在夜间，为空腹低血糖。空腹低血糖的原因包括、升高血糖的激素缺乏或不足（皮质醇缺乏、GH缺乏、胰高糖素缺乏、肾上腺素缺乏、多种激素缺乏）、胰岛β细胞肿瘤、胰岛素自身免疫性综合征等，因此做选项A、C、D、E、F、G。72小时饥饿试验目的是激发低血糖的发生，患者已明确有血糖降低，不需要做。

第4问：最终患者确诊为胰岛素瘤，定位诊断可选择的措施有

    A. 胰腺B超

    B. 胰腺CT

    C. 胰腺MRI

    D. 超声内镜

    E. 生长抑素受体闪烁显像

    F. 选择性动脉钙刺激试验

    G. PET-CT

【解析】胰岛素瘤非侵入性定位检查包括B超、CT、MRI、生长抑素受体闪烁显像、PET-CT等，侵入性定位检查包括超声内镜、选择性动脉钙刺激试验等。

答案：【案例1】 1. ABCDEFG   2. E   3. ACDEFG   4. ABCDEFG

【案例2】患者女，35岁。已婚，怕热、心悸、手抖、消瘦6个月，无用于当地医院诊断为甲状腺功能亢进症，现予甲巯咪唑10mg，q.d.治疗，近日间歇发作心慌、头昏、出汗、手足颤抖，伴面色苍白，易饥多食，无抽搐、流涎及意识障碍，每次发作都在夜间，进食数分钟后好转如常。既往无用胰岛素及降糖药物病史。

第1问：为明确诊断，患者下一步应进行的检查是

　　A. FT$_3$、FT$_4$、TSH、抗TR Ab检测

　　B. 发作时血糖、胰岛素、C肽检测

　　C. 发作时心电图

　　D. 发作时血压检测

　　E. 电解质、血气分析

　　F. 肝、肾功能

　　G. 腹部CT

　　H. 头颅CT

【解析】青年女性，出现心悸、手抖、出汗、甲状腺毒症、低血糖症、嗜铬细胞瘤、心律失常等均可能，因此发作时查血糖，肝肾功能、腹部CT有助于了解低血糖及其病因；发作时心电图及血压、电解质、血气、FT$_3$、FT$_4$、TSH、抗TR Ab有助于了解有无甲状腺毒症、嗜铬细胞瘤、心律失常等，患者进食后缓解如常，无抽搐、流涎，意识清楚等，可排除脑部疾病，故暂时不考虑做头颅CT。

第2问：以上检查中，患者发作时血糖2.1mmol/L，胰岛素18μU/ml，C肽0.6nmol/L，TSH 0.05mIU/L，抗TR Ab 16U/L，其余均正常，除Graves甲状腺功能亢进外，患者应考虑的疾病是

　　A. 糖尿病

　　B. 嗜铬细胞瘤

　　C. 心律失常

　　D. 后循环缺血

　　E. 胰岛素自身免疫性低血糖

　　F. 库欣综合征

　　G. 胰岛素瘤

【解析】患者具备低血糖Whipple三联征，低血糖症诊断成立。胰岛素释放指数=18μU/ml/（2.1×18）mg/dl=0.48，且C肽0.6nmol/L，提示内源性高胰岛素血症，如胰岛素瘤、胰岛素自身免疫性低血糖及早期的2型糖尿病。

第3问：为进一步的鉴别诊断，患者应做的检查是

　　A. GH、IGF-1

　　B. 72小时饥饿试验

　　C. 胰高血糖素试验

　　D. OGTT

　　E. 皮质醇、ACTH检测

　　F. 抗胰岛素抗体和抗胰岛素受体抗体检测

【解析】患者为内源性高胰岛素血症，如胰岛素瘤、胰岛素自身免疫性低血糖及早期的2型糖尿病。因此做抗胰岛素抗体和抗胰岛素受体抗体及OGTT能将三者鉴别。

第4问：患者确诊为胰岛素自身免疫性低血糖，其最可能的病因是

　　A. Graves甲状腺功能亢进

　　B. 甲巯咪唑

　　C. 合并其他自身免疫病

　　D. 遗传因素

　　E. 环境因素

　　F. 交感神经功能紊乱

【解析】甲巯咪唑含巯基，化学结构中含有巯基的药物是导致胰岛素自身免疫性低血糖发病的主要诱因之一。多数学者认为巯基与胰岛素的SS键相互作用，使内源性胰岛素发生变构触发免疫反应而产生胰岛素自身免疫性低血糖。

答案：【案例2】　1. ABCDEFG　2. AEG　3. DF　4. B

【案例3】患者男,57岁,已婚。间歇发作心慌、头昏、出汗、手足颤抖半年,伴面色苍白,易饥多食,肥胖,疲乏无力,无抽搐、流涎,意识清楚,每次发作都在夜间,进食2碗葡萄糖数分钟后好转如常,从未服药,近来发作频繁。发作时查血糖最低1.9mmol/L。

第1问:为明确诊断,患者下一步应进行的检查是

A. 72小时饥饿试验

B. GH、IGF-1

C. 胰高血糖素试验

D. 血糖<3mmol/L时的胰岛素、C肽检测

E. 低血糖发作时的胰岛素释放指数

F. 皮质醇、ACTH检测

G. 抗胰岛素抗体和抗胰岛素受体抗体检测

H. FT$_3$、FT$_4$、TSH检测

I. OGTT

【解析】患者具有典型Whipple三联征,低血糖诊断成立,且患者每次发作都在夜间,为空腹低血糖。空腹低血糖的原因包括:升高血糖的激素缺乏或不足(皮质醇缺乏、GH缺乏、胰高糖素缺乏、肾上腺素缺乏、甲状腺激素缺乏、多种激素缺乏)、胰岛β细胞肿瘤、胰岛素自身免疫性低血糖等。72小时饥饿试验目的是激发低血糖的发生,患者已明确有血糖降低,不需做。

第2问:以上检查中,患者发作时血糖1.8mmol/L,胰岛素15μU/ml,C肽0.62nmol/L,其余均正常,患者应考虑的疾病是

A. 糖尿病

B. 嗜铬细胞瘤

C. 心律失常

D. 后循环缺血

E. 胰岛素自身免疫性低血糖

F. 库欣综合征

G. 胰岛素瘤

【解析】患者具备低血糖Whipple三联征,低血糖症诊断成立。胰岛素释放指数=15μU/ml/(1.8×18)mg/dl=0.46,且C肽0.62nmol/L,提示内源性高胰岛素血症,如胰岛素瘤、胰岛素自身免疫性低血糖及早期的2型糖尿病。患者OGTT正常,抗胰岛素抗体和抗胰岛素受体抗体阴性,故此诊断考虑是胰岛素瘤。

第3问:下列关于胰岛素瘤的说法中,正确的是

A. 可以发生在任何年龄

B. 90%发生在胰腺

C. 大多为单腺瘤

D. 可与甲状旁腺瘤和垂体瘤并存

E. 肿瘤多数较小,90%的肿瘤直径小于2cm,影像学检查难于发现

F. 如果该患者定位不明,需要与婴儿持续性高胰岛素血症性低血糖症鉴别

G. 如果该患者定位不明,需要与非胰岛素瘤胰源性综合征鉴别

H. 如果该患者定位不明,需要与胰岛素自身免疫性低血糖鉴别

【解析】胰岛素瘤可以发生在任何年龄,90%发生在胰腺,90%为孤立性瘤,90%的肿瘤直径小于2cm;胰岛素瘤可以是多内分泌腺瘤综合征的表现之一;如果该定位不明,需要与婴儿持续性高胰岛素血症性低血糖、非胰岛素瘤胰源性综合征及胰岛素自身免疫性低血糖鉴别,但患者为57岁成人,且前面已查抗胰岛素抗体和抗胰岛素受体抗体阴性,排除胰岛素自身免疫性低血糖,故仅需鉴别非胰岛素瘤胰源性综合征。

第4问:最终患者确诊为胰岛素瘤,胰尾部发现直径为1.2cm的病变,治疗措施为

答案:【案例3】 1. BCDEFGHI　2. G　3. ACDEG　4. ABCDF

A. 手术切除胰岛素瘤是首选治疗
B. 如果患者拒绝进行手术治疗,应该考虑进行内科治疗
C. 二氮嗪可抑制胰岛素分泌,预防症状性低血糖
D. 生长抑素类似物奥曲肽通过抑制胰岛素的分泌控制低血糖
E. 生长抑素类似物奥曲肽抑制生长激素、促甲状腺素和胰高血糖素的分泌,不主张用于胰岛素瘤
F. 对于二氮嗪难治性的持续性低血糖患者,生长抑素类似物奥曲肽是一种合理的选择

【解析】手术切除胰岛素瘤是首选治疗。对不适合或拒绝进行手术的患者、或有手术无法切除的转移性病变的患者,应该考虑进行内科治疗。预防症状性低血糖的治疗选择包括:二氮嗪可抑制胰岛素分泌用于控制低血糖。生长抑素类似物如奥曲肽、兰瑞肽通过抑制胰岛素的分泌控制低血糖,但是也抑制生长激素促甲状腺素和胰高血糖素的分泌。对于二氮嗪难治性的持续性低血糖患者,奥曲肽是一种合理的选择。

第三十一章　水、电解质代谢和酸碱平衡失调

一、单选题

1. 细胞内液中主要的阳离子是
- A. 钠
- B. 镁
- C. 钾
- D. 钙
- E. 氢

【解析】细胞内液主要阳离子是 K^+ 和 Mg^{2+}，主要的阴离子是 HPO_4^{2-} 和蛋白质。细胞外液中主要阳离子是 Na^+，阴离子是 Cl^-、HCO_3^- 和蛋白质。

2. 患者男，40 岁。体重 60kg。因食管癌进食困难 1 个月余。主诉：乏力、极度口渴、尿少而色深。检查：血压、体温均正常，眼窝凹陷、舌干燥、皮肤弹性差，该患者当天补液总量约为
- A. 2 000ml
- B. 3 000ml
- C. 3 500ml
- D. 5 000ml
- E. 6 000ml

【解析】考察临床表现，患者极度口渴为高渗性脱水，尿少色深、皮肤弹性差为中度脱水体征。诊断为中度高渗性失水，补液总量应包括已丢失液体量和继续丢失液体量两部分，前者依据失水程度估算，缺水量占体重的 4%~6%，后者主要包括生理需要量 1 500~2 000ml/d。

3. 最容易发生休克的水、电解质失衡的类型是
- A. 低渗性脱水
- B. 高渗性脱水
- C. 等渗性脱水
- D. 水中毒
- E. 低钾血症

【解析】低渗性脱水时，有大量细胞外液丢失，且细胞外液渗透压降低，抗利尿激素分泌减少，肾小管上皮细胞对水分重吸收减少而导致肾脏排水增多，可使细胞外液容量进一步减少。同时因细胞外液低渗，细胞外液中水分向渗透压相对较高的细胞内液转移，故细胞外液也进一步明显减少，血容量亦明显减少，因此患者容易发生休克。

4. 患者男，46 岁。间断腹痛伴呕吐、腹泻、少尿 1 天。入院后大量滴注葡萄糖液会导致
- A. 高渗性脱水
- B. 低渗性脱水
- C. 等渗性脱水
- D. 慢性水中毒
- E. 血清钾升高

【解析】各种原因所致的体液丢失，其丢失的液体中钠浓度都不会显著地高于血浆的钠浓度，患者最可能出现的水电解质紊乱是等渗性脱水，但大量体液丢失后仅补充水分或滴注葡萄糖液，会导致低渗性脱水。

答案：1. C　2. D　3. A　4. B

5. 血钾过高最主要的毒性是
   A. 导致急性心力衰竭
   B. 引起麻痹性肠梗阻
   C. 诱发代谢性酸中毒
   D. 引起心脏停搏
   E. 引起急性肾小管坏死

【解析】血钾过高最主要的毒性主要表现极度倦怠，肌肉无力，四肢末梢厥冷，腱反射消失，也可出现动作迟钝、嗜睡等中枢神经症状。心音低钝、心率减慢、室性期前收缩、房室传导阻滞、心室纤颤或心脏停搏。最大危害是容易导致心脏停搏。

6. 患者男，20岁。1型糖尿病，2天来出现恶心、面部潮红、呼吸深快，渐发生神志模糊以至昏迷。补液后测定血钾为3.1mmol/L，如果补给钾盐，应在尿量达到
   A. 20ml/h
   B. 25ml/h
   C. 30ml/h
   D. 35ml/h
   E. 40ml/h

【解析】低钾血症补钾的浓度为每升液体中含钾量不超过40mmol；补钾的速度一般不宜超过20mmol/h，每天补钾量不超过100～200mmol；如患者伴有休克，应先输给晶体和胶体液，待尿量超过40ml/h后再静脉给药。

7. 神经肌肉应激性增高可见于
   A. 高钙血症
   B. 低镁血症
   C. 低磷血症
   D. 低钾血症
   E. 酸中毒

【解析】Mg^{2+}则能竞争性地进入轴突，对

抗Ca^{2+}的作用。低镁血症时，Ca^{2+}的进入增多，故乙酰胆碱的释放量也增多。此外，Mg^{2+}还能抑制终板膜上乙酰胆碱受体对乙酰胆碱的敏感性。低镁血症时，这种抑制减弱。因此，神经-肌肉接头处兴奋传递加强。

8. 患者男，35岁。因不适伴反酸、胃灼热，长期口服PPI，近日患者频繁出现手足搐搦、室性心律失常，辅助检查：钠134mmol/L，钾4.2mmol/L，钙2.3mmol/L，首先考虑是
   A. 高钠血症
   B. 低镁血症
   C. 低钙血症
   D. 高钾血症
   E. 低钾血症

【解析】使用PPI 3个月以上会有低镁血症的风险，可能与使用PPI影响肠道内镁的吸收有关。

9. 代谢性酸中毒伴反常性碱性尿的是
   A. 糖尿病酮症酸中毒
   B. 肾小管酸中毒
   C. 乳酸酸中毒
   D. 酒精性酸中毒
   E. 腹泻所致酸中毒

【解析】肾小管性酸中毒（RTA）是由于各种病因导致肾脏酸化功能障碍而产生的一种临床综合征，主要表现是血浆阴离子间隙正常的高氯性代谢性酸中毒。当肾小管性酸中毒合并高钾血症时，一方面组织细胞进行H^+-K^+交换，细胞外液中K^+移入细胞内，细胞内H^+移出细胞外，细胞内H^+浓度降低，使肾脏远曲小管细胞H^+的含量减少，其分泌量也自然减少；另一方面由于远曲小管的上皮细胞和管腔面既有K^+-Na^+交换，

答案：　5. D　6. E　7. B　8. B　9. B

又有 H^+-Na^+ 交换，二者具有竞争性抑制作用，平时的功能是主要调节 K^+ 的排泄，但是在特殊病理条件下，如高血钾时，K^+-Na^+ 交换占据优势，则 H^+-Na^+ 交换不足，远曲小管的上皮细胞排泌的 H^+ 不足，即进入尿液中的量减少，以致尿液呈碱性，所以出现反常性碱性尿。

10. 患者男，62 岁。慢性阻塞性肺疾病 20 年，经常咳嗽气短、面色发绀。查体：呈桶状胸，pH 下降不明显，PCO_2 增高，常大于 6.0kPa，血浆 HCO_3^- 有所增加，AB > SB，正确的诊断为
   A. 急性呼吸性酸中毒
   B. 慢性呼吸性酸中毒
   C. 轻度代谢性酸中毒
   D. 重度代谢性酸中毒
   E. 代谢性碱中毒

【解析】pH 下降不明显，可以理解为 pH 正常，PCO_2 增高表示存在呼吸性酸中毒，血浆 HCO_3^- 有所增加表示存在轻微代谢性碱中毒，且 AB > SB 表示血浆 HCO_3^- 有代偿机制，所以血气分析诊断代偿性呼吸性酸中毒合并代谢性碱中毒，总体是呼吸性酸中毒，如果是急性应没有明显代偿，所以正确的选择应该是慢性呼吸性酸中毒。

二、多选题

1. 下面叙述正确的是
   A. 细胞外液约占体重的 20%～25%
   B. 血浆占体重的 4%～5%
   C. 组织间液占体重的 15%～20%
   D. 细胞内液占体重的 35%～40%
   E. 成人体液量约占体重的 55%～65%

【解析】细胞内和细胞外的液体总称为体液。正常成人体液占体重的 60%。其中细胞内液占体重的 40%，细胞外液约占体重的 20%～25%，其中约 3/4 为组织液，细胞外液的 1/4 为血浆。

2. 醛固酮分泌不足可引起
   A. 对儿茶酚胺的升压反应减弱
   B. 高血钠
   C. 低血钠
   D. 低血钾
   E. 高血钾

【解析】醛固酮由肾上腺皮质球状带细胞合成和分泌的一种盐皮质激素，主要作用于肾脏远曲小管和肾皮质集合管，增加对钠离子的重吸收和促进钾离子的排泄，也作用于髓质集合管，促进氢离子的排泄，酸化尿液。醛固酮分泌不足表现为储钠排钾功能减退。钠丢失使细胞外液缩减、血浆容量降低、心排出量减少，肾血流量减少，伴氮质血症、虚弱消瘦，对儿茶酚胺的升压反应减弱，导致直立性低血压，严重时可发生昏厥、休克。低血钠，高血钾。

3. 关于抗利尿激素分泌不适当增多所致水中毒，以下描述**不正确**的是
   A. 低钠血症明显
   B. 尿钠排出减少
   C. 血浆渗透压低
   D. ADH 分泌增多
   E. 尿比重正常或升高

【解析】抗利尿激素分泌失调综合征（SIADH）是由于多种原因引起的，内源性抗利尿激素或类似抗利尿激素（ADH）物质持续分泌，身体不能顺利排水，而导致低钠血症的疾病。血钠降低，血渗透压降低，尿钠、尿渗透压升高，体液容量不低。

答案： 10. B
　　1. ABCD　2. ACE　3. ACDE

4. 下述情况容易引起低钠血症的是
   A. 急性肾衰竭
   B. 原发性醛固酮增多症
   C. ADH 分泌异常增多症
   D. 肺小细胞癌
   E. 肺部疾病

【解析】急性肾衰竭可因肾排水不足引起急性水中毒而导致高容量性低钠血症。恶性肿瘤(肺小细胞癌等)、创伤、感染等中枢神经系统疾病、肺部疾病(如肺结核、肺炎、阻塞性肺疾病)等原因引起 ADH 分泌异常增多症而导致等容量性低钠血症。原发性醛固酮增多症时,由于醛固酮分泌过多,远曲管对钠水重吸收增加,常引起高钠血症。

5. 低血钾的危害有
   A. 神经肌肉应激性提高
   B. 全身软弱无力,反射减弱
   C. 心率加快
   D. 心率变慢
   E. 出现异位搏动

【解析】低血钾的危害:神经肌肉应激性降低,表现为全身软弱无力、反射减弱或消失甚至出现呼吸麻痹等症状。心肌应激性和自律性增加常出现以异位搏动为主。

6. 下列是低血钾的原因的是
   A. 呕吐、腹泻、胃肠引流
   B. 精神性厌食
   C. 大量的利尿
   D. 肾上腺皮质功能减退
   E. 静脉滴注大量的葡萄糖加胰岛素

【解析】低血钾常见原因为摄取减少、流失过多,如腹泻、呕吐等及钾离子由细胞外液转移至细胞内液。使肾上腺皮质功能减退时,醛固酮或糖皮质激素分泌急剧减少,使肾小管失去了对钾离子重吸收作用,是造成高钾血症常见的原因。

7. 高镁血症容易引起的症状是
   A. 四肢肌肉震颤
   B. 肌无力、四肢软瘫
   C. 血压升高
   D. 心动过缓
   E. 直立性低血压

【解析】在神经方面,可阻断神经传导及在末梢神经部位阻断乙酰胆碱释放,减低神经肌肉接头的冲动传导,并使触突后膜反应性减低和轴索兴奋阈值增高,从而使神经肌肉功能减低。在循环系统方面,主要引起心脏的兴奋传导障碍和抑制细胞膜的兴奋性。

8. 低镁血症可见于
   A. 大量使用利尿药
   B. 糖尿病酮症酸中毒
   C. 高钙血症
   D. 甲状旁腺功能减退
   E. 酗酒

【解析】大量使用利尿药:呋塞米、依他尼酸等利尿剂使肾小管对镁的重吸收减少;糖尿病酮症酸中毒:高血糖渗透性利尿和酸中毒干扰肾小管对镁的重吸收;高钙血症:如甲状腺功能亢进、维生素 D 中毒时,因为钙与镁在肾小管重吸收过程中有竞争作用;甲状旁腺功能减退:PTH 可促进肾小管对镁的重吸收;酗酒:乙醇可抑制肾小管对镁的重吸收。

9. 下述指标的变化可以同时直接反映呼吸和代谢因素的变化所致的酸碱平衡失常的是
   A. 血 pH
   B. 二氧化碳分压

答案: 4. ACDE 5. BCE 6. ABCE 7. BDE 8. ABCDE 9. AD

C. 缓冲碱

D. 二氧化碳结合力

E. 标准碳酸氢盐

【解析】pH、HCO_3^-及PCO_2是反映机体酸碱平衡的三大基本要素。其中，HCO_3^-反映代谢性因素，HCO_3^-的原发性减少或增加，可引起代谢性酸中毒或代谢性碱中毒。PCO_2反映呼吸性因素，PCO_2的原发性增加或减少，则引起呼吸性酸中毒或呼吸性碱中毒。二氧化碳结合力表示来自碳酸氢盐与碳酸的CO_2的总量，受代谢性与呼吸性两个因素的影响。

10. 血气分析 pH 7.35～7.45 可见于

　　A. 酸碱平衡正常

　　B. 代谢性酸中毒

　　C. 失代偿性酸或碱中毒

　　D. 代偿性碱中毒

　　E. 呼吸性酸中毒 + 代谢性碱中毒

【解析】酸碱度（pH）参考值为 7.35～7.45。<7.35 为失代偿性酸中毒症，>7.45 为失代偿性碱中毒。但 pH 正常并不能完全排除无酸碱失衡。代偿性酸或碱中毒时 pH 均在 7.35～7.45 的参考范围之间。

三、共用题干单选题

（1～3 题共用题干）

患者男，50 岁。体重 50kg，上腹隐痛不适，并不思饮食已经 3 个月，胃镜检查证实为胃体癌。实验室检查：血红蛋白 80g/L，血浆清蛋白 30g/L，血清 Na 124mmol/L，K 4.5mmol/L，动脉血 pH 为 7.35。

1. 该患者可能存在

　　A. 高渗性失水

　　B. 等渗性失水

　　C. 低渗性失水

D. 高钾血症

E. 稀释性低血钠症

【解析】低渗性脱水，又称继发性脱水或伴有细胞外液减少的低钠血症，其特征是失钠多于失水，血清 Na<135mmol/L，血浆渗透压<280mOsm/L。

2. 该患者在水、电解质和酸碱平衡方面的主要病理生理变化为

　　A. 血浆容量减少超过组织间液的减少

　　B. 组织间液减少超过血浆容量的减少

　　C. 细胞内液减少

　　D. 细胞内、外液等量减少

　　E. 细胞内液移向细胞外间隙

【解析】低渗性缺水以组织间液减少为主。细胞外液渗透压降低，机体减少抗利尿激素的分泌，使水在肾小管内的重吸收减少，尿量排出增多来提高细胞外液的渗透压。但这样确使细胞外液量减少加重。所以为补充血容量不足组织间液进入血液循环，结果导致组织间液的减少超过血浆的减少。

3. 按血清钠浓度和公式计算需补充的钠盐量为

　　A. 18×50×0.2mmol/L

　　B. 18×50×0.5mmol/L

　　C. 18×50×0.6mmol/L

　　D. 18×50×0.7mmol/L

　　E. 18×50×0.8mmol/L

【解析】低渗性失水补钠量（mmol/L）=（142- 血钠测量值）× 体重（kg）×0.2。

（4～7 题共用题干）

某男性患者，体重 50kg。因呕吐、腹泻伴发热 1 周入院。自诉虽口渴但饮水后呕

答案：　10. ABDE

　　1. C　2. B　3. A

吐不止。查体：口唇干裂，脉搏正常，血压120/80mmHg。辅助检查：血清 Na 150mmol/L，K 4.5mmol/L。

4. 该患者可能存在
　　A. 高渗性失水
　　B. 等渗性失水
　　C. 低渗性失水
　　D. 高钾血症
　　E. 低钾血症

【解析】患者发热、呕吐及腹泻丢失大量体液，根据辅助检查计算渗透压明显高于310mOsm/L。

5. 下述改变**不符合**这个患者的是
　　A. 血钠升高，血浆渗透压>310mOsm/L
　　B. 尿少、尿钠浓度增加
　　C. 尿比重高
　　D. 细胞水肿
　　E. 体内总钠量减少

【解析】高渗性脱水即水和钠同时丧失，但缺水多于缺钠，故血清钠高于参考范围，细胞外液呈高渗状态，又称原发性缺水。当缺水多于缺钠时，细胞外液渗透压增加，抗利尿激素分泌增多，肾小管对水的重吸收增加，尿量减少。醛固酮分泌增加，钠和水的再吸收增加，以维持血容量。其特征是失水多于失钠，血清钠浓度>150mmol/L，血浆渗透压>310mOsm/L。

6. 若给予抗炎、补液等治疗，患者出现腹胀、软弱无力，这种情况最可能的原因是
　　A. 低钾血症
　　B. 低钠血症
　　C. 高钾血症
　　D. 高钠血症
　　E. 低钙血症

【解析】患者入院前已存在摄入钾不足，入院后补液若不及时补钾很容易出现低钾血症。患者出现腹胀、软弱无力，提示存在低钾血症。化验血 K<3.5mmol/L 可明确诊断。

7. 对该患者而言，下列治疗**不可行**的是
　　A. 经口下胃管补水
　　B. 给予 10% 葡萄糖
　　C. 给予 5% 葡萄糖
　　D. 给予 0.9% 生理盐水
　　E. 给予 0.45% 氯化钠溶液

【解析】高渗性脱水以失水多于失钠、血清钠浓度>150mmol/L、血浆渗透压>310mOsm/L 为主要特征。补水：高渗性脱水时因血钠浓度高，故应给予 5% 葡萄糖溶液。应当注意，高渗性脱水时血钠浓度高，但患者仍有钠丢失，故还应补充一定量的含钠溶液，以免发生细胞外液低渗。

（8～9题共用题干）

患者女，40 岁。烦渴、多饮、多尿 2 个月，日饮水量波动在 7～8L，夜尿 4～5 次。尿比重 1.005，尿渗透压 130mmol/L，血渗透压 286mmol/L，禁水加压试验后尿渗透压 240mmol/L。

8. 该患者最可能的诊断是
　　A. 希恩综合征
　　B. 颅咽管瘤
　　C. 尿崩症
　　D. 精神性多饮
　　E. 糖尿病

【解析】精神性多饮常有诱因，其次水量在每天间和 1 天之内变化较大，常受情绪和环境的影响，夜尿受睡眠好坏的影响变异也较大。随机检查血浆渗透压处于正常低限或稍低于正常，尿渗透压低，尿比重<1.010。尿崩症禁水后尿量仍多，尿渗透压

答案：　4. A　5. D　6. A　7. B　8. C

常不超过血浆渗透压。注射加压素后尿崩症患者尿渗透压进一步升高，较注射前至少增加 9% 以上。完全性中枢性尿崩者能增加 50% 以上。

9. 该患者易出现
   A. 高渗性脱水
   B. 低渗性脱水
   C. 等渗性脱水
   D. 慢性水中毒
   E. 血清钠降低

【解析】尿崩症是指抗利尿激素缺乏或肾脏对 AVP 不敏感导致，肾浓缩功能不良，排出大量低渗尿，丢失大量水分，易出现高渗性脱水。血浆渗透压常轻度升高，兴奋下丘脑口渴中枢，因烦渴而大量饮水，但若不及时补充大量水分，可出现严重失水，出现高钠血症。

（10～13题共用题干）

患者男，68 岁。吞咽、饮水困难 3 天，现有少尿、口唇、皮肤干燥。血钠 138mmol/L，血钾 4.0mmol/L。

10. 该患者最可能的诊断是
    A. 低渗性脱水
    B. 高渗性脱水
    C. 等渗性脱水
    D. 水中毒
    E. 低钾血症

【解析】患者有脱水的症状和体征，血钠参考范围内，应诊断为等渗性脱水。

11. 等渗性脱水如未经处理可转变为
    A. 低渗性脱水
    B. 高渗性脱水
    C. 低钠血症
    D. 低钾血症
    E. 水中毒

【解析】等渗性脱水如果未经任何处理，则患者可通过不感蒸发、呼吸等途径不断丢失水分，从而因失水多于失盐而转为高渗性脱水。

12. 高渗性脱水早期表现为
    A. 尿量减少而尿钠偏高
    B. 尿量减少而尿钠降低
    C. 尿量增加而尿钠偏高
    D. 尿量增加而尿钠正常
    E. 尿量不减少而尿钠降低

【解析】高渗性脱水时，细胞外液高渗，下丘脑渗透压感受器受刺激而引起抗利尿激素分泌增多，使肾脏集合管和远曲小管上皮细胞对水的重吸收增多而使尿量减少，但在高渗性脱水的早期，由于血容量减少并不显著，肾血流量改变不大，醛固酮分泌也不增多，故肾脏仍排出一部分钠，且因水分重吸收增加使尿钠浓度增高。

13. 高渗性脱水晚期表现为
    A. 尿量减少而尿钠偏高
    B. 尿量减少而尿钠降低
    C. 尿量增加而尿钠偏高
    D. 尿量增加而尿钠正常
    E. 尿量不减少而尿钠降低

【解析】高渗性脱水晚期，血容量和肾血流量均减少，尿量进一步减少，且此时醛固酮分泌增多，因而尿钠排出减少，尿钠浓度降低。

（14～15题共用题干）

患者女，45 岁。幽门梗阻行持续胃肠减压半个月余，每天补 10% 葡萄糖 2 500ml，5% 盐水 1 000ml，10% 氯化钾 30ml。2 天前开始出现全腹膨胀，无压痛及反跳痛，肠鸣音消失，每天尿量 1 500ml 左右。

答案：　9. A　10. C　11. B　12. A　13. B

14. 出现这种情况最可能的原因是
    A. 低钾血症
    B. 低钠血症
    C. 高钾血症
    D. 高钠血症
    E. 低钙血症

【解析】该患者持续胃肠减压已有半月余，钾从肾外途径丧失。2 天前出现腹胀、肠鸣音消失等肠麻痹表现，提示存在低钾血症。检测血 K<3.5mmol/L 可明确诊断。

15. 补钾速度每小时**不宜**超过
    A. 10mmol
    B. 20mmol
    C. 30mmol
    D. 40mmol
    E. 50mmol

【解析】呕吐、持续胃肠减压、肠瘘等，钾从肾外途径丧失，应该积极静脉补钾。钾含量不宜超过 40mmol/L（氯化钾 3g/L），缓慢滴注，因此应控制在 20mmol/h。

（16～19题共用题干）

患者女，49 岁。心悸、便频、消瘦 8 个月，发作性四肢软瘫 2 个月，加重 1 天。甲状腺略肿大，心率 104 次/min，血 K 3.0mmol/L，血 Na 138mmol/L。心电图：窦性心动过速。

16. 为明确诊断该患者**不需要**做的检查是
    A. 甲状腺功能测定
    B. 甲状腺彩超
    C. 甲状腺 ECT
    D. 甲状腺抗体检测
    E. 头 CT

【解析】甲状腺激素不但有利尿作用，还能够加速矿物质的排泄。在尿液中，钾的排泄较钠多，加上钾大量转入细胞内，因此

甲状腺功能亢进时常常并发低钾血症或合并低钾性周期性麻痹，出现双下肢不能动。

17. 该患者最可能的疾病是
    A. 重症肌无力
    B. 低钾性周期性麻痹
    C. 周期性神经炎
    D. 甲状腺功能亢进性肌病
    E. 肌营养不良症

【解析】低钾性周期性麻痹是甲状腺功能亢进症患者常见的一种伴发症状。麻痹常自四肢近端肌肉开始，尤其常见的首发症状是双下肢无力，也可延及肢体远端。麻痹范围大小不一，从几个肌群乃至全身。轻者仅有全身乏力，尚可行走；重者除颜面肌，眼肌，与发音和言语有关的肌群、膈肌、括约肌外，全身的骨骼肌均可受累。

18. 这类患者一般**不会**出现的临床表现是
    A. 腱反射减弱，肌无力
    B. 严重时可发生多尿
    C. 碱中毒，尿呈酸性
    D. 心电图出现 U 波
    E. 有典型的心电图表现

【解析】低钾血症最早的临床表现是四肢无力。典型的心电图变化示 T 波低平、倒置，ST 段压低，U 波出现，但并非每个患者都有典型的心电图改变。严重低钾时，醛固酮分泌减少，肾远端小管的保水作用减弱，尿量增多。当血清钾浓度降低时，肾小管上皮细胞内钾移到细胞外，细胞外液的 H^+ 移到细胞内，以致肾小管上皮细胞内钾浓度降低，H^+ 浓度升高，故向管腔中排钾减少而排氢增多，HCO_3^- 回收增多，此时，尿液呈酸性，出现酸性尿。由于低钾血症可产生碱中毒，碱中毒时一般应出现碱性尿，而此时出现的为酸性尿，故称为反常性酸性尿。

答案： 14. A   15. B   16. E   17. B   18. E

19. 有关注意事项,**不正确**的是
    A. 每天尿量>500ml 以上时才允许静脉滴注补钾
    B. 每天补钾量不宜超过 200mmol(相当于氯化钾 15g)
    C. 如血钾已正常,将氯化钾加入葡萄糖液中可预防高钾血症
    D. 补钾后出现手足搐搦,应及时补钙
    E. 如血清钾恢复慢,应加大剂量加快滴注速度

【解析】静脉内补钾时,切勿使血钾浓度骤然升得很高,以避免发生高钾血症;一般只有当每天尿量在 500ml 以上时才允许静脉滴注补钾,而且应注意浓度要低,速度要慢。补钾后可能加重原有的低钙血症。

(20～21 题共用题干)

患者女,42 岁。甲状腺次全切除后,出现手足抽搐。

20. 对该患者的诊断首先考虑是
    A. 高钠血症
    B. 低镁血症
    C. 低钙血症
    D. 高钾血症
    E. 低钾血症

【解析】甲状腺手术术中可能误伤甲状旁腺,PTH 水平降低,导致血钙降低,血磷增高。

21. 单纯补钙后症状不见改善,反而加重,应考虑为
    A. 高钠血症
    B. 低镁血症
    C. 低钙血症
    D. 高钾血症
    E. 低钾血症

【解析】临床上如无其他原因而发生神

经肌肉兴奋增加,出现手足搐搦,经补钙无效或反而加重,应考虑为低镁血症。

(22～25 题共用题干)

患者男,53 岁。胆道术后 T 管引流 10 天,出现神经肌肉兴奋性增强、精神错乱、易怒,伴有心动过速。心电图表现 T 波低平,Q-T 期间延长,T 波低平并出现 U 波。

22. 为明确诊断,该患者应立即进行的检查项目包括
    A. 心脏彩超
    B. 血离子测定
    C. 血常规
    D. 胸部 X 线
    E. 肾功能测定

【解析】患者术前进食不正常,及恶心、呕吐等消化道症状,外加术后 T 管引流,导致大量消化液丢失,随之丢失了大量的镁、钾、钙等离子和胃酸等体液,容易导致水电解质紊乱与酸碱平衡失调。

23. 低钾血症的患者,补钾后病情无改善时,首先考虑缺乏
    A. 钙
    B. 镁
    C. 钠
    D. 氯
    E. 磷

【解析】低钾血症最常见。若大量补钾症状不见明显好转,首先考虑为低镁血症。因低钾血症常伴镁缺乏,镁是多种酶的催化剂,与钠 - 钾 -ATP 酶活性密切相关,缺镁时活性降低,钾从细胞内外溢而丢失,肾脏不能保钾。此外注意,血清镁浓度与机体镁缺乏不一定平行,镁缺乏时血清镁浓度不一定低。

24. 低镁血症**不容易**导致的心血管反应是
    A. 频发房性或室性早搏
    B. 多源性房性心动过速
    C. 室性心动过速
    D. 心室颤动
    E. 血压降低

【解析】镁也是钙的抑制剂，缺镁可增加缓慢钙离子流并因此而促进心律失常的发生，如频发房性或室性早搏、多源性房性心动过速、室性心动过速及心室颤动，心脏猝死。应当指出，镁缺乏引起的心律失常往往对一般抗心律失常药物有对抗性，而难以控制症状，但在补镁治疗后常消失。

25. 该患者往往还合并的离子紊乱是
    A. 高钠血症
    B. 低镁血症
    C. 低钙血症
    D. 高钾血症
    E. 低钾血症

【解析】镁离子是许多酶系统必要的辅助因子，其浓度降低常影响有关酶的活性。低镁血症时，靶器官 - 甲状旁腺细胞中腺苷酸环化酶活性降低，分泌 PTH 减少，使肾脏重吸收钙和骨骼的钙动员减少，导致低钙血症。

（26～27 题共用题干）

某慢性肺心病患者入院 5 天，经抢救后血气及电解质结果如下：pH 7.3，PCO_2 70mmHg，AB 36mmol/L，血 Na 140mmol/L，血 Cl 75mmol/L，血 K 4.5mmol/L。

26. 试分析该患者出现的酸碱平衡紊乱类型是
    A. 代谢性酸中毒 + 代谢性碱中毒 + 呼吸性酸中毒
    B. 代谢性酸中毒
    C. 代谢性碱中毒
    D. 呼吸性酸中毒 + 代谢性酸中毒

E. 呼吸性酸中毒 + 呼吸性碱中毒

【解析】① $AG=140-(75+36)=29>16$ 必有代酸，$\triangle AG=29-12=17=\triangle HCO_3^-$；②判断原发、继发因素：pH 7.3，酸中毒；$HCO_3^- \uparrow$/$PCO_2 \uparrow$ 同向，单纯型或者混合型；病史：肺心病、$PCO_2 \uparrow$ 为原发。③慢性呼吸性酸中毒代偿公式预测 $HCO_3^-=24+0.35\triangle PCO_2\pm3=24+0.35\times27\pm3=33.45\pm3$。若去除代谢性酸中毒的影响，$HCO_3^-=36+17=53>33.45\pm3$，故有代谢性碱中毒。④结论：呼吸性酸中毒 + 代谢性酸中毒 + 代谢性碱中毒。

27. 治疗后，患者血气分析结果：pH 7.34，HCO_3^- 31mmol/L，PCO_2 60mmHg，试分析该病例出现的酸碱平衡紊乱类型是
    A. 代谢性酸中毒 + 代谢性碱中毒
    B. 呼吸性酸中毒
    C. 代谢性碱中毒
    D. 呼吸性酸中毒 + 代谢性酸中毒
    E. 呼吸性酸中毒 + 代谢性碱中毒

【解析】① pH 7.34，正常；② $HCO_3^- \uparrow$/$PCO_2 \uparrow$ 同向，单纯型或者混合型；③病史：肺心病，$PCO_2 \uparrow$ 为原发；④慢性呼吸性酸中毒代偿公式：预测 $HCO_3^-=24+0.35\triangle PCO_2\pm3=24+0.35\times20\pm3=31\pm3$。实际 $HCO_3^-31 \in 31\pm3$；⑤结论：呼吸性酸中毒（完全代偿型）。

（28～31 题共用题干）

患者男，64 岁。被诊断为慢性肾衰竭、尿毒症。实验室检查：pH 7.23，PCO_2 3.2kPa（24mmHg），BB 36.1mmol/L，BE–13.9mmol/L，SB 13.6mmol/L，AB 9.7mmol/L。

28. 该患者发生的酸碱平衡紊乱类型是
    A. 呼吸性酸中毒 + 代谢性碱中毒
    B. 呼吸性酸中毒
    C. 代谢性酸中毒

答案： 24. E 25. C 26. A 27. B 28. C

D. 呼吸性碱中毒

E. 代谢性碱中毒

F. 呼吸性酸中毒＋呼吸性碱中毒

【解析】①pH 7.23，酸中毒；②HCO_3^-↓/PCO_2↓同向，单纯型或者混合型；③病史：肾衰竭，代谢性因素 HCO_3^-↓为原发。

29. 该患者处于的代偿阶段是

　　A. 代谢性酸中毒，失代偿阶段

　　B. 呼吸性酸中毒，代偿阶段

　　C. 代谢性酸中毒，代偿阶段

　　D. 呼吸性碱中毒，代偿阶段

　　E. 代谢性碱中毒，失代偿阶段

　　F. 呼吸性碱中毒，失偿阶段

【解析】代酸代偿公式：预测 PCO_2=40-$(1.2△HCO_3^-±2)$=40-$(1.2×(24-9.7)±2)$=22.84±2。实际 PCO_2 24 ∈ 22.84±2。结论：代谢性酸中毒，处于失代偿阶段，原因是 pH 为 7.23 偏离了参考范围。

30. 患者治疗过程中突然出现呕吐，钡餐检查发现幽门梗阻。实验室检查：pH 7.52，PCO_2 6.7kPa（50mmHg），BB 63mmol/L，BE +13mmol/L，SB 36mmol/L。则该患者发生的酸碱平衡紊乱类型是

　　A. 呼吸性酸中毒＋代谢性碱中毒

　　B. 呼吸性酸中毒

　　C. 代谢性酸中毒

　　D. 呼吸性碱中毒

　　E. 代谢性碱中毒

【解析】①pH 7.52，碱中毒；②HCO_3^-↑/PCO_2↑同向，单纯型或者混合型；③病史：呕吐＋幽门梗阻，HCO_3^-↑为原发。

31. 该患者处于的代偿阶段是

　　A. 代谢性酸中毒，失代偿阶段

B. 呼吸性酸中毒，代偿阶段

C. 代谢性酸中毒，代偿阶段

D. 呼吸性碱中毒，代偿阶段

E. 代谢性碱中毒，失代偿阶段

【解析】代谢性碱中毒代偿公式：预测 PCO_2=40+$(0.7△HCO_3^-±5)$=40+$(0.7×12±5)$=48.4±5。实际 PCO_2 50 ∈ 48.4±5；结论：代谢性碱中毒，处于失代偿阶段，原因是 pH=7.52 偏离了参考范围。

四、案例分析题

【案例1】患者女，25 岁。1 型糖尿病病史，近半个月食欲减退，多饮，烦渴，多尿。身高 160cm，体重 41kg，皮肤弹性差，呼吸深大，面色潮红，神志模糊。空腹血糖 22.2mmol/L，尿糖（+++），尿酮体（++++）。

第 1 问：该患者应首先考虑的诊断是

　　A. 糖尿病酮症酸中毒

　　B. 脑梗塞

　　C. 糖尿病高渗性昏迷

　　D. 脑出血

　　E. 糖尿病乳酸酸中毒

　　F. 高血压脑病

　　G. 糖尿病肾病

【解析】空腹血糖 22.2mmol/L，尿糖（+++），尿酮体（++++），考虑诊断为糖尿病酮症酸中毒。糖尿病酮症酸中毒是指糖尿病患者在各种诱因的作用下，胰岛素不明显增加，升糖激素不适当升高，造成糖、蛋白质、脂肪以至于水、电解质、酸碱平衡失调，而导致高血糖、高血酮、酮尿、脱水、电解质紊乱、代谢性酸中毒等一个症候群。

第 2 问：为明确诊断，应立即进行的检查项目包括

　　A. 心电图

B. 血离子测定

C. 血常规

D. 胸部 X 线

E. 肾功测定

F. 心脏彩超

【解析】糖尿病酮症酸中毒渗透性利尿同时使钠、钾、氯、磷酸根等大量丢失，厌食、恶心、呕吐使电解质摄入减少，引起电解质代谢紊乱。胰岛素作用不足，物质分解增加、合成减少，钾离子从细胞内逸出导致细胞内失钾，所以应检测离子。β-羟丁酸、乙酰乙酸以及蛋白质分解产生的有机酸增加，循环衰竭、肾脏排出酸性代谢产物减少导致酸中毒，当 pH 低至 7.1～7.0 时，可抑制呼吸中枢和中枢神经功能、诱发心律失常，所以应检测肾功能。糖尿病酮症酸中毒感染为其常见诱因，所以应检测血常规。

第 3 问：该患者的病理生理特点是

A. 酸中毒

B. 严重失水

C. 血酮升高

D. 代谢紊乱

E. 电解质紊乱

F. 中枢神经功能障碍

【解析】糖尿病酮症酸中毒的病理生理特点是：①酸中毒，糖尿病代谢紊乱加重时，脂肪动员与分解加速，大量脂肪酸在肝经 β 氧化产生大量乙酰乙酸、β-羟丁酸与丙酮，三者叫作酮体。当酮体生成量剧增，超过肝外组织的氧化能力时，血酮体升高叫作酮血症，尿酮体排出增加叫作酮尿，临床上叫作酮症。乙酰乙酸与 β-羟丁酸皆是很强的有机酸，大量消耗身体内储备碱，如果代谢紊乱进一步加剧，血酮体继续升高，超过机体的处理能力，便发生代谢性酸中毒。②高酮体血症，脂肪大量分解后的终末代谢产物乙酰辅酶 A，在肝脏不能被氧化为丙酮酸，生成大量酮体，当生成量超过肾脏排泄速度时，身体内则会形成高酮体血症。③水电解质代谢紊乱，酮症酸中毒时，因血糖升高，较多的糖带着水从肾脏丢失，患者厌食、呕吐、恶心，水的摄入量减少，使脱水加重。大量蛋白质分解，产生酸根，排出时又带走不少水分。严重脱水使细胞外液容量减少，血压下降，会引起循环衰竭和急性肾衰竭。血钠、氯、磷、镁都有大量丢失。血钾初期身体内已下降，但是因酸中毒，较多的氢离子进入细胞内，钾离子交换到细胞外，该期血清钾可正常或者偏高。伴随着酸中毒的纠正，氢离子从细胞内到细胞外，大量钾离子进入细胞内，这时会引起严重的低血钾，如不及早纠正，可导致心律紊乱，严重的时候可发生心跳、呼吸骤停。④带氧系统异常，酸中毒时，身体内不出现缺氧，但是当酸中毒纠正后，糖化血红蛋白高，2,3-二磷酸甘油酸降低，血氧解离曲线左移，两者均使氧释放减少，可引起组织缺氧。⑤周围循环衰竭与肾功能障碍，严重失水，血容量减少，加以酸中毒引起的微循环障碍，如果没能及时纠正，最终可造成低血容量性休克，血压降低。肾灌注量的减少，导致少尿或者无尿，严重的发生肾衰竭。⑥中枢神经功能障碍，在严重失水、循环障碍、渗透压升高、脑细胞缺氧等多类因素综合作用下，引起中枢神经功能障碍，出现程度不同的意识障碍、嗜睡、反应迟钝，以至昏迷，后期可发生脑水肿。

第 4 问：对该患者应该首先采取的治疗措施是

A. 饮食控制

B. 大量补充等渗盐水

C. 大剂量胰岛素静点

D. 纠正离子紊乱

答案：　3. ABCDEF　4. ABDEF

E. 积极控制诱因

F. 小剂量胰岛素

【解析】糖尿病酮症酸中毒治疗原则：①补液是治疗的关键，开始 1～2 小时补液 1 000～2 000ml 生理盐水，24 小时可达 4 000～8 000ml；②胰岛素治疗，原则是小剂量胰岛素持续静脉滴注，每小时每公斤体重 0.1U；③纠正电解质及酸碱平衡失调；④处理诱发病和防治并发症。

第 5 问：该患者补液原则是

A. 通常使用 0.85% 生理盐水

B. 补液总量可按原体重 10% 估计

C. 补液总量可按原体重 5% 估计

D. 如无心衰，开始应较快，2 小时内输入 1 000～2 000ml

E. 当血糖>13.9mmol/L 时，给 5% 葡萄糖＋速效胰岛素

F. 当血糖<13.9mmol/L 时，给 5% 葡萄糖＋速效胰岛素

【解析】糖尿病酮症酸中毒补液原则：通常使用生理盐水；当血糖<13.9mmol/L 时，给 5% 葡萄糖＋速效胰岛素。补液总量：补液总量可按原体重 10% 估计，第 1 个 24 小时 4 000～5 000ml，严重失水时，可为 6 000～8 000ml。补液速度：如无心衰，开始应较快，2 小时内输入 1 000～2 000ml；以后根据血压、心率、每小时尿量、末梢循环情况、必要时中心静脉压决定。

【案例 2】患者男，78 岁。患高血压病及糖尿病 3 年，糖尿病单用饮食控制，于咳嗽发热 2 天后出现昏迷。检查瞳孔等大，无嘴歪肢瘫，皮肤弹性差，肺部可闻及湿啰音，心律齐，脉搏 116 次/min，血压 120/70mmHg，病理反射未引出。辅助检查：尿 GLU（++++），尿 KET（±），血 GLU 36mmol/L。

第 1 问：此患者应首先考虑的诊断是

A. 糖尿病酮症酸中毒

B. 脑梗塞

C. 糖尿病高渗性昏迷

D. 脑出血

E. 糖尿病乳酸酸中毒

F. 高血压脑病

【解析】此患者血 GLU 36mmol/L，尿 KET±，血压 130/60mmHg，考虑诊断为糖尿病高渗性昏迷，是由于应激情况性体内胰岛素相对不足，而胰岛素反调节激素增加及肝糖释放导致严重高血糖，因高血糖引起血浆高渗性脱水和进行性意识障碍的临床综合征。见于中、老年患者，有或未知有糖尿病病史者，病死率较高。

第 2 问：此疾病的诊断标准是

A. 血 GLU≥33mmol/L

B. 血浆有效渗透压≥320mmol/L

C. 血清 HCO_3^-≥15mmol/L 或动脉血气检查示 pH≥7.30

D. 尿 GLU 强阳性，尿 KET 阴性或弱阳性

E. 血 GLU≥11.1mmol/L

F. 血浆有效渗透压≥180mmol/L

【解析】选项 A、B、C 可作为必要诊断依据，选项 D 根据临床情况不同可有变化。值得注意的是糖尿病高渗性昏迷有合并糖尿病酮症酸中毒或乳酸酸中毒的可能性，个别病例的高渗状态主要是由高血钠，而不是高血糖造成的。因此，尿 KET 阳性、酸中毒明显或血 GLU 低于 33mmol/L，并不能作为否定糖尿病高渗性昏迷诊断的依据。但是，糖尿病高渗性昏迷患者无一例外地存在有明显的高渗状态，如昏迷患者血浆有效渗透压低于 320mmol/L，则应考虑到其他能引起昏迷的疾病的可能性。

答案： 5. ABDF 　【案例 2】 1. C　2. ABCD

第 3 问：为明确诊断，应立即进行的检查项目包括

    A. 中心静脉压测定

    B. 血钾测定

    C. 血钠测定

    D. 阴离子间隙

    E. 肾功能测定

    F. 血气分析

【解析】高渗性利尿肾小管对钠的重吸收受抑制，且细胞内水分向细胞外转移，使血钠降低，约半数患者有 AG 增高性代谢性酸中毒，通常为轻度或中度。因脱水、休克，血尿素氮、肌酐可增高。

第 4 问：该患者补液的原则是

    A. 等渗盐水

    B. 低渗盐水

    C. 注射用水

    D. 血浆

    E. 5% 葡萄糖

    F. 0.9% 生理盐水

【解析】糖尿病高渗性昏迷目前多数主张开始输等渗液，优点是大量等渗液不会引起溶血，有利于恢复血容量和防止因血渗透压下降过快导致脑水肿。

【案例 3】患者男，72 岁。发热伴腹泻 6 天，昏迷 2 小时，血糖 26mmol/L，尿素氮 14mmol/L，血钠 156mmol/L，血钾 6.2mmol/L，血压 80/60mmHg，肢端冷，无尿，二氧化碳结合力 10mmol/L。

第 1 问：该患者可出现的代谢失衡类型是

    A. 高钾血症

    B. 高钠血症

    C. 重度失水

    D. 代谢性酸中毒

    E. 呼吸性碱中毒

    F. 代谢性碱中毒

【解析】血钠 156mmol/L，诊断为高钠血症；血钾 6.2mmol/L，诊断为高钠血症；腹泻 6 日，血压 80/60mmHg，肢端冷，无尿，诊断为重度失水；CO_2CP 10mmol/L，诊断为代谢性酸中毒。

第 2 问：对该患者可行的治疗是

    A. 经口下胃管补水

    B. 给予 10% 葡萄糖

    C. 给予 5% 葡萄糖

    D. 给予 0.85% 生理盐水

    E. 给予 0.45% 氯化钠溶液

    F. 给予注射用水

【解析】高渗性脱水以失水多于失钠、血清钠浓度 >150mmol/L、血浆渗透压 > 310mOsm/L 为主要特征。补水：高渗性脱水时因血钠浓度高，故应给予 5% 葡萄糖溶液。高钠血症严重者可静脉内注射 2.5% 或 3% 葡萄糖溶液。应当注意，高渗性脱水时血钠浓度高，但患者仍有钠丢失，故还应补充一定量的含钠溶液，以免发生细胞外液低渗。

第 3 问：对该患者的高钾血症，下列处理方法**不适当**的是

    A. 5% 碳酸氢钠液静脉滴注

    B. 立即静脉注射 50% 葡萄糖液 60～100ml

    C. 生理盐水静脉滴注

    D. 10% 葡萄糖酸钙 20～30ml 静脉注射

    E. 控制感染

    F. 排钾利尿剂

【解析】高钾血症抢救原则：①首先用 10% 葡萄糖酸钙静脉注射。② 5% 碳酸氢钠 100～200ml 快速静脉滴注。③然后 50%

葡萄糖＋速效胰岛素静脉滴注。④透析疗法，有腹膜透析和血液透析等。⑤排钾利尿剂使用。⑥阳离子交换树脂的应用。

第4问：该患者的心电图特点是

A. 高尖的 T 波

B. QRS-T 波融合

C. P-R 间期延长

D. QRS 波群增宽

E. P 波降低或消失

F. ST-T 下移

【解析】此患者为高钾血症，其心电图较正常的心电图有以下变化，最初心电图上出现高尖的 T 波，尔后 R 波振幅减低，QRS 波群增宽，P-R 间期延长，P 波降低或消失，最终 QRS-T 波融合，形成典型的高血钾正弦波形。

【案例4】患者男，32 岁。以急性复合性损伤48 小时，少尿24 小时收入院。

第1问：该患者可能出现的内环境紊乱是

A. 高钾血症

B. 水中毒

C. 高镁血症

D. 高钠血症

E. 高磷血症

F. 低钙血症

【解析】该患者考虑为急性肾衰竭少尿期，可出现严重的水、电解质和酸碱平衡的失调，水分大量积蓄出现水中毒。钾离子排出受限，发生高钾血症。40% 由尿排出的镁因排出障碍发生高镁血症。磷也同样排出困难出现高磷血症。由于水的潴留、患者的呕吐、出汗等造成低血钠，肾小管功能障碍，钠吸收亦减少，加重了低钠血症，决不会出现高钠血症。

第2问：高镁血症对机体的影响包括

A. 肌无力

B. 嗜睡或昏迷

C. 血压下降

D. 冠状动脉痉挛

E. 心肌传导阻滞

F. 血压下降

G. 腱反射消失

【解析】镁能抑制神经 - 肌肉接头处的兴奋传递和中枢神经系统的突触传递，故高血镁的患者可出现肌无力，嗜睡或昏迷。镁能抑制房室和心室内传导，降低心肌的兴奋性，可引起传导阻滞和心动过缓。另外镁对平滑肌亦有抑制的作用，可引起血压下降。

第3问：若该患者明确为高镁血症，心电图变化包括

A. 心率减慢

B. P-R 间期延长

C. QRS 增宽

D. Q-T 间期延长

E. T 波低平

F. 房性或室性早搏、心动过速

G. T 波高尖

【解析】镁可以直接作用于窦房结使心率减慢，能抑制房室和心室内传导，降低心肌的兴奋性，可引起传导阻滞和心动过缓。往往伴有高钾血症，故可出现 T 波高尖。

第4问：急性高镁血症的紧急治疗措施**不包括**

A. 静脉输注葡萄糖

B. 静脉输注碳酸氢钠

C. 静脉输注葡萄糖酸钙

D. 静脉输注生理盐水

E. 使用利尿剂加速镁的排出

F. 静脉输注氯化钾

【解析】由于钙对镁有拮抗作用，静脉

答案： 4. ABCDE　　【案例4】 1. ABCEF　2. ABCEG　3. ABCDG　4. ABDE

注射 10% 葡萄糖酸酸酸钙或 10% 氯化钙常能缓解症状,常用量为前者 10～20ml,后者 5～10ml,缓慢注射。

【案例 5】 患者男,60 岁。慢性肺心病患者,其血气分析和电解质测定结果如下:pH 7.40,PCO_2 67mmHg(8.9kPa),血 HCO_3^- 40mmol/L,血 Na 140mmol/L,血 Cl 90mmol/L。

第 1 问:该患者的代谢紊乱类型是

　　A. 呼吸性碱中毒
　　B. 呼吸性酸中毒
　　C. 代谢性碱中毒
　　D. 代谢性酸中毒
　　E. 低钾血症
　　F. 高钠血症

【解析】患者同时存在呼吸性酸中毒和代谢性碱中毒。根据病史和 PCO_2 指标可推测存在呼吸性酸中毒。根据病史,肺心病发生缺氧可发生乳酸酸中毒,但根据 AG 值测定 AG=140-(90+40)=10mmol/L,可排除该患者有代谢性酸中毒。根据患者 pH 在参考范围,可推测患者发生了代偿性呼吸性酸中毒或者患者发生了呼吸性酸中毒合并代谢性碱中毒,若是代偿性呼吸性酸中毒,则 HCO_3^- 代偿升高的值应等于实测值,若患者合并有代谢性碱中毒,则实测值应大于 HCO_3^- 代偿升高的值。慢性呼吸性酸中毒时 HCO_3^- 的预计值应等于:HCO_3^-=24+HCO_3^-=24+0.4×$\triangle PCO_2$±3=24+0.4×(67-40)±3=24+(10.8±3)=31.8~37.8mmol/L。因为实测 HCO_3^- 为 40mmol/L,高于预测范围的最高值,说明患者除存在呼吸性酸中毒外,还存在代谢性碱中毒。

第 2 问:经 2 天的治疗后,血气分析结果:pH 7.188,PCO_2 75mmHg,PaO_2 50mmHg,

HCO_3^-27.6mmol/L,BE-5mmol/L,其酸碱失衡类型是

　　A. 呼吸性酸中毒
　　B. 代谢性酸中毒
　　C. 呼吸性碱中毒
　　D. 代谢性碱中毒
　　E. 代谢性碱中毒＋呼吸性碱中毒
　　F. 呼吸性酸中毒＋代谢性碱中毒

【解析】pH<7.35 说明是失代性偿酸中毒。进一步分析 PCO_2>75mmHg,PaO_2<0mmHg,说明患者为 II 型呼吸衰竭,故可考虑呼吸性酸中毒,慢性呼吸衰竭根据代偿公式 HCO_3^-=24+ $\triangle PCO_2$×0.35=36/L,而 27.6mmol/L 远低于代偿结果,且 BE 为 -5mmol/L,说明合并有代谢性酸中毒。

第 3 问:代谢性碱中毒的血气变化是

　　A. pH 升高
　　B. pH 降低
　　C. PCO_2 升高
　　D. PCO_2 降低
　　E. BE 升高
　　F. BE 降低

【解析】代谢性碱中毒时,血液 pH 和 SB 均增高,CO_2CP、BB、BE 亦升高,血 K、Cl 可减少。失代偿时,血液 pH 和 HCO_3^- 明显增高,PCO_2 正常;部分代偿时,血液 pH、HCO_3^- 和 PCO_2 均有一定程度的增高。

第 4 问:呼吸性碱中毒的血气变化为

　　A. pH 升高
　　B. pH 降低
　　C. PCO_2 升高
　　D. PCO_2 降低
　　E. BE 升高
　　F. SB 降低

【解析】呼吸性碱中毒时,pH 升高,

答案:【案例 5】 1. BC　2. AB　3. ACE　4. ADF

PCO₂、CO₂CP 降低，SB、BE、BB 可下降或正常。

第 5 问：呼吸性酸中毒的血气变化是

　　A. pH 升高

　　B. pH 降低

　　C. PCO_2 升高

　　D. PCO_2 降低

　　E. BE 降低

　　F. SB 降低

【解析】呼吸性酸中毒时，急性或失代偿者，血 pH 下降，PCO_2 增高，CO₂CP、BE、SB、BB 正常或增加；慢性呼吸性酸中毒或代偿者 pH 下降不明显，PCO_2 增高，

CO₂CP、BE、SB、BB 均有增加；血 K 可升高。

第 6 问：代谢性酸中毒的血气变化是

　　A. pH 升高

　　B. pH 降低

　　C. PCO_2 升高

　　D. PCO_2 降低

　　E. BE 降低

　　F. SB 降低

【解析】代谢性酸中毒时，血液 pH、CO₂CP、SB、BB、BE 均降低，血清 Cl、K 可升高。

答案： 5. BC　6. ADEF

第三十二章　多囊卵巢综合征

一、单选题

1. 下列关于多囊卵巢综合征的描述**错误**的是
   A. 超声显示一侧或双侧卵巢有 12 个以上直径为 2~9mm 的卵泡
   B. 临床表现常有月经稀发、多毛、痤疮
   C. 超声可直接诊断多囊卵巢综合征
   D. 卵巢体积常 >10mm
   E. LH/FSH≥2.5~3

   【解析】超声检查只能提示双侧卵巢增大，卵泡数量增多的卵巢形态学改变，只能提示卵巢多囊，而 20% 的正常人也会存在卵巢多囊表现，所以不能单凭卵巢 B 超进行多囊卵巢综合征的诊断，具体诊断需要结合临床症状以及内分泌检查结果并排除其他导致高雄激素和稀发排卵的相关疾病。

2. 患者女，25 岁。体重进行性增加 3 年，月经不规律，月经周期 2~3 天 /40~90 天，且月经量减少，面部重度痤疮，体毛增多。初步诊断为多囊卵巢综合征，激素检查最可能的改变是
   A. LH 降低
   B. 总睾酮，游离睾酮升高
   C. FSH 升高
   D. 雌激素降低
   E. LH/FSH 比值 <2

【解析】高雄激素的生化和临床表现是多囊卵巢综合征患者最重要的特征之一，通常肥胖会加重高雄激素的临床表现和生化指标，而血清 FSH 偏低，LH 升高，LH/FSH 比值≥2.5~3，总睾酮及其活性的睾酮（游离睾酮）水平均会增加。

二、多选题

1. 多囊卵巢综合征的临床表现包括
   A. 月经不规律
   B. 多毛、痤疮
   C. 卵巢多囊
   D. 肥胖
   E. 不孕

【解析】多囊卵巢综合征的临床表现包括月经不规律、不孕、多毛、痤疮、肥胖、多囊卵巢、胰岛素抵抗等。

2. 多囊卵巢综合征患者抗雄激素治疗用药方案包括
   A. 周期性孕激素疗法
   B. 螺内酯
   C. 短效口服避孕药
   D. 雌孕激素周期序贯疗法
   E. 氟他胺

【解析】抗雄激素治疗用药方案包括短效口服避孕药、螺内酯（安体舒通）、促性腺激素释放激素、氟他胺。调整月经周期用药

答案：1. C　2. B
　　　1. ABCDE　2. BCE

方案包括周期性孕激素疗法、短效口服避孕药、雌孕激素周期序贯疗法。

三、共用题干单选题

（1~3题共用题干）

患者女，30岁。月经不调7年，月经周期4~5天/2~3个月，量偏少，身高160cm，体重80kg，面部可见痤疮，阴毛分布呈男性型。基础体温单相。超声检查：子宫未见异常，双侧卵巢呈多囊样改变。垂体磁共振和肾上腺CT未提示异常。

1. 该患者最可能的诊断是
   A. 垂体催乳素瘤
   B. 子宫内膜异位症
   C. 卵巢功能早衰
   D. 多囊卵巢综合征
   E. 库欣综合征
   【解析】多囊卵巢综合征的临床表现主要为月经稀发或闭经、痤疮、多毛、肥胖等，但需排除其他引起高雄激素的疾病（库欣综合征、先天性肾上腺皮质增生症、卵巢肿瘤等）和垂体催乳素瘤、甲状腺功能异常、功能性排卵异常性疾病等。

2. 患者治疗的近期目标是
   A. 预防子宫内膜癌
   B. 预防糖尿病
   C. 调整月经周期、控制体重
   D. 预防卵巢癌
   E. 预防心血管疾病
   【解析】该患者育龄期女性，长期月经不规律，肥胖体型，近期的治疗目标应该是调节患者的月经周期、治疗多毛和痤疮、控制体重。

3. 该患者首选的治疗方法是
   A. 调经降雄激素水平治疗
   B. 体外受精-胚胎移植

   C. 促排卵治疗
   D. 抗雌激素治疗
   E. 腹腔镜卵巢打孔术
   【解析】该患者的临床表现以月经稀发及高雄激素的临床表现为主，兼肥胖，所以应该是调整生活方式减重的同时进行调经降雄激素水平治疗。

（4~7题共用题干）

患者女，29岁。5年内体重进行性增加共30kg，3年前开始出现月经周期紊乱，月经周期50~90天，量偏少，反复面部痤疮，半年前出现口干、多饮、多尿。身高156cm，体重86kg，面部和背部痤疮，多毛评分10分，无溢乳，腹部未见紫纹。母亲有月经紊乱史。

4. 根据题干所提供的线索，该患者可能的诊断为
   A. 先天性肾上腺皮质增生
   B. 多囊卵巢综合征
   C. 功能性下丘脑性闭经
   D. 垂体催乳素瘤
   E. 早发性卵巢功能不全
   【解析】女性，月经不规律伴排卵障碍、肥胖、痤疮、多毛，该患者可能的诊断为多囊卵巢综合征。

5. 该患者需完善的检查**不包括**
   A. 性激素检测
   B. 子宫-双附件B超
   C. 动态血压监测
   D. 肾上腺CT平扫
   E. 口服葡萄糖耐量试验
   【解析】多囊卵巢综合征的辅助检查包括激素检测、内分泌代谢功能检测、卵巢B超检测、垂体MRI和肾上腺CT等影像学检查。

答案： 1. D　2. C　3. A　4. B　5. C

6. 患者属于育龄期女性，有生育要求并希望可以尽快备孕，首先考虑使用的药物是
   A. 二甲双胍
   B. 短效口服避孕药
   C. 地屈孕酮
   D. 螺内酯
   E. 胰高血糖素样肽 -1（GLP-1）受体激动剂

【解析】患者在体重进行性增加后开始出现了月经紊乱及高雄激素的一些临床表现，提示患者的肥胖是导致月经紊乱和高雄激素的重要因素，在积极进行生活方式调整的基础上加用调整代谢的药物如二甲双胍、GLP-1 受体激动剂等进行代谢异常，2018年，《多囊卵巢综合征诊治内分泌专家共识》均指出代谢表型为主的多囊卵巢综合征患者首选二甲双胍治疗。

7. 假设该患者使用枸橼酸氯米芬进行促排卵治疗，最需要注意的并发症是
   A. 肝功能损害
   B. 盆腔炎症性疾病
   C. 卵巢过度刺激综合征
   D. 卵巢功能早衰
   E. 肾功能损害

【解析】卵巢过度刺激综合征是一种发生于促排卵后黄体阶段或妊娠早期的医源性并发症，多囊卵巢综合征患者应用枸橼酸氯米芬促排有导致卵巢过度刺激综合征的风险。

四、案例分析题

【案例 1】患者女，23 岁。身高 163cm，体重51.5kg。发现月经不规律 3 年余，月经周期4～6 天 /35～60 天，量可。面部及背部可见较多痤疮，上唇胡须较浓密，腹中线和背部毛发较旺盛，无溢乳，不伴有体重增加。建议进一步检查。

第 1 问：该患者下一步应进行的检查是
   A. ACTH 兴奋试验
   B. 过夜地塞米松抑制试验
   C. 子宫 - 双附件 B 超
   D. 垂体 MRI
   E. 性激素检测
   F. 口服葡萄糖耐量试验 + 胰岛素兴奋试验
   G. 17- 羟孕酮测定

【解析】性激素检测和卵巢 B 超是多囊卵巢综合征的诊断必须的，另一个重要的步骤就是排除其他类似的疾病（高雄激素和排卵障碍），所以可以做过夜地塞米松抑制试验排除库欣综合征，17- 羟孕酮排出先天性肾上腺皮质增生，若 17- 羟孕酮有升高才建议查 ACTH 兴奋试验排除，垂体 MRI 可以排除催乳素瘤。而口服糖耐量试验和胰岛素兴奋试验可以评估是否存在高胰岛素血症和胰岛素抵抗。

[提示] 患者性激素检查：LH 10.61U/L，FSH 6.79U/L，PRL 12.60μg/L，E_2 109pmol/L，T 2.56nmol/L，17- 羟孕酮 1.01ng/ml。B 超提示双侧卵巢内见无回声小囊，每侧 >12个。过夜地塞米松可以被抑制，垂体 MRI未见异常。

第 2 问：该患者诊断考虑的疾病是
   A. 卵巢功能早衰
   B. 垂体催乳素瘤
   C. 先天性肾上腺皮质增生
   D. 多囊卵巢综合征
   E. 甲状腺功能减退
   F. 功能性下丘脑性闭经

答案： 6. A 7. C
【案例 1】 1. BCDEFG   2. D

【解析】结合病史及检验检查结果, 患者可能的诊断为多囊卵巢综合征。

第3问: 该患者口服葡萄糖耐量试验提示存在胰岛素抵抗, 则首选的药物是

　A. 奥利司他

　B. 二甲双胍

　C. 胰岛素

　D. GLP-1 受体激动剂

　E. 阿卡波糖

　F. 达美康

【解析】多囊卵巢综合征伴胰岛素抵抗首选二甲双胍, 对于 PCOS 患者整体代谢的控制和生殖紊乱的纠正有重要作用。

第4问: 该患者短期和远期的治疗目标是

　A. 治疗月经紊乱, 规律月经周期

　B. 降低雄激素

　C. 减轻体重

　D. 改善胰岛素抵抗

　E. 减少心血管疾病风险

　F. 预防子宫内膜癌

【解析】多囊卵巢综合征患者的近期治疗目标包括规律月经周期, 改善排卵障碍, 降低雄激素, 远期治疗目标预防糖尿病发生, 减少心血管疾病风险和子宫内膜癌的风险, 减少远期并发症。该患者属于非肥胖多囊卵巢综合征, BMI 正常但体脂含量尤其是内脏脂肪含量偏高, 不需要减重, 但需要调整体脂含量, 必要时增肌减脂。

【案例2】患者女, 34 岁。身高 161cm, 体重 83.5kg。婚后 4 年未孕, 7 年前无明显诱因开始出现月经紊乱, 月经周期 2~3 个月, 量偏少。近 3 年体重共增加 32kg, 颈部及腋下黑棘皮病, 腹部及大腿内侧可见白色肥胖纹, 面部及背部痤疮。近 3 个月出现

口干、多饮、夜尿增多。体检发现空腹血糖 7.8mmol/L, 有糖尿病家族史。

第1问: 该患者初步的诊断是

　A. 糖尿病

　B. 肾上腺肿瘤

　C. 多囊卵巢综合征

　D. 高催乳素血症

　E. 甲状腺功能减退

　F. 卵巢功能不全

【解析】该患者有口干多饮多尿的临床症状, 加上空腹血糖 ≥7.0mmol/L, 可诊断为糖尿病, 患者有月经不规律伴肥胖、痤疮、不孕, 初步诊断为多囊卵巢综合征。

第2问: 该患者需完善的检查**不包括**

　A. 性激素检测

　B. 子宫 - 双附件 B 超

　C. 口服糖耐量及胰岛素兴奋试验

　D. 肾上腺 CT 平扫

　E. 心电图

　F. 肝肾功能、血脂检查

　G. 甲状腺功能检测

【解析】该患者有不孕、月经稀发病史, 体检有肥胖、痤疮, 需完善内分泌相关检查, 空腹血糖 7.8mmol/L, 需检查胰岛素、肝肾功能、血脂情况, 并排除肾上腺分泌雄激素的肿瘤。心电图不是必须检查。

[提示] 该患者血脂: TC 5.09mmol/L, TG 2.6mmol/L, HDL-C 1.01mmol/L, LDL-C 3.45mmol/L。性激素检测: LH 11.2U/L, FSH 5.23U/L, PRL 8.60μg/L, E_2 80pmol/L, T 3.06nmol/L, 17- 羟孕酮 1.3ng/ml。ALT 78U/L, Cr 65mmol/L, TSH 3.1U/L。糖耐量及胰岛素兴奋试验提示高胰岛素血症, 且高峰延迟。妇科 B 超: 双侧卵巢囊性增大, 可见 >12 个无回声小囊泡。肾上腺 CT 未见异常。

答案: 3. B　4. ABDEF　【案例2】1. AC　2. E

第3问：该患者最终诊断是

  A. 多囊卵巢综合征

  B. 高脂血症

  C. 甲状腺功能减退症

  D. 先天性肾上腺皮质增生

  E. 垂体微腺瘤

  F. 2型糖尿病

【解析】结合病史及相关的实验室和影像学检查，该患者的诊断是多囊卵巢综合征、2型糖尿病、高脂血症。

第4问：该患者目前首选的治疗方法是

A. 强化生活方式干预

B. 优思明

C. 二甲双胍

D. 体外受精-胚胎移植

E. 螺内酯

F. 促排卵治疗

G. 他汀类药物

【解析】该患者目前合并较多的代谢紊乱包括（2型糖尿病、高脂血症），首要的治疗应以改善代谢紊乱，选用对代谢影响较小的短效避孕药，降雄激素水平，调整月经，待代谢情况有所改善再考虑生育问题。

第三十三章　男性乳腺发育症

一、单选题

1. 男性乳腺发育症的发病机制**不包括**
   A. 血循环中,雌激素增加
   B. 血循环中,雄激素减少
   C. 血循环中,雌激素 / 雄激素比例增高
   D. 乳腺组织中芳香化酶的活性减弱
   E. 乳腺组织中雄激素受体敏感性降低

   【解析】男性乳腺发育症的发病机制主要包括:①血液循环中,雌激素增多或雄激素缺乏;②血液循环中,雌激素 / 雄激素比例增高;③乳腺组织中芳香化酶活性增强,更多的雄激素转化为雌激素,局部出现雌激素过多;④乳腺组织中雌激素受体(ER)敏感性或表达数量增加、雄激素受体(AR)敏感性或表达数量降低。因为生理条件下,乳腺组织同时包含多种激素的受体,雌激素主要促进乳腺上皮细胞生长和分化为乳腺导管,孕激素则调控乳腺小叶腺泡细胞的发育;而雄激素抑制乳腺生长和分化。

2. 患者男,13 岁。发现双侧乳腺增大 3 个月。逐渐起病,伴有触痛。无既往相关病史、用药史或其他补充病史。查体:BMI 19kg/m²。双侧乳晕下可触及质韧结节,呈橡胶感,有触痛。睾丸大小正常,无包括、触痛。查 LH、FSH、E_2、T、hCG、PRL、DHEAS、甲状腺功能等激素水平正常。该患者最可能的病因是

   A. 原发性性腺功能减退
   B. 青春期男性乳腺发育症
   C. 生殖细胞癌
   D. 雄激素不敏感综合征
   E. 乳腺癌

   【解析】青春期男性乳腺发育症的临床特点是:男性青春期阶段可出现一过性生理性的乳腺增大,双侧增生的程度可不对称,出现的时间可不一致,可伴有疼痛,无红肿,可触及圆盘状结节或弥漫性增大,质地较韧,呈橡胶感的组织,围绕在乳头乳晕周围。青春期 GM 患病率为 22%~69%,一般开始于 10~12 岁,在 13~14 岁为高峰,16~17 岁会完全恢复正常,持续时间短则数月,长则 2 年,但 70% 青春期男性能在 1 年内自行恢复正常。在排除其他病理性的因素的情况下,可考虑诊断。

二、多选题

1. 病理性男性乳腺增生症的病因中,包括
   A. 原发性睾丸功能减退
   B. 肝硬化
   C. 甲状腺功能亢进症
   D. 青春期男性乳腺发育症
   E. 睾丸肿瘤

   【解析】青春期男性乳腺发育症为生理性因素,其他选项均为病理性因素。病理性的男性乳腺增生症的常见病因包括:原发

答案: 1. D　2. B
　　　 1. ABCE

239

性睾酮缺乏（特别是 Klinefelter 综合征）、继发性睾酮缺乏、甲状腺功能亢进或甲状腺功能减退、肿瘤（睾丸肿瘤：来源于生殖细胞、Leydig 或 Sertoli 细胞；肾上腺肿瘤：分泌雌激素或雄激素、异位产生 hCG 的肿瘤）、肝功能异常、肾功能异常、营养不良。少见病因：产生睾酮的酶缺乏、雄激素不敏感综合征、性腺外芳香化酶活性增强。

2. 下列药物中，可以引起男性乳腺发育的是
    A. 非那雄胺
    B. 螺内酯
    C. 枸橼酸氯米芬
    D. 甲氧氯普胺
    E. 雌激素及其类似物
【解析】由药物引起的 GM 应足够重视，约占成人 GM 的 20% 左右。除了雌激素及其类似物、hCG、雄激素拮抗药物等导致乳腺增生外，以下药物也有报道可以导致乳腺增生：西咪替丁、螺内酯、雄激素、异烟肼、利舍平、白消安、钙通道阻滞剂、ACE 抑制剂、苯妥英钠、三环类抗抑郁药、地西泮、大麻、海洛因等，这些药物均可导致雌激素／雄激素比例失调，但具体机制尚不明确。

三、共用题干单选题

（1~2 题共用题干）

患者男，40 岁，已婚，农民。双侧乳腺增大 6 个月。否认既往相关病史。否认用药史，无烟酒嗜好。与妻子生育 1 个儿子和 1 个女儿，身体均健康。否认类似家族史。查体：BMI 23kg/m²。双侧乳晕下可触及质韧包块，大小约 3cm×3cm，呈橡胶感，有触痛。睾丸大小正常，无包括、触痛。查肝、肾功能正常，LH、FSH、E₂、T、hCG、PRL、DHEAS、甲状腺功能等激素水平正常。

1. 该患者出现男性乳腺发育最可能的病因是
    A. 继发性睾丸功能减退
    B. 生殖细胞癌
    C. 肾上腺肿瘤
    D. 特发性
    E. 肥胖
【解析】该患者考虑为特发性男性乳腺发育症。男性乳腺发育症中至少超过 50% 的病例仍不能确定明确的病因，各种激素测定均正常，称为特发性男性乳腺发育症，目前认为这可能与多种环境内分泌干扰物有关。环境内分泌干扰物是一类通过介入有机体内激素合成、分泌、结合、代谢等影响其激素稳定性，以及生殖、发育或行为的外来化学物质。目前已证实 70 余类，如二噁英、多氯联苯、有机氯农药、双酚 A 等。持续暴露于有弱雌激素受体激动作用的物质理论上能诱导男性乳腺发育症的产生。

2. 以下治疗方案中，最合理的是
    A. 雄激素治疗
    B. 乳腺整形手术
    C. 改变生活环境，随访观察
    D. 他莫昔芬治疗
    E. 改变生活方式、减重
【解析】该患者考虑为特发性男性乳腺发育症，目前认为这可能与多种环境内分泌干扰物有关。目前已证实 70 余类，如二噁英、多氯联苯、有机氯农药、双酚 A 等。该患者为农民，发生乳腺发育很可能与接触有机氯农药相关，且该患者发病时间未超过 1 年，乳腺无疼痛及触痛，可选择在改变生活环境的前提下随访观察。

答案： 2. ABCDE
       1. D   2. C

（3～6题共用题干）

患者男，50岁，公务员。发现双侧乳腺增大1年，伴疼痛1个月，不伴乳头溢乳。否认近期用药史，未使用过违禁药品及毒品，无烟酒嗜好。查体：BMI 28kg/m²。双侧乳晕下可触及质韧包块，大小约4cm×5cm，呈橡胶感，有触痛。因乳腺的增大，他多次受到同事、邻居们的嘲笑，自己也觉得极为难堪和羞愧，不敢在公共场合穿短袖，承受着极大的心理压力。

3. 若该患者的母亲、妹妹均因罹患乳腺癌去世。该患者十分担心自己也患有乳腺癌。对该患者应该进一步做的处理是

    A. 根据患者乳腺查体情况，考虑系良性病变，且刚起病，可以建议患者观察随访

    B. 患者体型肥胖，乳腺增大考虑假性男性乳腺发育症，可建议患者改变生活方式、减轻体重

    C. 患者乳腺增大原因不明，应该马上完善相关激素检测明确病因

    D. 目前需完善乳腺彩超、钼靶等检查明确乳腺肿块性质，若肿块提示有恶性的可能，应该尽早做乳腺细针穿刺细胞学检查明确肿块的良恶性。

    E. 患者乳腺增大，感到极为痛苦，应该立即转入乳腺外科进行整形手术。

【解析】该患者有乳腺癌家族史，患者虽然系男性，仍然有罹患乳腺癌的风险，目前应该首先安排乳腺的影像学检查明确乳腺肿块性质。

4. 如果该患者查出是男性乳腺发育症，为帮助患者寻找病因，应该完善的检查是

    A. LH、FSH、E₂、T、hCG

    B. LH、FSH、T、hCG、PRL

    C. LH、FSH、E₂、T、hCG、PRL、DHEAS、甲状腺功能

    D. LH、FSH、E₂、T、hCG、PRL、甲状腺功能，肝、肾功能

    E. LH、FSH、E₂、T、hCG、PRL、DHEAS、甲状腺功能，肝、肾功能

【解析】男性乳腺发育症，应该完善肝、肾功能，LH、FSH、E₂、T、hCG、PRL、DHEAS、甲状腺功能，对于阴茎短于3cm或是睾丸容积<6ml需做染色体核型分析。

5. 若患者的检查中hCG升高，应该进一步安排的检查是

    A. 睾丸超声

    B. 睾丸超声、胸部CT

    C. 睾丸超声、胸部及腹部CT

    D. 胸部及腹部CT

    E. 睾丸超声、头颅MRI

【解析】男性hCG升高，需考虑肿瘤性病变，主要是包括睾丸的生殖细胞肿瘤和性腺外的生殖细胞肿瘤或分泌hCG的非滋养细胞肿瘤。所以应该完善睾丸超声和胸部及腹部CT排除肿瘤性病变。

6. 如果已经查明患者的病因系分泌hCG的肿瘤引起，针对男性乳腺发育症进一步的治疗方案是

    A. 患者病程已超过1年，自发缓解的可能性低，转入乳腺外科对乳腺进行整形手术

    B. 选择雄激素治疗

    C. 选择他莫昔芬治疗

    D. 针对病因进行治疗即可，切除分泌hCG的肿瘤

    E. 首先应该针对病因进行治疗，切除分泌hCG的肿瘤；还应该对乳腺进行观察随访

答案：3. D　4. E　5. C　6. E

【解析】男性乳腺发育症的治疗应根据其病因、病史长短、有无伴随症状、乳腺大小等做出合理的选择。首先应当针对病因进行治疗。一般情况下，多数患者都有明显的发病因素，对于具有确切发病因素的患者，在去除原发病之后乳腺增生症状会消退。药物引发者，应停服相关药物，多可自行恢复。大多数男性乳腺发育症可自行消退（最常见的是青春期一过性男性乳腺发育症），所以多数并不需要治疗，在向患者作耐心细致的解释后，单纯临床观察，随访（每3~6个月）即可。但是，对临床上伴有乳腺疼痛或触痛、较大的乳腺发育、持续存在影响患者的形体美容和心理者，则需要给予临床干预，常用的治疗方法包括药物治疗和手术治疗。其中，手术指征包括：①发病超过12~24个月，纤维组织不可逆转；②青春期GM在青春期已过后仍无法自行消退者，药物治疗失败或不耐受；③感到精神负担，影响美观，要求手术者。如果该患者已查明引起男性乳腺发育症的病因，应该首先针对病因进行治疗。病因去除后还应该观察男性乳腺发育的情况，如果仍无法消退，患者也感到极为痛苦，可考虑干预。

四、案例分析题

【案例】患者男，18岁。发现双侧乳腺增大4年。查体：体重64kg，身高174cm，指尖距176cm，上部量81cm，下部量93cm，智力正常，体形消瘦，四肢细长，喉结不明显，声音稍尖细，肌肉欠发达，皮肤细腻，无胡须、腋毛、阴毛，双侧乳腺中度肥大，但没有下垂，乳晕下可扪及质韧结节，外生殖器发育异常，阴茎长约2.8cm，左侧睾丸2cm×1cm×1cm，右侧睾丸2.1cm×1cm×0.9cm，Tanner I 期，质硬，无压痛，阴囊色泽略浅。

第1问：该患者发生男性乳腺发育症，首先考虑的病因是

  A. 性腺功能减退

  B. 青春期男性乳腺发育

  C. 睾丸肿瘤

  D. 高催乳素血症

  E. 肾上腺肿瘤

  F. 甲状腺功能减退症

【解析】根据题干信息，该患者存在明显的第二性征不发育、外生殖器发育偏小，为性腺功能减退的表现。而青春期男性乳腺发育的患者中，外生殖器及第二性征发育应该是正常的。其他选项与该患者的临床表现不符合。

第2问：为明确病因，该患者最应该进一步完善的检查是

  A. LH、FSH、E_2、T、hCG、PRL、DHEAS、甲状腺功能、肝功能、肾功能

  B. 该患者为生理性病因，无需进一步检查

  C. LH、FSH、E_2、T、hCG、PRL、DHEAS、睾丸彩超

  D. LH、FSH、E_2、T，外周血淋巴细胞染色体核型检查

  E. LH、FSH、E_2、T、hCG、PRL、DHEAS、皮质醇、ACTH、电解质、肾上腺CT

  F. LH、FSH、E_2、T、hCG、PRL、甲状腺功能、肝功能、肾功能

【解析】该患者阴茎短于3cm，睾丸体积小于6ml，需安排染色体核型分析排除Klinefelter综合征。同时还应该完善性激素检查，明确为是否为性腺功能减退。

第3问：根据男性乳腺发育症的Rohrich分类，该患者属于

  A. I 类

答案：【案例】1. A　2. D　3. B

B. Ⅱ类

C. Ⅲ类

D. Ⅳ类

E. Ⅴ类

F. Ⅵ类

【解析】男性乳腺发育症的 Rohrich 分类见表3。

表3　男性乳腺发育症的 Rohrich 分类

分类	标准
Ⅰ类	轻度肥大没有下垂（<250g） A 腺体为主；B 纤维为主
Ⅱ类	中度肥大没有下垂（250～500g） A 腺体为主；B 纤维为主
Ⅲ类	重度肥大伴轻度下垂（>500g） 腺体或纤维
Ⅳ类	重度肥大伴重度下垂（Ⅱ类或Ⅲ类） 腺体或纤维

第 4 问：针对该患者的男性乳腺发育症，应该选择的治疗是

A. 针对病因，雄激素治疗即可

B. 乳腺整形手术

C. 针对病因，切除肿瘤

D. 他莫昔芬治疗

E. 观察随访，多数患者会自行消退

F. 雄激素治疗，但是仍需要随访乳腺情况，无法消退者仍需要手术

【解析】该患者发生男性乳腺发育症的病因为 Klinefelter 综合征，系睾丸功能减退所致，应当补充雄激素。但多数患者补充雄激素后，并不能使乳腺增生消退，仍然需要随访观察，必要时仍需要手术干预。

答案：　4. F

第三十四章　性　早　熟

一、单选题

1. 女孩青春期发育顺序为
   A. 乳房发育—阴毛、外生殖器改变—月经来潮—腋毛
   B. 乳房发育—月经来潮—外生殖器改变—腋毛—阴毛
   C. 乳房发育—阴毛、外生殖器改变—腋毛—月经来潮
   D. 乳房发育—腋毛—阴毛、外生殖器改变—月经来潮
   E. 乳房发育—月经来潮—腋毛—阴毛、外生殖器改变

   【解析】青春期发育是一个连续动态的过程，具有一定的规律性，女孩青春期发育顺序为乳房发育，阴毛、外生殖器改变，月经来潮，腋毛生长。

2. 患儿男，5岁。近期出现明显生长加速，阴茎增大前来就诊。查体肤色正常，睾丸6ml，骨龄7岁，LH 3.2mIU/ml。最有可能的病因为
   A. 特发性中枢性性早熟
   B. 先天性肾上腺皮质增生症
   C. McCune-Albright综合征
   D. 中枢神经系统肿瘤
   E. 原发性甲状腺功能减退症

   【解析】男孩5岁，生长加速，骨龄提前，性发育提前，睾丸容积明显增大，LH基础值升高大于3mIU/ml，符合中枢性性早熟。中枢性性早熟以女孩多见，其中80%～90%为特发性性早熟；而男孩中枢性性早熟多由中枢神经系统异常（如肿瘤）所致。

二、多选题

1. 下列是性发育分期（Tanner）Ⅱ期的表现的是
   A. 乳房出现硬结，乳头及乳晕稍增大
   B. 阴囊、双睾增大，睾丸容积约10ml
   C. 阴茎增长、增粗
   D. 生长增速
   E. 阴毛呈少许稀疏直毛、色浅

   【解析】Tanner Ⅱ期表现包括：乳房出现硬结，乳头及乳晕稍增大；阴囊、双睾增大，睾丸直径>2.5cm（容积4～8ml）；阴囊皮肤变红、薄、起皱纹，阴茎稍增大；阴毛呈少许稀疏直毛、色浅，女孩限阴唇处，男孩限阴茎根部；生长增速。阴茎增长、增粗，睾丸容积10～15ml为Tanner Ⅲ期表现。

2. 关于McCune-Albright综合征，描述正确的是
   A. 具有多发性骨纤维发育不良、皮肤咖啡斑和性早熟3大特点
   B. 遗传学基础是编码G蛋白β亚基的基因发生突变

答案：　1. A　2. D
　　　　1. ADE　2. ACE

C. 月经来潮可为性早熟首发表现

D. 可伴有甲状腺功能减退症

E. 可伴有库欣综合征

【解析】本病的遗传学基础为编码 G 蛋白 α 亚基（Gsα）的基因发生突变，当 Gs 的功能受损时，细胞内的 cAMP 堆积引起细胞内 cAMP 增高。后者刺激 G 蛋白 -cAMP 依赖性受体（如 ACTH、TSH、FSH、LH 受体等），使相关靶激素的作用增强或抵抗。本病以"多发性骨纤维发育不良、皮肤咖啡斑和外周性性早熟"三联征为特点，多见于女孩，月经来潮可为其性早熟的首发症状，乳腺发育到月经初潮时间过短（间隔时间<2 年）。少数患儿可伴有甲状腺功能亢进症、皮质醇增多症、巨人症、肢端肥大症或高催乳素血症等。

三、共用题干单选题

（1～3 题共用题干）

患儿女，6 岁。因"乳房增大 1 年余"来就诊，近半年生长加速。查体：身高 126cm，体重 24kg，双乳 B3 期，阴毛略增粗，阴蒂无明显肥大，大小阴唇无明显着色。

1. 该患儿目前考虑诊断是

A. 外周性性早熟

B. 性早熟

C. 单纯乳房发育

D. 阴毛早现

E. 中枢性性早熟

【解析】该患儿出现乳房发育，年龄小于 8 岁，故考虑为性早熟，暂不确定为外周性或中枢性性早熟。

2. 为明确病因下列检查**非必要**的是

A. 子宫、卵巢彩超

B. LH、FSH、E_2、AFP、CEA、hCG 检测

C. 甲状腺功能五项

D. GnRH 兴奋试验

E. 乳房彩超

【解析】测定基础性激素水平、骨龄及子宫卵巢彩超、GnRH 兴奋试验，以判断性早熟属于中枢性或外周性，同时需要排除肿瘤性疾病及甲状腺功能异常等继发性因素。

3. 辅助检查示骨龄 8 岁，子宫、卵巢彩超提示左卵巢 2cm×1.3cm×2.1cm，右卵巢 1.8cm×1.5cm×2.1cm，左侧卵泡 7～8 个，最大直径 6mm，右侧卵泡 7～8 个，最大直径 7mm，甲状腺功能正常，GnRH 兴奋试验 LH/FSH 峰值：6.5/10.8mIU/ml，考虑诊断为中枢性性早熟，以下说法**错误**的是

A. 可以暂缓 GnRH-a 治疗

B. 对于继发性 CPP，应进行病因治疗

C. 所有的 CPP 都需要 GnRH-a 治疗

D. 治疗需监测性发育情况、生长速率、激素水平等

E. 预测身高严重受损时，可联合 r-hGH 治疗

【解析】慢进展型性早熟以及骨龄虽然提前，但生长速率高于正常，预测成人身高无明显受损的 CPP 患儿，不需立即 GnRH-a 治疗。

（4～7 题共用题干）

患者男，3 岁。因发现阴毛半年就诊。查体身高 +2SD，无喉结，未变声，阴毛 3 期，阴茎较同龄儿大，长 6cm，周径 6cm，双侧睾丸 3ml，皮肤颜色稍黑，骨龄 9 岁，头颅 MRI 检查正常。

4. 该患儿最有可能的诊断是

A. 单纯阴毛早现

B. 中枢性性早熟

C. McCune-Albright 综合征

答案：　1. B　2. E　3. C　4. D

D. 先天性肾上腺皮质增生症

E. 原发性甲状腺功能减退症伴性早熟

【解析】男性9岁以前出现第二性征，以阴茎和阴毛发育为表现，睾丸未见明显增大，提示外周性性早熟，结合患儿皮肤颜色深、骨龄提前，考虑先天性肾上腺皮质增生症。

5. 根据该患儿临床表现，对诊断最有价值的检查为

A. 睾丸B超检查

B. LH、FSH、T 测定

C. GnRH 兴奋试验

D. ACTH 兴奋试验

E. 血清17-羟孕酮测定

【解析】先天性肾上腺皮质增生症最常见类型为21-羟化酶缺乏症，根据临床表现和血清17-羟孕酮明显升高，可提供较可靠的诊断依据，确诊需行基因检测。但若血清17-OHP基础值不能提供足够的诊断依据时，可进行ACTH兴奋试验。

6. 该患儿首选的治疗是

A. 醋酸氢化可的松

B. 曲普瑞林

C. 重组人生长激素

D. 中药，如知柏地黄丸、大补阴丸

E. 暂不用药治疗，临床随访观察

【解析】糖皮质激素治疗一方面可以补偿肾上腺分泌皮质醇的不足，另一方面可抑制过多的ACTH释放，从而减少雄激素的过度产生，故可改善男性化等症状。

7. 若该患儿血压130/90mmHg，血钾2.1mmol/L，最可能的诊断为

A. 18-羟化酶缺乏症

B. 21-羟化酶缺乏症

C. 3β-羟类固醇脱氢酶缺乏症

D. 11β-羟化酶缺乏症

E. 类脂性肾上腺皮质增生

【解析】11β-羟化酶缺乏症临床表现与21-羟化酶缺乏症，但程度较轻，可有高血压、低钾血症。

四、案例分析题

【案例1】患儿女，8岁。因"乳房增大半年"就诊，伴有生长加速，外阴分泌物，查体：身高132cm，体重30kg，双乳B3期，阴毛Ⅲ期。

第1问：为明确诊断应进行的检查包括

A. 子宫、卵巢B超

B. 乳腺彩超

C. 血常规

D. AFP、hCG 测定

E. GnRH 兴奋试验

F. 甲状腺功能检测

G. 骨龄检测

H. 垂体MRI

【解析】患者第二性征出现年龄小于8岁，有乳房、阴毛和外生殖器发育，考虑为性早熟，需评估HPG轴启动情况、性腺发育情况以及骨龄等，需要排除生殖细胞瘤、甲状腺功能异常等继发因素导致性早熟。

[提示]实验室检查：骨龄10岁，GnRH兴奋试验LH峰值21mIU/ml，FSH峰值16mIU/ml，彩超提示双侧卵巢多个卵泡发育、最大者约6mm，头颅MRI、甲状腺功能无异常。

第2问：可选择的治疗药物包括

A. 酮康唑

B. 环丙孕酮

C. 曲普瑞林

D. 那曲唑

答案： 5. D 6. A 7. D

【案例1】 1. ADEFGH 2. CE

E. 亮丙瑞林

F. 戈那瑞林

【解析】考虑诊断中枢性性早熟（快进展型），我国治疗中枢性性早熟常用 GnRH 类似物为亮丙瑞林和曲普瑞林。

第 3 问：为判断治疗是否有效，需要监测指标包括

A. 身高体重

B. 乳房发育情况

C. 阴毛进展

D. 骨龄

E. 子宫、卵巢 B 超

F. 骨密度

G. LH、FSH、E_2 水平

【解析】治疗有效的指标包括：生长速率正常或下降，乳腺组织回缩或未继续增大；骨龄进展延缓；性腺轴处于受抑制状态。

第 4 问：患儿经过亮丙瑞林治疗 1 年，乳房组织回缩，身高增加 3.5cm，骨龄增加 0.7 年，子宫卵巢 B 超显示子宫卵巢卵泡缩小，预测成年身高较治疗前无改善，此时治疗方案为

A. 维持原治疗

B. 停用亮丙瑞林

C. 亮丙瑞林减量

D. 改为曲普瑞林

E. 亮丙瑞林＋重组人生长激素联合治疗

F. 亮丙瑞林＋芳香化酶抑制剂

G. 加强伸展及弹跳运动

【解析】GnRH-a 治疗过程中，特别是治疗 1 年后生长速率明显下降，预测成人身高严重受损可考虑应用 r-hGH，但需密切监测，同时注意日常营养、睡眠及运动的保障。

【案例 2】患儿女，5 岁，因"乳房发育 2 个月"就诊，否认激素物质接触史，无相似家族史，既往身体健康，身高增长情况不能提供。查体：身高 115cm，乳房 B3 期，阴毛 P2 期，皮肤颜色正常。

第 1 问：下列相关检查中，支持中枢性性早熟诊断的依据是

A. E_2 升高至青春期水平

B. LH 基础水平值：1.2IU/L

C. GnRH 兴奋试验 LH 峰值 10IU/L，LH/FSH 比值>0.6

D. 骨龄 9 岁

E. 甲状腺功能正常

F. 肿瘤全套阴性

G. B 超提示双侧卵巢容积>3ml，见多个直径>4mm 的卵泡

【解析】该患儿第二性征出现年龄小于 8 岁，性发育顺序与正常青春期发育基本一致，有性腺发育的依据（B 超提示双侧卵巢容积>3ml，见多个直径>4mm 的卵泡），促性腺激素升高至青春期水平（GnRH 兴奋试验 LH 峰值>5IU/L，LH/FSH 比值>0.6），支持中枢性性早熟诊断。E_2 升高、骨龄提前对于鉴别中枢和外周性性早熟无特异性，甲状腺功能及肿瘤血清学筛查用于鉴别继发因素所致性早熟。

第 2 问：对于明确病因，该患儿还应完善的检查是

A. 垂体 MRI

B. 眼底、视野检查

C. 头颅 MRI

D. ACTH 兴奋试验

E. 胸腹联合增强 CT

F. 骨扫描

G. 基因检测

【解析】结合上一问已知患儿目前考虑

中枢性性早熟可能性大，虽 80%～90% 的女孩中枢性性早熟为特发性，但患儿发病年龄早，需警惕中枢神经系统器质性病因，应进一步行头颅影像学检查，其中 MRI 发现器质性病变的敏感度大于 CT，重点检查部位为下丘脑 - 垂体。

[提示] 患儿鞍区 MRI 提示鞍上（垂体柄后方）见类圆形等 T1、等 T2 信号，病变边界清楚，约 4mm×4mm×5mm，增强扫描病变未见异常，符合下丘脑错构瘤改变。

第 3 问：该患儿无头痛、呕吐、抽搐、视力模糊等症状，下一步应采取的治疗是

A. 应用曲普瑞林
B. 应用亮丙瑞林
C. 应用他莫昔芬
D. 应用来曲唑
E. 放疗
F. 化疗
G. 手术切除
H. 放弃治疗

【解析】下丘脑错构瘤不是真性肿瘤，增长速度很慢，且手术易造成下丘脑和垂体功能损伤，故对于本病所致单纯性性早熟可使用促性腺激素释放激素类似物，如亮丙瑞林或曲普瑞林，持续用药至青春期。但若患儿出现难治性癫痫、颅内高压等神经系统症状需手术治疗。

第 4 问：治疗有效且剂量合适的评估方法是

A. 生长速率下降，年增长<4cm
B. 乳腺组织未继续增大
C. 第 3 次注射 GnRH-a 后 1 小时抽血检测 LH 为 3.2IU/L
D. 每 6 个月复查 1 次骨龄，预测成年身高较前改善
E. 注射 GnRH-a 3 周后，复查 GnRH 兴奋试验，LH 峰值<3IU/L
F. 血清 E_2 下降至正常

【解析】在使用 GnRH-a 治疗过程中，应每 3 个月监测性发育情况、生长速率及身高，每半年监测 1 次骨龄，监测任意或激发后的激素水平以评估性腺轴抑制情况。剂量过大时会抑制生长，如生长速率<4cm，应在不影响性腺抑制疗效的前提下适当减量。判断性腺轴是否抑制的简易判断方法为第 3 次注射 GnRH-a 后 1 小时抽血检测 LH，LH<1.7IU/L 提示抑制良好。

答案：　3. AB　4. BDE

第三十五章　性别分化异常

一、单选题

1. 关于正常人的性别发育和分化，下列说法**不正确**的是
   A. 性别分化是在性别决定的基础上，经过一定的内外环境相互作用而成
   B. XY 男性的性别分化是主动过程，需要睾丸激素
   C. Wolffian 管是女性生殖器的始基
   D. 尿生殖嵴是生殖系统发育的始基，具有双向分化潜能
   E. XX 女性的性别分化是被动过程，在缺乏睾丸激素时发生
   【解析】Mullerian 管是女性生殖器的始基。

2. 患者，社会性别女 20 岁。尚未有月经来潮。查体：血压 120/70mmHg，双侧乳房未发育，外阴呈幼女型，无腋毛、阴毛。以下**不需要**立即做的检查为
   A. 性激素检查
   B. 盆腔超声
   C. 垂体 MRI
   D. 下丘脑-垂体-肾上腺皮质轴功能
   E. 染色体核型分析

二、多选题

1. 以下符合 2006 年 DSD 新国际分类方法的是

A. 46，XY DSD
B. 男性假两性畸形
C. 46，XX DSD
D. 性染色体异 DSD
E. 女性假两性畸形

2. 关于 46，XX 睾丸 DSD，以下说法正确的是
   A. 少数情况下缺乏 SRY 基因
   B. 非常少见，表型为正常男性或轻度男性两性畸形
   C. 可出现卵巢组织
   D. 身材矮小
   E. 90% 的患者 SRY 基因（+），包含 SRY 基因的 Y 染色体片段常易位至 X 染色体短臂远端或常染色体上
   【解析】46，XX 卵睾 DSD 性腺组织可出现卵巢组织成分。

三、共用题干单选题

（1～3 题共用题干）

患者，社会性别男，2 岁。出生时即发现外生殖器畸形。查体：严重尿道下裂的阴茎，右侧阴囊内可及睾丸，左侧阴囊空虚；B 超：右侧阴囊内可见睾丸和附睾，左侧腹腔内可见性腺组织（卵巢）及幼稚的半角子宫。

1. 该患者最可能的染色体核型为

答案：　1. C　2. C
　　　　1. ACD　2. ABDE
　　　　1. D

249

A. 45, XO
B. 47, XXY
C. 48, XXYY
D. 46, XX/XY 嵌合型
E. 47, XXX

【解析】该患者超声探得 2 种性腺组织，真两性畸形可能性大。

2. 下列检查结果最**不符合**该患者的是
　A. hCG 兴奋试验，血清睾酮可升高
　B. 血清 LH、FSH 升高
　C. 血清 E_2 升高
　D. GnRH 兴奋试验提示垂体功能正常
　E. 血 ACTH 水平升高

【解析】该患者没有肾上腺皮质功能受损的表现。

3. 该患者**不宜**进一步做的检查或治疗是
　A. 手术切除睾丸或卵巢
　B. 直接雄激素替代治疗
　C. 染色体核型分析
　D. *SRY* 基因测定
　E. 患儿及家属心理疏导

【解析】建议与患儿家属沟通确定最终社会性别后，外科手术切除相应性腺组织，青春期起始后给予性激素替代治疗。

（4～6 题共用题干）
　患者，社会性别女，10 个月。外生殖器异常 10 个月。查体：身高 74cm，体重 9.5kg，血压 81/55mmHg，身材匀称，无特殊面容，乳房 Tanner 分期 I 期，无色素沉着，外生殖器可触及睾丸样组织，体积约 2ml。阴茎位于阴囊中间，形似阴蒂，大小 1.5cm×0.4cm。

4. 以下**不需要**必须立即做的检查为

A. 染色体核型分型 +*SRY* 基因测定
B. ACTH- 皮质醇测定
C. 性腺 *panel* 基因检测
D. 盆腔腹股沟超声
E. 性激素检测

【解析】基因检测要在临床诊断后根据情况再决定。

5. 假设超声检查示：膀胱后未见典型子宫生像图，双侧会阴部睾丸回声，染色体：46, XY, *SRY*(+)，以下叙述**不正确**的为
　A. 可能为先天性肾上腺增生
　B. 可能为雄激素不敏感
　C. 可能为 5α- 还原酶缺陷症
　D. 可能为 LH 受体缺陷病
　E. 可能为芳香化酶缺乏

6. 下列检查对诊断 5α- 还原酶缺陷症最有帮助的是
　A. ACTH 兴奋试验
　B. hCG 兴奋试验
　C. GnRH 兴奋试验
　D. 中剂量地塞米松抑制试验
　E. 胰岛素低血糖兴奋试验

四、案例分析题

【案例 1】患者，社会性别女，17 岁。12 年前（5 岁时）发现双侧腹股沟包块，伴疼痛，不能消失，行腹股沟包块切除术（未做病理），目前 17 岁仍未有月经来潮，双侧乳房发育较同龄人差，Tanner 分期Ⅲ期，无腋毛，外阴呈幼女型，无疤痕及包块，阴毛稀少，呈倒三角分布，Tanner 分期Ⅱ期，尿道口正常，阴道呈盲端。

第 1 问：为明确诊断，该患者下一步应进行的检查包括

答案：2. E　3. B　4. C　5. E　6. B
【案例 1】　1. ABDEF

A. 盆腔超声或 MRI

B. 性激素检查

C. 乳腺超声

D. 电解质检查

E. 染色体核型及 *SRY* 检查

F. 皮质醇检查

G. 血常规

【解析】血常规及乳腺超声可协助评估患者一般情况,但对于诊断及鉴别诊断提供的信息意义不大。

[提示] 身高 160cm,体重 56kg,血压 120/70mmHg。黄体生成素(LH)、卵泡刺激素(FSH)明显升高,睾酮(T)为正常男性水平,ACTH 和皮质醇正常。盆腔 MRI:未见子宫。

第 2 问:该患者可能的诊断是

A. 17α- 羟化酶缺陷症

B. 11β- 羟化酶缺陷症

C. Klinefelter 综合征

D. 雄激素不敏感综合征

E. 5α- 还原酶缺乏症

F. P450 氧化还原酶缺陷症

G. Leydig 细胞发育不全

【解析】ACTH 和皮质醇正常,可排除先天性肾上腺皮质增生症(ABF),睾酮正常可排除 Leydig 细胞发育不全。Klinefelter 综合征的染色体核型均有 Y 染色体,总体表型为男性。

[提示] 染色体核型:46,XY,*SRY* 基因(+);阴道周围异常信号,精囊腺？基因检测 *AR* 基因 7 号外显子存在 c.2504A>G(p.Tyr835Cys)(NM_000044)纯合突变。

第 3 问:关于该疾病的描述,下列叙述符合的是

A. 多为 X 连锁隐性遗传

B. 该患者为不完全性 AIS

C. 该患者为完全性 AIS

D. 常以原发性闭经就诊

E. 为常染色体显性遗传

F. 自幼多以女孩抚养

G. 身材多高大

【解析】AIS 是由于位于 X 染色体的 *AR* 基因突变所致,可分为完全性及部分性 AIS,完全性 AIS 外阴为女性外阴,双侧腹股沟常可触及隐睾。

第 4 问:关于该疾病的治疗,下列叙述正确的是

A. 决定最终社会性别

B. 外生殖器整形手术

C. 性激素替代治疗

D. 保留双侧睾丸

E. 心理治疗

F. 有生育功能

G. 常需要内分泌科、泌尿外科、儿科多学科合作

【解析】异位睾丸有恶变风险,需及时切除。

【案例 2】患者,社会性别女,11 岁。发现阴蒂肥大 4 年。查体:身高 157.3cm,体重 45kg,血压 129/85mmHg,指间距 150cm,上部量 80cm,下部量 77cm,声音粗,皮肤细腻,双侧乳房 Tanner I 期,外阴可见少量阴毛,阴蒂肥大,似小阴茎改变,长约 4cm,大阴唇阴囊化,阴蒂根部可见尿道口,未见阴道开口,双侧腹股沟区可触及质硬包块,约 2cm,活动性可。

第 1 问:下列检查结果对疾病诊断有意义的是

A. 盆腔 MRI 找到睾丸组织

B. 性激素检查提示雄激素低

C. 染色体检查提示有 Y 染色体

答案:　2. DE　3. ACDF　4. ABCEG

【案例 2】　1. ACEF

D. 肾上腺评估提示肾上腺皮质功能不全

E. 骨密度提示可能存在骨质疏松或骨量减少

F. hCG 兴奋试验可能为阴性

G. 生长激素缺乏

［提示］性激素检查：FSH 30.57mIU/ml，LH 30.62mIU/ml，E_2 13pg/ml，P 0.13ng/ml，PRL 18.79ng/ml，T 3.92ng/ml，DHT 139.94（参考值为 17.6～196.6pg/ml），DHEA-s 113μg/dl（参考值为 35～430μg/dl），雄烯二酮 1.59ng/ml（参考值为 0.3～3.3ng/ml），SHBG 36nmol/L（参考值为 18～114nmol/L），17-OHP 0.16pg/ml（参考值为 0.1～3.03pg/ml）；ACTH 节律（参考值为 7～61.1pg/ml）（8AM）15.1pg/ml，（4PM）14.3pg/ml，（0AM）10.7pg/ml；皮质醇节律（参考值为 7～27μg/dl）（8AM）5.88μg/dl，（4PM）2.97μg/dl，（0AM）2.15μg/dl；染色体核型：46，XY，SRY（+）。盆腔超声：①未见子宫；②双侧隐睾并睾丸体积小；③盆腔内低回声并异常囊性回声（阴道闭锁），肾上腺 CT 大致正常。

第2问：该患者最可能的诊断为

A. 21- 羟化酶缺陷症

B. X- 连锁性先天性肾上腺发育不良症

C. 46，XY DSD，SF-1 基因突变

D. 雄激素不敏感综合征

E. 17α- 羟化酶缺陷症

F. 5α- 还原酶缺陷症

G. LH 受体缺陷症

【解析】同时累及肾上腺和性腺，排除选项 D 和 F；17α- 羟化酶缺陷症通常表现为男性女性化，女性性幼稚，高血压、低血钾、高孕酮水平，睾酮及雌二醇水平较低；21- 羟

化酶缺陷症表现为女性男性化，男性性早熟，染色体性别与表型性别一致，染色体核型为 46，XY。选项 B 是由于 DAX-1 基因突变所致，表现为促性腺激素功能低下型性腺功能减退症。

［提示］性腺基因 panel 检测示 SF-1 基因突变。

第3问：关于 SF-1 基因，下列说法正确的是

A. 属于孤儿核受体家族成员

B. 是肾上腺和性腺发育过程中的重要调控因子

C. SF-1 基因突变常导致睾丸发育不良、隐睾或无睾

D. 对女性卵巢功能无影响

E. 与 DAX-1 基因等一起促进 SRY 基因表达，促进睾丸发育

F. 常导致促性腺激素功能低下型性腺功能减退症

G. SF-1 基因突变不会导致性反转

【解析】SF-1 基因突变会导致生殖器向子宫、输卵管转化。

第4问：该患者下一步有可能采取的治疗措施包括

A. 与家属和患者沟通，择期行手术切除双侧睾丸

B. 睾酮替代治疗

C. 糖皮质激素替代治疗

D. 心理辅导

E. hCG 兴奋试验多提示睾丸储备功能好

F. 与家属和患者沟通，建议保留双侧睾丸

G. 终身内分泌随访

【解析】hCG 兴奋试验多提示睾丸储备功能差。

答案：2. C　3. ABCE　4. ACDG

第三十六章　Klinefelter 综合征

一、单选题

1. Klinefelter 综合征核型检测结果为 47，XXY，染色体核型异常的发生时机**不可能**为
   A. 精子形成过程中减数分裂 MⅠ期
   B. 精子形成过程中减数分裂 MⅡ期
   C. 卵细胞形成过程中减数分裂 MⅠ期
   D. 卵细胞形成过程中减数分裂 MⅡ期
   E. 受精卵早期有丝分裂

【解析】47，XXY 的发生机制包括：①母源卵细胞形成过程中 X 染色体不分离，既可以发于减数分裂 MⅠ期，也可以发生于减数分裂 MⅡ期；②父源精子形成过程中性染色体不分离，仅可发生于减数分裂 MⅠ期，不能发生于减数分裂 MⅡ期，如在 MⅡ期发生性染色体不分离，会产生 47，XXX 或 47，XYY 核型；③也可发生于受精卵早期有丝分裂过程中 X 染色体不分离。

2. 患者男，28 岁。已婚，不育。阴毛稀疏，睾丸容积为 2ml，质地坚韧，睾酮水平低于参考值下限，FSH 和 LH 水平略高于参考值上限。临床诊断：Klinefelter 综合征。患者淋巴细胞核型分析结果可能性最大的是
   A. 48，XXXY
   B. 47，XXY
   C. 47，XXX

   D. 47，XXY/46，XY
   E. 46，XY

【解析】Klinefelter 综合征患者染色体核型包括标准核型 47，XXY，变异核型 48，XXXY，47，XXY/46，XY 嵌合型：48，XXYY，46XX 男性。其中，标准核型 47，XXY 约占 Klinefelter 综合征的 80%。

二、多选题

1. Klinefelter 综合征的临床表现是
   A. 不育
   B. 小而坚实的睾丸
   C. 促性腺激素水平降低
   D. 乳腺发育
   E. 上部量大于下部量

【解析】Klinefelter 综合征的临床表现包括不育、小而坚实的睾丸、促性腺激素水平升高、乳腺发育、身材瘦长、上部量小于下部量、骨质疏松、肌肉运动迟缓、注意力不集中、语言表达能力差、心理障碍等。

2. Klinefelter 综合征患者染色体核型可能为
   A. 48，XXXY
   B. 47，XXY
   C. 47，XXX
   D. 47，XXY/46，XY
   E. 46，XY

答案：　1. B　2. B
　　　　1. ABD　2. ABD

【解析】正常男性染色体核型为 46，XY；Klinefelter 综合征患者染色体核型包括标准核型 47，XXY，变异核型 48，XXXY，47，XXY/46，XY 嵌合型，48，XXYY，46XX 男性。

三、共用题干单选题

（1～2 题共用题干）

患者男，16 岁。上部量小于下部量，双侧乳房增大，阴毛稀疏，睾丸容积为 2ml，质地坚韧，睾酮水平低于参考值下限，FSH 和 LH 水平略高于参考值上限，淋巴细胞染色体核型分析结果为 47，XXY。临床诊断：Klinefelter 综合征。

1. 该患者接受雄激素治疗的作用**不包括**
   A. 促进、维持男性化特征
   B. 改善性功能
   C. 增加肌肉的体积和力量、骨密度、体毛
   D. 控制情绪和行为
   E. 预防前列腺肿瘤的发生

【解析】雄激素在 Klinefelter 综合征患者治疗中的作用包括促进、维持男性化特征，改善性功能，增加肌肉的体积和力量、骨密度、体毛，并对情绪和行为的控制具有积极作用；前列腺增生或肿瘤是雄激素治疗的禁忌证。

2. 下面可用于乳房增生治疗的药物是
   A. 十一酸睾酮
   B. 苯甲酸雌二醇
   C. 他莫昔芬
   D. 炔雌醇
   E. 地屈孕酮

【解析】他莫昔芬是雌激素受体拮抗药，可用于乳房增生的治疗，其作用机制被认为主要是与雌激素竞争下丘脑细胞浆内的雌激素受体。

（3～6 题共用题干）

患者男，28 岁。婚后 2 年，不育，查体睾丸容积为 2ml，质地坚韧，睾酮水平低于参考值下限，FSH 和 LH 水平超过参考值上限 5 倍，染色体核型分析结果为 47，XXY。

3. 该患者及配偶接受遗传学咨询后仍有强烈生育愿望，但患者精液分析提示未找到精子，下一步的诊疗方案较合理的是
   A. 隔期复查精液分析
   B. 经雄激素治疗后复查精液分析
   C. 经重组 hCG 治疗后复查精液分析
   D. 经 GnRH 治疗后复查精液分析
   E. 行睾丸活检以明确有无精子生成区

【解析】几乎所有 47，XXY 核型患者的精液分析结果都为无精症，雄激素治疗不能促进精子形成，重组 hCG 和 GnRH 治疗无效；部分患者睾丸中残存精子生成区，可以通过精子抽提术采集精子，进而行辅助生殖技术。

4. 如该患者行睾丸活检术，病理结果**不可能**出现的是
   A. 生精小管透明变性
   B. 生精小管纤维化
   C. 生精小管管周的弹性纤维缺如或明显减少
   D. 超过一半的区域可以看到精原细胞
   E. 睾丸间质 Leydig 细胞呈假瘤样增生

【解析】成人期 Klinefelter 综合征患者睾丸活检的病理表现包括：生精小管逐渐表现为广泛的透明变性和纤维化，管周的弹性纤维缺如或明显减少，睾丸间质 Leydig 细胞呈假瘤样增生，缺少或严重缺乏精子生成。

5. 该夫妻在接受遗传学咨询时，将会被告知，其子代异常染色体的发生概率为
   A. 46.8%～76.3%

答案： 1. E 2. C 3. E 4. D 5. D

B. 22.5%～54.1%

C. 12.5%～36.4%

D. 2.5%～21.6%

E. 0.9%～2.5%

【解析】Klinefelter 综合征经辅助生殖技术生育的子代，异常染色体发生的概率远高于正常人群，嵌合型性染色体超倍体的发生率为 0.9%～2.5%，标准核型的发生率为 2.5%～21.6%。该患者核型为标准核型，故其子代异常染色体发生率为 2.5%～21.6%。

6. 如果该患者配偶经辅助生殖技术成功受孕，为明确孕胎染色体核型可进行的产前诊断技术为

  A. 染色体特异性 DNA 探针的荧光原位杂交技术（FISH）

  B. 使用染色体特异性短重复序列标记物的实时荧光定量聚合酶链反应技术（FQ-PCR）

  C. 经羊膜腔穿刺获得羊水细胞进而进行染色体核型分析

  D. 经羊膜腔穿刺获得孕胎细胞进而进行染色体核型分析

  E. 对羊水中的蛋白组分进行蛋白组学分析

【解析】传统产前的诊断方法是对经羊膜腔穿刺获得的羊水细胞或绒毛抽吸获得的绒毛细胞进行培养。染色体特异性 DNA 探针的荧光原位杂交技术（FISH）和使用染色体特异性短重复序列标记物的实时荧光定量聚合酶链反应技术（FQ-PCR），这两种技术统称为快速检测染色体异常技术（rapid aneuploidy detection，RAD），可在 1～2 天内予以诊断。但与核型分析不同的是，快速检测染色体异常技术只用于特异的染色体数目异常（21、18、13 号常染色体和 X、Y 性染色体异常）的检出。如欲明确孕胎的染色体核型需要进行传统的染色体核型分析方法，即对羊水细胞或绒毛细胞进行染色体核型分析。选项 D 和 E 为干扰项。

四、案例分析题

【案例】患者男，30 岁。婚后 3 年，不育，查体阴毛稀疏，睾丸容积为 2ml，质地坚韧，精液检查未见精子，睾酮水平低于参考值下限，FSH 和 LH 水平超过参考值上限 5 倍。

第 1 问：为明确诊断，该患者下一步应进行的检查为

  A. 睾丸彩超

  B. 睾丸 CT

  C. 睾丸 MRI

  D. 垂体 MRI

  E. 前列腺液分析

  F. 染色体核型分析

  G. 胰岛素样因子 3 检测

【解析】患者为男性，不育、无精症、睾丸小而坚韧、睾酮水平降低、促性腺激素水平升高，临床诊断为原发性男性性腺功能减退症，为进一步明确诊断应进行淋巴细胞染色体核型分析。

第 2 问：该患者淋巴细胞染色体核型分析结果为 47，XXY，诊断为 Klinefelter 综合征，拟应用十一酸睾酮替代治疗，治疗禁忌证包括

  A. 伴乳腺癌或前列腺癌

  B. 前列腺可触及结节或质地坚硬

  C. 前列腺特异性抗原 PSA>3ng/ml，而未行进一步泌尿外科检查

  D. 贫血

  E. 高黏滞血症

  F. 未经治疗的睡眠呼吸暂停综合征

  G. 严重下尿路症状，国际前列腺症状评分（IPSS）>19

答案： 6. C

  【案例】 1. F　2. ABCEFGH

H. NYHA 心功能分级Ⅲ～Ⅳ级

【解析】除贫血外，上述均为雄激素治疗的禁忌证，另一条禁忌证为红细胞增多症或血细胞比容>50%。

第3问：十一酸睾酮治疗的初始剂量和维持剂量分别为

- A. 40～80mg/d, 120～160mg/d
- B. 80～120mg/d, 120～160mg/d
- C. 120～160mg/d, 40～80mg/d
- D. 120～160mg/d, 40～120mg/d
- E. 160～200mg/d, 40～80mg/d
- F. 160～200mg/d, 40～120mg/d

【解析】十一酸睾酮治疗的初始剂量为120～160mg/d，连续使用2～3周，之后改为维持剂量40～120mg/d，可分早、晚2次，餐时或餐后服用。

第4问：患者及其配偶如计划进行生育，首先应进行的诊疗活动是

- A. 睾丸活检
- B. 普通精子抽提术
- C. 显微外科精子抽提术
- D. 精子冷冻
- E. 遗传咨询
- F. 雄激素替代治疗

【解析】随着辅助生殖技术的进步，Klinefelter 综合征患者通过精子抽提术、卵胞浆内单精子注射技术，可以进行生育；但其后代发生常染色体、性染色体核型异常的概率远高于普通人群，因此在 Klinefelter 综合征患者夫妇决定进行生育前应首先进行遗传咨询，使其做好充分的心理准备。雄激素替代治疗并不能提高 Klinefelter 综合征患者生育率。

答案：3. D　4. E

第三十七章　Turner 综合征

一、单选题

1. Turner 综合征的临床表现特征**不包括**
    A. 表型为女性, 有女性生殖器官
    B. 身材矮小, 智能发育基本正常, 部分存在智力低下、语言障碍
    C. 可有小下颌、高腭弓、颈蹼、后发际低、盾状胸、乳头间距增大、肘外翻、皮肤色素痣增多等。
    D. 常表现为逾青春期女性第二性征不发育
    E. 常表现为促性腺激素功能低下型性腺功能减退症

【解析】Turner 综合征患者血清黄体生成素(LH)、卵泡刺激素(FSH)水平一般明显升高, 雌激素水平低, 呈高促性腺激素性性腺功能减退症表现。

2. 患者女, 35 岁, 未婚。因原发性闭经伴听力减退 4 年就诊。查体: 身高 155cm, 体重 45kg, 发际低, 颈蹼, 伴肘外翻, 乳房距增宽, 无腋毛及阴毛, 外阴幼稚型。实验室检查: LH 10.51U/L, E_2 18.65pmol/L, 血清 T 0.62nmol/L, 血清 P 3.82nmol/L。B 超示: 子宫大小 43mm×14mm×39mm, 双侧卵巢未见。电测听经耳鼻科会诊为: 双耳感音性聋。细胞遗传学检查: 外周血淋巴细胞染色体标本经 G 显带分析, 染色体核型为: 46, X, i(Xq)。最有

可能的疾病是
    A. 垂体性侏儒
    B. Turner 综合征
    C. Noonan 综合征
    D. Klinefelter 综合征
    E. 促性腺激素功能低下型性腺功能减退症

【解析】Turner 综合征是由于全部或部分体细胞中 1 条 X 染色体完全或部分缺失, 或 X 染色体存在其他结构异常所致。典型临床表现为: 身材矮小, 原发闭经(高促性腺激素性性腺功能减退症), 具有特殊的躯体特征(如颈蹼、盾状胸、肘外翻)等。常见染色体核型为包括染色体数目异常 45, X(1 条 X 染色体完全缺失)和嵌合体(如 45, X/46, XX 和 45, X/47, XXX)。X 染色体结构异常常见: ① X 染色体的短臂或长臂缺失 46, X, del(Xp)或 46, X, del(Xq)等; ② X 染色体长臂或短臂等臂 46, X, i(Xq)或 46, X, i(Xp); ③ 环状 X 染色体 46, X, r(x); ④ 标记染色体 46, X, mar 等。

Noonan 综合征大多为常染色体显性遗传, 有家族史, 部分有正常的性发育。Noonan 综合征染色体核型正常(46, XX)。

Klinefelter 综合征表型为男性, 至青春期才出现发育障碍。体型细长, 下部量>上部量, 第二性征发育差, 且多有女性化表现, 如皮肤细嫩, 皮下脂肪丰富, 须毛少, 25% 的患者有乳房发育。睾丸小而硬, 长

径小于 2cm，曲精管呈玻璃样变性，不能产生精子，成年后无生育能力。智力低下不是典型特征，但常有学习困难，神经运动发育延迟。核型大多数为 47，XXY 嵌合型，少数为 46，XY/47，XXY。

二、多选题

1. 如果诊断 Turner 综合征，则患者出现的表现是

   A. 核型为 45，X/46，XY 嵌合型的男性表型患者

   B. 具有以下 1 项或多项临床特征：新生儿期手足水肿、项部皮肤增厚；颈蹼、后发际低、耳位低、小下颌、肘外翻、指甲发育不良、色素痣、高腭弓、第四掌骨短、脊柱侧凸，先天性心血管异常如左心异常、主动脉瓣异常；肾发育异常；传导性或感音性耳聋

   C. 难以解释的生长落后

   D. 促性腺激素水平升高，雌激素水平低，盆腔 B 超提示子宫卵巢发育不良

   E. 有性腺发育不良表现：缺乏第二性征、青春发育或初潮延迟、原发性闭经和不育

   【解析】以下几种情况不考虑诊断为 Turner 综合征：①含 45，X 细胞的个体，但无临床特征，需进一步检查或追踪观察。②核型为 45，X/46，XY 的男性表型患者。③Xp 末端缺失包含了矮小同源盒（short-stature homeobox-containing，SHOX）基因时，通常会有矮身材和其他 Turner 综合征相关的骨骼异常。但若无 Xp22.3 缺失者，发生卵巢功能不全的风险较低，通常不能被诊断为 Turner 综合征。④Xqter-q24 的缺失可出现原发性或继发性闭经，但没有矮身材或其他 Turner 综合征特征，通常诊断为卵巢功能早衰。⑤性染色体结构异常的个体是否诊断 Turner 综合征，需结合临床评估。

2. Turner 综合征的治疗目标是

   A. 提高患者最终成人身高

   B. 诱导性发育，维持第二性征，使子宫正常发育

   C. 提高骨密度，促其达到峰值骨量

   D. 防治心血管疾病、糖尿病以及自身免疫病等各种并发症

   E. 避免怀孕，若含有 Y 染色体建议预防性性腺切除

   【解析】Turner 综合征的治疗目的是：提高患者最终成人身高；诱导性发育，维持第二性征，使子宫正常发育；提高骨密度，促其达到峰值骨量；防治各种并发症。因 Turner 综合征可累及多器官系统；部分并发症随年龄增长而发生风险增加；在不同年龄段，面临不同的神经心理问题，因此为提高 Turner 综合征的预后及生存质量，患者的治疗需多学科合作，团队诊疗。

   Tuener 综合征患者可以自然怀孕，但只有 5% 的患有 Turner 综合征的女性在没有生育专家的帮助下经历过自然怀孕，最常见的是核型为嵌合型的 Turner 综合征女性，但是自然怀孕也可能发生在 45，X 的 Turner 综合征患者中。Turner 综合征患者的自然受孕概率会随着年龄的增长而迅速下降。如存在妊娠可能，则应考虑在年轻时给予生育治疗。具有持续性卵巢功能的年轻嵌合体 Turner 综合征患者，可考虑控制卵巢过度刺激后进行卵母细胞冷冻保存，是一种可能的保留生育选择，来自 46，XX 核型女性的卵母细胞捐赠在一些研究中已被证实可用于 Turner 综合征女性的妊娠。

答案：　1. BCDE　2. ABCD

三、共用题干单选题

（1～3 题共用题干）

患者女，14 岁。身材较同龄人矮小 4 年。为足月剖宫产，无月经。查体：体重 29.5kg，身高 133cm（位于正常女性儿童生长曲线的第 5 百分位数以下）。头颅无畸形，耳位低。腭弓窄、高耸。颈软，双侧颈蹼，后发际低，甲状腺无肿大。双乳 Tanner I 期，胸骨下段外凸，呈盾形。外阴呈幼女型，无阴毛，Tanner II 期。左手正位 X 线片图谱法提示 12 岁骨龄。染色体核型为 45，X。答案中 r-hGH 指重组人生长激素，蛋白同化类固醇制剂指氧雄龙（氧甲氢龙）或司坦唑醇等。

1. 下面治疗最合理的是
   A. 先 r-hGH 治疗达到治疗目标后，再蛋白同化类固醇制剂治疗
   B. r-hGH 同时联合蛋白同化类固醇制剂促生长治疗
   C. r-hGH、蛋白同化类固醇制剂促生长；同时联合雌激素替代治疗诱导性发育
   D. r-hGH 制剂促生长；雌激素同时联合孕激素建立人工周期
   E. r-hGH、蛋白同化类固醇制剂促生长，同时联合孕激素治疗诱导性发育

【解析】Turner 综合征患者出现生长障碍或身高位于正常女性儿童生长曲线的第 5 百分位数以下时，建议开始 r-hGH 治疗，年龄≥10 岁可考虑联合蛋白同化类激素。既往认为雌激素诱导性发育应在促生长治疗结束后，然而近些年大量临床研究发现，小剂量雌激素联合生长激素治疗并不影响 Turner 患者终身高。故目前国际上推荐 Turner 综合征患者雌激素替代治疗的起始年龄为 12～13 岁，部分研究认为血清 LH 及 FSH 水平高于参考范围时即可启动雌激素替代治疗，从而尽可能使 Turner 综合征患者青春期发育过程与正常同龄人保持一致，尽早启动青春期诱导治疗还可改善患者认知功能、骨量峰值、子宫终体积、肝脏功能和生活质量。雌二醇有促进骨骺闭合的作用，不同个体对雌激素替代的反应不同，尽早启动小剂量雌激素替代治疗可能仍会促进部分患者骨骺闭合。因此对于骨龄较小身高增长潜力较大、以身高增长为主要诉求的 TS 患者应采取个体化策略，可将雌激素起始治疗延迟至 14～15 岁。

2. 关于促生长治疗，以下**不恰当**的是
   A. 一旦出现生长障碍，身高位于正常女性儿童生长曲线的第 5 百分位数以下时，即可开始 r-hGH 治疗
   B. r-hGH 治疗中需监测生长发育情况和不良反应，性发育情况在治疗终止后进行
   C. 治疗不良反应包括关节疼痛、水肿、腕管综合征、颅内压增高、股骨头滑脱、胰腺炎、甲状腺功能减退、糖脂代谢异常、脊柱侧弯和后凸、面部比例改变等，需多学科合作
   D. 治疗过程中剂量调整主要根据患者的生长情况及血清 IGF-1 水平、生长预测模型
   E. 终止治疗的时机：达到满意身高或生长潜能已较小（骨龄≥14 岁，年生长速率<2cm/年）

【解析】r-hGH 起始治疗治疗时机，一旦出现生长障碍，身高位于正常女性儿童生长曲线的第 5 百分位数以下时，即可开始 r-hGH 治疗。r-hGH 治疗过程中建议每 3～6 个月进行生长发育、性发育、甲状腺功能、血糖和胰岛素、HbA1c、IGF-1 水平、脊柱侧凸和后凸等监测。监测治疗不良反应包括

关节疼痛、水肿、腕管综合征、甲状腺功能减退、糖脂代谢异常、脊柱侧弯和后凸、面部比例改变等，须与骨科、整形外科、颌面外科、口腔正畸科等多学科合作。治疗过程中可根据患者的生长情况及血清 IGF-1 水平进行剂量调整。中止治疗的时机：达到满意身高或生长潜能已较小（骨龄≥14 岁，年生长速率<2cm/ 年）。

3. Turner 综合征从儿童向成人过渡期间的管理，最重要一环即诱导性发育，以下措施**不恰当**的是

   A. 早期诊断的患者，推荐骨龄 11～12 岁时开始雌激素治疗。但初诊年龄较晚，特别是青春期年龄诊断的患者，可权衡生长潜能和性发育的情况，采取个体化治疗

   B. 开始雌激素治疗前（11 岁或更早），需每年监测 LH、FSH 水平，了解有无自发性性发育的可能性（研究显示 12 岁时 FSH<10U/L 提示可能出现自发性月经和规律周期）

   C. 雌激素剂型主要为经皮和口服雌激素，可能的情况下建议经皮雌激素。目前国内多采用口服戊酸雌二醇或 17β- 雌二醇，不建议合成雌激素治疗

   D. 雌激素替代治疗时开始剂量为小剂量（成人替代剂量的 1/10～1/8），然后每 6 个月增加 1 次剂量（25%～100%），2～3 年后逐步达到成人剂量，根据生长潜能，至成人剂量的过程应个体化

   E. 雌二醇治疗伊始即可加用孕激素建立人工周期，宜选用天然或接近天然的孕激素，如地屈孕酮或微粒化黄体酮

【解析】雌激素剂型主要为经皮和口服雌激素。其中经皮雌激素因不经过肝脏代谢，是较好的激素替代药物。炔雌醇是合成

雌激素，目前已较少应用。结合雌激素因含有多种雌激素、黄体酮、雄激素，可干扰乳腺和子宫发育，不建议应用于儿童患者。经皮雌激素目前国内应用较少，多采用口服戊酸雌二醇或 17β- 雌二醇

雌激素替代治疗的剂量及疗程：开始剂量为小剂量（成人替代剂量的 1/10～1/8），然后每 6 个月增加 1 次剂量（25%～100%），2～3 年后逐步达到成人剂量。大多数治疗 6 个月内出现乳腺硬结，2 年左右可至 Tanner Ⅳ 期。子宫容积与所用雌激素的类型无关，与剂量和疗程有关。若患者仍有潜在的生长空间，低剂量雌激素可使用更长时间；若开始治疗时年龄已经偏大，至成人剂量的过程可适当缩短

雌激素替代治疗的剂量及疗程：开始剂量为小剂量（成人替代剂量的 1/10～1/8），然后每 6 个月增加 1 次剂量（25%～100%），2～3 年后逐步达到成人剂量。大多数治疗 6 个月内出现乳腺硬结，2 年左右可至 Tanner Ⅳ 期。子宫容积与所用雌激素的类型无关，与剂量和疗程有关。若患者仍有潜在的生长空间，低剂量雌激素可使用更长时间；若开始治疗时年龄已经偏大，至成人剂量的过程可适当缩短

为维持正常的乳腺和子宫发育，推荐开始雌二醇治疗 2 年后或有突破性出血发生后，考虑加用孕激素建立人工周期，即模拟正常月经周期，每月服用雌激素 21 天，在第 12 天或 2 周末联用孕激素，联用 8～10 天同时停药，以产生撤退性出血。最好选用天然或接近天然的孕激素，如地屈孕酮或微粒化黄体酮。

雌激素替代治疗需持续至正常绝经期，以维持女性化和防止骨质疏松。雌激素替代治疗过程中除了需注意随访及监测生长发育和乳腺、外阴、子宫发育情况及子宫厚

答案： 3. E

度外，还应注意监测血压、肝功能、血脂及凝血功能等。在雌激素替代治疗期间，不建议常规监测 LH、FSH 水平（除非给予高剂量雌激素治疗，否则 LH、FSH 水平仍是高的）。

（4～7题共用题干）

患者女，14 岁。因"发现身材矮小 4 年"入院。为足月剖宫产，父母非近亲，至今无月经。查体：体重 29kg，身高 130cm。头颅无畸形，耳位低。腭弓窄、高耸。颈软，双侧颈蹼，后发际低，甲状腺无肿大。双乳 Tanner Ⅰ期，胸骨下段外凸，呈盾形。外阴呈幼女型，无阴毛，Tanner Ⅱ期。左手正位 X 线片图谱法提示同性别 12 岁骨龄。

4. 根据题干提供的线索，该患者可能的诊断为

　A. 垂体性侏儒

　B. Turner 综合征

　C. Noonan 综合征

　D. Klinefelter 综合征

　E. 促性腺激素功能低下型性腺功能减退症

【解析】14 岁女性，身材矮小，伴耳位低、腭弓窄、高耸。颈软，双侧颈蹼，后发际低，盾状胸，外阴呈幼稚型，骨龄低于实际年龄 2 岁。临床表现和体貌特征均为 Turner 综合征的表现。

5. 根据已获得的临床证据，为明确诊断，以下检查对诊断最有意义的是

　A. LH 和 FSH 检测

　B. 生长激素兴奋试验

　C. 甲状腺功能检测

　D. 外周血淋巴细胞染色体核型分析，必要时进行组织染色体核型分析

　E. 子宫附件超声检查

【解析】当存在 Turner 综合征临床特点时，优先进行外周血淋巴细胞染色体核型分析，必要时进行组织染色体核型分析对诊断最有意义。

6. 假设患者骨龄为同性别 13 岁大小骨龄，最合理的治疗为

　A. 先 r-hGH 治疗达到治疗目标后，再蛋白同化类固醇制剂治疗

　B. r-hGH、蛋白同化类固醇制剂促生长；同时联合雌激素替代治疗诱导性发育

　C. r-hGH 同时联合蛋白同化类固醇制剂促生长治疗

　D. r-hGH 制剂促生长；雌激素同时联合孕激素建立人工周期

　E. r-hGH、蛋白同化类固醇制剂促生长同时联合孕激素治疗诱导性发育

【解析】r-hGH 是指重组人生长激素，蛋白同化类固醇制剂是指氧雄龙（即氧甲氢龙）或司坦唑醇等。患者骨龄 <14 岁，仍有生长潜能，未达满意身高，可 r-hGH 联合蛋白同化类固醇制剂（实际年龄 ≥10 岁时，年龄 <10 岁通常单独应用 r-hGH）。同时，骨龄 11～12 岁时可开始雌激素治疗，需每年监测 LH、FSH（12 岁时 FSH<10U/L 提示可能出现自发性月经和规律周期）。孕激素，通常雌激素替代治疗 2 年后或有突破性出血发生后可联合孕激素建立人工周期。

7. 假设患者骨龄 >14 岁，且年生长速率 <2cm/ 年，LH、FSH 水平高于正常，无子宫内膜突破性出血，以下合理的治疗为

　A. 雌激素治疗（优先选择口服雌激素），不推荐合成雌激素（如炔雌醇），持续

答案：　4. B　5. D　6. B　7. C

至正常绝经期

B. 雌激素治疗（优先选择经皮雌激素），不推荐合成雌激素（如炔雌醇），持续至突破性出血停用

C. 雌激素替代治疗2年后或有突破性出血发生后可联合孕激素建立人工周期，优先选用天然或接近天然的孕激素（如地屈孕酮或微粒化黄体酮）

D. 雌激素替代治疗2年后或有突破性出血发生后可联合孕激素建立人工周期，优先选用人工合成孕激素（如左炔诺孕酮）

E. 在雌激素替代治疗期间，必须常规监测LH、FSH水平

【解析】患儿骨龄>14岁，且年生长速率<2cm/年，已无r-hGH治疗潜力，应着重诱导性发育，使子宫正常发育，还可提高患者骨密度，促使其达到峰值骨量。雌激素替代治疗开始的时间以及药物的剂量、递增方案、剂型均需模拟正常的青春期发育进程。雌激素治疗（优先选择经皮雌激素，皮雌激素因不经过肝脏代谢，是较好的激素替代药物。在没有经皮雌激素时，目前国内诱导女性青春期发育应用最广泛的药物是口服戊酸雌二醇），不推荐合成雌激素（如炔雌醇，因其含有多种雌激素、黄体酮、雄激素，可干扰乳腺和子宫

发育，不建议应用于儿童患者）。雌激素替代治疗应持续至正常绝经期，2年后或有突破性出血发生后，可加用孕激素建立人工周期，最好选用天然或接近天然的孕激素。

四、案例分析题

【案例1】患者女，14岁。因"发现身材矮小4年"入院。足月剖宫产，无月经。查体：体重29.5kg，身高133cm。头颅无畸形，耳位低。腭弓窄、高耸。颈软，双侧颈蹼，后发际低，甲状腺无肿大。双乳Tanner I期，胸骨下段外凸，呈盾形。外阴呈幼女型，无阴毛，Tanner II期。左手正位X线片图谱法提示同性别12岁骨龄。头颅MRI：垂体大小形态未见异常，信号无异常改变，垂体柄居中，视交叉无受压。B超：子宫发育不良（始基子宫），双侧卵巢显示不清。FT_3 4.7pmol/L（参考值为2.76～6.3pmol/L），FT_4 17.54pmol/L（参考值10.42～24.32pmol/L），TSH 6.86mIU/L（参考值为0.55～4.78mIU/L）；皮质醇及ATCH节律正常。雌二醇（E_2）36.7pmol/L，黄体生成素（LH）33.37U/L，卵泡刺激素（FSH）104.62U/L。胰岛素兴奋试验结果见表4，精氨酸兴奋试验结果见表5。染色体核型为45，X。

表4　胰岛素兴奋试验结果

项目	0分钟	15分钟	30分钟	45分钟	60分钟	90分钟
血糖/(mmol·L^{-1})	4.0	2.3	2.3	6.4	4.6	3.9
生长激素/(μg·L^{-1})	0.246	3.707	5.949	4.89	1.891	0.624

表5　精氨酸兴奋试验结果

项目	0分钟	30分钟	60分钟	90分钟	120分钟
生长激素/(μg·L^{-1})	0.367	1.101	0.226	0.137	0.166

第1问：该患者下一步应进行的检查是

A. LH 和 FSH

B. 生长激素兴奋试验

C. 甲状腺功能

D. 外周血淋巴细胞染色体核型分析，必要时进行组织染色体核型分析

E. 心脏、肾脏、子宫附件超声检查

F. 双光能骨密度检查

G. 肝、肾功能

H. 眼科及耳科检查

I. 心电图

J. 心脏磁共振成像

K. 糖代谢状态

L. 自身免疫病筛查

【解析】骨量减少在 Turner 综合征患者中常见，与雌激素缺乏等因素有关，骨折发生率也明显高于同龄人，但通常>18 岁的患者进行双光能骨密度检查。

Turner 综合征患者需要完善的辅助检查包括：①一般检查，肝、肾功能，空腹血糖，血脂。②性激素，LH 及 FSH 在婴儿期及儿童早期即已升高，6 岁前逐渐降低，其后在正常青春期年龄又再次升高，血雌激素水平低下。③甲状腺自身抗体及甲状腺激素，Turner 综合征患者甲状腺自身抗体，如抗甲状腺过氧化物酶抗体（anti-TPO Ab）、抗甲状腺球蛋白抗体（anti-TG Ab）阳性率明显增高，且阳性率随年龄增长而增加。抗体阳性的 Turner 综合征患者甲状腺功能异常例数远多于抗体阴性患者。若抗体和甲状腺功能无异常，每年复测 1 次。④生长激素，Turner 综合征患者的生长激素分泌模式多正常，只有身高和 Turner 综合征患儿自然生长曲线差异显著的患者需要行生长激素兴奋试验。⑤心血管检查，心脏超声可见主动脉缩窄或扩张、二叶主动脉瓣、部分肺静脉异常回流等改变。青少年和成年人推荐心脏 MRI 检查，MRI 的优点是可以更完整和清楚地观察主动脉弓和胸主动脉，利于发现主动脉弓反转和主动脉夹层。心电图可见电轴右偏、T 波异常、Q-T 间期延长等非结构异常改变。高血压可累计 25% 青少年和 50% 成人 Turner 综合征患者，以收缩压和夜间血压升高为主。高血压是心血管事件的一个主要危险因素，每次就诊时都应测量血压，必要时行动态血压监测。⑥超声检查，肾脏可见马蹄肾、肾不发育、肾盂和输尿管异常及肾血管畸形等；子宫及双附件常见始基子宫或子宫小、卵巢未探及或呈条束状。⑦胃肠道检查，>4 岁需筛查消化道人抗组织转谷氨酰胺酶抗体，应每 2~5 年筛查 1 次消化道疾病。⑧骨密度，骨量减少在 TS 患者中常见，与雌激素缺乏等因素有关，骨折发生率也明显高于同龄人>18 岁的患者需行骨密度检查测定。⑨遗传学检查，羊水细胞或外周血淋巴细胞染色体核型分析是诊断的金标准。约半数 Turner 综合征为 X 单体型（45，X），20%~30% 为嵌合型（45，X/46，XX），其余多为 X 染色体结构异常。此外，5% 的 Turner 综合征患者存在 Y 染色体物质，3% 的患者存在染色体标志物（来源于 X 或 Y 染色体的片段）。当高度怀疑 Turner 综合征而外周血核型正常时，应该对机体其他组织进行染色体核型分析。

[提示] 患者行外周血淋巴细胞染色体核型分析为 45，X/46，XX。

第2问：患者首先考虑的疾病是

A. 垂体性侏儒

B. Turner 综合征

C. Noonan 综合征

D. Klinefelter 综合征

E. 促性腺激素功能低下型性腺功能减退症

答案：【案例1】 1. ABCDEGHIJKL 2. B

F. 呆小病

【解析】45，X/46，XX 为嵌合型 Turner 综合征核型。

垂体性侏儒除身材矮小外，无 Turner 综合征的特殊表现，且有正常性腺及第二性征发育。生长激素、甲状腺激素、性激素检测及染色体核型分析可鉴别。

Noonan 综合征是一种临床表现多样的遗传综合征，又称先天性侏儒痴呆综合征或翼状颈综合征，以特殊面容、身材矮小、智力障碍伴先天性心脏病、骨骼发育异常、出血倾向、淋巴管发育不良为特征，在新生儿中发病率为 1/2 000～1/1 500。发病机制与大鼠肉瘤蛋白/丝裂原活化的蛋白激酶（RAS/MAPK）信号通路的相关基因突变，导致该通路异常激活有关。其与 TS 有诸多相似之处，如特殊面容、骨骼异常、身材矮小及低骨量等，但 TS 多为散发病例，无家族史，绝大多数智力正常和性腺发育不全；而 Noonan 综合征大多为常染色体显性遗传，有家族史，部分有正常的性发育。染色体核型检查对鉴别诊断有重要意义，Noonan 综合征染色体核型正常（46，XX）。

Klinefelter 综合征表型为男性，至青春期才出现发育障碍。体型细长，下部量>上部量，第二性征发育差，且多有女性化表现，如皮肤细嫩，皮下脂肪丰富，须毛少，25% 的患者有乳房发育。睾丸小而硬，长径小于 2cm，曲精管呈玻璃样变性，不能产生精子，成年后无生育能力。智力低下不是典型特征，但常有学习困难，神经运动发育迟延。核型大多数为 47，XXY 嵌合型，少数为 46，XY/47，XXY。

促性腺激素功能低下型性腺功能减退症是由各种原因（肿瘤、组织增生症及先天性等）导致下丘脑促性腺激素释放激素和/或垂体促性腺激素合成、分泌或作用障碍进而引起性腺功能不全的一类疾病。临床上也可表现为女性第二性征发育不全、生长障碍及青春期加速生长阙如。特发低促性腺激素功能低下型性腺功能减退症患者可合并嗅觉障碍，但无 TS 特殊容貌。性激素检查提示促性腺激素（FSH 和 LH）水平低或正常，雌二醇水平低。

呆小病是母体妊娠期间患甲状腺功能减退或者胎儿甲状腺发育和激素合成障碍，导致胎儿神经系统发育障碍而引起的疾病。患儿除身材矮小外，常伴甲状腺功能减退表现及智力低下。患儿体格、智力发育迟缓、表情呆钝，发音低哑、颜面苍白、眶周水肿、眼距增宽、鼻梁扁塌、唇厚流涎、四肢粗短、出牙、换牙延迟、行走晚且呈鸭步、性器官发育延迟。甲状腺功能、性腺功能检查和染色体检查有助于鉴别诊断。

第 3 问：根据患者骨龄以及性腺功能评估，以下比较合理的治疗措施为

A. r-hGH 促生长
B. 联合蛋白同化类固醇制剂促生长
C. 雌激素治疗（优先选择经皮雌激素）
D. 孕激素治疗
E. 常规监测 LH、FSH 水平
F. 监测身高、性腺超声

【解析】该患者生长落后，年龄已达 14 岁，骨龄滞后 2 岁，建议雌激素替代治疗 2 年后或有突破性出血发生后，可加用孕激素建立人工周期，最好选用天然或接近天然的孕激素，故孕激素治疗应在雌激素治疗后进行，以建立人工周期。TS 患者是高促性腺激素性腺功能减退，在雌激素替代治疗期间，不必常规监测 LH、FSH 水

答案：　3. ABCF

平。因为除非给予高剂量雌激素治疗，否则 LH、FSH 水平仍是高的，且对治疗并无指导作用。

第 4 问：除促生长治疗及诱导性发育外，针对该患者的并发症治疗包括

    A. 针对骨质疏松的治疗

    B. 针对自身免疫病的治疗

    C. 针对心血管异常的治疗

    D. 针对眼、耳、口腔等畸形或视力、听力

    等问题

    E. 针对外周淋巴水肿的治疗

    F. 针对神经心理问题治疗

    G. 预防性性腺切除

【解析】针对该患者的并发症治疗包括：骨质疏松，自身免疫病，心血管异常，眼、耳、口腔等畸形，视力、听力等问题，外周淋巴水肿的治疗。检出含有 Y 染色质的患者建议行预防性性腺切除，未检出 Y 染色质物质的患者无此必要。

答案：　4. ABCDEF

第三十八章 多发性内分泌腺瘤病

一、单选题

1. 在下列疾病中,甲状腺髓样癌是最常见的病变是
   A. 多发性内分泌腺瘤病 1 型(MEN1)
   B. 多发性内分泌腺瘤病 2 型(MEN2)
   C. von Hippel-Lindau(VHL)病
   D. 伴瘤内分泌综合征
   E. 自身免疫性多内分泌综合征
   【解析】考点为各个疾病的典型临床表现。

2. 患者女,22 岁。3 年来先后出现垂体催乳素瘤和嗜铬细胞瘤,拟诊为多发性内分泌腺瘤病(MEN),为做好及早防治,需进行定期筛查的部位是
   A. 甲状旁腺
   B. 甲状腺
   C. 卵巢
   D. 下丘脑
   E. 眼
   【解析】患者拟诊 MEN,因合并垂体催乳素瘤和嗜铬细胞瘤,故考虑是 MEN1 可能性大,MEN1 还可累及甲状旁腺、消化道、胰腺、肾上腺等。MEN2 可累及甲状腺。其余选项与 MEN 不符。

二、多选题

1. MEN1 的甲状旁腺功能亢进症和散发性甲状旁腺功能亢进症的**不同点**有
   A. 两者流行病学不同
   B. 两者甲状旁腺病理学不同
   C. 两者甲状旁腺手术后的结局不同
   D. 两者的临床表现不同
   E. MEN1 的甲状旁腺功能亢进症极少进展为甲状旁腺癌
   【解析】两者的临床表现均与高钙血症有关。其他选项的描述正确,MEN1 的甲状旁腺功能亢进症较散发性患者的发病年龄早,无明显性别差异;病理通常表现为多个甲状旁腺增大,散发性则表现为单个腺瘤;MEN1 手术时要探查每一个甲状旁腺,故术后甲状旁腺功能减退症发病率增加。

2. MEN2A 的诊断要点包括
   A. 甲状腺髓样癌
   B. 嗜铬细胞瘤
   C. 甲状旁腺功能亢进症
   D. 多发性黏膜神经瘤的表型特征
   E. 常染色体隐性遗传史
   【解析】多发性黏膜神经瘤的表型特征为 MEN2B 的诊断要点;MEN2 为常染色体显性遗传。

答案: 1. B 2. A
　　　 1. ABCE 2. ABC

三、共用题干单选题

（1～3 题共用题干）

患者女，25 岁。因闭经、溢乳 3 个月入院。间断出现上腹部不适，伴反酸、腹泻。住院后两次查血清催乳素（PRL）显著升高，血钙分别为 3.2mmol/L 和 3.4mmol/L，血磷参考值低限，甲状旁腺激素（PTH）水平升高。

1. 该患者最有可能的诊断是
　　A. MEN1
　　B. MEN2A
　　C. MEN2B
　　D. 垂体微腺瘤
　　E. 甲状旁腺功能亢进症

【解析】患者血清 PRL 水平明显升高，提示垂体受累；伴有高钙血症、PTH 升高，提示甲状旁腺受累；同时有消化道受累的临床症状。因此，高度疑诊 MEN1，D 和 E 选项诊断不全面，病变组合不符合 B 和 C 选项。

2. **无需**进行的检查是
　　A. 糖代谢评估
　　B. 垂体影像学检查
　　C. 消化系统影像学检查
　　D. *RET* 基因筛查
　　E. 肾脏和输尿管超声检查

【解析】MEN1 患者可出现糖代谢异常，可出现垂体瘤、胰腺和消化道内分泌肿瘤，高钙血症通常导致泌尿系统结石，故需要进行相应的检查。*RET* 基因筛查主要针对 MEN2。

3. 下列处理**不正确**的是
　　A. 若存在垂体瘤、单纯催乳素瘤，可长期溴隐亭治疗
　　B. 若溴隐亭不耐受，可选择垂体瘤切除术或放疗

　　C. 长期应用鲑鱼降钙素降低血钙
　　D. 充分补液、扩容，必要时应用利尿剂，降低血钙，以防止高钙危象
　　E. 若进行甲状旁腺手术，需要探查所有甲状旁腺

【解析】鲑鱼降钙素可短期应用，但持续时间短，有脱逸现象，不宜长期应用。

（4～7 题共用题干）

患者男，25 岁。发作性头痛、心悸、多汗 7 个月余入院。症状发作时血压高达 190/110mmHg，每次发作约持续 5～10 分钟，休息后可自行缓解。既往曾患甲状腺髓样癌并行手术治疗，术后左甲状腺素替代治疗。有肾结石病史，曾碎石治疗。其父亲患有嗜铬细胞瘤。查体：BP 180/110mmHg，HR 104 次/min。实验室检查显示，血肾上腺素和去甲肾上腺素明显升高。

4. 该患者的诊断应首先考虑
　　A. MEN1
　　B. MEN2A
　　C. MEN2B
　　D. 嗜铬细胞瘤
　　E. 甲状旁腺功能亢进症

【解析】患者甲状腺髓样癌诊断明确，临床表现高度怀疑是嗜铬细胞瘤，肾结石病史需要警惕高钙血症或甲状旁腺功能亢进症的存在，有嗜铬细胞瘤家族史，故需考虑 MEN2A 的诊断。MEN1 无甲状腺髓样癌表现，MEN2B 无甲状旁腺疾病。

5. 下列检查项目**不是**必须的是
　　A. 肾上腺 CT
　　B. 甲状腺功能检查
　　C. 甲状旁腺超声检查
　　D. 肾动脉造影
　　E. *RET* 基因筛查

答案：　1. A　2. D　3. C　4. B　5. D

【解析】选项 A 和 C 是为明确肾上腺和甲状旁腺病变必须的影像学检查。选项 B 为甲状腺髓样癌术后、左甲状腺素治疗的必须检查项目。RET 基因筛查适用于 MEN2 患者及其亲属。选项 D 为除外肾动脉狭窄的必须检查，与本病例无关。

6. 若患者血清钙 3.15mmol/L，PTH 显著升高，下列处理**错误**的是
  A. 完善 24 小时尿钙、尿磷检查
  B. 注意补液，嘱患者多饮水
  C. 避免应用噻嗪类利尿剂
  D. 给予降钙素降钙治疗
  E. 给予糖皮质激素降钙治疗

【解析】为明确是否为甲状旁腺功能亢进症，应该完善 24 小时尿液钙、磷检查。患者血钙中度升高，可给予补液、袢利尿剂、降钙素等降钙治疗。噻嗪类利尿剂可导致血钙升高。糖皮质激素通常对于原发性甲状旁腺功能亢进症所致的高钙血症无效。

7. 若患者需要手术治疗，下列说法**错误**的是
  A. 术前应该使用 α 和 β 肾上腺素能受体拮抗剂
  B. 病变侧肾上腺肿瘤切除术
  C. 首先行肾上腺肿物切除术
  D. 首先行甲状旁腺切除术
  E. 应该进行甲状旁腺探查和切除术

【解析】MEN2 手术治疗时，嗜铬细胞瘤切除通常需在其他手术之前完成。

四、案例分析题

【案例 1】患者女，35 岁。主因阵发性心悸、头痛、胸闷半年入院。体检：脉搏 76 次/min，血压 120/70mmHg。身高 158cm，体重 45kg，指趾细长。右上唇和舌尖分别可见 0.5cm 和 0.4cm 大小增生肿物。甲状腺左叶可触及 1 个结节，表面光滑，质硬，可随吞咽上下活动，心肺腹部未见异常。

第 1 问：为明确诊断，应进行的检查包括
  A. 口唇及舌体肿物活检
  B. 甲状腺和颈部淋巴结超声检查
  C. 甲状腺功能检查
  D. 血清生化学检查
  E. 肾上腺影像学检查
  F. 超声心动检查
  G. 垂体核磁检查

【解析】MEN2B 没有垂体瘤病变，故通常无需进行垂体核磁检查。

[提示] 患者入院后症状发作时测血压 190/110mmHg，心率 110 次/min，心电图提示窦性心动过速。安静休息 10 多分钟后症状可自行缓解。肾功能、电解质正常。

第 2 问：下一步应做的检查包括
  A. 血儿茶酚胺测定
  B. 尿香草扁桃酸（VMA）测定
  C. 评估肾素-血管紧张素-醛固酮系统（RAAS）
  D. 血皮质醇节律评估
  E. 肾上腺 CT
  F. 双侧肾静脉分段取血

【解析】患者临床表现需考虑为嗜铬细胞瘤的可能性，完善相关检查。

[提示] 甲状腺及颈部淋巴结超声检查提示：甲状腺左叶低回声实性结节，边界不清，可见钙化。

第 3 问：为明确诊断，首选的检查项目是
  A. 甲状腺 CT
  B. 甲状腺球蛋白测定

答案： 6. E 7. D
【案例 1】 1. ABCDEF 2. ABE 3. E

C. 测降钙素

D. 测癌胚抗原

E. 甲状腺穿刺活检

F. 测甲状腺摄碘率

G. 测促甲状腺激素受体抗体

H. 测血 PTH

I. 测血钙、血磷

【解析】超声波提示甲状腺癌的可能性，故应行甲状腺穿刺活检病理学明确诊断。

[提示]患者血钙、血磷及 PTH 正常，血清降钙素显著升高，腹部超声检查提示：右肾上腺实性占位，大小约 3.5cm×3.0cm，唇及舌肿物活检提示神经瘤。其哥哥患有甲状腺髓样癌。

第 4 问：该患者目前考虑的诊断是

A. MEN1

B. MEN2A

C. MEN2B

D. VHL 病

E. 家族性甲状腺髓样癌

F. 嗜铬细胞瘤

G. 神经纤维瘤病 1 型

【解析】患者同时存在甲状腺髓样癌、肾上腺肿瘤、黏膜神经瘤，且一级亲属中有甲状腺髓样癌家族史，故应考虑为 MEN2B。

第 5 问：该患者后续的处理措施包括

A. 术前应用 α 和 β 肾上腺素受体拮抗剂

B. 右侧肾上腺肿瘤切除术

C. 甲状腺手术

D. 甲状旁腺切除术

E. 其他家系成员进行基因筛查

F. 肾上腺皮质激素替代治疗

G. 甲状腺激素替代治疗

【解析】MEN2B 患者应行嗜铬细胞瘤切除术，术前和术中应用 α 和 β 肾上腺素受体拮抗剂；之后应行甲状腺髓样癌手术；家系人员应进行基因筛查。

【案例 2】患者女，25 岁。因"骨痛、身材变矮 3 年"来诊。曾于外院诊为"骨质疏松症"。2 年前，出现腰椎压缩性骨折，间断出现上腹痛，伴反酸。没有月经来潮 6 个月；出现头痛、复视 3 个月。查体：身高 158cm（3 年前身高 162cm），血压 120/80mmHg。神志清，心、肺、腹部未见异常。

第 1 问：该患者入院后应完善的检查有

A. 骨密度评估

B. 测血钙、血磷

C. 甲状腺功能评估

D. 评估垂体 - 性腺轴激素水平

E. 胃镜或上消化道造影

F. 视力及视野检查

G. 腰椎 X 线片

H. 腹部超声检查

[提示]化验提示：PRL 显著升高，血钙 2.93mmol/L，血磷 0.56mmol/L，骨密度提示骨质疏松症。

第 2 问：该患者进一步应做的检查包括

A. 骨活检

B. 垂体核磁

C. 甲状旁腺超声检查

D. 24 小时尿钙、尿磷测定

E. 生长激素、IGF-1 测定

F. 血基础皮质醇、ACTH 测定

G. 血 PTH 测定

H. 血清降钙素测定

I. 评估 RAAS

【解析】患者存在钙、磷代谢异常，故应

答案： 4. C   5. ABCE

　　【案例 2】 1. ABCDEFGE   2. BCDEFG

完善甲状旁腺相关检查；患者 PRL 显著升高，需考虑为垂体催乳素瘤，故应完善相关影像学检查及评估其他垂体 - 靶腺轴激素分泌功能。

［提示］内镜提示：胃和十二指肠多发性溃疡，反流性食管炎，十二指肠小结节。

第3问：该患者进一步应做的检查包括

　　A. 腹部 CT

　　B. 血清胃泌素测定

　　C. 十二指肠结节活检

　　D. ^{14}C 尿素呼气试验

　　E. 基础胃酸分泌测定

　　F. 肠镜

【解析】结合病史和化验结果，需考虑是胃泌素瘤。

［提示］血 PTH 升高，十二指肠肿物活检提示胃泌素瘤，MRI 提示：垂体瘤。

第4问：目前该患者的诊断是

　　A. MEN1

　　B. MEN2A

　　C. MEN2B

　　D. VHL 病

　　E. 家族性甲状腺髓样癌

　　F. 嗜铬细胞瘤

　　G. 神经纤维瘤病 1 型

　　H. McCune-Albright 综合征

【解析】患者存在甲状旁腺功能亢进症、胃泌素瘤、垂体瘤，故诊断为 MEN1。

［提示］MRI 提示垂体微腺瘤大小为 0.8cm×0.7cm，血 PRL 125μg/L（参考值为 5～25μg/L）。

第5问：该患者的治疗包括

　　A. 垂体手术切除垂体瘤

　　B. 溴隐亭治疗降低 PRL

　　C. 质子泵抑制剂抑制胃酸分泌

　　D. 甲状旁腺手术

　　E. 补液降低血钙

　　F. 噻嗪类利尿剂降低血钙

　　G. 钙剂、维生素 D 联合双膦酸盐制剂治疗骨质疏松症

【解析】患者患垂体催乳素瘤，首选溴隐亭药物治疗；噻嗪类利尿剂不仅无法降低血钙，反而会升高血钙；高钙血症时禁用钙剂联合维生素 D 治疗。

【案例3】患者男，26 岁。"反复腰痛伴血尿 2 年，发现肾上腺占位 1 周"入院，2 年来多次出现血尿及发作性腰痛，腹部 X 线提示肾脏结石，多次碎石治疗。此次行泌尿系 CT 时发现右侧肾上腺占位，直径为 4cm，不均匀强化。既往：否认高血压病史。查体：左侧甲状腺可及结节感。

第1问：该患者应该完善的检查有

　　A. 血钙、血磷检查

　　B. 血 PTH 测定

　　C. 24 小时尿钙、尿磷测定

　　D. 血儿茶酚胺测定 + 血多巴胺测定

　　E. 24 小时尿 VMA 测定

　　F. 24 小时尿游离皮质醇测定

　　G. 甲状腺超声检查

　　H. 甲状腺功能评估

　　I. 甲状腺摄碘率测定

【解析】患者反复肾结石，需要排除钙、磷代谢疾病，特别是甲状旁腺疾病；右侧肾上腺肿物，根据影像学描述，需考虑嗜铬细胞瘤的可能性；查体甲状腺可及结节感，需要明确甲状腺结节有无及其性质、评估甲状腺功能。

［提示］患者入院后出现突发头痛、头晕、心悸、大汗，测血压 200/120mmHg，心率 130 次 /min，持续 15 分钟后症状自行缓解。

答案：　3. ABCE　4. A　5. BCDE　【案例3】1. ABCDEGH

复测血压 130/80mmHg,心率 90 次 /min。

第 2 问:下列说法正确的是

A. 症状发作时,首选药物为复方降压片

B. 症状发作时,首选药物为卡托普利

C. 症状发作时,首选药物为酚苄明

D. 症状发作时,应及时留取血标本用于评估 RAAS

E. 症状发作时,应及时留取血标本用于评估儿茶酚胺和多巴胺,并检查尿 VMA

F. 症状发作时,应及时留取尿标本检测游离皮质醇

G. 若再次出现阵发性高血压,在症状发作时可进行酚妥拉明试验

H. 若再次出现阵发性高血压,在症状发作时可进行胰高糖素试验

I. 若再次出现阵发性高血压,在症状发作时可进行小剂量地塞米松抑制试验

【解析】根据患者发作时症状、体征、影像学检查,应考虑嗜铬细胞瘤的可能性。

[提示] 血钙和 PTH 升高,血磷降低,超声检查提示:左侧甲状腺低回声结节,大小为 1.1cm×1.3cm,边界欠清,可见点状钙化,纵横比>1。

第 3 问:下列关于该患者的描述正确的是

A. 24 小时尿钙和尿磷应明显降低

B. 应行甲状腺穿刺活检明确甲状腺结节良恶性

C. 应行甲状腺核素显像明确甲状腺结节良恶性

D. 应行左甲状腺素替代治疗

E. 若进行基因筛查,患者有可能出现 *MEN1* 基因突变

F. 若进行基因筛查,患者有可能出现 *RET* 基因突变

【解析】该患者应考虑 MEN2 的可能性。甲状旁腺功能亢进症通常表现为 24 小时尿钙和尿磷升高;甲状腺核素显像不能明确甲状腺结节良恶性;MEN2 大多数存在 *RET* 基因突变。

第 4 问:该患者最有可能的诊断是

A. MEN1

B. MEN2A

C. MEN2B

D. VHL 病

E. 家族性甲状腺髓样癌

F. 嗜铬细胞瘤

G. 神经纤维瘤病 1 型

H. McCune-Albright 综合征

【解析】MEN2A 可有甲状旁腺功能亢进症,MEN2B 通常没有甲状旁腺功能亢进症。

答案:　2. CEG　3. BF　4. B

第三十九章　异源性激素分泌综合征

一、单选题

1. 下列是异源性 ACTH 分泌综合征的生化特征的是

　A. 低血钾、代谢性碱中毒

　B. 低血钾、代谢性酸中毒

　C. 高血钾、代谢性碱中毒

　D. 高血钾、代谢性酸中毒

　E. 血钾正常、代谢性酸中毒

【解析】异源性 ACTH 分泌综合征大量分泌的 ACTH 可以导致皮质醇增多，从而出现皮质的增多症引起的低血钾、代谢性碱中毒等。

2. 患者男，49 岁。近半年出现向心性肥胖，皮肤明显变黑。查血皮质醇 78pmol/dl（参考值为 5～25pmol/dl），血 ACTH 156μU/ml（参考值为 0～16μU/ml），血 pH 7.49，血钾 2.7mmol/L，肾上腺 CT 提示双侧肾上腺增生，以下最可能的诊断是

　A. 双侧肾上腺增生

　B. 肾上腺皮质腺瘤

　C. 肾上腺皮质癌

　D. 异源性 ACTH 分泌综合征

　E. 原发性醛固酮增多症

【解析】向心性肥胖，ACTH 升高导致皮肤色素沉着、发黑、血皮质醇也升高，生化检查提示低钾、代谢性碱中毒，影像学检查有双侧肾上腺增生，符合异源性 ACTH 分泌综合征各项临床特点。

二、多选题

1. 下列属于异源性激素分泌综合征的是

　A. 异源性 ACTH 分泌综合征

　B. 非胰岛素瘤性低血糖症

　C. 肿瘤相关性高钙血症

　D. 异源性抗利尿激素分泌综合征

　E. 骨软化 - 低血磷 - 高尿磷综合征

【解析】异源性激素分泌综合征最常见于恶性肿瘤，例如异源性 ACTH 分泌综合征、非胰岛素瘤性低血糖症、肿瘤相关性高钙血症，异源性抗利尿激素分泌综合征、骨软化 - 低血磷 - 高尿磷综合征、异位甲状旁腺激素综合征等。

2. 异源性激素分泌综合征的发病机制的假说有

　A. APUD 细胞假说

　B. 抑制解除假说

　C. 细胞分化障碍学说

　D. 癌基因假说

　E. 单胺递质假说

答案： 1. A　2. D

　　　1. ABCDE　2. ABCD

三、共用题干单选题

（1~3 题共用题干）

患者男，52 岁。近半年出现咳嗽，伴有皮肤色素沉着，无向心性肥胖。查血皮质醇升高，血 ACTH 明显升高，电解质分析提示低血钾，行小剂量、大剂量地塞米松抑制试验均不能被抑制。

1. 根据以上简要病史，该患者首先考虑的病因是
   A. 库欣综合征
   B. 肾上腺腺瘤
   C. 长期使用糖皮质激素
   D. 异源性 ACTH 分泌综合征
   E. 肾上腺癌

【解析】色素沉着，血皮质醇、ACTH 同时升高，低血钾，符合异源性 ACTH 分泌综合征的临床特点。同时大、小剂量地塞米松试验均不能被抑制符合异源性 ACTH 分泌综合征的功能诊断。

2. 根据以上信息，为进一步明确诊断，以下影像学检查应首选的是
   A. 头颅 MRI
   B. 鞍区 MRI
   C. 肺部 CT
   D. 腹部 CT
   E. 盆腔 CT

【解析】异源性 ACTH 分泌综合征最常见于肺癌，该患者有咳嗽，因此首选肺部 CT 排除肺部疾病。

3. 该疾病最常见于
   A. 小细胞肺癌
   B. 肺腺癌
   C. 胃癌
   D. 结肠癌
   E. 嗜铬细胞瘤

（4~7 题共用题干）

患者男，63 岁。近 7 个月出现 咳嗽、乏力、食欲缺乏来院就诊，伴有头晕、恶心。查体：精神差，浅表淋巴结未扪及肿大，双下肢无水肿。实验室检查：电解质提示低钠血症（血钠 126mmol/L），血常规，肝、肾功能未见异常。胸部 CT 提示：左下肺软组织密度肿块，性质待定。

4. 根据题干提供的线索，在下列病因中，该患者出现低钠血症最可能的病因为
   A. 尿崩症
   B. 异源性抗利尿激素分泌综合征
   C. 肾上腺皮质功能减退症
   D. 垂体功能减退症
   E. 脑性耗盐综合征

5. 若上述病因明确，下列最常见于的疾病是
   A. 肺腺癌
   B. 胰腺癌
   C. 结肠癌
   D. 小细胞肺癌
   E. 乳腺癌

【解析】异源性抗利尿激素分泌综合征最常见于小细胞肺癌。

6. 假设该患者失去手术治疗机会，下列治疗**不合适**的是
   A. 限制水分摄入
   B. 使用托伐普坦
   C. 纠正低钠血症
   D. 放、化疗
   E. 使用甘露醇

【解析】异源性抗利尿激素分泌综合征

答案：　1. D　2. C　3. A　4. B　5. D　6. E

的治疗原则主要有手术切除原发疾病，放、化疗，限制水分摄入，使用托伐普坦，纠正低钠血症等。甘露醇作为脱水药会加重患者病情。

7. 假设该患者出现抽搐、意识模糊、昏迷等严重水中毒症状，且血钠<110mmol/L，下列治疗措施**错误**的是
   A. 可予以 3%～5% 高渗氯化钠注射液 200～300ml 静脉滴注
   B. 纠正血钠速度为血钠每小时上升 1mmol/L
   C. 血钠达到 120mmol/L 时暂停高渗氯化钠注射液静脉滴注
   D. 必要时加用袢利尿剂呋塞米
   E. 若使用呋塞米后 8 小时尿量<24 小时尿量 60%，剂量可加倍

【解析】纠正血钠速度为每小时血钠上升不超过 0.5mmol/L，每 24 小时上升不超过 10mmol/L。

四、案例分析题

【案例 1】患者男，70 岁。全身疼痛近 7 年，加重 6 个月来院就诊，查体：心、肺、腹阴性，双下肢无水肿。实验室检查：血钙 2.75mmol/L，血钾 3.75mmol/L。

第 1 问：该患者的高钙血症可能的病因有
   A. 肿瘤相关性高钙血症
   B. 甲状旁腺功能亢进症
   C. 慢性肾衰竭
   D. 维生素 D 服用过量
   E. 乳碱综合征
   F. 结节病

【解析】高钙血症的病因有肿瘤相关性高钙血症、甲状旁腺功能亢进症、慢性肾衰竭、维生素 D 服用过量、乳碱综合征、结节

病、嗜铬细胞瘤、全胃肠外营养、慢性活动性肝病等。

第 2 问：该患者下一步需完善的检查有
   A. 骨密度测定
   B. 胸部 CT
   C. 腹部 CT
   D. 尿本周氏蛋白测定
   E. 骨髓穿刺
   F. 甲状旁腺超声
   G. 免疫球蛋白电泳＋补体 C3 测定
   H. 甲状旁腺激素、降钙素测定
   I. 肝、肾功能测定

【解析】上述检查均需要完成，逐一排除高钙血症的各种病因。

第 3 问：若该患者甲状旁腺超声、胸腹部 CT 未见异常，尿本周氏蛋白（+），该患者首先考虑的诊断是
   A. 肺癌
   B. 结肠癌
   C. 多发性骨髓瘤
   D. 原发性甲状旁腺功能亢进症
   E. 甲状旁腺肿瘤
   F. 结节病

【解析】尿本周氏蛋白（+），是多发性骨髓瘤的特征性表现之一。

第 4 问：根据骨髓穿刺报告，该患者最终确诊为多发性骨髓瘤，针对其高钙血症的对症治疗措施，以下治疗措施可以选择的是
   A. 手术治疗
   B. 化疗
   C. 唑来膦酸钠注射液静脉滴注
   D. 补充生理盐水
   E. 使用袢利尿剂呋塞米

答案： 7. B 【案例 1】 1. ABCDEF 2. ABCDEFGHI 3. C 4. BCDEG

F. 使用噻嗪类利尿剂

G. 单克隆 OPG 抗体

【解析】多发性骨髓瘤高钙血症的治疗包括放、化疗，补充生理盐水，双膦酸盐静脉滴注，使用噻嗪类利尿剂促进钙离子排出。单克隆 OPG 抗体主要通过干扰 RANKL-RANK 通路而抑制骨吸收，主要用于治疗骨质疏松和多发性骨髓瘤或乳腺瘤骨转移。一般多发性骨髓瘤不能手术治疗。

【案例2】患者男，45 岁。近 1 年出现反复无明显诱因的饥饿、心悸，进食后缓解，今晨再次出现上述症状，并伴有手抖、乏力、冷汗及濒死感，遂来医院急诊。检查示：空腹血糖 2.1mmol/L，心肌酶谱未见异常。电解质分析提示：血 K 3.75mmol/L。既往无糖尿病病史，无相关药物使用史。

第 1 问：该患者考虑的诊断可能有

A. 糖尿病

B. 药物性低血糖

C. 原发性肝癌

D. 胰岛素瘤

E. 非胰岛素瘤相关性低血糖症

F. 腺垂体功能减退症

G. 功能性低血糖症

第 2 问：患者下一步需完善的下列检查有

A. 腹部超声

B. 低血糖发作时胰岛素及 C 肽测定

C. 胸部 X 线片

D. 皮质醇测定

E. ACTH 测定

F. 甲状腺功能、肾功

G. 肿瘤标志物

第 3 问：患者若腹部超声发现腹膜后巨大包块，性质待定，下列诊断优先考虑为

A. 甲状腺功能减退症

B. 慢性肾衰竭

C. 原发性肝癌

D. 胰岛素瘤

E. 非胰岛素瘤相关性低血糖症

F. 腺垂体功能减退症

G. 肾上腺皮质功能减退症

【解析】75% 以上的胰岛素瘤直径<2cm，腹膜后巨大包块，性质待定，且腹部超声未表明位于胰腺上，故优先考虑非胰岛素瘤相关性低血糖症，而不是胰岛素瘤。

第 4 问：若患者完善相关检查，针对上述诊断下面治疗可以采取的是

A. 手术切除腹膜后包块

B. 行病理学检查明确肿瘤性质

C. 手术前可静脉滴注葡萄糖注射液维持血糖

D. 必要时加用糖皮质激素

E. 可应用胰高血糖素

F. 应用胰岛素

G. 应用 GLP-1 类似物

【解析】肿瘤引起低血糖症的治疗措施包括首选手术切除（术后病理检查），必要时予以放、化疗，对于不能手术者或手术前可予以口服或静脉滴注葡萄糖注射液，必要时使用糖皮质激素或胰高血糖素。而胰岛素和 GLP-1 类似物只会降低血糖。

【案例3】患者男，59 岁。近半年出现咳嗽，伴有乏力、皮肤色素沉着、双下肢轻度浮肿，无向心性肥胖。电解质分析提示：血 K 2.8mmol/L，血糖 4.9mmol/L。

第 1 问：针对病因，该患者应完善的检查是

答案：【案例2】　1. CDEF　2. ABCDEFG　3. E　4. ABCDE　**【案例3】**　1. ABCDEF

A. 皮质醇测定

B. ACTH 测定

C. 肺部 CT

D. 肝、肾功能测定

E. 肿瘤标志物测定

F. 腹部 CT

【解析】从题干考虑异源性 ACTH 分泌综合征或肾上腺皮质功能减退症可能性大,因此需完善皮质醇、ACTH 测定,胸、腹部 CT,肿瘤标志物测定,肝、肾功能检查。

第 2 问:考虑患者血皮质醇升高,血 ACTH 明显升高,诊断可能有

A. 库欣综合征

B. 异源性 ACTH 综合征

C. 肾上腺皮脂腺瘤

D. 肾上腺皮质腺癌

E. ACTH 非依赖性大结节增生

F. 原发性色素结节性肾上腺病

第 3 问:若患者胸部 CT 示:右肺下叶前基底段可见一软组织肿块影,大小为 36mm×39mm,密度均匀,形态不规则、呈分叶状,边缘毛糙,并可见胸膜凹陷征,气管主支气管通畅,纵隔内未见肿大淋巴结,且行大、小剂量地塞米松试验均不能被抑制,考虑诊断为异源性 ACTH 分泌综合征,该综合征最常见于

A. 肺腺癌

B. 肺未分化癌

C. 小细胞肺癌

D. 支气管类癌

E. 原发性肝癌

F. 肾上腺皮脂腺癌

第 4 问:该患者可以进行的以下治疗是

A. 首选手术切除肿瘤

B. 不能手术切除时选择放化疗

C. 必要时可行手术切除双侧肾上腺

D. 应用甲吡酮、美替拉酮

E. 应用米非司酮

F. 应用抑制肾上腺皮质醇合成药物时,可加用大剂量糖皮质激素

G. 应用抑制肾上腺皮质醇合成药物时,可加用小剂量糖皮质激素

【解析】异源性 ACTH 分泌综合征首选手术切除肿瘤,不能手术时选择放、化疗、必要时可行双侧肾上腺手术切除治疗,对于不能定位而未行肾上腺切除的患者或手术前需先控制高皮质醇血症的患者,可以口服甲吡酮、美替拉酮等。米非司酮属于糖皮质激素受体拮抗剂,可在受体水平拮抗糖皮质激素。在用抑制肾上腺皮质醇合成药物时,可能出现肾上腺皮质功能减退症,可加用小剂量糖皮质激素。

答案:　2. ABCDEF　3. C　4. ABCDEG

第四十章　Gitelman 综合征

一、单选题

1. 确诊 Gitelman 综合征的检查是
   A. 实验室检查存在低钾性碱中毒、低镁血症和低尿钙
   B. 基因检测中检测到 *SLC12A3* 双等位基因的失活突变
   C. 肾脏活检见肾小球旁器肥大
   D. 氯离子清除试验阳性
   E. 临床表现为肢体乏力、疲劳、运动耐量下降、口渴、多饮、嗜盐

【解析】典型 GS 患者可通过临床表现和实验室检查获得临床诊断，最终确诊有赖于基因检测，基因检测中检测到 *SLC12A3* 双等位基因的失活突变是 GS 诊断的金标准。

2. 患者男，24 岁。间断心悸伴四肢抽搐 1 年，加重半小时入院。血压 129/78mmHg，呼吸 20 次 /min，脉搏 99 次 /min。相关检查：血清钾 2.4mmol/L，钠 128mmol/L，氯 80mmol/L，钙 2.38mmol/L，镁 0.47mmol/L；尿电解质检查 24 小时示尿钙明显降低血常规未见异常，RAAS 活性增高，诊断可能为
   A. Bartter 综合征
   B. Gitelman 综合征
   C. 原发性醛固酮增多症
   D. 库欣综合征
   E. Liddle 综合征

【解析】Gitelman 综合征以低钾性碱中毒、低镁血症和低尿钙为特征，常见临床表现为肢体乏力、疲劳、嗜盐，心血管系统表现为血压正常或偏低、心悸、Q-T 间期延长、室性心律失常等。对于 Gitelman 综合征的鉴别诊断，低钾合并高血压，应通过对 RAAS、皮质醇等的检测结合影像学检查排除肾素瘤、肾动脉狭窄、原发性醛固酮增多症、Liddle 综合征、库欣综合征。

二、多选题

1. 关于 Gitelman 综合征，下列描述正确的是
   A. 患者常存在低血钾、低血镁、低尿钙
   B. 常在儿童期起病
   C. 病变部位为肾脏远曲小管
   D. 常见生长发育迟缓
   E. 是由 *SLC12A3* 基因失活突变引起的常染色体隐性遗传病

【解析】Gitelman 综合征是由 *SLC12A3* 基因失活突变引起的常染色体隐性遗传病，常在青少年或成年起病，病变部位为肾脏远曲小管，典型的 GS 患者实验室检查表现为"五低一高"：低血钾、低血镁、低尿钙、低血氯、偏低血压和 RASS 活性增高。

2. 关于 Gitelman 综合征，下列描述正确的是
   A. 患者常表现为乏力

答案： 1. B　2. B
　　　 1. ACE　2. ADE

B. 是由 *CLCNKB* 基因突变引起的

C. 病变部位为髓袢升支粗段

D. 鼓励患者自由摄入盐

E. 当口服或静脉补钾的剂量不足以缓解持续的低血钾时，可以使用保钾利尿剂

【解析】Gitelman 综合征是由 *SLC12A3* 基因失活突变引起的常染色体隐性遗传病，病变部位为肾脏远曲小管，临床症状主要由低钾血症和 / 或低镁血症引起，常表现为嗜盐、肢体乏力、疲劳等。临床治疗原则是在自由摄入盐的基础上，以补充钾和镁作为其主要的治疗手段；口服或静脉补钾和 / 或补镁是 GS 最主要的治疗手段，当口服或静脉补钾的剂量不足以缓解持续的低血钾时，可以使用保钾利尿剂、RAAS 系统阻断剂或非甾体抗炎药，或者这些药物联用。

三、共用题干单选题

（1～3 题共用题干）

患者男，30 岁。因四肢乏力 4 年多，加重 1 个月入院。体检：血压 126/80mmHg，无异常体征。辅助检查：血钾 2.1mmol/L，血镁 0.75mmol/L，24 小时尿钾 107.2mmol，24 小时尿镁 503mmol，24 小时尿钙因该值太低，无法测出，血 pH 7.468，BE 5.5mmol/L，肾素活性 2.7U/（L·h），ALD 立位 363ng/L，卧位 255ng/L。肾脏病理：系膜增生性肾炎伴局灶节段性肾小球硬化。基因测序：杂合突变，只有 23 号外显子错义突变。

1. 下面治疗最为合理的是

A. 透析

B. 甲强龙冲击治疗

C. 口服联合静脉补钾

D. 应用非甾体抗炎药

E. 肾移植

【解析】该患者诊断为 Gitelman 综合征，

临床上在自由摄入盐的基础上，以补充钾和镁作为其主要的治疗手段，口服或静脉补钾和 / 或补镁是 GS 最主要的治疗手段，当补充的剂量不足以缓解持续的低血钾时，可以使用保钾利尿剂、RAAS 系统阻断剂或非甾体抗炎药，或者这些药物联用。

2. 对于 Gitelman 综合征，下列描述**不正确**的是

A. 常于青少年或成年后起病

B. 较少有生长发育迟滞

C. 是由于髓袢升支粗段病变引起的一组疾病

D. 常有家族遗传史

E. 可以伴有心血管系统的疾病表现

【解析】Gitelman 综合征是由 *SLC12A3* 基因失活突变引起的常染色体隐性遗传病，常在青少年或成年起病，病变部位为肾脏远曲小管。

3. **不符合** Gitelman 综合征的实验室检查是

A. 24 小时尿钾>25mmol

B. 肾素活性降低

C. 镁排泄分数（FEMg）>4%

D. 氯离子排泄分数（FECl）>0.5%

E. 尿钙 / 尿肌酐<0.2

【解析】典型的 Gitelman 综合征患者实验室检查表现为"五低一高"：低血钾、低血镁、低尿钙、低血氯、偏低血压和 RASS 活性增高。

（4～7 题共用题干）

患者女，21 岁。因"反复四肢乏力 5 年，加重 1 个月"入院，血压不高，甲状腺无肿大，心、肺、腹检查无异常。患者存在低血钾、低血氯、碱中毒、低血镁、低尿钙、尿钙 / 肌酐比值小于 0.2、肾素活性升高。

答案： 1. C 2. C 3. B

4. 假设该患者的起病年龄为 6 岁,则进行疾病的鉴别诊断需通过的检查是
   A. 血、尿电解质检查
   B. 血浆肾素活性检查
   C. 肾脏穿刺活检
   D. 血压测定
   E. 超声内镜

【解析】根据题干描述,怀疑患者为 Gitelman 综合征,GS 与经典型 BS 在临床表现上存在交叉,两者均有低血钾、肾性失钾、低氯性代谢性碱中毒、RAAS 激活,但血压不高。鉴别要点主要是发病年龄、是否存在低尿钙、低血镁及是否合并生长发育迟缓,基因检测可以明确。

5. 假如患者平时摄入盐量未加控制,通过氯化钾缓释片 1.5g 口服,每天 3 次;门冬氨酸钾镁片 1 片口服,每天 3 次;治疗后血清钾水平仍低于正常水平,下列做法**不正确**的是
   A. 加用保钾利尿剂
   B. 加用非甾体抗炎药
   C. 加用 RAAS 系统阻断剂
   D. 静脉补钾
   E. 加用氢氯噻嗪片

【解析】口服或静脉补钾和／或补镁是 GS 最主要的治疗手段,多进食富含钾和镁的食物,食补和药补同时进行;当补充的剂量不足以缓解持续的低血钾时,可以使用保钾利尿剂、RAAS 系统阻断剂或非甾体抗炎药,或者这些药物联用。

6. 假设患者家族史为其兄长 39 岁时猝死,死因不详,为明确诊断应做的检查是
   A. 血、尿生化检查
   B. 基因检测

   C. 肾脏活检
   D. 氯离子清除试验
   E. 冠脉造影

【解析】典型 GS 患者可通过临床表现和实验室检查获得临床诊断,最终确诊有赖于基因检测,基因检测中检测到 *SLC12A3* 双等位基因的失活突变是 GS 诊断的金标准。

7. 假设此患者出现了皮肤变硬及皮下结节,可以使用
   A. 补镁
   B. NSAID 类药物
   C. 补钙
   D. 补钾
   E. RAAS 系统阻断剂

【解析】Gitelman 综合征的患者可能出现软骨钙质沉着症,对于软骨钙质沉着症,可以通过补镁预防,口服 NSAID 类药物或低剂量的秋水仙碱对急性软骨钙质沉着症有效,但需注意其副作用。

四、案例分析题

【案例 1】患者男,21 岁。因无明显诱因出现四肢乏力 7 年多,加重 3 个月余入院。家族中无类似疾病史。体检:血压 115/71mmHg,无异常体征。辅助检查:血钾 2.0mmol/L,血镁 0.62mmol/L,24 小时尿钾 147.8mmol/L。建议进一步检查。

第 1 问:该患者下一步应进行的检查是
   A. 24 小时尿钙
   B. 血浆肾素活性
   C. 立位腹部平片
   D. 腹部 CT
   E. 肌肉活检
   F. 超声内镜

【解析】患者表现为四肢乏力,查仅发

答案:　4. A　5. E　6. B　7. B
　【案例 1】　1. ABD

现血压不高，低钾、低镁，考虑是否是肾性失钾，导致低钾且不合并高血压的疾病，进一步检查 24 小时尿钙、血浆肾素活性检查进行鉴别诊断，CT 检查肾脏的形态是否有异常。

[提示] 患者 24 小时尿钙 1.8mmol，血 pH 7.39，BE 0.6mmol/L，CT：双肾多发囊肿。

第 2 问：为最终确诊，该患者应进行

A. 血气分析
B. 基因检测
C. 肾脏活检
D. 肾脏超声
E. 检测自身抗体
F. 氯离子清除试验

【解析】根据患者发病临床表现、实验室检查和影像学检查，怀疑可能是 Gitelman 综合征，应通过基因检测确诊。

第 3 问：最终患者确诊为 Gitelman 综合征，下列描述正确的是

A. 常于儿童时期起病
B. 常伴有高血压
C. 是由 CLCNKB 突变引起的
D. 病变部位为肾脏髓袢升支粗段
E. 患者常存在低血钾、低血镁、低尿钙
F. 是一种常染色体隐性遗传病

【解析】Gitelman 综合征是由 SLC12A3 基因失活突变引起的常染色体隐性遗传病，常在青少年或成年起病，病变部位为肾脏远曲小管，典型的 GS 患者实验室检查表现为"五低一高"：低血钾、低血镁、低尿钙、低血氯、偏低血压和 RASS 活性增高。

第 4 问：下一步应采取的治疗有

A. 定期随诊
B. 手术治疗
C. 鼓励自由摄入盐
D. 口服/静脉补充钾和镁
E. 补钙
F. 不予治疗
G. 必要时可以使用保钾利尿剂
H. 透析

【解析】Gitelman 综合征的临床治疗原则是在自由摄入盐的基础上，以补充钾和镁作为其主要的治疗手段；口服或静脉补钾和/或补镁是 GS 最主要的治疗手段，当口服或静脉补钾的剂量不足以缓解持续的低血钾时，可以使用保钾利尿剂、RAAS 系统阻断剂或非甾体抗炎药，或者这些药物联用。并推荐每年 1~2 次在肾脏科进行随访，主要对其病情的进展及可能出现的并发症进行评估。

【案例 2】患者男，24 岁，教师。主因"间断心悸伴四肢抽搐 1 年，血清钾 2.4mmol/L、血清氯 80mmol/L，规律氯化钾缓释片（3.0g/次，3 次/d）、螺内酯片（40mg/次，2 次/d）治疗半年，定期复查血钾，多维持在 3.0mmol/L 左右，病因诊断不清。

1. 临床上可能引起低钾的原因有

A. 腹泻引起的失钾
B. 原发性醛固酮增多症
C. 长期钾摄入不足
D. 阿-斯综合征
E. Liddle 综合征
F. Gitelman 综合征

【解析】临床上常见的引起低钾的原因包括摄入不足、排出增多、细胞内转移和稀释性低钾，原发性醛固酮增多症、Liddle 综合征和 Gitelman 综合征属于肾性失钾，阿-斯综合征是心源性脑缺血综合征，不会引起低血钾。

答案：　2. B　3. EF　4. ADG　【案例 2】1. ABCEF

[提示] 患者于 5 小时前无明显诱因再次出现上述症状,经休息症状不缓解,急查离子示血清钾 1.82mmol/L,给予口服 10%KCl 注射液 30ml 后症状缓解。

第 2 问:考虑该患者为低钾引起的以上症状,应完善的下一步检查**不包括**

  A. 尿电解质检查

  B. 血浆肾素活性测定

  C. 基因检测

  D. 血压测定

  E. 超声内镜

  F. 甲状腺超声

【解析】通过血压、尿电解质检查、血浆肾素活性判断是否是肾性失钾,肾脏穿刺活检和腹部 CT 检查肾脏的组织学是否有病理变化,基因检测明确诊断,甲状腺超声可以排除是否是甲状腺功能亢进引起的低钾。

第 3 问:最终患者确诊为 Gitelman 综合征,下列描述**不正确**的是

  A. 常于儿童时期起病

  B. 常有肾素低活性

  C. 是由 *SL12A3* 基因突变引起的

  D. 病变部位为肾脏髓袢升支粗段

  E. 患者常存在低血钾、低血镁、低尿钙

  F. 是一种常染色体隐性遗传病

【解析】Gitelman 综合征是由 *SLC12A3* 基因失活突变引起的常染色体隐性遗传病,常在青少年或成年起病,病变部位为肾脏远曲小管,典型的 GS 患者实验室检查表现为"五低一高":低血钾、低血镁、低尿钙、低血氯、偏低血压和 RASS 活性增高。

第 4 问:下一步应采取的治疗有

  A. 定期随诊

  B. 手术治疗

  C. 鼓励自由摄入盐

  D. 口服 / 静脉补充钾和镁

  E. 补钙

  F. 必要时可以使用 RAAS 系统阻断剂

  G. 透析

【解析】Gitelman 综合征的临床治疗原则是在自由摄入盐的基础上,以补充钾和镁作为其主要的治疗手段;口服或静脉补钾和 / 或补镁是 GS 最主要的治疗手段,当口服或静脉补钾的剂量不足以缓解持续的低血钾时,可以使用保钾利尿剂、RAAS 系统阻断剂或非甾体抗炎药,或者这些药物联用。并推荐每年 1～2 次在肾脏科进行随访,主要对其病情的进展及可能出现的并发症进行评估。

答案: 2. E 3. ABD 4. ADF

第四十一章　营养性疾病

一、单选题

1. 食物中长期缺乏维生素 B_1 最易引起
   - A. 糙皮病
   - B. 甲状腺功能减退症
   - C. 脚气病
   - D. 蛋白质热能营养不良
   - E. 败血症

【解析】脚气病即维生素 B_1 缺乏症。我国在隋唐时期（7世纪）已有"久食白米发生脚气病"的记载。

2. 患者男，41岁。1年前明确诊断为肺结核，此后一直服用异烟肼。3个月前开始反复发作口腔溃烂、流涎、舌头水肿。查体：舌头呈猩红色，有一约 1cm×1cm 大小的溃疡面。诊断很可能为
   - A. 佝偻病
   - B. 糙皮病
   - C. 克山病
   - D. 骨软化病
   - E. 坏血病

【解析】色氨酸转变为烟酸需要维生素 B_6 的参与，而异烟肼是维生素 B_6 的拮抗剂，故长期服用异烟肼有可能引起烟酸缺乏。猩红色舌炎、舌苔光剥、口炎是急性烟酸缺乏的特征。

二、多选题

1. 继发性营养不良的病因可能为
   - A. 肝硬化
   - B. 慢性胰腺炎
   - C. 急性上呼吸道感染
   - D. 艾滋病
   - E. 胃肠道手术后

【解析】继发性营养不良常由各种慢性或亚急性起病，造成营养物质损耗增加，能量和蛋白质摄入减少，或对营养物的需要量增加而引起。

2. 脚气病的类型有
   - A. 湿型脚气病
   - B. 干型脚气病
   - C. 肺型脚气病
   - D. 肾型脚气病
   - E. 脑型脚气病

【解析】早期脚气病症状缺乏特异性，可能只表现为胃纳欠佳、腹部不适、便秘、易激动、烦躁、易疲劳、记忆力减退、睡眠障碍、体重减轻等，病情进一步发展，主要以心血管系统或神经系统表现为突出。以循环系统表现为主者称为湿型脚气病；以周围神经表现为主者为干型脚气病；以中枢神经系统为主者为脑型脚气病；多数患者呈混合型。

答案：　1. C　2. B
　　　　1. ABDE　2. ABE

三、共用题干单选题

（1～3题共用题干）

患儿女，11月龄。腹泻20天，4～6次/d，时稀时稠。其为足月儿，出生后一直母乳喂养，但未加辅食。查体：神志清楚，动作稍慢。体重5.1kg，头发干燥无光泽，眼眶及前囟明显凹陷。腹壁脂肪消失。

1. 该患儿最为显著的电解质缺失可能是
   A. 钙
   B. 磷
   C. 钠
   D. 镁
   E. 钾

【解析】机体出现营养不良时，钠、钾、氯、钙、磷、镁等电解质和矿物质代谢呈负平衡，呕吐、腹泻、多尿增加电解质的丢失，缺钾尤为显著。

2. 以下治疗方案中**不妥**的是
   A. 补液，且速度宜稍慢
   B. 尽可能给予高蛋白、高热量，易吸收、消化的食物
   C. 立即给予大量的食物
   D. 注意预防自发性低血糖
   E. 扩容后注意补钾

【解析】突然给予大量的食物后可加快或加重重度营养不良症的发展。

3. 该患儿住院过程中，晨间突然神志不清，面色苍白，脉搏细速，大汗淋漓，首先应采取的急救方案是
   A. 静脉注射多索茶碱
   B. 静脉注射甘露醇
   C. 静脉注射毛花苷丙
   D. 静脉注射洛贝林
   E. 静脉注射高渗葡萄糖

【解析】突然给予大量的食物后产生了反应性的低血糖。

（4～7题共用题干）

患者男，41岁，农民。反复腹泻1年，6～8次/d。神志清楚，精神状态较差，颜面部极度消瘦。查血常规：红细胞$3.2×10^{12}$/L，血红蛋白60g/L，淋巴细胞$1.1×10^9$/L。血浆白蛋白17g/L。腹部MRI未见明显异常。拟诊为继发性营养不良症。

4. 对于该患者，下列处理措施最**不恰当**的是
   A. 进一步完善相关检查，寻找病因
   B. 立即给予大量食物补充能量
   C. 给予铁剂纠正贫血
   D. 密切监测电解质
   E. 口服营养治疗

【解析】通常蛋白质-能量营养不良症起病缓慢，不适当（如突然给予大量食物）可加快或加重疾病发展。

5. 根据题干所提供的线索，该患者还需要完善以下的检查，**除外**
   A. 甲状腺功能检查
   B. 消化道内镜
   C. 骨髓穿刺
   D. 腹部CT
   E. 粪便培养

【解析】既然腹部MRI未见明显异常，就没有必要再做腹部CT了。

6. 该患者的检查结果，最**不可能**出现的是
   A. 低钾血症
   B. 血脂降低
   C. 维生素A水平重度升高
   D. 甲状腺萎缩
   E. 肾素、醛固酮分泌增加

【解析】通常蛋白质-能量营养不良症时

答案： 1. E 2. C 3. E 4. B 5. D 6. C

有多种维生素缺乏常同时存在,血清维生素A和维生素E水平常有明显降低。

7. 假设此患者查出胃肠道肿瘤,需手术治疗,拟行注射铁剂治疗,若患者体重40kg,其需铁剂总量约为
   A. 940mg
   B. 1 150mg
   C. 1 220mg
   D. 1 188mg
   E. 1 530mg
   【解析】此患者注射铁剂总量=(150-60)×40×0.33=1 188mg。

四、案例分析题

【案例1】患者女,27岁。半年前前往某山区居住,该山区饮食以玉米为主食。3个月前患者开始出现食欲减退、全身乏力、情绪不稳定、皮肤脱屑、色素沉着。2个月前开始出现舌头发炎,呈猩红色,且逐渐出现口腔溃烂、流涎增多、舌头水肿。

第1问:该患者下一步首选的检查是
   A. 血常规
   B. 血生化
   C. 24 小时尿 N- 甲基烟酰胺排出量
   D. 血浆色氨酸测定
   E. 腹部增强 MRI
   F. 甲状腺功能检查
   G. 头颅 CT
   【解析】根据患者病史,考虑是烟酸缺乏病的可能性大,24 小时尿 N- 甲基烟酰胺排出量以每克肌酐计算常少于 $44.2\mu mol$ 或 $0.5mg$(正常>$141\mu mol$ 或 $1.6mg$)。

第2问:对该患者诊断首先考虑的疾病是
   A. 甲状腺功能减退症

   B. 脚气病
   C. 烟酸缺乏病
   D. 皮肤基底细胞癌
   E. 胰腺神经内分泌肿瘤
   F. 麻风病
   【解析】根据患者病史和临床表现,考虑为烟酸缺乏病可能性极大。

第3问:关于烟酸缺乏病,描述正确的是
   A. 又叫糙皮病
   B. 异烟肼不会引起该病
   C. 早期表现具有特异性
   D. 可出现脑病综合征
   E. 临床上常用烟酰胺治疗
   F. 类癌瘤可导致此病
   G. 经过治疗后精神症状、舌炎、口炎病变常可在短期好转
   H. 经过治疗后皮肤病变常可在短期好转较快
   【解析】烟酸缺乏病亦称又糙皮病。结核病患者长期使用异烟肼治疗时,因色氨酸转变为烟酸需要维生素 B_6 参与,而异烟肼是维生素 B_6 的拮抗剂,故有可能引起烟酸缺乏。类癌瘤可将 60% 的色氨酸代谢(正常仅为 1%)转变为血清素,因此可导致烟酸缺乏。早期只表现为疲乏、食欲减退、情绪不稳定、淡漠、消瘦等,缺乏特异性。典型表现为皮炎、精神和神经综合征以及消化系统综合征,可单独或联合出现。经过治疗后精神症状、舌炎、口炎病变常可在短期内好转,皮肤病变好转较慢。

第4问:若最终患者确诊为烟酸缺乏病,下一步应采取的措施有
   A. 口服烟酸
   B. 口服烟酰胺

答案: 7. D
   【案例1】 1. C 2. C 3. ADEFG 4. BCDEFG

C. 肌内注射烟酰胺

D. 口服维生素 B

E. 口服酵母片

F. 加强蛋白质营养

G. 皮肤病变可予以对症治疗

H. 口服铁剂

【解析】提高生活水平，改善营养和加强营养知识的普及教育可有效预防原发性和地方性烟酸缺乏病。由于口服烟酸会引起皮肤发红、瘙痒、发热等副作用，临床上常用烟酰胺治疗，一般患者口服 50～100mg，每天 3 次。重症患者应给予烟酰胺 100mg，肌内注射，每天 2～3 次。通常经过治疗后精神症状、舌炎、口炎病变常可在短期好转，皮肤病变好转较慢，当然皮肤合并感染等情况时可予以对症治疗。此外，应加强营养，尤其是蛋白质营养，并补充多种 B 族维生素，如复合维生素 B、酵母片等。

【案例2】患者男，52 岁。2 年前开始出现易激动、烦躁、记忆力明显减退、体重减轻。半年前开始常感心悸、气促，且有走路摇晃，偶有精神错乱发生。有酗酒病史 20 余年，且在酒后喜欢喝大量浓茶。血液生化分析、甲状腺功能、头颅 MRI、低剂量胸部 CT 均未见异常。曾多次在精神心理门诊就诊无特殊处理。

第 1 问：为有助于患者诊断，下一步应进行的检查是

A. 丙酮酸浓度检测

B. 腹部平扫 CT

C. 红细胞转酮酶活性测定

D. 下肢血管彩超

E. 经颅多普勒

F. 胸部 X 线

G. 血电解质测定

【解析】甲状腺功能、头颅 MRI、低剂量

胸部 CT 未见异常，且曾多次在精神心理门诊就诊无特殊处理，该患者需要考虑为营养缺乏病。该患者平时有酗酒、浓茶的习惯，这两种情况都可以引起维生素 B_1 缺乏，后者的诊断主要根据营养缺乏史和临床表现，必要时可根据治疗反应。丙酮酸浓度增高和红细胞转酮酶活性降低等实验室检查有助于诊断。

第 2 问：对该患者首先考虑的疾病是

A. 克山病

B. 脚气病

C. 烟酸缺乏症

D. 维生素 D 缺乏症

E. 钩虫病

F. 麻风病

【解析】根据患者生活习惯和临床表现，需要考虑为脚气病。

第 3 问：关于脚气病，描述正确的是

A. 早期病变缺乏特异性

B. 是由于缺乏维生素 B_1 导致的

C. 大多发生在营养缺乏 3 个月以上

D. 可用维生素 B_1 作试验性治疗

E. 可静脉注射高渗葡萄糖溶液作试验性治疗

F. 脑病和心力衰竭可于短期内迅速好转

G. 心肌病变可于短期内迅速好转

H. 某些晚期神经精神症状如肌肉萎缩、垂足、遗忘综合征等，难以完全恢复。

【解析】脚气病即维生素 B_1 缺乏症。早期病变缺乏特异性，可能只表现为胃纳欠佳、腹部不适、便秘、易激动、烦躁、记忆力明显减退、体重减轻等。大多数患者其营养缺乏史在 3 个月以上。单纯脑型和单纯心脏病型（尤其是暴发型）脚气病较易发生误诊，同时该两型均病情危重和发展快，故有

答案：【案例2】　1. AC　2. B　3. ABCDFH

可疑时应尽早给予维生素 B_1 肌内注射作试验性治疗,如治疗及时,病情可于 $1\sim2$ 天内迅速好转。切忌盲目静脉注射高渗葡萄糖溶液(或加激素),以免使病情恶化。脑病和心力衰竭可于短期内迅速好转,心肌病变恢复较慢。某些晚期神经精神症状如肌肉萎缩、垂足、遗忘综合征等,难以完全恢复。

第 4 问:最终患者确诊为脚气病,下一步应采取的治疗及预防措施有

  A. 改善饮食营养

  B. 口服维生素 B_1

  C. 口服维生素 C

  D. 口服复合维生素 B

  E. 危重患者给予肌内注射维生素 B_1

  F. 食物来源多源化

  G. 将稻米尽量磨得很细

  H. 口服酵母片

【解析】对于一般脚气病患者的治疗,除改善饮食营养外,口服维生素 B_1 10mg,每天 3 次,可加用酵母片及其他 B 族维生素。对于急重患者应早期给予维生素 B_1 肌内注射,每天 100mg,连续 $7\sim10$ 天。在预防上,随着人民生活的不断提高,应加强合理营养的普及教育,如稻米不宜碾磨过细、食物来源多样化、新鲜食物代替腌制食物、注意烹饪方法等。

答案:　4. ABDEFH

附录一 内分泌学模拟试卷（副高级）

一、单选题

1. 肾上腺髓质激素属于
   - A. 氨基酸类激素
   - B. 蛋白质激素
   - C. 肽类激素
   - D. 类固醇激素
   - E. 胺类激素

2. 有关 SIADH 的叙述，**不正确**的是
   - A. 血 ADH 升高或正常
   - B. 低渗性低钠血症
   - C. 尿钠排泄增加
   - D. 水潴留
   - E. 血容量减少

3. 严格意义上来说，下列疾病中**不属于**甲状腺功能亢进的是
   - A. 垂体性甲状腺功能亢进
   - B. 亚急性肉芽肿性甲状腺炎
   - C. hCG 相关性甲状腺功能亢进
   - D. 毒性甲状腺腺瘤
   - E. 结节性甲状腺肿伴甲状腺功能亢进

4. 甲状腺危象的治疗，以下**错误**的是
   - A. 给予大剂量抗甲状腺药物
   - B. 给予阿司匹林控制体温
   - C. 给予碘剂
   - D. 给予大剂量糖皮质激素
   - E. 给予较大剂量的普萘洛尔

5. 甲状腺功能减退症的病理特征是
   - A. 黏多糖在组织和皮肤堆积，表现为黏液水肿
   - B. 低渗导致细胞水肿
   - C. 组织凹陷性水肿
   - D. 高渗导致细胞外水肿
   - E. 细胞间水肿

6. 中枢性尿崩症常常表现为
   - A. 尿量多，尿比重高
   - B. 尿量多，血渗透压低
   - C. 尿量多，尿比重低
   - D. 精氨酸加压素治疗后不敏感
   - E. 禁水试验后尿比重明显增加

7. 患者男，30 岁。口干、多饮、多尿 18 天，乏力、食欲缺乏 4 天。查尿分析示：尿糖阴性，尿酮阴性，尿比重 1.004，诊断可能为
   - A. 尿崩症
   - B. 糖尿病
   - C. 干燥综合征
   - D. 原发性烦渴
   - E. 低钾血症

8. 患者男，50 岁。消瘦、食欲缺乏、咳嗽、咯血半年。查体无明显色素沉着，肺部未闻及干、湿啰音，双下肢轻度水肿，电解质提示血钠显著降低，BNP 正常。院外给予补钠治疗血钠无明显上升。该病例中引起低钠血症的最可能的直接原因是
   - A. 原发性肾上腺皮质功能减退

B. 肺部肿瘤

C. SIAD

D. 肺结核

E. 心功能不全

9. 患者女，36 岁。体重进行性增加 1 年余，向心性肥胖且血皮质醇水平升高。垂体 MRI 示：微腺瘤。以下首选的治疗方法是

　A. 垂体放射治疗

　B. 经蝶窦切除垂体微腺瘤

　C. 肾上腺切除

　D. 影响神经递质药物治疗

　E. 肾上腺皮质激素合成阻滞药物治疗

10. 甲状腺功能亢进性心脏病患者控制甲状腺功能亢进的策略最好选择

　A. 长时间抗甲状腺药物

　B. 抗甲状腺药物控制甲状腺功能后行放射性碘治疗

　C. 积极手术治疗

　D. 碘剂治疗

　E. 碳酸锂治疗

11. GHD 最重要的临床表现是

　A. 个子矮小

　B. 生长速度缓慢、骨龄延迟

　C. 认知功能减退

　D. 合并甲状腺功能减退

　E. 垂体有占位病变

12. 肢端肥大症最常见的原因是

　A. 异位 GH 分泌瘤，如胰腺癌、肺癌

　B. GHRH 分泌瘤，如下丘脑错构瘤

　C. 垂体腺瘤

　D. 多内分泌腺瘤病 I 型

　E. 垂体 Rathke 囊肿

13. 能够抑制催乳素分泌的是

　A. 多巴胺

B. 促甲状腺激素释放激素

C. 促性腺激素释放激素

D. 雌激素

E. 孕激素

14. 患者女，25 岁。闭经 3 个月，伴有双侧乳腺泌乳，测定血催乳素为 300ng/ml。最可能的诊断为

　A. 垂体无功能肿瘤压迫垂体柄

　B. 原发性甲状腺功能减退症

　C. 多囊卵巢综合征

　D. 垂体催乳素瘤

　E. 胸壁外伤

15. 与促性腺激素功能低下型性腺功能减退症**不相关**的致病基因是

　A. *FGFR1*

　B. *KAL1*

　C. *SRD5A2*

　D. *PROKR2*

　E. *GnRHR*

16. 患者男，15 岁。青春期无男性第二性征发育，伴有嗅觉障碍。FSH 0.2U/L，LH 0.4U/L。诊断可能为

　A. 促性腺激素功能低下型性腺功能减退症

　B. 卡尔曼综合征

　C. 克氏征

　D. 先天性肾上腺皮质增生

　E. 青春期发育延迟

17. 患者女，27 岁。妊娠 2 个月，体重 50kg。甲状腺功能检查：TT_4 140.12nmol/L（参考值为 66.92～163.45nmol/L），TT_3 2.76nmol/L（参考值为 1.06～3.31nmol/L），FT_3 5.26pmol/L（参考值为 2.06～6.44pmol/L），FT_4 14.67pmol/L（参考值为 11.45～22.14pmol/L），TSH 5.6mIU/L

（参考值为 0.3～5.0IU/L），抗 TPO Ab 240IU/ml（参考值为 0～30IU/ml），抗 TG Ab 60IU/ml（参考值为 0～40IU/ml），既往无甲状腺疾病病史。该患者下一步需要的处理措施是

A. 补充优甲乐 25μg

B. 补充优甲乐 50μg

C. 暂不用药，2～4 周后复查甲状腺功能

D. 进一步检查甲状腺彩超

E. 完善甲状腺吸碘率检查

18. 下列与亚急性甲状腺炎**不符**的是

A. 甲状腺均匀弥漫肿大

B. 少数患者最终转变为甲状腺功能减退

C. 疼痛可以先后出现在甲状腺的不同部位

D. 病理可见肉芽肿改变

E. 急性期超声显示甲状腺多低回声区

19. 患者女，31 岁，产后 8 个月。怕热、多汗，心慌、乏力 1 个月。查体：HR 120 次 /min，甲状腺 II 度肿大，可闻及血管杂音，双眼突出，双手细颤征（+）。查甲状腺功能：FT_4 76.69pmol/L（参考值为 12.0～22.0pmol/L），FT_3>30.3pmol/L（参考值为 3.1～6.8pmol/L），TSH<0.005μIU/ml（参考值为 0.27～4.2μIU/ml），抗促甲状腺激素受体抗体（anti-TR Ab）>40mIU/ml（参考值为 0～1.58IU/ml），抗 TPO Ab 369.9U/ml（参考值为 0～34.0U/ml），抗 TG Ab 111.5U/ml（参考值为 0～115U/ml）。甲状腺彩超：甲状腺弥漫性肿大。诊断可能为

A. 桥本甲状腺炎

B. 产后甲状腺炎

C. 亚急性甲状腺炎

D. 甲状腺功能亢进（Graves 病）

E. 甲状腺功能减退

20. 内分泌系统的反馈调节是指

A. 神经系统对内分泌系统的调节

B. 内分泌系统对神经系统的调节

C. 免疫系统对内分泌系统的调节

D. 内分泌系统对免疫系统的调节

E. 下丘脑 - 垂体 - 靶腺之间的相互调节

21. 单纯性甲状腺肿是指

A. 弥漫性毒性甲状腺肿大

B. 结节性甲状腺肿大

C. 甲状腺功能正常的甲状腺肿大

D. 淋巴细胞浸润性甲状腺肿大

E. 甲状腺癌性肿大

22. 下列对诊断慢性淋巴细胞性甲状腺炎最有意义的是

A. 血清游离 T_3（FT_3）、游离 T_4（FT_4）降低，促甲状腺激素（TSH）升高

B. 一过性甲状腺毒症

C. ^{131}I 摄取率降低

D. 抗甲状腺过氧化酶抗体（anti-TPO Ab）和抗甲状腺球蛋白抗体（anti-TG Ab）滴度显著增高

E. 甲状腺扫描分布不均匀，有时可呈"冷结节"样改变

23. 甲状腺良性肿瘤最常见的是

A. 来源于滤泡细胞的腺瘤

B. 来源于中胚层的脂肪瘤

C. 唾液腺型肿瘤

D. 玻璃样变性梁状腺瘤

E. 来源于滤泡细胞的甲状腺乳头状癌

24. 患者女，40 岁。体检发现血钙升高 3 个月。无口渴、多尿，骨痛等症状；否认肾结石和骨折史，未绝经。血 Ca 2.85mmol/L，P 0.84mmol/L，ALP 76U/L，24 小时尿 Ca 8.14mmol，PTH 156pg/ml。可能的诊断为

A. 维生素 D 中毒

B. 肾功能不全

C. 继发性甲状旁腺功能亢进症

D. 高钙危象

E. 无症状甲状旁腺功能亢进症

25. 关于甲状旁腺功能减退症的临床表现，**不正确**的叙述是

    A. 手足搐搦

    B. 高血压

    C. 颈前手术是其最常见病因

    D. 实验室检查有血钙降低、血磷升高

    E. 基底节区钙化

26. 患者女，50 岁。近 8 个月来全身多处骨折，3 个月前右前臂骨折，1 个月前发生左股骨干骨折，腹部平片示：右肾结石。应首选检查的项目是

    A. 静脉盂影

    B. 血和尿钙、磷测定，血碱性磷酸酶测定

    C. 骨密度测定

    D. 血尿酸

    E. 血 PTH 测定

27. 下列**不是**肾上腺皮质分泌的是

    A. 皮质醇

    B. 醛固酮

    C. 肾上腺素

    D. 睾酮

    E. 雌二醇

28. 患者男，65 岁。肥胖，血皮质醇增高，失去昼夜节律，小剂量地塞米松不能抑制，尿游离皮质醇 851nmol/24h，大剂量地塞米松试验抑制率 76%，血清 ACTH 浓度为 18pmol/L。该患者最可能的诊断是

    A. 库欣综合征

    B. 肾上腺皮质腺瘤

C. 异位 ACTH 综合征

D. 肾上腺皮质腺癌

E. 肾上腺皮质大结节性增生

29. 患者男，54 岁。4 年前诊断为原发性慢性肾上腺皮质功能减退，长期口服氢化可的松 30mg/d 替代治疗。近 2 日发热，体温 38.5℃，伴咽痛，目前氢化可的松应

    A. 剂量减少 1/2

    B. 改用等效量的地塞米松

    C. 增加 10 倍

    D. 剂量维持不变

    E. 剂量增加 2～3 倍

30. 下列关于多囊卵巢综合征的描述，**错误**的是

    A. 超声显示一侧或双侧卵巢有 12 个以上直径为 2～9mm 的卵泡

    B. 临床表现常有月经稀发、多毛、痤疮

    C. 超声可直接诊断多囊卵巢综合征

    D. 卵巢体积常>10mm

    E. LH/FSH≥2.5

31. 常用于内分泌功能亢进辅助检查的动态功能试验是

    A. 兴奋试验

    B. 抑制试验

    C. 激发试验

    D. 反馈试验

    E. 负荷试验

32. 甲状腺髓样癌患者常升高的检测指标是

    A. TSH

    B. FT4/FT3

    C. 抗 TPO Ab/ 抗 TG Ab

    D. Ct

    E. TG

33. 对于怀疑库欣综合征的患者，最有助于与肾上腺腺瘤鉴别的是
    A. 血浆皮质醇升高
    B. 小剂量地塞米松试验被抑制
    C. 大剂量地塞米松试验被抑制
    D. 24 小时尿 17 羟皮质醇异常
    E. 血糖升高

34. 某患者 3 个月来口渴明显，每日饮水 6~8L，伴乏力，夜间睡眠差，尿频量多，每昼夜 20 余次。血糖 5.8mmol/L，糖化血红蛋白 5.2%，TG 2.1mmol/L，TC 5.6mmol/L；尿糖阴性。尿比重 1.002，尿蛋白阴性。禁水加压试验证实该患者为中枢性尿崩症，减少尿量的首选治疗药物是
    A. 垂体后叶激素水剂
    B. 油剂鞣酸加压素（长效尿崩停）
    C. 去氨加压素
    D. 氢氯噻嗪
    E. 氯磺丙脲

二、多选题

1. 关于尿崩症，下列正确的说法有
   A. 是由于体内抗利尿激素严重缺乏引起的一类疾病
   B. 垂体前叶功能减退经常合并尿崩症
   C. 常有多尿及多饮
   D. 低渗尿（尿渗透压为 50～200mOsm/L）
   E. 尿比重常在 1.005 以下

2. SIADH 的诊断依据有
   A. 低钠血症（血钠<135mmol/L）
   B. 低血浆渗透压（<270mOsm/L）
   C. 尿钠>30mmol/L
   D. 尿渗透压>血渗透压
   E. 高容量性低钠血症

3. 关于腺垂体功能减退症，下列说法正确的有
   A. 腺垂体功能减退症时，血浆皮质醇浓度降低，节律消失
   B. 由垂体病变引起的是原发的
   C. 由下丘脑病变引起的是继发的
   D. 腺垂体功能减退可表现为单个激素的缺乏，也可表现为多个激素同时缺乏
   E. 希恩综合征患者临床表现常为全垂体功能减退症

4. 引起高催乳素血症的生理原因有
   A. 妊娠
   B. 哺乳
   C. 运动
   D. 睡眠
   E. 应激状态

5. 促性腺激素功能低下型性腺功能减退主要表现包括
   A. 尿道下裂
   B. 小阴茎、隐睾
   C. 身材瘦长
   D. 闭经
   E. 无喉结、胡须

6. 下列关于甲状腺功能减退的描述，**不正确**的是
   A. 甲状腺功能亢进 [131]I 治疗或甲状腺切除术后出现的甲状腺功能减退是继发性甲状腺功能减退
   B. 甲状腺激素抵抗综合征是原发性甲状腺功能减退
   C. 黏液水肿昏迷是甲状腺功能减退的危重急症，治疗上除了给予 $L-T_4$ 之外有条件时还需静脉注射 $L-T_3$
   D. 中枢性甲状腺功能减退的治疗，不能把 TSH 作为监测指标，而是把血清 TT_4 维持在参考值的上 1/3 范围，FT_4 维持在参考值的上 1/2 范围

E. 甲状腺功能正常病态综合征是由于严重疾病、饥饿状态导致的循环甲状腺激素水平的减低,应及时补充 L-T$_4$

7. 关于亚急性甲状腺炎的处理,正确的是
   A. 轻症者不需要特殊处理
   B. 非甾体抗炎药抗炎治疗
   C. 盐酸普萘洛尔
   D. 严重者可给予糖皮质激素治疗,如泼尼松 10mg,3 次 /d,症状消失即可停药
   E. 给予抗生素抗炎治疗

8. 可引起甲状腺肿的病因有
   A. 甲状腺内的碘转运障碍
   B. 自身免疫及炎症反应
   C. 碘摄入不足
   D. 碘摄入过多
   E. 环境污染

9. 甲状腺细针穿刺(FNA)是目前术前评估甲状腺结节良恶性敏感度及特异度最高的方法,下列情况需要考虑行 FNA 的是
   A. 低回声结节、边界不清、纵横比大于 1,结节直径大于 1.0cm 就需要 FNA
   B. 结节直径大于 1.5cm 需要行 FNA
   C. 海绵状结节,结节直径大于 2.0cm
   D. 囊性结构
   E. 颈部淋巴结,包括低回声、类圆形、门样结构阙如、囊性或部分囊性,以及微钙化

10. 糖尿病足溃疡根据病足血供情况分为
    A. 神经性溃疡
    B. 缺血性溃疡
    C. 营养不良型溃疡
    D. 外伤性溃疡
    E. 神经缺血性溃疡

11. 下述对骨质疏松症的描述,正确的是
    A. 多数患者为原发性骨质疏松症
    B. 骨折是本病最为严重的后果
    C. 骨质疏松症可分为原发性、继发性 2 类
    D. 女性绝经期后发病率升高
    E. 雌激素可促进骨吸收,雌激素水平不足是病因之一

12. 下列实验室检查结果可在库欣综合征患者中出现的是
    A. 血糖增高,口服糖耐量降低
    B. ACTH 受抑制降低
    C. 血皮质醇节律紊乱
    D. 尿游离皮质醇升高
    E. 高钾血症

13. 患者血钙低、血磷高、血 PTH 明显增高,不伴有圆脸、矮胖、指趾骨畸形等,其可能的诊断有
    A. 假性甲旁减 I a 型
    B. 假性甲旁减 I b 型
    C. 假性甲旁减 I c 型
    D. 假性甲旁减 II 型
    E. 假 - 假性甲旁减

14. 推荐进行原发性醛固酮增多症的病例筛查检测的患者是
    A. 高血压伴自发或小剂量利尿剂诱发的低钾血症
    B. 重度高血压(收缩压>150mmHg 或舒张压>100mmHg)或药物难治性高血压,后者指肾上腺素能抑制剂、血管扩张剂和利尿剂三联方案控制欠佳的高血压
    C. 高血压伴肾上腺偶发瘤
    D. 高血压合并早发型高血压家族史或合并年轻时(<40 岁)发生脑血管意外的家族史

E. 原发性醛固酮增多症患者的所有患高血压的一级亲属

15. 关于先天性肾上腺皮质增生症，描述正确的是
    A. 由编码皮质醇合成代谢过程中关键酶的基因突变导致
    B. 21- 羟化酶缺乏症是最常见的类型
    C. 11β- 羟化酶缺乏症是最常见的类型
    D. 患者均有典型的肾上腺皮质功能不全的临床表现
    E. 糖皮质激素是主要治疗措施

16. 多囊卵巢综合征患者抗雄激素治疗用药方案包括
    A. 周期性孕激素疗法
    B. 螺内酯
    C. 短效口服避孕药
    D. 雌孕激素周期序贯疗法
    E. 氟他胺

17. 下列是性发育分期（Tanner）Ⅱ期表现的是
    A. 乳房出现硬结，乳头及乳晕稍增大
    B. 阴囊、双睾增大，睾丸容积约 10ml
    C. 阴茎增长、增粗
    D. 生长增速
    E. 阴毛呈少许稀疏直毛、色浅

18. MEN2A 的诊断要点包括
    A. 甲状腺髓样癌
    B. 嗜铬细胞瘤
    C. 甲状旁腺功能亢进症
    D. 多发性黏膜神经瘤的表型特征
    E. 常染色体隐性遗传

19. 能改善糖尿病合并射血分数减低的心力衰竭患者预后的药物有
    A. 依那普利

B. 血管紧张素受体 - 脑啡肽酶抑制剂
C. 螺内酯
D. 地高辛
E. 美托洛尔

20. 继发性营养不良的病因可能为
    A. 肝硬化
    B. 慢性胰腺炎
    C. 急性上呼吸道感染
    D. 艾滋病
    E. 胃肠道手术后

三、共用题干单选题

（1～3 题共用题干）

患者女，51 岁。双眼视力下降 6 年余，加重 1 年。2 年前当地眼科治疗后症状亦无改善，渐至视物困难。患病以来睡眠不佳，食欲差，大小便未见异常。既往无手术或放射治疗史。月经生育史：12 岁初潮，月经不规律，46 岁闭经，22 岁结婚，育有 2 女 1 子。查体：T 36.8℃，P 80 次 /min，R 20 次 /min，BP 154/85mmHg。神志清，精神一般，发育正常，营养中等，BMI 25.8kg/m²。视力：R：数指 /50cm，L：0.1，视野：右眼管状视野，左眼下方视野部分缺损。无其他症状、体征。实验室检查：内分泌六项检查示 FSH 2.17IU/L，LH 1.17IU/L，PRL 37.57μg/L，E₂ 1 888.6pmol/L，P<0.09nmol/L，T<0.06nmol/L。鞍区 MRI（如下图）：①脑实质 MRI 及 MRA 平扫未见异常。②空泡蝶鞍。③双侧筛窦、左侧上颌窦炎症。

1. 下面关于该患者可能的诊断，最倾向考虑的是
    A. 垂体无功能腺瘤
    B. 空泡蝶鞍综合征
    C. Rathke 囊肿
    D. 垂体催乳素细胞瘤
    E. 肢端肥大症

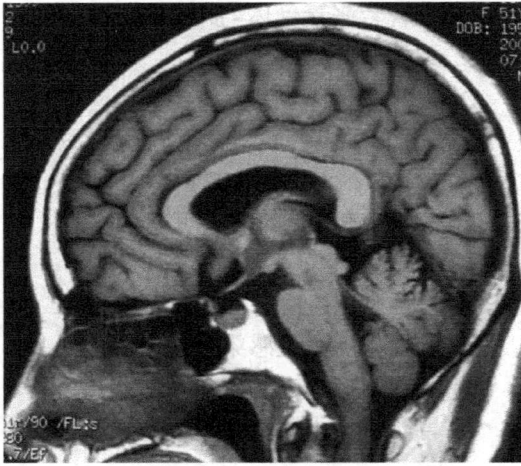

2. 下面关于该病的诊断可能的发病原因，说法**不正确**的是
   A. 鞍区的蛛网膜粘连是本病发生的重要因素之一
   B. 多见于多胎妊娠的中年女性，可能与妊娠期垂体呈生理性肥大，多胎妊娠时垂体继续增大有可能把鞍膈孔及垂体窝撑大，而分娩后垂体体积逐渐回缩，进而导致空泡蝶鞍
   C. 多见于原发性内分泌靶腺（性腺、甲状腺、肾上腺）功能减退者，垂体可增生肥大，用相应靶腺激素替代治疗后使增生的垂体回缩，从而产生空泡蝶鞍
   D. 空泡蝶鞍往往是由于鞍内或鞍旁肿瘤经放射治疗或手术后发生
   E. 脑脊液压力下降导致空泡蝶鞍的发生

3. 关于患者可能出现的临床症状或实验室检查及影像结果，正确的叙述是
   A. 男性较女性多见，儿童较成人多见
   B. 本病的临床表现缺乏特异性，其诊断很大程度上依赖于实验室检查而不是影像学检查
   C. 内分泌功能检查可发现腺垂体激素的水平或储备降低，但靶腺激素水平往

往不低
   D. 不少患者腺垂体的分泌功能降低，但有明显临床症状的少见，不伴有血催乳素（PRL）水平升高
   E. 空泡蝶鞍综合征预后取决于及时诊断和合理治疗，总体预后不佳

（4～6题共用题干）

患者女，47岁。因发热、咳嗽5天、意识不清1天急诊就诊，既往有Addison病史。查体：体温38.5℃，血压80/60mmHg，呼吸24次/min，皮肤、黏膜色素沉着，心率105次/min，律齐，左下肺可闻及少量湿啰音。

4. 该患者意识不清最可能的原因是
   A. 肺性脑病
   B. 垂体危象
   C. 感染中毒性脑病
   D. 低血糖昏迷
   E. 肾上腺皮质危象

5. 目前最紧急的治疗措施为
   A. 补充生理盐水
   B. 补充糖皮质激素及葡萄糖盐水
   C. 补充糖皮质激素
   D. 血浆扩容
   E. 激素减量并加抗生素用量

6. 患者抢救成功后，在日后的生活中应注意
   A. 低糖饮食
   B. 发热时应用光谱抗生素
   C. 发热时大量饮水
   D. 低钠饮食
   E. 发热时糖皮质激素加量

（7～9题共用题干）

患儿，社会性别男，2岁。出生时即发现外生殖器畸形。查体：严重尿道下裂的阴茎，右侧阴囊内可及睾丸，左侧阴囊空虚。

B超：右侧阴囊内可见睾丸和附睾，左侧腹腔内可见性腺组织（卵巢）及幼稚的半角子宫。

7. 该患儿最可能的染色体核型为
   A. 45, XO
   B. 47, XXY
   C. 48, XXYY
   D. 46, XX/XY 嵌合型
   E. 47, XXX

8. 下列检查可能最**不符合**该患儿的是
   A. hCG 兴奋试验，血清睾酮可升高
   B. 血清 LH、FSH 升高
   C. 血清 E_2 升高
   D. GnRH 兴奋试验提示垂体功能正常
   E. 血 ACTH 水平升高

9. 该患儿**不宜**进一步做的检查或治疗是
   A. 手术切除睾丸或卵巢
   B. 直接雄激素替代治疗
   C. 染色体核型分析
   D. *SRY* 基因测定
   E. 患儿及家属心理疏导

（10～12题共用题干）
   患儿，社会性别女，10 月龄。外生殖器异常 10 个月。查体：身高 74cm，体重 9.5kg，血压 81/55mmHg，身材匀称，无特殊面容，乳房 Tanner 分期Ⅰ期，无色素沉着，外生殖器可触及睾丸样组织，体积约 2ml。阴茎位于阴囊中间，形似阴蒂，大小为 1.5cm×0.4cm。

10. 以下**不需要**立即做的检查为
    A. 染色体核型分型 +*SRY* 基因测定
    B. ACTH- 皮质醇测定
    C. 性腺 panel 基因检测
    D. 盆腔腹股沟超声
    E. 性激素检测

11. 假设超声检查示：膀胱后未见典型子宫生像图，双侧会阴部睾丸回声，染色体：46, XY, *SRY*(+)，以下叙述**不正确**的为
    A. 可能为先天性肾上腺增生
    B. 可能为雄激素不敏感
    C. 可能为 5α- 还原酶缺陷症
    D. 可能为 LH 受体缺陷病
    E. 可能为芳香化酶缺乏

12. 下列检查对诊断 5α- 还原酶缺陷症最有帮助的是
    A. ACTH 兴奋试验
    B. hCG 兴奋试验
    C. GnRH 兴奋试验
    D. 中剂量地塞米松抑制试验
    E. 胰岛素低血糖兴奋试验

（13～16题共用题干）
   患者女，43 岁。呕吐、腹泻、发热 3 天，昏迷半天急诊，因肝炎、Addison 病史平时服用保肝以及糖皮质激素等类药物。查体：呼吸 22 次 /min，心率 70 次 /min，血压 70/60mmHg，皮肤色泽黯黑。

13. 该患者昏迷最可能的原因是
    A. 中毒性脑病
    B. 低血糖昏迷
    C. 肝性脑病
    D. 垂体危象
    E. 肾上腺危象

14. 对该患者重要的化验检查是
    A. 电解质及血糖检测
    B. 肝功能检测
    C. 血常规
    D. 粪常规
    E. 心电图

15. 为抢救患者最需要的治疗是
    A. 补充 50% 葡萄糖水

B. 血液透析

C. 糖皮质激素减量并加大抗生素用量

D. 给予血浆扩容

E. 补充糖盐水及糖皮质激素

16. 抢救患者成功后,应告诉患者在今后的生活中注意
    A. 低糖饮食
    B. 感染时应用广谱抗生素
    C. 感染时大量饮水
    D. 感染时糖皮质激素加量
    E. 低钠饮食

(17~19题共用题干)

患者女,17岁。1个月来常感口干,故大量饮用甜饮料,每天2 000~4 000ml,尿量每天3 000~4 000ml,夜尿明显增多,体重下降约3kg,1天前受凉后出现咽痛、发热、嗜睡。查体:皮肤弹性差,血压90/60mmHg,血糖23mmol/L,血二氧化碳结合力11mmol/L,血pH 7.2。

17. 对该患者目前考虑的诊断是
    A. 低血糖昏迷
    B. 糖尿病酮症酸中毒昏迷
    C. 高渗性昏迷
    D. 脑血管意外
    E. 尿毒症昏迷

18. 为快速明确诊断,应行的检查是
    A. 脑脊液检查
    B. 血、尿酮体测定
    C. 血培养
    D. OGTT
    E. 禁水加压试验

19. 接下来需处理的是
    A. 补液
    B. 小剂量胰岛素泵入
    C. 维持水电解质平衡

D. 补碱

E. 补钾

(20~22题共用题干)

患者女,34岁。既往无特殊病史,营养状况良好,无特殊服药史,近1个月常于空腹时出现心悸、出汗、手抖,进食后好转,院外查FT_4、FT_3、TSH正常。

20. 明确诊断,该患者发作时下列检查最有意义的是
    A. 血糖及同步胰岛素测定
    B. 心电图
    C. 血儿茶酚胺测定
    D. 血电解质测定
    E. 血气分析

21. 对该患者最可能的诊断是
    A. 心律失常
    B. 低血糖症
    C. 神经官能症
    D. 糖尿病
    E. 嗜铬细胞瘤

22. 为进一步明确诊断,该患者最需做的检查是
    A. 腹部CT
    B. 肾上腺CT
    C. 胸片
    D. 生化检查
    E. 垂体MRI

四、案例分析题

【案例1】患者女,49岁。因腹痛、多尿4天,发热、乏力2天急诊就诊。查体:体温39.1℃,脉搏118次/min,呼吸32次/min,血压70/35mmHg,嗜睡,呼吸深快,中上腹部压痛,无反跳痛。查血常规:白细胞21.2×10⁹/L,中性粒细胞百分比0.94;血钾3.16mmol/L,血钠126.3mmol/L,血氯

94.5mmol/L，二氧化碳结合力 6.4mmol/L。诊断为尿路感染、感染性休克。予以扩容补液（含葡萄糖液）、补碱及抗感染等治疗，血压升至 105/60mmHg，但患者其他症状未明显改善。

第 1 问：该患者下一步需完善的检查**不包括**

A. 血糖测定

B. 尿常规

C. 冠脉 CTA

D. 血气分析

E. 头颅 MRI

F. 中段尿培养

第 2 问：该患者目前应该诊断为

A. 急性心肌梗死

B. 脑血管意外

C. 泌尿系结石

D. 糖尿病酮症酸中毒

E. 糖尿病高渗性昏迷

F. 急性胰腺炎

第 3 问：以下**不是**糖尿病酮症酸中毒诱因的是

A. 呼吸道、消化系统、泌尿系统、皮肤等感染

B. 胰岛素治疗中断

C. 酗酒

D. 暴饮暴食

E. 外伤

F. 手术

G. 高盐饮食

第 4 问：该患者改用 0.9% 氯化钠补液及小剂量胰岛素静脉输注治疗，次日患者症状明显改善，血糖明显下降，2 日后尿糖、尿酮体转为阴性，血钾进一步降低至 2.8mmol/L，试分析其中的原因是

A. 摄入不足

B. 丢失过多

C. 渗透性利尿

D. 钾向细胞内转移

E. 碱中毒

F. 合并其他疾病，如甲状腺功能亢进

【案例 2】 患者男，43 岁。因脑外科手术后出现乏力，并逐渐出现神志障碍，血钠 115mmol/L，诊断为抗利尿分泌失调综合征。

第 1 问：该患者的抢救措施包括

A. 输注 3%NaCl，24 小时迅速纠正低钠血症到参考值范围

B. 输注 3%NaCl，12 小时迅速纠正低钠血症到参考值范围

C. 输注 3%NaCl，血钠达到 120～125mmol/L 后减慢速度

D. 输注 3%NaCl，血钠达到 120～125mmol/L 后加快速度

E. 纠正低钠血症，血钠提升速度控制到每小时 0.5～1.0mmol/L

F. 纠正低钠血症，血钠提升速度控制到不低于每小时 0.5～1.0mmol/L

第 2 问：如果该患者需排除脑性耗盐综合征，鉴别需检测的最重要指标是

A. 血电解质

B. 尿生化检查

C. 尿渗透压

D. 血渗透压

E. 血细胞比容

F. 肾功能

第 3 问：抗利尿激素分泌失调综合征治疗中，关于治疗方法的叙述，正确的观点有

A. 一旦确诊，轻症患者也需要积极使用呋塞米

B. 禁止使用呋塞米

C. 轻症主要通过限水，停用阻碍水排泄的药物纠正低血钠

D. 注意补钠的速度，防止血钠增高过快

E. 托伐普坦使用时可不必限水

F. 治疗中需频繁监测血钠，每 2～4 小时 1 次

第 4 问：患者经过积极补充 3%NaCl，出现发音困难，吞咽困难，进而昏迷，其最可能原因为

A. 顽固性低钠血症

B. 垂体危象

C. 中枢性脑桥脱髓鞘病变

D. 脑卒中

E. 脑性耗盐综合征

F. 低血糖症

【案例 3】患者女，32 岁。主因"腹痛、恶心、呕吐 12 小时"入院。既往肾结石 3 年。患者的父亲患有肾结石。实验室检查示：血甲状旁腺激素 380pg/ml，血钙 4.10mmol/L，血磷 0.66mmol/L，血白蛋白 40g/L，血碱性磷酸酶 460U/L，肝、肾功能正常，25-（OH）维生素 D18.6ng/ml，血淀粉酶 720U/L，血脂肪酶 560U/L。

第 1 问：该患者最可能的诊断为

A. 原发性甲状旁腺功能亢进症

B. 继发性甲状旁腺功能亢进症

C. 高钙危象

D. 无症状甲状旁腺功能亢进症

E. 急性胰腺炎

F. 泌尿系结石

第 2 问：针对该患者的高钙危象，以下处理合适的是

A. 输注生理盐水进行水化

B. 静脉使用双膦酸盐

C. 降钙素肌内注射

D. 使用呋塞米利尿

E. 使用低钙透析液透析

F. 使用氢氯噻嗪利尿

第 3 问：经过处理，患者的血钙降至 3.25mmol/L，消化道症状缓解，血淀粉酶和脂肪酶恢复，对甲状旁腺病变组织的定位，常规会选择

A. 甲状旁腺超声

B. 甲状旁腺细针穿刺

C. ^{99m}Tc-MIBI（^{99m}Tc- 甲氧基异丁基异腈）延迟显像

D. 颈部 CT

E. 颈部 MRI

F. PET-CT

G. ^{131}I 摄取率

第 4 问：患者的基因检测表明存在 MEN1 基因突变，以下可能出现的是

A. 诊断为多发内分泌腺瘤病 I 型

B. 诊断为多发内分泌腺瘤病 II a 型

C. 诊断为家族性低尿钙性高钙血症

D. 需要筛查患者是否存在嗜铬细胞瘤

E. 需要筛查患者是否存在垂体瘤

F. 需要是筛查患者是否存在胰腺肿瘤

G. 需要筛查患者是否存在甲状腺髓样癌

【案例 4】患者女，34 岁。身高 161cm，体重 83.5kg，婚后 4 年未孕，7 年前无明显诱因开始出现月经紊乱，月经周期 2～3 个月，量偏少。近 3 年体重共增加 32kg，颈部及腋下黑棘皮病，腹部及大腿内侧可见白色肥胖纹，面部及背部痤疮。近 3 个月出现口干、多饮、夜尿增多。体检发现空腹血糖 7.8mmol/L，有糖尿病家族史。

第 1 问：对该患者初步的诊断是

A. 糖尿病

B. 肾上腺肿瘤

C. 多囊卵巢综合征

D. 高催乳素血症

E. 甲状腺功能减退

F. 卵巢功能不全

第2问:该患者需完善的检查**不包括**

A. 性激素检测

B. 子宫 - 双附件 B 超

C. 口服糖耐量及胰岛素兴奋试验

D. 肾上腺 CT 平扫

E. 心电图

F. 肝、肾功能检查,血脂检查

G. 甲状腺功能检测

第3问:该患者的最终诊断是

A. 多囊卵巢综合征

B. 高脂血症

C. 甲状腺功能减退症

D. 先天性肾上腺皮质增生

E. 垂体微腺瘤

F. 2 型糖尿病

第4问:该患者目前首选的治疗方法是

A. 强化生活方式干预

B. 应用优思明

C. 应用二甲双胍

D. 体外受精 - 胚胎移植

E. 应用螺内酯

F. 促排卵治疗

G. 应用他汀类药物

【案例 5】患者男,53 岁。因"反复右足关节红肿热痛 15 年,面部水肿 6 个月"就诊。15 年前,患者饮酒后夜间突发右足第一跖趾关节红肿热痛,疼痛剧烈,不能行走,经卧床休息后自行缓解。之后上述症状多于劳累或饮酒后反复出现,发作间期无特殊不适。近 5 年自觉上述症状发作频率增加,发作时症状加重,并逐渐出现右足跖趾关节变形、肿胀,右踝及足弓多个隆起结节。发作时上述部位均出现红肿热痛,自行服用吲哚美辛等药物后缓解。目前无疼痛。6 个月前出现面部水肿,自觉清晨重于傍晚,否认双下肢水肿。查体:BP 152/93mmHg。右足跖趾关节、右踝及足弓有多个隆起结节,无红肿、压痛。

第1问:该患者应完成的检查有

A. 血尿酸检测

B. 尿尿酸检测

C. 血肌酐检测

D. 尿素氮检测

E. 肾小球滤过率检测

F. 血常规

G. 尿常规

H. 右足第一跖趾关节 X 线检查

I. 尿蛋白谱(肾小球与肾小管蛋白)

J. 双肾超声检查

第2问:关于痛风石的描述,正确的有

A. 尿酸钠盐长期大量聚集形成痛风石

B. 痛风石的形成率和高尿酸血症的严重程度及持续时间有关

C. 肾脏的严重病变会增加痛风石的形成率

D. 利尿药的运用会增加痛风石的形成率

E. 痛风石经皮肤破溃所形成的溃疡不易愈合,常继发感染

F. 痛风石中包含上皮细胞、巨噬细胞、蛋白质、脂肪和多糖等成分

[提示]患者肾小球滤过率为 68ml/(min·1.73m^2),血尿酸为 515μmol/L,尿蛋白(++)。

第3问:该患者的治疗应包括

A. 积极控制血尿酸水平在 150μmol/L 以下

B. 积极控制血尿酸水平在 300μmol/L 以下

C. 碱化尿液,将尿 pH 维持在 6.2～6.9

D. 口服碳酸氢钠 3～6g/d

E. 多饮水(每天>2 000ml)

F. 多排尿(每天>2 000ml)

第 4 问：若考虑给予该患者利尿药物，下列可选用

 A. 氢氯噻嗪

 B. 乙酰唑胺

 C. 呋塞米

 D. 螺内酯

 E. 氯噻酮

 F. 依他尼酸

【案例 6】患者女，32 岁。因"体重增加 3 年"就诊，3 年来患者无明显诱因出现体重增加，否认特殊用药史及外伤手术史。查体：神清，精神欠佳，面貌正常，神经系统无异常，体重 75kg，身高 158cm，BP 122/73mmHg，HR 76 次 /min。

第 1 问：该患者需考虑的诊断为

 A. 单纯性肥胖

 B. 特发性多毛症

 C. 库欣综合征

 D. 甲状腺功能减退症

 E. 多囊卵巢综合征

 F. 先天性肾上腺皮质增生症

 G. Prader-Willi 综合征

第 2 问：该患者有多毛及痤疮表现，为明确诊断，需进一步完善的检查是

 A. 17- 羟孕酮检测

 B. 肾上腺 CT

 C. 垂体 MRI

 D. 性激素全套检测

 E. IGF-1 检测

 F. 甲状腺激素检测

 G. 醛固酮检测

 H. 血皮质醇（8AM）检测

第 3 问：患者血浆皮质醇（8AM）300nmol/L，需补充的检查包括

 A. 血皮质醇（4PM、0AM）检测

 B. 24 小时尿游离皮质醇检测

 C. 小剂量地塞米松抑制试验

 D. 大剂量地塞米松抑制试验

 E. ACTH 兴奋试验

 F. 胰岛素释放试验

第 4 问：该患者小剂量地塞米松抑制试验提示血皮质醇未被抑制，需进一步完善的检查有

 A. 肾上腺 CT

 B. 垂体 MRI

 C. 血 ACTH 测定

 D. 大剂量地塞米松抑制试验

 E. ACTH 兴奋试验

 F. 胰岛素释放试验

参考答案与解析

一、单选题

1. E　本题考查不同部位分泌激素的特性。根据所学可知,肾上腺髓质的嗜铬细胞分泌 2 种激素:肾上腺素和去甲肾上腺素。而肾上腺素和去甲肾上腺素均属于儿茶酚胺类激素。

2. E　抗利尿激素分泌失调综合征(SIADH)是由于抗利尿激素(ADH)过量分泌或 ADH 受体基因活化性突变导致体内水分潴留,稀释性低血钠,体液低渗、尿钠和尿渗透压升高的一组常见的临床综合征。SIADH 患者的低钠血症属于等容量性伴有不同程度的水潴留,血压一般正常,无明显水肿。

3. B　甲状腺功能亢进症是由于甲状腺合成和释放过多的甲状腺激素,造成神经、循环、消化等系统兴奋性增高和机体代谢亢进,引起心悸、出汗、进食及排便次数增多和体重减轻为主要表现的一组临床综合征。血中甲状腺激素过多伴高代谢症候群称为甲状腺毒症,因此甲状腺功能亢进是甲状腺毒症中的一种(伴合成增加)。亚急性肉芽肿性甲状腺炎是由于甲状腺破坏而导致甲状腺激素大量释放入血所致的甲状腺毒症,并不伴有甲状腺激素的合成增加。所以严格意义来说不属于甲状腺功能亢进。

4. B　血循环中的游离三碘甲状腺原氨酸(FT_3)及游离甲状腺素(FT_4),只占甲状腺产生的甲状腺激素的很小部分,大部分甲状腺激素(TH)是与球蛋白以结合形式存在,阿司匹林可以促使 TH 从球蛋白分离,导致血循环中的 FT_3 及 FT_4 水平上升,从而加重病情。

5. A　甲状腺功能减退症的病理特征是黏多糖在组织和皮肤堆积,表现为黏液水肿。

6. C　中枢性尿崩症患者体内 AVP 缺乏,表现为尿量多,尿比重低,而血渗透压往往是正常或者偏高的,禁水试验后尿比重不会明显增加,而精氨酸加压素治疗后尿比重和尿渗透压明显增加,对 AVP 是敏感的。

7. A　突发烦渴、多饮、多尿,尿比重低于 1.005,需要首先考虑为尿崩症。糖尿病患者尿比重不低,干燥综合征也是口干多饮,但尿比重往往减低比较轻,还有原发病的表现。原发性烦渴可以低比重尿,程度较轻,症状多随情绪波动而变化。长期低钾血症可以引起肾脏浓缩功能受损,但还有低钾血症相应的其他表现。

8. C　根据患者症状,可以初步判断为肺部疾病,肺结核、支气管扩张、肺癌可能,肺部疾病可导致 SIAD,低钠血症的直接原因应该是 SIAD。心功能不全可以引起稀释性低钠血症,但往往有原发疾病,且 BNP 正常,故可能性较小。原发性肾上腺皮质功能减退往往也可引起低钠血症,但是同时具有皮肤色素沉着。

9. B　除 PRL 瘤外,其他垂体瘤的首选治疗仍为手术治疗。该患者考虑为 ACTH 瘤且已经出现 ACTH 分泌增多的临床症状,如体重进行性增加,呈向心性肥胖,血皮质醇升高。故更需要手术彻底切除肿瘤,尽力保留正常的腺垂体组织。避免术后出现腺垂体功能减退症。

10. B　甲状腺功能亢进性心脏病患者为了更稳定地控制甲状腺功能，指南建议采取放射性碘治疗。但是为了防止放射性碘治疗后出现血中甲状腺激素水平的一过性显著升高，建议在放射性碘治疗前给予抗甲状腺药物治疗。

11. B　GHD 最关键的临床表现是与同性别、同年龄相比较，生长速度缓慢、骨龄延迟。

12. C　肢端肥大症是由于生长激素过多分泌所造成，其中垂体性占 90%，以腺瘤为主（占垂体瘤的 25%～30%）；垂体外性少见，包含异位 GH 分泌瘤（如胰腺癌、肺癌），GHRH 分泌瘤（如下丘脑错构瘤、胰岛细胞瘤、支气管和肠道类癌等）。

13. A　下丘脑弓状核结节漏斗多巴胺系统合成分泌多巴胺，经轴突达正中隆起，由垂体门脉系统输送到垂体前叶催乳素细胞，结合 D_2 受体，抑制催乳素的合成与分泌，是最主要的生理性催乳素抑制因子。

14. D　PRL>250ng/ml 常表明存在催乳素瘤，其他选项提示的情况虽有催乳素升高，但是罕有达到 250ng/ml 以上。

15. C　*SRD5A2* 基因是 5α- 还原酶缺乏症的致病基因。

16. B　卡尔曼综合征除了促性腺激素功能低下外还有嗅觉障碍。

17. B　妊娠女性 TSH 目标值：妊娠早期 TSH 0.1～2.5mIU/L、妊娠中期 TSH 0.2～3.0mIU/L、妊娠晚期 TSH 0.3～3.0mIU/L 及血清 FT_4/TT_4 处于妊娠期特异参考范围内。TSH>妊娠特异参考值上限，L-T_4 的起始剂量每天 50μg；TSH>8.0mIU/L，起始剂量每天 75μg；TSH>10mIU/L，起始剂量每天 100μg。妊娠期亚临床甲状腺功能减退女性，TSH>参考范围上限，不考虑抗 TPO Ab 是否阳性，应开始使用 L-T_4 治疗。

18. A　亚临床甲状腺炎多为不对称肿大，可伴有或不伴有结节；少数为弥漫肿大。多数患者为自限性，甲状腺功能恢复正常，但有 5%～10% 可遗留永久性甲状腺功能减退。亚急性甲状腺炎的局部疼痛症状可先后出现在甲状腺的不同区域，可先累及一叶，后发展到另一叶。亚急性甲状腺炎的典型病理改变为滤泡破坏，炎性细胞浸润，肉芽肿形成。亚急性甲状腺炎急性期的典型超声改变为多个低回声区。

19. D　患者产后 8 个月，存在产后甲状腺炎可能，但患者存在甲状腺毒症的症状，双眼突出，TSH 明显降低，FT_3、FT_4 显著升高，心率增快伴甲状腺弥漫性肿大，且抗 TR Ab 明显升高，故甲状腺功能亢进症（Graves 病）的诊断明确。

20. E　本题考查内分泌系统反馈调节的定义。经典的激素反馈调节包括正反馈调节和负反馈调节 2 种，机体通过反馈调节维持体内的激素水平。负反馈调节表现为抑制激素的分泌。当外周激素水平下降时，垂体前叶在下丘脑释放或抑制激素的调节下分泌相应的促激素，刺激靶腺合成和分泌激素，当外周激素水平恢复正常时，通过负反馈机制减少下丘脑 - 垂体系统促激素的产生。

21. C　单纯性甲状腺肿也称为非毒性甲状腺肿，是指非炎症和非肿瘤原因。不伴有临床甲状腺功能正常的甲状腺肿。

22. D　慢性淋巴细胞性甲状腺炎患者甲状腺功能多正常，随病情进展，部分逐渐发展为亚临床甲状腺功能减退，最后发展为临床甲状腺功能减退。少部分患者可出现一过性甲状腺毒症。摄碘率早期正常，后逐渐降低。通常核素分布不均匀，常显示不规则浓集或稀疏，有时可呈"冷结节"样改变。但摄碘率和核素显像等检查对诊断并无实际意义。除了甲状腺细针穿刺细胞学检查之外，抗 TPO Ab 和抗 TG Ab 两类甲状腺自身抗体滴度持续升高对诊断最有意义。

23. A　甲状腺良性肿瘤中，滤泡性腺瘤占绝大部分。其他腺瘤，如唾液腺型肿瘤、腺脂肪瘤和玻璃样变性梁状腺瘤等则很少见。

24. E　患者虽然血清甲状旁腺激素升高，但血钙仅轻微升高，常不超过参考上限的 0.25mmol/L（1mg/dl），患者往往没有与高血钙和甲状旁腺激素过多相关的经典症状和体征。

25. B　甲状旁腺功能减退症（HP）是指甲状旁腺激素分泌过少和 / 或效应不足而引起的一组临床综合征，其临床特征有低钙血症、高磷血症和由此引起的神经肌肉兴奋性增高及软组织异位钙化等。颈前手术是其最常见病因，大约占 75%，甲状腺、甲状旁腺、喉或其他颈部良恶性疾病手术均可导致术后 HP；迅速发生的低钙血症可以出现急性低钙血症相关症状，神经肌肉兴奋性增高，典型表现为手足搐搦，体检发现束臂加压试验（Trousseau）阳性和面神经叩击征（Chvostek 征）阳性；慢性高血磷会在血管、神经、肾脏等器官的软组织发生异位矿化，常见为基底节区对称性钙化。长期严重的 HP 可导致充血性心力衰竭、胸痛、心律失常，心电图出现心脏传导阻滞、长 Q-T 间期和 ST-T 改变，但一般不会导致高血压。

26. B　该病例提示患者非原发性骨质疏松常见部位骨折，应考虑是继发性因素，检测血和尿钙、磷水平及血碱性磷酸酶为首选且易行的检查。骨密度评估、血 PTH 测定为下一步的检查。

27. C　肾上腺皮质包括球状带、束状带及网状带，分别分泌醛固酮、皮质醇及性激素，而肾上腺素为肾上腺髓质所分泌的。

28. A　患者肥胖，血皮质醇增高，失去昼夜节律，小剂量地塞米松不能抑制，可诊断为库欣综合征。而患者 ACTH 升高，提示为 ACTH 依赖性库欣综合征，其可受大剂量地塞米松试验抑制，故最可能的诊断为库欣综合征。

29. E　慢性肾上腺皮质功能减退症的糖皮质激素替代治疗，一般成年人剂量为氢化可的松 20～30mg/d，发热、感冒或劳累等应激状况剂量应增加 2～3 倍。

30. C　超声检查只能提示双侧卵巢增大，卵泡数量增多的卵巢形态学改变只能提示卵巢多囊，而 20% 正常人也会存在卵巢多囊表现，所以不能单凭卵巢 B 超进行多囊卵巢综合征的诊断，具体诊断需要结合临床症状以及内分泌检查结果并排除其他导致高雄激素和稀发排卵的相关疾病。

31. B　本题在于考察内分泌功能异常的常用辅助检查方式，对于激素水平增高或分泌亢进的患者，一般采用抑制试验了解内分泌腺体有无自主分泌等。

32. D　甲状腺髓样癌是来源于甲状腺滤泡旁细胞的肿瘤，滤泡旁细胞分泌降钙素（Ct）。

33. C　对于库欣综合征患者，糖皮质激素对 ACTH 的负反馈依然存在，但敏感性降低，重新设定于较高水平，因此不能被小剂量地塞米松抑制试验抑制，而能被大剂量地塞米松抑制试验抑制。与基础皮质醇相比，服用地塞米松后 48 小时的血和尿皮质醇抑制率＞

50% 提示为库欣综合征，＜ 50% 提示为肾上腺肿瘤、皮质癌或异位 ACTH 综合征。

34. C 患者表现为口渴、多饮、多尿，低比重尿，血糖糖化排除糖尿病，禁水加压试验证实该患者为中枢性尿崩症，治疗方法是口服去氨加压素。

二、多选题

1. CDE 尿崩症由于 ADH 的减少（中枢性）或是肾脏对 ADH 不敏感（肾性）引起，而且缺乏里面也分严重和部分缺乏。抗利尿激素储存在垂体后叶，垂体前叶功能减退一般不合并尿崩症。

2. ABCD SIADH 为等容量性低渗性低钠血症，高容量性低钠血症常见于心力衰竭、肝硬化、肾病综合征、肾衰竭等。

3. BCDE 腺垂体功能减退症时，血浆皮质醇浓度降低，节律正常。

4. ABCDE 引起催乳素升高的生理性因素包括妊娠、哺乳、应激、运动、睡眠等。

5. BCDE 男性患者出生时主要表现为小阴茎、隐睾，青春期无喉结、胡须等第二性征发育，由于患者缺乏雄激素，骨骺不能闭合，身材瘦长；女性患者青春期表现为无月经、乳房发育。

6. ABE 甲状腺功能亢进 ^{131}I 治疗或甲状腺切除术后出现的甲状腺功能减退是原发性甲状腺功能减退；甲状腺激素抵抗综合征是由于甲状腺激素在外周组织实现生物效应障碍引起的综合征；黏液水肿昏迷患者甲状腺素转换为三碘甲腺原氨酸可能会减少，所以除了给予 L-T$_4$ 之外，有条件时还要静脉注射 L-T$_3$；继发于下丘脑和垂体的甲状腺功能减退，以血清 FT$_4$、TT$_4$ 达到参考范围作为治疗的目标，不以 TSH 作为监测指标；甲状腺功能正常，病态综合征不需要给予甲状腺激素替代治疗，因甲状腺激素治疗会不适当地提高机体代谢率，可能带来不良反应。

7. ABC 亚急性甲状腺炎为自限性疾病，轻症可予观察，不需特殊治疗。症状明显者治疗上主要给予非甾体抗炎药物对症止痛，对于全身症状重、炎症反应明显的患者可给予糖皮质激素治疗，但不能突然停药以避免反跳，需逐渐减量，同时患者伴有心慌手抖的可给予盐酸普萘洛尔缓解交感兴奋症状。亚急性甲状腺炎是非细菌感染导致，不需要抗生素治疗。

8. ABCDE 甲状腺肿病因包括：先天性遗传性甲状腺激素合成缺陷及自身免疫及炎症反应，碘缺乏和碘过量，食物、环境、内分泌干扰物、药物影响等。

9. ABCE 甲状腺细针穿刺是术前诊断甲状腺癌的金标准。如下情况需要考虑行 FNA。实性结节，有可疑的超声提示，包括低回声、微小钙化、边界不清、纵横比大于 1，结节直径大于 1.0cm，就需要 FNA。而对于无以上可疑提示，则结节直径大于 1.5cm 需要行 FNA。海绵状结节（即多发的微囊性结构超过结节体积的 50%），结节直径大于 2.0cm，需要行 FNA。囊性结构，无需行 FNA。颈部淋巴结，包括低回声、类圆形、门样结构阙如、囊性或部分囊性，以及微钙化，需要行淋巴结和 / 或甲状腺结节穿刺活检。

10. ABE 糖尿病足溃疡按照血供状况分为神经性、神经缺血性及缺血性溃疡。

11. ABCD 雌激素是抑制骨吸收，促进骨形成，是治疗绝经后骨质疏松可选择的药物。

12. ACD 库欣综合征为 ACTH 依赖性库欣综合征，ACTH 应为不受抑制或升高。皮质醇可促进尿 K 排泄，故皮质醇过多时尿 K 排出增多，血钾降低。

13. BD　假性甲状旁腺功能减退（PHP）可以表现为血钙低，血磷高，但与甲旁减血 PTH 明显降低不同的是，PHP 血 PTH 明显增高。典型的 Albright 骨营养不良（AHO）表现为圆脸、矮胖、短颈、胸廓宽、短指趾骨畸形等；假性甲旁减 I a、I c 型伴有 AHO，I b 型、Ⅱ型不伴有 AHO，假 - 假性甲旁减（PPHP）仅表现为 AHO 体型，不伴有甲旁减的生化异常。

14. ABCDE

15. ABE　先天性肾上腺皮质增生症为常染色体隐性遗传病，由编码皮质醇合成代谢过程中关键酶（如 CYP21A2、CYP11B1、CYP17A1、HSD3B2 等）的基因突变所致，上述酶的缺陷致使皮质醇合成受阻、具有盐皮质激素活性的前体激素（如去氧皮质酮）分泌增多、肾上腺及性腺合成的性激素增多或减少，从而引起性征发育异常，伴有或不伴有高血压、低血钾，或耗盐综合征等一系列临床综合征。其中，21- 羟化酶缺乏症最常见。因皮质酮也具有皮质醇的作用，部分患者可无典型肾上腺皮质功能不全的临床表现。使用糖皮质激素抑制 ACTH 分泌是主要的治疗措施。

16. BCE　抗雄激素治疗用药方案包括短效口服避孕药、螺内酯（安体舒通）、促性腺激素释放激素、氟他胺。调整月经周期用药方案包括周期性孕激素疗法、短效口服避孕药、雌孕激素周期序贯疗法。

17. ADE　Tanner Ⅱ期表现包括：乳房出现硬结，乳头及乳晕稍增大；阴囊、双睾增大，睾丸直径>2.5cm（容积 4～8ml）；阴囊皮肤变红、薄、起皱纹，阴茎稍增大；阴毛呈少许稀疏直毛、色浅，女孩限阴唇处，男孩限阴茎根部；生长增速。阴茎增长、增粗，睾丸容积 10～15ml 为 Tanner Ⅲ期表现。

18. ABC　多发性黏膜神经瘤的表型特征为 MEN2B 的诊断要点；MEN2 为常染色体显性遗传。

19. A3CE　肾素 - 血管紧张素系统抑制剂、血管紧张素受体拮抗剂、血管紧张素受体 - 脑啡肽酶抑制剂、醛固酮受体拮抗剂和 β 受体拮抗剂均能改善心力衰竭预后，该作用在伴和不伴糖尿病的患者中没有差异。洋地黄类药物可改善心力衰竭患者症状及运动耐量，但并不改善预后。

20. ABDE　继发性营养不良常由各种慢性或亚急性起病，造成营养物质损耗增加，能量和蛋白质摄入减少，或对营养物的需要量增加而引起。A、B、D、E 选项都可能引起。

三、共用题干单选题

1. B　题干中有提及 MRI 呈空泡蝶鞍，结合患者临床症状和目前的影像报告，符合空泡蝶鞍综合征的初步诊断。没有信息提示 Rathke 囊肿或者垂体功能性腺瘤（包括 PRL 瘤或肢端肥大症等均是干扰项）。

2. E　鞍区的蛛网膜粘连是本病发生的重要因素之一，可能因鞍区局部粘连使脑脊液引流不畅。另外，原发性空泡蝶鞍多见于多胎妊娠的中年女性可能与妊娠期垂体增大而产后垂体体积缩小有关，原发性空泡蝶鞍还见于原发性内分泌靶腺（性腺、甲状腺、肾上腺）功能减退者治疗后或鞍内或鞍旁肿瘤经放射治疗或手术后。空泡蝶鞍的发生是由于脑脊液压力升高，而非下降。

3. D 空泡蝶鞍综合征临床表现：本病女性（80%～90%）较男性多见，肥胖者较非肥胖者多见，成人较儿童多见。临床表现缺乏特异性，其诊断很大程度上依赖于影像学检查。不少患者腺垂体的分泌功能降低，但有明显临床症状的少见。有些患者出现血催乳素（PRL）水平升高，可能为垂体柄受损所致。先天性鞍膈缺损引起的空泡蝶鞍综合征约有15%的患者有高 PRL 血症，原因未明。神经垂体一般不受影响，故患者无尿崩症的表现。实验室检查可发现腺垂体激素的储备降低，严重者靶腺激素水平亦可降低。头颅CT 或鞍区 MRI 显示蝶鞍扩大，典型者呈所谓"气球状"蝶鞍。空泡蝶鞍综合征预后评价：预后取决于及时诊断和合理治疗，总体预后良好。

4. E 该患者发热、肺部感染、低血压合并意识模糊，体检时发现色素沉着，结合既往有Addison 病史，应考虑为肾上腺危象。

5. B 急性肾上腺危象的治疗原则：静脉给予大剂量糖皮质激素，纠正低血容量和电解质紊乱，全身支持疗法和去除诱因。

6. E 慢性肾上腺皮质功能减退症替代治疗中应告知患者发热等应激时应增加激素剂量。

7. D 该患儿超声探得两种性腺组织，真两性畸形可能性大。

8. E 该患儿没有肾上腺皮质功能受损的表现。

9. B 建议与患儿家属沟通确定最终社会性别后，外科手术切除相应性腺组织，青春期起始后给予性激素替代治疗。

10. C 基因检测要在临床诊断后根据情况再决定。

11. E

12. B

13. E 患者为 Addison 病患者，平时服用糖皮质激素等类药物，此次因消化道感染诱发了肾上腺危象。

14. A 该患者血压明显降低表现为低血压休克、昏迷，需急查电解质、血糖。

15. E 肾上腺危象患者需紧急补充糖盐水和糖皮质激素。

16. D 对于肾上腺皮质功能不全患者（不管是原发还是继发），要进行相关的健康教育，告知患者需佩戴标识有肾上腺皮质功能不全的标签，学习在应激状态下增加激素剂量及应激解除后减量，尽量减少和预防肾上腺危象的发生。

17. B 青年女性，口干、多饮、多尿伴有体重下降 1 个月，感冒后出现嗜睡、脱水、血压低，查血糖明显升高，CO_2CP 下降，考虑有糖尿病酮症酸中毒的可能。

18. B 为快速明确诊断可完善血尿酮体检查。

19. D 患者 pH 7.25，目前不需要补碱，随着补液降糖酸中毒会逐渐纠正。

20. A 患者为青年女性，近 1 个月常于空腹时出现心悸、出汗、手抖等症状，排除甲状腺功能亢进，考虑低血糖导致交感神经兴奋症状可能性大。

21. B 因此最有意义的检查是血糖及同步胰岛素。

22. A 青年女性低血糖，无特殊服药史，首先要考虑胰岛 β 细胞瘤，因此要完善腹部 CT。

四、案例分析题

【案例1】

第1问：CEF　糖尿病酮症酸中毒是糖尿病急性并发症之一，也是内科常见的急症，处理不当可危及患者生命。多数患者根据病史及临床表现，诊断不难，部分患者可有腹痛表现，且尿常规除有尿糖及尿酮阳性外，可能合并蛋白尿、管型尿、血尿等，因此无糖尿病病史的患者可能会被误诊为尿路感染。因此选项中血糖、尿常规、血气分析是可予以明确糖尿病酮症酸中毒诊断的实验室检查项目。

第2问：D　患者血糖明显升高，尿糖及尿酮均强阳性，血pH示酸中毒，伴严重脱水及休克表现，因此糖尿病酮症酸中毒诊断明确。

第3问：G　临床上，糖尿病患者在一定诱因作用下发生糖尿病酮症酸中毒，常见的诱因有：①感染（>50%），呼吸道、消化、泌尿、皮肤等；②治疗不当（15%～20%），胰岛素治疗中断或不适当减量；③饮食不当，过多、高糖、高脂、酗酒等；④应激状态，创伤、妊娠与分娩、重大手术等；⑤其他，精神因素等。

第4问：ABCD　糖尿病酮症酸中毒时，体内处于酸中毒状态，钾离子从细胞内释出细胞外，经肾小管与氢离子竞争排出，使失钾更为明显，但由于失水甚于失盐，血液浓缩，这种情况下血钾常升高或仍处于参考范围。实际上患者在糖尿病酮症酸中毒早期因摄入不足及丢失过多，体内总钾缺乏。随着治疗进程，补充血容量、注射胰岛素、纠正酸中毒后，钾从细胞外转移到细胞内，可发生严重低血钾。

【案例2】

第1问：CE　严重低钠血症时，需输注3%NaCl，血钠达到120～125mmol/L（安全水平）后减慢速度，低钠血症中血钠提升速度控制到每小时0.5～1.0mmol/L。

第2问：E　脑性耗盐综合征主要为颅脑疾病导致肾不能保存钠，导致钠从尿中进行性大量流失，并带走过多的水分。抗利尿激素分泌失调是正容量，而脑性耗盐综合征是低血容量，这是二者最大的区别。

第3问：CDEF　SIADH治疗中，轻症治疗原则主要通过限水，停用阻碍水排泄的药物纠正低血钠。注意补钠的速度，防止血钠增高过快，严重低血钠时，需要积极使用呋塞米，排出水分，但轻症患者不必使用呋塞米。治疗中需频繁监测血钠，2～4小时1次。托伐普坦使用时可不必限水。

第4问：C　严重低钠血症积极补充3%NaCl，出如果血钠补充过快，会导致患者出现中枢性脑桥脱髓鞘病变，临床表现为发音困难，吞咽困难，进而昏迷和死亡。

【案例3】

第1问：ACEF　该患者既往有肾结石病史，目前以腹痛、恶心、呕吐等消化道症状为主，血钙大于3.5mmol/L，因此可以诊断为高钙危象，患者血钙高，低磷血症，血PTH显著升高，提示可以诊断为原发性甲状旁腺功能亢进症。患者有腹痛、恶心、呕吐等消化道症状，血淀粉酶720U/L，血脂肪酶560U/L均显著升高，可以诊断为急性胰腺炎。

第2问：ABCDE　该患者血钙大于3.5mmol/L，因此可以诊断为高钙危象，针对高钙危象的处理，首先是水化，患者目前合并急性胰腺炎，难以通过消化道补充水分，因此需要建立静脉通路，输注生理盐水。在充分水化后可以考虑使用呋塞米利尿，促进钠和钙经尿液排泄。为了尽快降低可使用骨吸收抑制剂降钙素和双膦酸盐。如果患者血钙降低不显著，可以考虑实施低钙透析液做血液透析，降低血钙。氢氯噻嗪会减少尿钙排出，加重高钙血症不宜用于该患者。

第3问：AC　甲状旁腺组织的定位诊断常规会选择 ^{99m}Tc-MIBI（^{99m}Tc- 甲氧基异丁基异腈）延迟显像和甲状旁腺超声。因为二者均具有较高的敏感性和特异性。而甲状旁腺 CT 对定位具有帮助，但不作为常规选择。只有前二者定位困难或解剖关系不清楚时选用。颈部 MRI 和 PET-CT 不是甲状旁腺功能亢进症的常规定位手段，而甲状旁腺细针穿刺因担心甲状旁腺病变细胞的种植不做常规推荐。^{131}I 摄取率用于甲状腺功能诊断。

第4问：AEF　*MEN1* 基因突变导致的疾病为多发内分泌腺瘤病 I 型，患者除甲旁亢外，常合并垂体瘤和胰腺内分泌肿瘤。因此需要筛查是否存在这两种肿瘤的可能。嗜铬细胞瘤和甲状腺髓样癌多见于内分泌腺瘤病 II 型，是由于 *RET* 基因突变所致。家族性低尿钙性高钙血症通常由于 *CaSR* 基因突变所致。

【案例4】

第1问：AC　患者有口干、多饮、多尿的临床症状，加上空腹血糖≥7.0mmol/L，可诊断为糖尿病，患者有月经不规律伴肥胖、痤疮、不孕，初步诊断为多囊卵巢综合征。

第2问：E　患者有不孕、月经稀发病史，体检有肥胖、痤疮，需完善内分泌相关检查，空腹血糖 7.8mmol/L 需检查胰岛素，肝、肾功能，血脂情况，并排除肾上腺分泌雄激素的肿瘤。心电图不是必须检查。

第3问：ABF　结合病史及相关的实验室和影像学检查，该患者的诊断是多囊卵巢综合征、2 型糖尿病、高脂血症。

第4问：ABC　该患者目前合并较多的代谢紊乱包括（2 型糖尿病、高脂血症），首要的治疗应以改善代谢紊乱，选用对代谢影响较小的短效避孕药降雄激素水平，调整月经，待代谢情况有所改善再考虑生育问题。

【案例5】

第1问：ABCDEFGHIJ　一些特殊蛋白，如 α_1 微球蛋白等在肾脏（特别是近端肾小管）轻度受损时即可出现显著的变化，早于血肌酐和尿素氮升高。尿白蛋白主要与肾小球病变有关，做此检查有助于判断肾损伤部位。因此，尿液检查特别是特殊蛋白的测定有助于发现痛风患者的早期肾损伤。

第2问：ABCDF　痛风石隆起于皮下的黄白色赘生物，表面菲薄，经皮肤破溃排出白色粉末状或糊状物，所形成的溃疡不易愈合，由于尿酸有抑菌作用，因此继发感染少见。

第3问：BCDEF　患者慢性痛风性关节炎期伴有痛风石形成，血尿酸控制目标应 <300μmol/L，有利于痛风石缓解、缩小。不建议血尿酸水平降至<180μmol/L。

第4问：BD　对于痛风性肾病，在使用利尿药时应避免使用影响尿酸排泄的噻嗪类利尿药及袢利尿剂，肾小球滤过率轻度降低[>60ml/(min·1.73m^2)]可选用螺内酯。碳酸酐酶抑制剂乙酰唑胺兼有利尿和碱化尿液作用，亦可选用。

【案例6】

第1问：ABCDEF　肥胖症患者，结合病史及体征，初步诊断应考虑肥胖的原发性及继发性原因，包括单纯性肥胖、特发性多毛症、库欣综合征、甲状腺功能减退症、多囊卵巢综合征、先天性肾上腺皮质增生等，患者面貌正常，神经系统无异常，可排除较罕见的遗传性肥胖。

第2问：ABCDH　患者有高雄激素体征，需完善性腺轴、肾上腺轴功能相关的检查，患者血压正常，暂不检查醛固酮。

第3问：ABC　患者血浆皮质醇（8AM）明显升高，提示库欣综合征可能，需完善皮质醇昼夜曲线、24小时尿游离皮质醇、小剂量地塞米松抑制试验等明确诊断。

第4问：ABCD　小剂量地塞米松抑制试验提示血皮质醇未被抑制，需进一步检查血ACTH以鉴别ACTH依赖性和非ACTH依赖性库欣综合征，大剂量地塞米松抑制试验以鉴别库欣病和其他，以及完善肾上腺及垂体影像学检查。

附录二 内分泌学模拟试卷（正高级）

一、多选题

1. 肾性尿崩症的主要特点有
   A. 有多饮、多尿及低比重尿
   B. 患者体内抗利尿激素水平正常或者升高
   C. 患者体内抗利尿激素水平减低或者缺乏
   D. 是一种遗传性疾病
   E. 精氨酸加压素治疗效果不佳

2. SIADH 的诊断依据为
   A. 低钠血症（血钠<135mmol/L）
   B. 低血浆渗透压（<270mOsm/L）
   C. 尿钠>30mmol/L
   D. 尿渗透压>血渗透压
   E. 高容量性低钠血症

3. 关于成年男性腺垂体功能减退症的激素补充/替代治疗方案，正确的叙述有
   A. 糖皮质激素可使用氢化可的松，最大剂量不超过 30mg/d
   B. 糖皮质激素可使用泼尼松不超过 7.5mg/d
   C. 可肌内注射丙酸睾酮，每周 2 次
   D. 只要有生育需求者都可以使用 GnRH 脉冲治疗
   E. 腺垂体功能减退症采用相应靶腺激素替代治疗能取得满意效果，但需要长期、甚至终身维持治疗

4. 生长速度在诊断 GHD 中非常关键，以下说法正确的是
   A. 2 岁前生长速度每年>7cm/年
   B. 2～4 岁生长速度>6.5cm/年
   C. 4～6 岁生长速度>5cm/年
   D. 6 岁至青春期男生生长速度>4.3cm/年
   E. 6 岁至青春期女生生长速度>4.5cm/年

5. 可表明肢端肥大症处于活动期的指标有
   A. 头痛症状明显
   B. 进行性视野缺损
   C. 血磷升高
   D. 基础 GH 水平明显升高
   E. IGF-1 升高

6. 催乳素瘤的临床表现有
   A. 女性月经稀发或闭经
   B. 男性性功能减退或不育
   C. 泌乳
   D. 垂体前叶功能减退
   E. 性早熟

7. 中枢神经系统病变会导致促性腺激素功能低下型性腺功能减退，主要包括的疾病是
   A. 空泡蝶鞍
   B. 头部外伤
   C. 颅咽管瘤
   D. 垂体瘤
   E. 朗格汉斯组织细胞病

8. hCG 相关性甲状腺功能亢进可见于
   A. 绒毛膜癌
   B. 子宫颈癌
   C. 正常妊娠
   D. 葡萄胎
   E. 侵蚀性葡萄胎

9. 关于甲状腺功能减退特殊人群的替代治疗，下列说法正确的是
   A. 老年人或伴有缺血性心血管疾病者，L-T_4 起始剂量宜小，调整剂量宜慢
   B. 甲状腺功能减退患者应调整 L-T_4 剂量至 TSH 正常再妊娠，L-T_4 剂量一般较非妊娠时增加 30%～40%
   C. 亚临床甲状腺功能减退患者当 TSH 处于 4.0～10mU/L 且抗 TPO Ab 阳性时，主张立即给予 L-T_4 替代治疗
   D. 甲状腺功能减退患者择期手术前应将甲状腺功能替代到正常状态，且手术时应适当减少麻醉药的剂量
   E. 甲状腺癌术后应常规 L-T_4 替代治疗，以抑制 TSH 分泌及甲状腺癌细胞生长，减少复发的风险

10. 下列关于亚甲炎的描述，正确的是
   A. 也称为肉芽肿性甲状腺炎
   B. 典型的临床过程表现为早期伴甲状腺功能亢进、中期可伴甲状腺功能减退以及恢复期 3 个阶段
   C. 少数患者可遗留永久性甲状腺功能减退
   D. 治疗上需给予抗生素治疗
   E. 治疗上可给予糖皮质激素治疗

11. 关于慢性淋巴细胞性甲状腺炎，描述正确的是
   A. 常由病毒感染导致
   B. 甲状腺超声表现为弥漫性甲状腺肿，回声不均，呈网格样改变，可伴发低回声区或甲状腺结节

C. 抗 TPO Ab、抗 TG Ab 显著升高
   D. 早期甲状腺功能多为正常，随病情进展，部分患者逐渐出现甲状腺功能减退
   E. 病程进展缓慢，病程长

12. 关于单纯性甲状腺肿的实验室检查，正确的有
   A. T_3、T_4 正常，TSH 正常
   B. T_3、T_4 升高，TSH 正常
   C. T_3/T_4 比值增高
   D. T_3/T_4 比值降低
   E. T_3、T_4 升高，TSH 降低

13. 下列关于甲状腺肿瘤，叙述正确的有
   A. 甲状腺恶性肿瘤中以分化型滤泡细胞肿瘤最为常见，乳头状癌（PTC）占甲状腺癌的 85% 左右
   B. 甲状腺癌患者的预后良好，因此可以观察暂不手术，也不需要放射性碘进行治疗
   C. 血清 TG 测定可用于监测甲状腺分化型癌复发和转移，血 TG 水平测不出时，可以排除癌肿复发可能
   D. 血清 TG 测定可用于监测甲状腺分化型癌残留、复发和转移。对甲状腺切除和 ^{131}I 除残的患者，血清 TG 水平测定具有高度的特异性和敏感性
   E. 分化型甲状腺癌中常见 *BRAF V600E* 突变，*RET* 基因突变是甲状腺髓样癌发病的主要分子基础

14. 关于甲状旁腺功能减退症（甲旁减）的病理生理表现，下列叙述正确的有
   A. PTH 缺乏，骨转换减弱，骨吸收活性降低可使血钙降低
   B. PTH 分泌减少，肾小管钙重吸收降低，尿钙排出增加，是使血钙降低的一个原因

C. PTH 缺乏导致尿 cAMP 升高

D. 血低钙高磷,血清钙浓度降低主要表现为离子钙浓度降低

E. 血低钙高磷,血清钙磷乘积发生变化可引起异位钙化及外胚层病变

15. 下述属于原发性骨质疏松症的临床表现的是

A. 骨折常见

B. 腰背疼痛

C. 可有身高缩短和驼背

D. 周身骨痛

E. 尿路结石

16. 下列治疗库欣综合征的药物中,属于肾上腺酶抑制剂的是

A. 酮康唑

B. 米托坦

C. 依托咪酯

D. 美替拉酮

E. 帕瑞肽

17. 自身免疫性多发内分泌腺病综合征 I 型的相关特征常包括

A. 甲状旁腺功能减退

B. 慢性黏膜念珠菌病

C. 性腺功能减退

D. 肾上腺皮质功能减退

E. 外生殖器发育异常

18. 原发性醛固酮增多症最常见的亚型是

A. 醛固酮瘤

B. 家族性醛固酮增多症

C. 单纯的产醛固酮肾上腺皮质癌

D. 双侧特发性醛固酮增多症

E. 糖皮质激素可治疗原醛症

19. 关于 21- 羟化酶缺乏症,描述正确的有

A. 是先天性肾上腺皮质增生症中最常见的类型

B. 女性发病率高于男性

C. 可分为经典型(失盐型和单纯男性化型)和非经典型

D. 女性非经典型 21- 羟化酶缺乏的临床表现与多囊卵巢综合征相似

E. 男性非典型患者可无临床症状

20. 1 型糖尿病中的一个亚型是免疫介导的,其主要证据是

A. HLA-DQ、DGB、DR 位点的某些等位基因频率增高或减少

B. 体液中存在针对胰岛 β 细胞的抗体

C. 伴随其他自身免疫病

D. 酮症酸中毒倾向

E. 起病急,青少年多见

21. 糖尿病合并动脉粥样硬化心血管疾病(ASCVD)患者的血脂控制基本目标是

A. LDL-C 应控制在 1.8mmol/L 以下

B. 非 HDL-C 控制在 2.6mmol/L 以下

C. LDL-C 应控制在 2.6mmol/L 以下

D. 非 HDL-C 控制在 3.4mmol/L 以下

E. LDL-C 应控制在 1.6mmol/L 以下

22. 关于糖尿病 DSPN,描述正确的是

A. 隐袭起病,由远端向近端缓慢逐渐进展

B. 疼痛多为首发症状

C. 常表现为不对称发病

D. 白天症状加重,夜间有所缓解

E. 糖尿病周围神经病变中最为常见

23. 糖尿病酮症酸中毒患者需要即刻补钾的是

A. 治疗前血钾已高于正常

B. 治疗前血钾正常,每小时尿量 30ml 以上

C. 治疗前血钾正常,每小时尿量 40ml

以上

D. 治疗前血钾正常，每小时尿量 20ml 以上

E. 治疗前血钾已低于正常

24. 许多胰腺外肿瘤可伴发低血糖症，最常见的是
    A. 支气管癌
    B. 胆管癌
    C. 低度恶性或良性结缔组织肿瘤
    D. 原发性肝癌
    E. 假性黏液瘤

25. 下列药物中，可以引起男性乳腺发育的是
    A. 非那雄胺
    B. 螺内酯
    C. 枸橼酸氯米芬
    D. 甲氧氯普胺
    E. 雌激素及其类似物

26. 以下属于肥胖并发症的是
    A. 冠心病
    B. 胆石症
    C. 胃食管反流病
    D. 睡眠呼吸暂停综合征
    E. 恶性肿瘤

27. 他汀类药物的不良反应包括
    A. 肝损伤
    B. 肾损伤
    C. 增加新发糖尿病风险
    D. 肌病
    E. 脑出血

28. 痛风是一种结晶沉积性疾病，促使痛风形成的因素包括
    A. 雌激素水平下降
    B. 局部温度升高

C. 尿酸与血浆蛋白结合增多

D. pH 降低

E. 尿酸钠盐浓度过饱和

29. 醛固酮分泌不足可引起
    A. 对儿茶酚胺的升压反应减弱
    B. 高血钠
    C. 低血钠
    D. 低血钾
    E. 高血钾

30. 关于 46, XX 睾丸 DSD，以下说法正确的是
    A. 少数情况下缺乏 *SRY* 基因
    B. 非常少见，表型为正常男性或轻度男性两性畸形
    C. 可出现卵巢组织
    D. 身材矮小
    E. 90% 的患者 *SRY* 基因（+），包含 *SRY* 基因的 Y 染色体片段常易位至 X 染色体短臂远端或常染色体上

二、案例分析题

【案例 1】患者男，65 岁。发现血糖升高 7 年，未正规诊治。吸烟史 10 余年，BMI 26.1kg/m²。近 6 个月来反复活动后呼吸困难，加重 7 天。查体：心界稍大，各瓣膜区未闻及杂音，双下肺可闻及散在湿啰音，双下肢轻度水肿。胸部 X 线检查提示：心影稍大，可见 Kerly B 线。

第 1 问：根据题中线索，对该患者首先考虑的疾病和下一步检查是
    A. 肺炎 + 胸部 CT
    B. 急性心肌梗死 + 肌钙蛋白测定
    C. 肺栓塞 +D- 二聚体测定
    D. 心力衰竭 + 超声心动图、B 型利钠肽测定
    E. 下肢静脉血栓 + 血管超声
    F. 冠心病 + 冠脉造影

第2问：下列检查结果的组合，支持心力衰竭诊断的是

A. 心电图无明显异常；cTnT 0.02μg/L；NTpro-BNP 1 470ng/L；D-二聚体 0.9mg/L。超声心动图提示左心室增大，左心室射血分数 32%

B. 心电图提示心房颤动；cTnT 0.02μg/L；NT-proBNP 78ng/L；D-二聚体 501mg/L。超声心动图提示心脏结构正常，左心室射血分数 58%

C. 心电图无明显异常；cTnT 0.02μg/L；NT-proBNP 1 470ng/L；D-二聚体 0.9 mg/L。超声心动图提示室间隔增厚，双心房增大，左心室射血分数 58%

D. 心电图提示心房颤动；cTnT 0.02μg/L；NT-proBNP 1 470 ng/L；D-二聚体 0.9mg/L。超声心动图提示室间隔增厚，双心房增大，左心室射血分数 58%

E. 心电图提示完全性左束支传导阻滞；cTnT 0.02μg/L；NT-proBNP 1 470ng/L；D-二聚体 0.9mg/L。超声心动图提示左心室射血分数 32%

F. 心电图无明显异常；cTnT 0.02μg/L；NT-proBNP 78ng/L；D-二聚体 0.9mg/L。超声心动图提示心脏结构正常，左心室射血分数 58%

第3问：询问病史时，有助于提供心力衰竭病因诊断的线索有

A. 胸痛史
B. 过敏史
C. 高血压病史
D. 早发冠心病家族史
E. 吸烟史
F. 传染病史

第4问：关于糖尿病相关心力衰竭的表述，**错误**的是

A. 糖尿病是心力衰竭发生的独立危险因素

B. 左心室射血分数可降低或正常
C. 心内膜活检可发现特征性病理改变
D. SGLT-2 抑制剂可降低心力衰竭住院风险
E. 此类患者 HbA1c 宜控制在 7%～8%
F. B 型利钠肽越高，预后越差

【案例2】患者男，30 岁。婚后 3 年，不育。查体：阴毛稀疏，睾丸容积为 2ml，质地坚韧，精液检查未见精子，睾酮水平低于参考值下限，FSH 和 LH 水平超过参考值上限 5 倍。

第1问：为明确诊断，该患者下一步应进行的检查为

A. 睾丸彩超
B. 睾丸 CT
C. 睾丸 MRI
D. 垂体 MRI
E. 前列腺液分析
F. 染色体核型分析
G. 胰岛素样因子 3 检测

第2问：该患者淋巴细胞染色体核型分析结果为 47, XXY，诊断为 Klinefelter 综合征，拟应用十一酸睾酮替代治疗，治疗禁忌证包括

A. 伴乳腺癌或前列腺癌
B. 前列腺可触及结节或质地坚硬
C. 前列腺特异性抗原 PSA>3ng/ml 而未行进一步泌尿外科检查
D. 贫血
E. 高黏滞血症
F. 未经治疗的睡眠呼吸暂停综合征
G. 严重下尿路症状，国际前列腺症状评分（IPSS）>19
H. NYHA 心功能分级Ⅲ～Ⅳ级

第3问：十一酸睾酮治疗的初始剂量和维持剂量分别为

A. 40～80mg/d, 120～160mg/d

B. 80～120mg/d, 120～160mg/d

C. 120～160mg/d, 40～80mg/d

D. 120～160mg/d, 40～120mg/d

E. 160～200mg/d, 40～80mg/d

F. 160～200mg/d, 40～120mg/d

第4问：患者及其配偶如计划进行生育，首先应进行的诊疗活动是

A. 睾丸活检

B. 普通精子抽提术

C. 显微外科精子抽提术

E. 精子冷冻

F. 遗传咨询

G. 雄激素替代治疗

【案例3】患者女，49岁。5天前患者于地里做农活后淋雨，出现明显心悸、大汗，当夜开始出现发热，最高体温39.5℃，随后开始出现咳嗽，咳少量黄痰，并伴有腹泻、恶心、呕吐，立即于当地乡镇医院就诊，考虑"感冒、急性胃肠炎"，给予输液治疗（具体药物及剂量不详）后，体温稍有下降，但仍有反复上升，体温波动于37.8～40℃之间，恶心、呕吐及腹泻症状缓解不明显，患者逐渐反复出现神志烦躁不安。10小时前患者开始出现嗜睡，急诊入院。追问病史，家属代诉，患者近半年来出现明显体重下降（共下降约10kg），伴心慌及出汗增多，未予就诊。

第1问：目前该患者需要的紧急处置合理的是

A. 密切监测生命体征

B. 尽快完善辅助检查

C. 立即快速给予大量生理盐水扩容

D. 对症处理患者高热情况

E. 在所有辅助检查进行前，可立即使用抗生素

F. 保持呼吸道通畅

G. 安置胃管

H. 积极与患者家属进行病情沟通

第2问：目前该患者急需进行的辅助检查有

A. 血常规

B. 尿常规

C. 粪便常规

D. 肝功能、肾功能及血电解质检测

E. 心肌酶学及脑利钠肽检测

F. 体液免疫学指标检测

G. 血培养

H. 甲状腺功能检测

I. 心脏彩超

J. 胸部CT

K. 头颅CT

第3问：查体发现：患者嗜睡，肺部叩诊呈浊音，听诊双肺可闻及大量湿啰音，心律齐，心率156次/min，腹软，无压痛及反跳痛，肠鸣音明显活跃，病理征阴性；部分检查结果如下：白细胞计数 $13.24×10^3/L$，中性粒细胞计数 $11.6×10^9/L$，促甲状腺激素<0.005mU/L，游离三碘甲状腺原氨酸31.38pmol/L，游离甲状腺素>100pmol/L，血钾3.05mmol/L，血钠130mmol/L。根据上述线索，目前患者最可能的诊断包括

A. 病毒性脑炎

B. 化脓性脑膜炎

C. 肺炎

D. 急性肠炎

E. 甲状腺功能亢进症

F. 甲状腺危象

G. 脑卒中

H. 亚急性甲状腺炎

第4问：根据第3问提供的信息，该患者的最恰当的急救治疗包括

A. 立即给予氢化可的松100mg静脉输入

B. 处理电解质紊乱

C. 甲巯咪唑30mg，口服或管喂

D. 抽取血培养后，立即给予经验性抗生素治疗

E. 丙硫氧嘧啶 600mg，口服或管喂

F. 给予质子泵抑制剂治疗

G. 应用卢戈氏碘液

H. 必要时可行血液透析或血浆置换治疗

I. 普萘洛尔 20mg，每天 3 次

J. 应尽快行放射性碘治疗

【案例 4】患者女，66 岁。主因"间断腰背部疼痛 2 年，加重 1 个月"就诊。1 个月前因搬重物后出现腰背部疼痛加重，弯腰、下蹲时明显。1 年前曾因轻微外伤导致右前臂骨折，后积极治疗后愈合良好。既往 50 岁闭经，有高血压病史。

第 1 问：该患者下一步应进行的基本检查项目是

A. 腰椎增强 CT

B. 腰椎正侧位片

C. 血钙、磷、碱性磷酸酶、PTH 测定

D. 骨活检

E. 骨转化标志

F. 骨密度测定

G. 血、尿轻链测定

[提示]患者行骨密度测定提示 T 值小于 2.5；腰椎正侧位片提示 $L_1 \sim L_3$ 压缩性骨折（呈中度楔形变）。

第 2 问：该患者首先考虑的疾病是

A. 腰椎压缩性骨折

B. 原发性骨质疏松症（重度）

C. 类风湿关节炎

D. 结缔组织疾病

E. 多发性骨髓瘤

F. 腰椎间盘突出症

第 3 问：关于原发性骨质疏松症，描述正确的是

A. 常见于绝经后女性

B. 出现不明原因的慢性腰背疼痛

C. 有脆性骨折病史

D. 血 PTH、骨转化标志物明显升高

E. 需进一步完善血和尿轻链、甲状腺功能、性激素、皮质醇等排除继发性 OP

F. 其骨转化标志物中 I 型胶原羧基辅酶肽为骨吸收标志物

第 4 问：最终患者确诊为严重骨质疏松症，正确的干预方式是

A. 提倡患者高钠、低钾、高钙饮食

B. 每天补充钙剂 600～1 000mg，维生素 D 400～600U/d

C. 双膦酸盐静脉滴注 5mg/ 年

D. 双膦酸盐药物假期最多 5 年，期间无需评估骨折风险

E. 可优先予以降钙素抑制骨吸收

F. 下颌骨坏死为双膦酸盐的常见副作用

G. 该患者有应用替勃龙治疗的指征

【案例 5】患者男，65 岁。体重增加 1 年就诊。查体：身高 172cm，血压 170/95mmHg，体重 85kg，满月脸，向心性肥胖，下腹部及大腿上部多量紫纹。

第 1 问：对该患者首先应考虑的检查项目是

A. OGTT

B. 血脂检测

C. 血皮质醇检测

D. 血 ACTH 检测

E. 地塞米松抑制试验

F. PRL 检测

G. FT_3、FT_4、TSH 检测

第 2 问：该患者出现高血压的原因包括

A. 肾素 - 血管紧张素系统激活

B. 血管舒张系统受抑制

C. 皮质醇作用于盐皮质激素受体，引起水钠潴留

D. 糖代谢异常

E. 对血管活性物质的敏感性增强

F. 肾动脉狭窄

第3问：该患者的可能出现的检验异常包括
- A. 白细胞总数增加
- B. 淋巴细胞比例增加
- C. 血钠降低
- D. 血钾降低
- E. 血浆葡萄糖升高
- F. 24小时尿钾排出量增加

第4问：若患者24小时尿游离皮质醇测定为475nmol（参考值为86.4～205.6nmol），午夜1mg地塞米松抑制试验结果为560nmol/L（8AM），330nmol/L（0AM），500nmol/L（次晨8AM）（参考值为165～441nmol/L），ACTH<0pmol/L（参考值为<10pmol/L）。此时需要考虑的诊断为
- A. 库欣综合征
- B. 肾上腺皮质腺瘤
- C. 肾上腺皮质腺癌
- D. 异位ACTH综合征
- E. 单纯性肥胖
- F. 双侧肾上腺小结节样增生
- G. 双侧肾上腺大结节样增生

【案例6】患者女，46岁。因乏力、纳差伴皮肤黏膜变黑3年入院。3年前出现皮肤、黏膜逐渐变黑，乳头、齿龈、甲床、瘢痕等处明显，伴反复发作的乏力伴有恶心、食欲缺乏、体重降低等症状。查体：体温35℃，脉搏67次/min，血压90/60mmHg，齿龈、甲床、乳头及腹部手术瘢痕部位可见色素沉着。

第1问：该患者目前可能的诊断有
- A. 消化系统疾病
- B. 异位ACTH综合征
- C. 肾上腺结核
- D. Addison病
- E. 感染性脑病
- F. 恶性肿瘤

第2问：为明确诊断，该患者应进行的检查项目有

- A. 垂体MRI
- B. 腹部B超
- C. 胸部X线
- D. 血气分析
- E. 血电解质、血糖测定
- F. 腺垂体及肾上腺功能检查
- G. 肿瘤标志物检测

第3问：实验室检查提示：ACTH 260pg/ml，Cor 56.04nmol/L，24小时尿Cor 35μg；血Na 128mmol/L，K 4.2mmol/L，Cl 96mmol/L；空腹G 3.5mmol/L。胸部X线、腹部B超未见明显异常。MRI示蝶鞍形态正常。目前此患者的最佳治疗是
- A. 严格控制食盐摄入量
- B. 口服氢化可的松
- C. 适当补充氯化钾
- D. 口服葡萄糖溶液
- E. 静脉注射氢化可的松1 000mg
- F. 氢化可的松100mg加入10%葡萄糖氯化钠溶液静脉滴注

第4问：第2天患者病情好转，下一步的处理措施有
- A. 高碳水化合物、高蛋白质饮食
- B. 坚持终身皮质激素替代治疗
- C. 如有大汗、腹泻等情况应酌情增加食盐摄入
- D. 应激时应增加糖皮质激素
- E. 需做外科手术时应检查评估肾上腺皮质功能，必要时停药
- F. 病情好转后逐渐减少用药量，直至停药

【案例7】患者女，32岁。体检发现血压升高1个月，血压150/95mmHg，无症状。
第1问：该患者下一步应进行的检验指标是
- A. 血电解质
- B. 血皮质醇

C. 心肌损伤标志物

D. 血醛固酮

E. 血肾素

F. 血半胱氨酸

[提示] 患者进行的检验发现低血钾，血钾 2.5mmol/L。

第 2 问：该患者可能的疾病是

A. 库欣综合征

B. 嗜铬细胞瘤

C. 高血压

D. 原发性醛固酮增多症

E. 慢性肾小球肾炎

F. 原发性高血压

[提示] 该患者检验发现醛固酮与肾素比值为 60。

第 3 问：对于进行进一步诊断，描述正确的是

A. 如果患者的 CT 显示单侧肾上腺大肿块（>4cm），应怀疑是肾上腺癌

B. 如果患者的 CT 显示双侧肾上腺增厚可以排除原发性醛固酮增多症

C. 该患者如果 CT 发现孤立性低密度单侧大腺瘤（>1cm），而对侧肾上腺形态正常，也建议行肾上腺静脉取样确认是否是单侧疾病

D. 口服钠负荷试验

E. 盐水输注试验

F. 冷加压试验

G. 低血糖试验

第 4 问：最终患者确诊为原发性醛固酮增多症，下一步的治疗方案有

A. 补充氯化钾

B. 手术治疗

C. 介入治疗

D. 口服螺内酯

E. 口服依普利酮

F. 消融治疗

【案例 8】患者男，30 岁。因发现双侧肾上腺占位 2 个月余入院。2 个月前，患者常规体检发现双侧肾上腺不规则增粗，双侧肾上腺区多发占位，最大约为 76mm×60mm×58mm。自述平时血压无异常，入院后测量血压为 120/65mmHg。8 岁身高增长明显，开始出现阴毛等第二性征，13 岁身高达 152cm，之后身高增长速度明显减慢，最终身高为 158cm。无高血压病史。配偶体健，婚后 4 年不育。入院后查阴囊彩超提示：双侧睾丸内查见数个弱回声团，右侧较大的位于中下部分，大小约 23mm×18mm×20mm，左侧较大的位于下部分，大小约 20mm×14mm×17mm，部分边界欠清楚，形态较规则，部分团块内部回声不均匀，内及周边可见点线状血流信号。

第 1 问：患者下一步应进行的检查是

A. 检测肾素 - 血管紧张素 - 醛固酮

B. 检测 ACTH、8 点皮质醇

C. 核型分析

D. 垂体 MRI

E. 检测性腺轴激素

F. 检测 17α- 羟孕酮

G. 检测去氧皮质酮

[提示] 男性性早熟、不育，合并双侧肾上腺病变及睾丸病变时，要考虑先天性肾上腺皮质增生症可能，需要评估肾上腺皮质激素及其中间产物。

第 2 问：对该患者首先考虑的疾病是

A. 21- 羟化酶缺乏症

B. 非 ACTH 依赖性库欣综合征

C. 糖皮质激素抵抗综合征

D. 17α- 羟化酶缺乏症

E. 11β- 羟化酶缺乏症

F. 3β- 羟类固醇脱氢酶缺乏症

第 3 问：关于 21- 羟化酶缺乏症，描述正确的是

A. 可导致高血压、低钾血症

B. 可导致女性假两性畸形

C. 可导致男性性早熟

D. 影像学下肾上腺可表现为弥漫性增生、结节状增生或腺瘤样增生

E. 可合并肾上腺髓质瘤

F. 可合并睾丸精原细胞瘤及不育

G. 可合并肾上腺残存瘤及不育

H. 经治疗后部分患者可恢复生育能力

第 4 问：最终患者确诊为 21- 羟化酶缺乏症，下一步应采取的治疗有

A. 手术切除双侧肾上腺

B. 手术切除肾上腺结节

C. 手术切除睾丸病变

D. 应用地塞米松

E. 应用氟氢可的松

F. 应用非那雄胺

G. 应用螺内酯

【案例 9】患者女，24 岁。反复手足抽搐 15 年，间断癫痫样全身抽搐 6 年，反复口腔溃烂、疼痛 3 年。血钙 1.58mmol/L、血磷 2.97mmol/L（参考值为 0.97～1.62mmol/L），血甲状旁腺激素 7.34pg/ml（参考值为 15～65pg/ml），血清白蛋白 40.6g/L。头颅 CT 提示：颅内多发钙化。

第 1 问：下列疾病或因素可以导致低钙血症的是

A. 肾功能不全

B. 维生素 D 缺乏

C. 骨饥饿综合征

D. 结节病

E. 严重肝病

F. 双膦酸盐输注

G. 假 - 假性甲旁减

H. 胰腺炎

第 2 问：下列疾病或因素可以导致高磷血症的是

A. 肾功能不全

B. 维生素 D 缺乏

C. 假性甲旁减

D. 法尔病

E. 多发性骨髓瘤

F. 使用雄激素

G. 软骨病

H. 使用避孕药

第 3 问：此患者若考虑 APS- Ⅰ 型还需进行的主要检查是

A. 血糖检查

B. FT$_3$、FT$_4$、TSH 检查

C. 血、尿皮质醇和血 ACTH 检查

D. G 试验和 GM 试验

E. 抗干扰素抗体检查

F. 类风湿因子检查

G. 口腔真菌培养

H. 抗线粒体抗体检查

第 4 问：对有手足抽搐等低钙血症的患者，下列措施正确的是

A. 10% 葡糖酸钙 20ml 缓慢静脉推注

B. 静脉滴注钙剂的最高浓度控制在元素钙小于 250mg/dl 的溶液内

C. 短期内以地西泮或苯妥英钠肌内注射

D. 同时口服每天 1 000～2 000mg 元素钙

E. 使用活性维生素 D

F. 输液期间定期复查血钙，维持血清钙 2.5mmol/L 左右

G. 纠正低镁血症

第 5 问：为避免甲旁减，患者在钙和维生素 D 补充治疗过程中发生高钙尿症等，下列措施正确的是

A. 活性维生素 D 宜从小剂量开始，逐渐增加，一旦出现高钙血症，立即停药

B. 将血清钙保持维持空腹血钙在正常低值或略低于正常

C. 不推荐使用 PTH 替代治疗

D. 使用枸橼酸钙可减少肾结石形成

E. 使用氢氯噻嗪减少尿钙排泄

F. 监测尿钙,使尿钙浓度小于 400mg/24h

【案例 10】患者女,59 岁。主诉"左下肢无力 1 年半,渐加重伴活动受限"。骨盆平片提示:左侧股骨上段良性骨肿瘤可能。手术切除左侧股骨上段肿瘤,术后病理:骨细胞修复性肉芽肿、部分动脉瘤性骨囊肿组织和棕色瘤。患者同时又口干、多饮、夜尿增多,无纳差和便秘等表现。身高缩短 10cm。PE:胸椎后凸,脊柱无压痛及叩击痛。肋骨下缘至髂嵴间距约 2 指,右手背骨性隆起。

第 1 问:该患者下一步应进行的检查是

A. 血钙、磷、碱性磷酸酶

B. 24 小时尿钙、磷

C. 血 PTH

D. 血 25-(OH)维生素 D

E. 血淀粉酶和脂肪酶

F. 肌酶谱

G. 血 BUN 和 CR

第 2 问:该患者行双手 X 线放大照相,最可能的发现包括

A. 双手指间关节狭窄,关节膨大

B. 双手骨质稀疏

C. 双手指可见骨膜下骨吸收

D. 右手背部掌骨可见囊性改变

E. 双手骨质模糊

F. 双手骨骼皮质增厚

第 3 问:该患者的检查结果为血钙 3.65mmol/L,磷 0.69mmol/L,碱性磷酸酶 1 126U/L,血甲状旁腺激素 3 876pg/ml(参考值 12～65pg/ml),25-(OH)维生素 D 24ng/ml。该患者的诊断为

A. 高钙血症

B. 低磷血症

C. 骨纤维异样增殖症

D. 原发性甲状旁腺功能亢进症

E. 纤维囊性骨炎

F. 棕色瘤

G. 骨软化症

H. 高钙危象

I. 骨硬化症

第 4 问:针对该患者的高钙血症,主要的处理包括

A. 嘱患者注意卧床休息

B. 嘱患者多饮水

C. 肌内注射降钙素 100IU,每 8 小时 1 次

D. 使用唑来膦酸 4mg 静脉滴注

E. 使用氢氯噻嗪利尿

F. 使用呋塞米利尿

G. 静脉滴注生理盐水

H. 使用碳酸司维拉姆

【案例 11】患者女,16 岁。青春期无乳房发育及月经来潮,伴有嗅觉异常,建议进一步检查。

第 1 问:该患者下一步应进行的检查是

A. 检测 FSH、LH、雌激素

B. 头颅 CT

C. 骨龄评估

D. 妇科 B 超

E. 盆腔 MRI

F. 剖腹探查

第 2 问:对该患者需要考虑的内分泌试验是

A. hCG 兴奋试验

B. GnRH 兴奋试验

C. ACTH 兴奋试验

D. 盐水试验

E. 立卧位试验

F. Captopril 试验

第 3 问：若患者行垂体 MRI 会发现

A. 无显著异常

B. 嗅球发育不良

C. 垂体柄中断

D. 嗅沟发育不良

E. 垂体微腺瘤

F. 嗅束发育不良

G. 小脑发育不良

第 4 问：与促性腺激素功能减退型性腺功能减退症相关的基因突变产生的影响包括

A. 影响 FSH 的生成

B. 影响 GnRH 的释放

C. 影响 LH 的生成

D. 影响 GnRH 的作用

E. 影响 LH 的释放

F. 影响 GnRH 神经元的移行

【案例 12】患者女，29 岁。反复口干，多饮 1 年，夜尿 5～6 次，同时伴手小关节隐痛及活动障碍，无明显眼泪减少，多次尿比重低，查体：血压 129/83mmHg，其他检查无明显异常。

第 1 问：该患者诊断要考虑的疾病是

A. 糖尿病

B. 慢性肾脏疾病

C. 原发性醛固酮增多症

D. 尿崩症

E. 干燥综合征

F. 原发性骨质疏松

第 2 问：为明确诊断，进一步检查应该是

A. 头颅 MRI

B. 尿常规

C. 电解质测定

D. 肾功能测定

E. 血、尿渗透压测定

F. 自身抗体及抗核抗体谱测定

G. 关节肌骨彩超

第 3 问：该患者目前检查提示尿比重为 1.005，尿渗透压为 58mOsm/L，自身抗体谱正常，考虑尿崩症，确诊性诊断的检查包括

A. 葡萄糖耐量试验

B. 禁水加压试验

C. 立卧位醛固酮测定

D. 精氨酸兴奋试验

E. 高渗盐水试验

F. 测定血清 AVP

G. 胰岛素低血糖试验

第 4 问：经过禁水加压试验，初步考虑为中枢性尿崩症，需要进一步完善的是

A. 蝶鞍区 CT 或 MRI

B. 颈动脉超声检查

C. 垂体激素检测

D. 基因检测

E. 脑血管超声检查

F. 视力、视野检查

第 5 问：中枢性尿崩症，可以选择的药物为

A. 精氨酸加压素

B. 呋塞米

C. 卡马西平

D. 氯磺丙脲

E. 格列本脲

F. 氢氯噻嗪

【案例 13】患者女，37 岁。因"发现血糖升高 2 年，偶然发现垂体微腺瘤 1 个月"入院。患者 2 年前体检发现血糖升高，进一步行 OGTT 检查确诊为糖尿病，1 个月前因偶发头晕行头颅 MRI 示：鞍区异常信号，进一步行垂体 MRI 示：垂体微腺瘤可能。

第 1 问：为明确微腺瘤性质，以下激素水平检测**非必须**的是

A. GH

B. ACTH

C. 17-OHP

D. PRL

E. LH/FSH

F. TSH

第2问：该患者GH 10.8ng/ml，IGF-1 831ng/ml，高糖抑制试验GH未能被抑制到1ng/ml以下，考虑肢端肥大症，以下关于肢端肥大症的描述，**不正确**的是

A. 既有生长激素分泌增加，又可有促性腺激素、促甲状腺激素、促肾上腺皮质激素分泌不足

B. 可伴有催乳素分泌增加

C. 葡萄糖负荷后可呈糖耐量减低或糖尿病曲线

D. 可有1，25-（OH）$_2$D$_3$水平升高，引起肠道钙吸收增加和尿结石增加

E. 肠道可有息肉样增生表现

F. 常见的原因为异位GH分泌

G. 可并发心血管疾病

第3问：该患者垂体GH微腺瘤诊断明确，首要治疗方式是

A. 放射治疗

B. 应用多巴胺受体激动剂

C. 应用生长激素受体配体

D. 应用生长激素受体拮抗剂

E. 观察

F. 经蝶鞍手术治疗

G. 开颅手术治疗

第4问：该患者行经蝶鞍手术治疗后3个月复查，以下反映患者预后良好的指标是

A. 随机GH<2.5ng/ml

B. 葡萄糖负荷后GH<1ng/ml

C. 垂体MRI示肿瘤无残余

D. OGTT结果显示患者血糖恢复正常

E. IGF-1仍超过800ng/ml

F. 患者出现乏力、纳差、毛发脱落、闭经等症状

【案例14】患者女，79岁。因"多尿、口干、多饮25年，血液透析6年，下肢麻木4年，右足踇趾关节背面破溃1年，加重伴足背红肿2个月"来诊。查体：BP 150/90mmHg，慢性病容，消瘦，右足皮肤温暖，足背动脉搏动减弱，右足踇趾关节背面见大小位1cm×1.2cm溃疡，可见少许分泌物，有异味，周围皮肤有紫罗兰样的色素沉着，VAS疼痛评分9分。空腹血糖28mmol/L，甲状旁腺激素58pg/ml，血磷2.5mmol/L。

第1问：该患者足部溃疡诊断的最大可能性是

A. 糖尿病足3级

B. 钙化防御

C. 癌性溃疡

D. 血管闭塞性脉管炎性溃疡

E. 冷球蛋白血症性血管炎

F. 免疫相关性皮肤溃疡

第2问：导致该患者足部溃疡的原因可能是

A. 钙、磷代谢失常

B. 皮肤微动脉中膜钙化

C. PTH升高

D. 皮肤隐性损害

E. 糖尿病性周围神经损害

F. 使用华法林

第3问：为了明确诊断，该患者尚需要做的检测有

A. S蛋白、P蛋白测定

B. 双足、双膝关节、盆腔X线片

C. 溃疡处皮肤活检钙染色

D. 骨扫描

E. 循环胎球蛋白水平检查

F. 皮肤活检

第4问：该患者足溃疡的治疗包括

A. 患足制动

B. 加强透析

C. 停止补充维生素D
D. 应用西那卡塞
E. 应用硫代硫酸钠
F. 停用华法林

【案例15】患者男，39岁。因反复头痛、心悸3年入院，血压最高时200/120mmHg，CT检查发现左侧肾上腺包块，手术切除后病理诊断：左侧肾上腺嗜铬细胞瘤。术后头痛、心悸症状消失，血压正常。4年后患者再次出现头痛、心悸、胸闷，血压150～180/90～110mmHg。CT示：右肺下叶结节病灶，大小约25mm×35mm，左腹膜后间隙腹主动脉旁见一肿块，大小约30mm×26mm，肝、双肾、肾上腺均未见异常。血和尿甲氧基肾上腺素及甲氧基去甲肾上腺素均明显升高。

第1问：该患者的诊断最可能是
A. 肺癌及左腹膜后间隙肿瘤性质待查
B. 恶性嗜铬细胞瘤多发转移
C. 左侧腹膜后间隙腹主动脉旁副神经节瘤
D. 恶性嗜铬细胞瘤、肺癌
E. 原发性高血压、肺癌
F. 诊断未明

第2问：对于该患者，还应该进行其他转移灶的搜索，以下策略正确的是
A. ^{131}I-MIBG是该患者首选的转移病灶的筛查方法
B. 对于该患者的肿瘤定位，MRI较CT的诊断价值更大
C. CT和MRI都可以确定肾上腺外嗜铬细胞瘤的数目
D. 如要进一步确定是否有头颈部的转移病灶，应首选增强CT
E. PET-CT是该患者首选的转移病灶确定方法
F. ^{18}F-FDG PET/CT扫描也可用于该患者的转移灶定位诊断

第3问：对于该患者的治疗，以下选择正确的是
A. 首选^{131}I-MIBG治疗
B. 应先做肺部结节穿刺，病理检查明确结节性质
C. 手术治疗为首选，应尽可能手术切除瘤体
D. 哌唑嗪或者酚苄明长期内科保守治疗
E. 应该行基因检测是否存在恶性嗜铬细胞瘤相关突变基因
F. 选用环磷酰胺、长春新碱、达卡巴嗪(CVD)的联合化疗方案进行治疗
G. 该患者的手术存在较大风险，应首选射频消融及栓塞治疗

第4问：关于嗜铬细胞瘤的基因诊断，以下选项正确的是
A. 所有患者都应行基因检测
B. 至少2/3的PPGL患者由胚系突变致病
C. 一部分嗜铬细胞瘤患者为遗传综合征，需要进行基因诊断
D. *SDHD*基因突变导致40%或更多患者发生肿瘤转移
E. 可根据有无综合征表现、是否发生转移、肿瘤位置和CA生化表型判断可能存在的基因突变并对其进行基因检测
F. 基因诊断费用昂贵，没有必要进行
G. *RET*基因是导致VHL综合征的致病基因
H. 发病年龄较大的患者更应考虑存在遗传致病的可能

参考答案与解析

一、多选题

1. **ABDE**　肾性尿崩症是一种家族性隐性遗传性疾病，肾小管对 AVP 不敏感，精氨酸加压素治疗无明显效果。

2. **BCD**　SIADH 的诊断依据为：①血清钠降低（常低于 130mol/L）；②尿钠增高（常超过 30mmol/L）；③血浆渗透压降低（常低于 270mosm/L）；④尿渗透压超过血浆渗透压；⑤病因诊断。

3. **ABCE**　腺垂体病变导致的促性腺激素功能低下型性腺功能减退症用 GnRH 无效。

4. **ACE**　诊断生长速度缓慢的标准是：年龄<2 岁，生长速度<7cm/ 年；2～4 岁，生长速度<5.5cm/ 年；年龄 4～6 岁，生长速度<5cm/ 年；6 岁至青春期，男生生长速度<4cm/ 年、女生生长速度<4.5cm/ 年。按此标准阳性者需进一步筛查 GHD。

5. **ABCDE**　肢端肥大症是一种缓慢进展的疾病，其实验室诊断主要标准为 GH 及 IGF-1 的升高，其次，可有头痛、视野缺损及视力下降等因瘤体占位所引起的体征和症状，同时，也可有因生长激素分泌过多所导致的心血管、代谢和骨骼关节肌肉的疾病。另外，肢端肥大症患者可存在血 1, 25-$(OH)_2D_3$ 水平升高，而有肠道钙吸收增加和尿钙增加，肾小管重吸收磷增加导致高磷血症。因此，以上这些指标均可作为肢端肥大症的筛选和疾病活动性指标。

6. **ABCD**　高催乳素血症可致性腺功能减退，若青春期前起病，可表现为原发性性腺功能减退，女孩原发性闭经，男孩无青春期发育。育龄期女性可表现为月经稀发或闭经，引起不孕，男性患者雄激素水平下降可导致性欲减退、阳痿、不育等。高催乳素血症还可以导致自发或者触发的泌乳。由于垂体催乳素大腺瘤压迫正常垂体组织还可引起其他垂体前叶功能受损表现。

7. **ABCDE**　以上 5 个选项均为中枢神经系统病变导致的促性腺激素功能低下型性腺功能减退。

8. **ACDE**　hCG 相关性甲状腺功能亢进可见于能引起 hCG 升高的生理或病理情况下，如正常妊娠时、绒毛膜癌、葡萄胎以及侵蚀性葡萄胎等，单纯子宫颈癌时，hCG 无升高，因此一般不会引起 hCG 相关性甲状腺功能亢进。

9. **ADE**　老年或患缺血性心血管疾病者起始剂量宜小，调整剂量宜慢，防止诱发和加重心脏病；患有甲状腺功能减退的育龄女性计划妊娠，应调整 L-T_4 剂量，使 TSH 在参考范围，最好 TSH<1.5mIU/L 再妊娠，L-T_4 剂量一般较非妊娠时增加 30%～50%；轻度亚临床甲状腺功能减退（TSH 4～10mIU/L）患者，如果伴有甲状腺功能减退症状、抗 TPO Ab 阳性、血脂异常或动脉粥样硬化性疾病，应给予 L-T_4 治疗，不伴有上述情况的患者，定期监测 TSH 的变化；甲状腺功能减退患者需手术时应将甲状腺功能替代到正常状态并

适当减少麻醉药物的用量，以避免出现低血压、肠梗阻、中枢神经系统失调及不伴发热的严重感染等风险；甲状腺癌术后的患者需要 L-T$_4$ 替代治疗，以抑制 TSH 到防止肿瘤复发需要的水平。

10. ABCE　亚急性甲状腺炎典型病理改变为甲状腺内肉芽肿形成，又称为肉芽肿性甲状腺炎；甲状腺滤泡炎症破坏，合成的甲状腺激素释放入血表现为一过性甲状腺功能亢进症状；随后甲状腺修复未完成时，合成甲状腺激素受阻表现为甲状腺功能减退；后期甲状腺功能多数恢复正常，少数患者甲状腺破坏严重后期不能完全修复则遗留永久性甲状腺功能减退。亚急性甲状腺炎不是细菌感染导致，故不需要使用抗生素；炎症反应明显者可给予非特异性抗炎药物如糖皮质激素、非甾体抗炎药等。

11. BCDE　慢性淋巴细胞性甲状腺炎，发展缓慢，病程长，早期甲状腺功能多为正常，随病情进展，部分患者逐渐出现甲状腺功能减退。甲状腺超声表现为弥漫性甲状腺肿，回声不均，呈网格样改变，可伴发低回声区域或甲状腺结节。抗 TPO Ab、抗 TG Ab 明显升高是本病较具特征性的表现。通常无病毒感染等诱因。

12. AC　血清 T$_4$、T$_3$ 正常，T$_3$/T$_4$ 的比值常增高，血清甲状腺球蛋白水平增高，增高的程度与甲状腺肿的体积呈正相关。血清 TSH 水平一般正常。早期的自身免疫甲状腺炎主要表现为甲状腺肿，长时期可以没有甲状腺功能的改变，或表现为亚临床甲状腺功能减退或 / 和血清抗甲状腺自身抗体阳性。

13. ADE　甲状腺恶性肿瘤中以分化型滤泡细胞肿瘤最为常见，乳头状癌占甲状腺癌的85% 左右。大多数甲状腺癌患者的预后良好，但约 5% 的复发或远处转移患者不能通过手术和 ^{131}I 治疗，导致 5 年内死亡。血清 TG 测定可用于监测甲状腺分化型癌残留、复发和转移。对甲状腺切除和 ^{131}I 除残的患者，血清 TG 水平测定具有高度的特异性和敏感性。20% 的分化型甲状腺癌患者虽然其他方法已提示甲状腺癌有转移或复发，但血清 TG 水平仍测不出。因此，血 TG 水平测不出时，不能完全排除癌肿复发的可能。分化型甲状腺癌中常见 *BRAF V600E* 突变，*RET* 基因突变是甲状腺髓样癌发病的主要分子基础。

14. ABDE　PTH 缺乏导致尿 cAMP、尿磷降低。

15. ABC　周身骨痛、尿路结石通常是继发性骨质疏松的临床表现。

16. ABCD　帕瑞肽为生长抑素类似物，抑制垂体分泌 ACTH，为垂体靶向治疗，其他选项均作用于肾上腺，为肾上腺酶抑制剂。

17. ABCD　自身免疫性多发内分泌腺病综合征Ⅰ型不包括外生殖器发育异常。

18. AD　原发性醛固酮增多症最常见的亚型是醛固酮瘤和双侧特发性醛固酮增多症，其他为少见类型。

19. ACDE　21- 羟化酶缺乏是先天性肾上腺皮质增生症中最常见的类型，为常染色体隐性遗传病，故患病率在男性及女性中差别不大。21- 羟化酶缺乏症可分为经典型和非经典型，经典型主要包括失盐型和单纯男性化型，非经典型的临床表现与雄激素增多有关。男性非经典型患者可无临床表现，而女性非经典型的临床表现与多囊卵巢综合征相似，在临床工作中需要注意鉴别。

20. ABC　1型糖尿病患者HLA-DQ、DGB、DR位点的某些等位基因频率增高或减少，体液中存在针对胰岛β细胞的抗体，伴随其他自身免疫病。

21. AB　ASCVD发病风险分为极高危组和高危组。极高危组即既往有ASCVD病史的糖尿病人群，而高危则为既往无ASCVD病史的糖尿病人群。极高危人群的LDL-C应控制在1.8mmol/L以下，非HDL-C控制在2.6mmol/L以下；高危人群的LDL-C应控制在2.6mmol/L以下，非HDL-C控制在3.4mmol/L以下。

22. ABE　DSPN在糖尿病神经病变中最为常见，约占所有DN的75%。隐袭起病，由远端向近端缓慢逐渐进展。25%的DSPN患者以疼痛为首发症，可以有多种疼痛感表述，如烧灼样、针刺样、电击样或撕裂样疼痛，伴有感觉异常如麻木、瘙痒或蚁爬感等，以不同方式合并表现，夜间加重为其特点。

23. CE　糖尿病酮症酸中毒的补钾原则为：治疗前血钾已低于正常，开始治疗时即应补钾；治疗前血钾正常，每小时尿量在40ml以上，可在输液和胰岛素治疗的同时即开始补钾，若尿量少于30ml，宜暂缓补钾，待尿量增加后再补；治疗前血钾水平高于正常，暂不应补钾。

24. CD　低血糖状态可见于胰腺以外的胸腔或腹腔肿瘤，胰腺外肿瘤主要是来源于组织间叶的肿瘤，例如间皮瘤、血管外皮细胞瘤，其次为上皮来源的肿瘤。

　　低血糖是肝癌的一种常见副癌综合征，其发病原因尚不明确，而其容易出现低血糖症状的原因有以下几个：①肝癌患者食欲降低，消化和吸收功能障碍，导致葡萄糖摄入不足。②肝肿瘤缺乏糖原分解酶，葡萄糖转化为能量的效率低下。③肝癌细胞会分泌胰岛素或胰岛素样物质，或分泌一种胰岛β细胞刺激因子，这些物质能够降低血糖。④因为肝细胞的存活或增殖需要代谢葡萄糖，加上残留肝组织的糖原储备不足，而肝癌巨大时能够消耗大量的葡萄糖（每千克肝癌组织每天要消耗50～200g葡萄糖）。⑤癌瘤压迫腹膜未知感受器，阻止交感神经对肝脏之兴奋，不能激活糖原和有效地缓冲血糖水平。

25. ABCDE　由药物引起的GM应足够重视，约占成人GM的20%左右。除了雌激素及其类似物、hCG、雄激素拮抗药物等导致乳腺增生外，以下药物也有报道可以导致乳腺增生：西咪替丁、螺内酯、雄激素、异烟肼、利舍平、白消安、钙通道阻滞剂、ACE抑制剂、苯妥英钠、三环类抗抑郁药、地西泮、大麻、海洛因等，这些药物均可导致雌激素/雄激素比例失调，但具体机制尚不明确。

26. ABCDE　肥胖症可引起多个系统的并发症，如心脑血管疾病（冠心病、高血压等）、消化系统疾病（胃食管反流病、胆石症、胰腺炎等）、呼吸系统疾病（呼吸暂停综合征）、恶性肿瘤、肌肉骨骼疾病等。

27. ACD　他汀类药物的总体安全性良好，常见的不良反应包括肝损伤、增加新发糖尿病风险、肌病风险等。

28. ADE　尿酸钠盐在体温37℃、pH 7.4时，溶解度为380～420μmol/L。血液或关节液中尿酸钠盐的浓度超过饱和状态，或影响尿酸溶解度的因素，如雌激素水平下降、尿酸与血浆蛋白结合减少、局部温度和pH降低等，促使尿酸钠盐析出形成结晶沉淀，是痛风形成的基础。

29. ACE　醛固酮由肾上腺皮质球状带细胞合成和分泌的一种盐皮质激素，主要作用于肾脏远曲小管和肾皮质集合管，增加对钠离子的重吸收和促进钾离子的排泄，也作用于髓质集合管，促进氢离子的排泄，酸化尿液。醛固酮分泌不足表现为储钠排钾功能减退。钠丢失使细胞外液缩减、血浆容量降低、心排出量减少，肾血流量减少，伴氮质血症、虚弱消瘦，对儿茶酚胺的升压反应减弱，导致直立性低血压，严重时可发生昏厥、休克。低血钠，高血钾。

30. ABDE　46，XX 睾丸 DSD，性腺组织可出现卵巢组织成分。

二、案例分析题

【案例1】

第1问：D　患者首先应考虑的疾病为心力衰竭，超声心动图和 B 型利钠肽是其诊断流程中的必要检查项目。

第2问：ACDE　心力衰竭的诊断依赖病史、症状、体征，结合 B 型利钠肽升高和超声心动图提示心脏结构和功能异常可明确。心电图异常、肌钙蛋白升高可提高心力衰竭诊断的可能性，还能提供心力衰竭病因信息，但是心电图和肌钙蛋白正常，不能排除心力衰竭的诊断。D- 二聚体常用于鉴别诊断肺栓塞导致的呼吸困难，不是心力衰竭诊断所需的检查。A、E 选项支持射血分数减低的心力衰竭诊断，C、D 选项支持射血分数保留的心力衰竭诊断。

第3问：ACDE

第4问：C　目前并没有发现糖尿病相关性心力衰竭的特征性心肌病理改变，其心肌纤维的丢失、脂肪浸润和微血管的 AGEs 沉积等改变没有诊断特异性，因此心内膜活检没有临床诊断和指导治疗的价值。

【案例2】

第1问：F　患者为男性，不育、无精症、睾丸小而坚韧、睾酮水平降低、促性腺激素水平升高，临床诊断为原发性男性性腺功能减退症，为进一步明确诊断应进行淋巴细胞染色体核型分析。

第2问：ABCEFGH　除贫血外，上述均为雄激素治疗的禁忌证，另一条禁忌证为红细胞增多症或血细胞比容>50%。

第3问：D　十一酸睾酮治疗的初始剂量为 120～160mg/d，连续使用 2～3 周，之后改为维持剂量 40～120mg/d，可分早、晚 2 次，餐时或餐后服用。

第4问：E　随着辅助生殖技术的进步，Klinefelter 患者通过精子抽提术、卵泡浆内单精子注射技术，可以进行生育；但其后代发生常染色体、性染色体核型异常的概率远高于普通人群，因此在 Klinefelter 患者夫妇决定进行生育前应首先进行遗传咨询，使其做好充分的心理准备。雄激素替代治疗并不能提高 Klinefelter 患者生育率。

【案例3】

第1问：ABDFGH　该患者病情危重，应密切监测并立即采取措施维持生命体征，积极补液、保持呼吸道畅通、对症处理高热，患者神志不清，可安置胃管，同时积极与患者家属沟通交代病情。患者补液应以葡萄糖盐水为主，同时补充血容量及热量，应根据患者心功能情况决定补液量和速度，不能一味追求大量和快速，患者目前可能存在感染，需要抗生素治疗，但应该在使用抗生素前立即抽血做血培养及药敏试验。

第 2 问：ACDEGHJK 根据患者病史及目前症状和体征，目前可能存在肺部感染，因此应立即查血常规及胸部 CT 予以明确，同时应在抗感染治疗前留取血标本查血培养；患者目前病情危重，并有恶心、呕吐及腹泻等情况，应查粪便常规了解有无肠道病变，并了解患者肝、肾功能及血电解质情况；患者目前心悸明显，应立即查心肌酶学及脑利钠肽排除心肌损伤及心衰等；患者目前嗜睡状态，应查头颅 CT 排除颅内疾患；患者近半年来体重下降、心慌及多汗，应查甲状腺功能，排除有无甲状腺功能亢进。

第 3 问：CEF 根据患者查体中发现的肺部体征以及血常规结果，患者肺炎的可能性很大；甲状腺功能的结果提示存在甲状腺功能亢进症，并且根据患者病史和目前的临床症状和体征，该患者可以诊断甲状腺危象。其他选项的诊断目前没有依据。

第 4 问：ABDEFGHI 该患者主要为甲状腺危象和肺部感染的治疗。在该患者中，大剂量抗甲状腺药物治疗首选起效快的丙硫氧嘧啶；放射性碘治疗后因甲状腺滤泡的破坏，短期内甲状腺激素会更高，可能会加重病情，而且放射性碘治疗前需要进行吸碘率检查，会延误甲状腺危象的急救，所以放射性碘治疗在目前情况下不合适。其余选项均为甲状腺危象恰当的处理方式。

【案例 4】

第 1 问：BCEF 患者为绝经后女性，曾有脆性骨折发生，近 2 年慢性腰背痛，此次因搬重物后疼痛加重，提示可能为重度骨质疏松腰椎压缩性骨折可能性大，应行骨密度测定，腰椎正侧位片及血钙、磷及碱性磷酸酶、骨转化标志基本检查项目，明确病情；血和尿轻链、骨活检等检查为进一步鉴别继发性骨质疏松所需，非基本检查项目。

第 2 问：AB 根据患者发病年龄及影像学表现，考虑为重度原发性骨质疏松症。

第 3 问：ABCE 原发性骨质疏松症中绝经后骨质疏松症好发于绝经后女性，不明原因的腰背痛，可有脆性骨折病史或家族史，其诊断标准有赖于 BMD 测定及 X 线片；其实验室检查项目中 PTH、钙、磷、骨转化标志基本正常，同时需完善甲状腺功能、皮质醇、免疫指标等检查排除继发性骨质疏松症可能性。

第 4 问：C 提倡此类患者低钠、高钾、高钙饮食；每天补充钙剂 800～1 200mg，维生素 D 800～1 200U/d；双膦酸盐静脉滴注 5mg/ 年，3～5 年后进行评估骨折风险，若仍具有高风险继续使用，若评估为低中度风险可暂停，即（双膦酸盐类药物假期）在双膦酸盐药物假期最多 5 年，期间至少每 2 年需进行再次评估骨折风险；类流感样症状为双膦酸盐的常见副作用；该患者已绝经 10 年，无应用雌激素补充治疗指征；抗骨质疏松症药物中若不能耐受双膦酸盐、特立帕肽、狄诺塞麦，方才考虑为降钙素。

【案例 5】

第 1 问：C 该患者临床表现考虑皮质醇增多症，故首先需行皮质醇测定。

第 2 问：ABCE 糖皮质激素可通过激活肾素 - 血管紧张素系统，抑制血管舒张系统，作用于盐皮质激素受体引起水钠潴留以及增强对血管活性物质的敏感性等引起高血压，但糖代谢异常不是其直接引起高血压的原因。题干中无提示患者有肾动脉狭窄。

第3问：ADEF　皮质醇增多可导致血白细胞总数增加，中性粒细胞比例增加，而淋巴细胞比例降低；同时皮质醇有保钠排钾作用，故有血钠在正常高值，血钾降低，24小时尿钾排出量增加；皮质醇促进肝糖原异生，拮抗胰岛素等，导致血糖升高。

第4问：BCFG　该患者尿游离皮质醇明显升高，血皮质醇升高、节律消失，午夜1mg地塞米松抑制试验不受抑制，可诊断为库欣综合征，其ACTH明显受抑制，属于非ACTH依赖性库欣综合征。

【案例6】

第1问：ABCDF　患者有反复发作的消化道症状，消化系统疾病和恶性肿瘤不能排除，异位ACTH综合征亦不能排除；患者有体重降低、体温和血压偏低，肾上腺结核和Addison病不能排除。患者没有感染相关表现。

第2问：ABCEFG　患者需要排除恶性肿瘤以及垂体相关轴的定性和定位异常，血气分析暂时没有指征。

第3问：F　实验室检查提示原发性肾上腺皮质功能不全，所以应当首先给予糖皮质激素治疗。

第4问：ABCD　原发性肾上腺皮质功能不全患者应长期糖皮质激素替代治疗，遇到应激、创伤、感染、手术等情况应当适当加量或者改为静脉使用，不能停药。

【案例7】

第1问：ABDE　年轻女性，发生高血压，应该考虑继发性高血压，需要进行以上检验排除库欣综合征和原发性醛固酮增多症。

第2问：AD　年轻女性，高血压和低血钾需考虑库欣综合征和原发性醛固酮增多症。

第3问：ADE　应将肾上腺CT作为初始检查，以确定亚型并排除肾上腺癌，35岁以下的单侧肾上腺大腺瘤（>1cm且<2cm），患者无需行肾上腺静脉取样。口服钠负荷试验和盐水输注试验为可用于确诊的试验。

第4问：ABDE　补充氯化钾和口服盐皮质激素受体拮抗剂为重要手术前准备。对于原发性醛固酮增多症，不推荐介入治疗和消融治疗。

【案例8】

第1问：ABEF　患者以双侧肾上腺意外瘤为主诉，询问病史时发现合并男性性早熟及不育，无高血压病史。为明确病情，需要评估性腺轴激素、ACTH、皮质醇水平，肾上腺皮质激素的中间产物水平，肾素-血管紧张素-醛固酮水平，以判断疾病性质。患者无盐皮质激素增多的临床表现，故不需查去氧皮质酮。

第2问：A　根据患者的主要病情特点：男性性早熟、不育、双侧肾上腺病变，但血压正常，考虑为先天性肾上腺皮质增生症21-羟化酶缺乏。

第3问：BCDEGH　21-羟化酶缺乏时，皮质醇及盐皮质激素合成相对不足，而肾上腺源性雄激素合成增多。ACTH水平升高可导致皮质激素中间产物（主要是17α-羟孕酮）合成增多，后者是最重要的诊断指标。21-羟化酶部分缺乏的患者，可产生基础水平的糖皮质激素及盐皮质激素，故患者往往不出现失盐及糖皮质激素缺乏的表现。21-羟化酶缺乏可导致肾上腺源性雄激素合成增多，抑制LH及FSH合成及释放，导致睾丸生精能力下降，引起男性不育，合并睾丸肾上腺残存瘤时，会进一步加重不育。另外，21-羟化酶缺乏可合并肾上腺髓质瘤，其机制可能跟长期 ACTH 刺激有关。

第 4 问：D 该患者的主要临床问题是不育、肾上腺髓质瘤和睾丸残存瘤。主要治疗措施是抑制 ACTH 水平，从而降低肾上腺源性雄激素的合成，不需要使用药物阻断雄激素的作用。经糖皮质激素治疗后，部分患者可恢复生精能力。无症状的肾上腺髓质瘤以及睾丸残存瘤，一般不行手术治疗，经地塞米松等治疗后，肿瘤体积会缩小，甚至消失。

【案例 9】

第 1 问：ABCEFH 结节病由于肠道过量吸收钙，是使血钙增高；假-假性甲旁减仅存在 AHO 特殊体征，但缺乏相应的生化及代谢异常，即没有低钙血症。可能导致低钙血症的原因有：甲状旁腺功能减退包括假性甲旁减、维生素 D 缺乏、慢性肾功能不全（1α-羟化酶受损）、严重肝病（25-羟化酶受损）、钙在骨骼过度沉积（成骨性恶性肿瘤、骨饥饿综合征）、螯合作用（双膦酸盐输注、输注含柠檬酸盐的血液制品、输注含 EDTA 的对比剂，此时最好测定离子钙）、新生儿低钙血症（早产、窒息、糖尿病母亲、甲旁亢母亲）、HIV 感染、低镁血症、胰腺炎、中毒休克综合征、ICU 患者及使用苯妥英钠等。

第 2 问：ACEF 高磷血症见于甲状旁腺功能减退（包括假性甲旁减）、慢性肾功能不全、维生素 D 过多症、多发性骨髓瘤、淋巴瘤、白血病、骨折愈合期等；使用雄激素、合成类激素及某些利尿药物时，血磷也会增高。血磷减低见于维生素 D 缺乏、软骨病、甲状旁腺功能亢进、严重糖尿病、磷吸收不良等，服用合成雌激素、避孕药、含铝抗酸药物及苯巴比妥等药物时，血磷也会减低。

第 3 问：CDEG 自身免疫性多内分泌腺病综合征-Ⅰ型（APS-Ⅰ型），又称为 Blizzard 病，临床定义为至少出现标准三联征中的两种疾病：慢性皮肤黏膜念珠菌感染、甲旁减和原发性肾上腺皮质功能减退症（Addison 病），也可以出现自身免疫性甲状腺疾病（AITD），原发性卵巢功能不全、自身免疫性肝炎、1 型糖尿病（T1DM）较少见；题目中选项 C 用于诊断 Addison 病，选项 D、G 用于明确念珠菌感染，抗干扰素抗体的测定在 APS-Ⅰ型中具有较高的特异性，具有重要的临床诊断价值。需注意检测 AITD 应包括抗 TG Ab、抗 TPO Ab、抗 TR Ab；检测 T1DM 应包括血清胰岛素、C 肽及糖尿病自身抗体谱如 GAD、ICA、IA_2、IAA 等抗体。此外需注意与 APS-Ⅱ型鉴别，APS-Ⅱ型又称 Schmidt 综合征，指出现 Addison 病和 AITD，还可出现 T1DM、性腺功能减退、乳糜泻、恶性贫血、重症肌无力及卵巢功能衰竭等，但无甲旁减或念珠菌病。

第 4 问：ACDEG 静脉滴注钙剂的最高浓度应该控制在元素钙小于 200mg/dl 溶液内；输液期间定期复查血钙，维持血清钙 2.0mmol/L 左右，避免血钙水平过高。

第 5 问：ABDE PTH 及类似物替代治疗与常规治疗相比不会发生高尿钙、肾结石和肾钙质沉着症，并且能纠正常规治疗不能纠正的骨代谢异常，但因价格昂贵、骨肉瘤等副作用风险增加可能、长期疗程尚不明确等因素，不推荐常规使用 PTH 替代治疗。监测尿钙，使尿钙浓度小于 30mg/dl 或者 300mg/24h，成年甲旁减尿钙上限可至 350mg/24h。

【案例 10】

第 1 问：ABCDG 由于该患者的临床表现和前期的骨骼病理已经考虑为棕色瘤，因此需要考虑为甲状旁腺功能亢进症。血钙、磷、碱性磷酸酶、PTH，24 小时尿钙、磷水平均为甲旁亢诊断所必须。而血 25-(OH)维生素 D 水平和血 BUN 和 Cr 则有助于鉴别继发性或三发性甲状旁腺功能亢进症。血淀粉酶、脂肪酶和肌酶谱非本患者所必须的检查。

第 2 问：BCD 甲旁亢患者 X 线可见骨骼异常表现为普遍性骨量减少、骨质稀疏，常为全身性，以胸腰椎、扁骨、掌骨和肋骨最常见，显示密度减低，小梁稀疏粗糙。特征性的骨膜下骨吸收，以指骨桡侧最为常见，外侧骨膜下皮质呈不规则锯齿样，可进展为广泛的皮质吸收；骨囊性变，常为多发，内含棕色浆液或黏液，易发生在掌骨、肋骨骨干的中央髓腔部分或骨盆，可进展并破坏表面的皮质。

第 3 问：ABDEFH 骨软化症、骨硬化症和骨纤维异样增殖症等非本患者的表现，故不能诊断。其他均为原发性甲状旁腺功能亢进症的一部分或并发诊断。

第 4 问：BCDFG 当血钙>3.5mmol/L 时，无论有无临床症状，均需立即采取有效措施降低血钙水平。治疗原则包括扩容、促进尿钙排泄、抑制骨吸收等。早期应用抑制骨吸收药物可显著降低血钙水平：①双膦酸盐，静脉使用双膦酸盐是迄今为止最有效的治疗高钙血症的方法。②降钙素，降钙素起效快，不良反应少，但其降低血钙的效果存在逸脱现象（多在 72～96 小时内发生），不适于长期用药。③其他，对于上述治疗无效或不能应用上述药物的高钙危象患者，还可使用低钙或无钙透析液进行腹膜透析或血液透析，治疗顽固性或肾功能不全的高钙危象，可达到迅速降低血钙水平的目的。此外，卧床的患者应尽早活动，以避免和缓解长期卧床造成的高钙血症。通常选用呋塞米利尿并促进钠钙经尿液排泄，禁止使用噻嗪类利尿药，会减少尿钙排泄。碳酸司维拉姆属于降磷药物，不适宜该患者使用。

【案例 11】

第 1 问：A FSH、LH、雌激素检查可以明确垂体及卵巢分泌激素情况。

第 2 问：B GnRH 兴奋试验可以观察垂体 FSH、LH 的分泌情况。

第 3 问：BD 卡尔曼综合征患者可观察到嗅球嗅沟发育不良。

第 4 问：BDF 基因突变影响 GnRH 的释放和作用，GnRH 神经元的移行均会导致促性腺激素功能低下型性腺功能减退。

【案例 12】

第 1 问：BCDE 糖尿病的多尿为渗透性利尿，尿比重不低，患者不是原发性骨质疏松的好发年龄，且骨质疏松尿比重一般正常，且无明显多尿，慢性肾脏疾病、原发性醛固酮增多症、尿崩症、干燥综合征均可出现低比重尿。

第 2 问：BCDEF 在一个低比重尿患者的初步检查中应该首先了解其基本病因，再完成定位检查，所以头部 MRI 和肌骨彩超可以再下一步进行。

第 3 问：BEF 患者以低比重尿和多尿为主要表现，糖尿病患者为渗透性利尿，虽然可能多尿，但尿比重不低，所以糖尿病依据不足，葡萄糖耐量试验可以暂时不做；原发性醛固酮增多症可以多尿，但患者血压正常，醛固酮测定可以暂时不做，胰岛素低血糖试验一般用于了解肾上腺皮质功能、精氨酸兴奋试验主要用于判断生长激素的储备；高渗盐水试验可以用于尿崩症的诊断，虽然对高血压和心脏病患者有一定风险，目前已比较少用，但该患者年轻，不存在相关风险，因此考虑为尿崩症，该患者可以做的确诊性试验为禁水加压试验、高渗盐水试验、测定血清 AVP。

第 4 问：ACDF　中枢性尿崩一旦确诊，需尽可能明确其病因，包括蝶鞍区 CT 或者 MRI、视野、视力检查，明确或者除外是否有垂体或附近的肿瘤导致的局部压迫症状，同时腺垂体功能也应评估是否受累。脑血管超声和双侧颈动脉超声及对中枢性尿崩症的病因及影响无意义。针对 AVP 基因突变分析，有助于明确遗传性病因。

第 5 问：ACDF　精氨酸加压素为人工合成的加固压素类似物，其抗利尿作用强，而缩血管作用弱，是目前治疗 CDI 的首选药物。卡马西平能刺激 AVP 分泌，减少尿量。氯磺丙脲同样能刺激 AVP 分泌并增强 AVP 的水重吸收主要。氢氯噻嗪可使尿排钠增加，体内缺钠，肾近曲小管重吸收增加，到达远曲小管原尿减少，因而尿量减少。呋塞米及格列本脲无上述作用。

【案例 13】

第 1 问：C　该患者为偶发垂体微腺瘤，因此需明确肿瘤有无内分泌功能，则需完善垂体激素水平，如 GH、ACTH、PRL、LH/FSH、TSH 以及靶腺激素水平的测定，如皮质醇、T_3/T_4、E_2 等。而 17-OHP 为先天性肾上腺皮质功能减退症诊断及鉴别诊断的指标。

第 2 问：F　肢端肥大症是一种缓慢进展的疾病，其实验室诊断主要标准为 GH 及 IGF-1 的升高。其次，可有头痛、视野缺损及视力下降等因瘤体占位所引起的体征和症状，并导致垂体其他激素水平低下。同时，也可有因生长激素分泌过多所导致的心血管、胃肠道和骨骼关节肌肉的疾病。另外，肢端肥大症患者可存在血 $1,25$-$(OH)_2D_3$ 水平升高，而有肠道钙吸收增加和尿钙增加，肾小管重吸收磷增加导致高磷血症。从病因角度来分析，肢端肥大症以垂体性腺瘤为主，垂体外性少见。

第 3 问：F　临床上治疗生长激素瘤，一是解决占位性疾病引起的体征和症状，如头痛、视力改变；二是生长激素分泌转为正常，尽可能保存垂体功能。主要治疗措施有 3 种，手术、放疗、药物。手术应作为首选治疗。该患者垂体瘤较小，经蝶显微外科操作下，可直接看到肿瘤组织，并避开视交叉和视神经，将肿瘤完全切除，并避免触碰到垂体正常组织所导致的术后垂体低功发生。

第 4 问：ABCD　评估 GH 瘤患者是否治愈需考虑 4 方面内容：①临床症状是否缓解，该患者有糖尿病病史，经手术治疗 GH 瘤后糖代谢恢复正常；②影像学无肿瘤残余；③ GH 及 IGF-1 降低并恢复正常，糖负荷后 GH 能被显著抑制；④无继发性垂体功能减退发生。

【案例 14】

第 1 问：B　钙化防御又称钙性尿毒症性小动脉病，是一种少见的以皮肤或皮下组织微小动脉中膜钙化、内膜增殖、血管腔内血栓形成，导致受累皮肤缺血、坏死及溃疡形成为主要特征的综合征。化防御以皮肤受累最常见，先出现皮下结节，伴有紫罗兰样的斑点，随着缺血坏死加重，逐渐形成水疱、溃疡、焦痂或坏疽。女性、慢性肾脏疾病相关性骨矿盐疾病、透析、高凝状态、华法林、PTH 升高、糖尿病和肥胖是钙化防御发生的独立危险因素。

第 2 问：ABC　钙化防御迄今发病机制尚不清楚，可能的危险因素包括女性、慢性肾脏疾病相关性骨矿盐疾病、血液透析、高凝状态、使用华法林、高钙、高磷、钙磷乘积增高、PTH 升高、糖尿病和肥胖等。

第 3 问：ABCDE　钙化防御的诊断标准包括临床标准与病理学标准，临床标准包括以下

3 种情况：慢性肾衰竭伴血液透析或肾小球滤过率小于 15ml/（min·1.73m²）的患者；存在 2 个以上的疼痛性溃疡伴紫癜，对于治疗无反应；存在对治疗无反应的疼痛性溃疡，溃疡位于躯干、肢体、阴茎伴紫癜。病理学标准包括皮肤或皮下组织内的中小动脉中膜钙化，内膜纤维增殖，小动脉腔内血栓形成，同时存在受累皮肤的坏死与溃疡。当存在 3 个临床诊断标准或 2 个临床标准及病理学标准时可以做出钙化防御的诊断。如果上述 3 个临床标准不具备，则推荐进行皮肤活检。对于无皮肤溃疡的患者，由于活检可能造成皮肤溃疡、感染、出血、坏死等，因此有学者提出首先可以采用无创的方法。非侵入性放射学检查如 X 线，骨扫描及循环胎球蛋白水平检查等。其中骨扫描检查能发现软组织的微小钙化，在诊断钙化防御中有很高的价值，其诊断钙化的敏感性达到 97%，还可以确定钙化病变的准确范围，可以用于监测患者对于治疗的效果。

第 4 问：ABCDEF 钙化防御治疗困难，预后差，因此预防其发生显得尤为重要。预防措施主要包括血磷水平控制在 3.5～5.5mg/dl，血钙水平在 8.4～9.5mg/dl，甲状旁腺水平在 150～300pg/ml，钙磷乘积<50，避免使用钙含量高的透析液或使用低钙透析液，补充维生素 D、钙剂和使用华法林时要提高警惕，避免皮下注射的相关损伤，关注营养状态，预防低蛋白血症，控制心血管危险因素；钙化防御的治疗目前没有共识或者指南，现在普遍推荐的措施是：加强透析，给予西那卡塞降低 PTH 水平，停止恶化病情的药物如补充钙剂、维生素 D、华法林等；给予硫代硫酸钠静脉、局部应用治疗以及溃疡肢体的减负等。

【案例 15】

第 1 问：B 患者既往明确诊断为嗜铬细胞瘤，此次再次发作头痛、心悸症状，伴血压升高。多处发现肿块，尤其左腹膜后间隙腹主动脉旁见一肿块。结合病史，高度怀疑恶性嗜铬细胞瘤多发转移。

第 2 问：ABF 根据患者的病史，诊断恶性嗜铬细胞瘤明确，应该再进一步排查其他转移病灶，明确首选的检查是 ¹³¹I-MIBG 显像，其可以早期发现多发的转移病灶，而 CT 和 MRI 检查难以确定肿瘤的具体数目。对于怀疑头颈部副神经节瘤的患者或者转移至此部位的恶性嗜铬细胞瘤，首选的检查是增强 MRI，而非增强 CT。此外，¹⁸F-FDG PET/CT 扫描也可用于 PPGL 的诊断和转移病灶的探查，其诊断的敏感性在 74%～100%。

第 3 问：CE 恶性嗜铬细胞瘤的治疗仍应以手术切除为首选。即使对于无法完全切除的肿瘤，也应考虑减瘤手术，会明显改善患者的预后。对于无法进行手术切除的恶性嗜铬细胞瘤，可以考虑非手术治疗，如 ¹³I-MIBG 治疗或者采用联合方案进行化疗。此外，对于恶性嗜铬细胞瘤患者，还应该尽可能行基因检测，帮助进行基因分型，指导下一步的治疗和随访。

第 4 问：ACDE 易感基因突变在 PPGL 发病中起重要作用，所有诊断为 PPGL 的患者均应进行基因检测，其原因如下：①至少 1/3 的 PPGL 患者由胚系突变致病；② *SDHB* 基因突变导致 40% 或更多患者发生肿瘤转移；③在遗传综合征家系中确定先证者有利于家系其他成员 PPGL 及其他综合征表现的早期诊断和早期治疗。PPGL 具有以下特征时应高度怀疑存在遗传背景，包括发病年龄小、阳性家族史、存在综合征表现、多发病灶、双侧病灶以及肿瘤发生转移者。临床中，可根据有无综合征表现、是否发生转移、肿瘤位置和 CA 生化表型判断可能存在的基因突变并对其进行基因检测。